Allegria

Die Autorin

Ma Deva Pyari wurde 1946 in Rio de Janeiro geboren und eröffnete dort 1980 das erste Osho Meditationszentrum. Sie lebt seit 1982 in Deutschland – anfangs in Oshos Kommunen, danach hauptsächlich in Hamburg und Bayern. Pyari trat in verschiedenen Ländern mit avantgardistischer Kunst – inspiriert von Isadora Duncan, Mata Hari, Yoko Ono und Patti Smith – als Tänzerin, Schauspielerin und Sängerin auf. »Ihre« Performances sowie die Workshops zeigen den Durst des Menschen nach Spirituellem Erwachen und sind voller Humor, Farben, Kreativität. Ma Pyari und ihr Partner Avinash leiten seit 1986 das Osho Mani Zentrum für Kunst und Meditation in Norddeutschland. Pyari ist Autorin von vier Publikationen über Astrologie in portugiesischer Sprache, ihr Buch »Tantrisches Leben« erschien im Heyne Verlag. Weitere Infos unter: www.pyari.de.

Ma Deva Pyari

Sex,
Ekstase &
Transzendenz

Aus dem Amerikanischen von Thilo Förster
in Zusammenarbeit mit
Burkhard M. Müller und Ma Deva Pyari

Ullstein

Besuchen Sie uns im Internet:
www.ullstein-taschenbuch.de

Allegria im Ullstein Taschenbuch

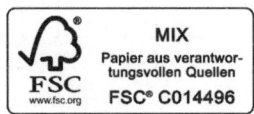

Ullstein Taschenbuch ist ein Verlag der Ullstein Buchverlage GmbH, Berlin.
Originalausgabe im Ullstein Taschenbuch
1. Auflage Dezember 2012
© 2012 by Ullstein Buchverlage GmbH, Berlin
Umschlaggestaltung: FranklDesign, München
Umschlagillustration: Ma Deva Pyari
Fotos Innenteil © Ma Deva Pyari
Satz: Keller & Keller GbR
Gesetzt aus der Minion
Papier: Pamo Super von
Arctic Paper Mochenwangen GmbH
Druck und Bindearbeiten:
GGP Media GmbH, Pößneck
Printed in Germany
ISBN 978-3-548-74576-3

»Der Poet beansprucht nicht Herrschaft – über niemanden;
er teilt mit uns sein Herz, seine Melodie, seine Lieder.
Er ist wirklich ein Kaiser. Vielleicht ist er ein Niemand
im Vergleich zu den Macht-Eliten, aber er erreicht
das wahre Herz der Menschlichkeit. Präsidenten wird
man vergessen, Premierminister wird man vergessen,
aber der Gesang des Poeten, die Musik eines Musikers
wird durch alle Zeitalter hindurch widerhallen.
Sie gehören der Ewigkeit.«

Osho, in »Zarathustra, ein Gott, der tanzen kann«

(© Osho International Foundation, Switzerland – www.osho.com)

In Dankbarkeit für Osho,
der mich aus Träumen und Schlaf wachrüttelte
und mir den Weg ohne Wiederkehr zeigte,

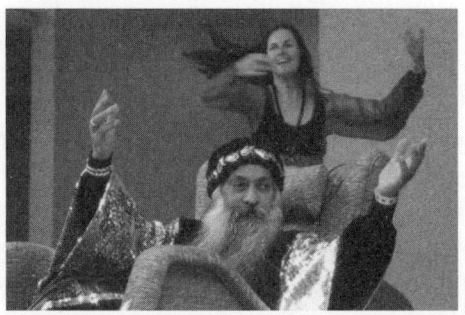

Osho und Ma Ghyan bei einem Satsang in Rajneeshpuram, Oregon, Juli 83

...

und für Avinash,
die Unsterbliche Glückseligkeit,
der mir seit Dezember 1982
die Hand gibt, damit ich immer wieder aufstehe,
mich immer zum Lachen über die Absurdität von allem bringt
und jederzeit mit bedingungsloser Liebe überschüttet.

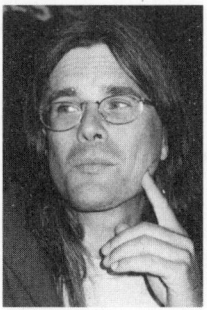

Avinash in Hamburg, Deutschland, 1998
(von Joachim Christiansen)

Vielen Dank an Betsy Miller für die Unterstützung
beim englischen Manuskript
und an
Thilo Förster, »unseren« Bassisten,
auf den wir immer zählen »können«,
für die Übersetzung mit so viel Liebe und Verständnis …

Dieses Buch wurde in der Zeit vom 3. Juli 2006 bis zum 14. Juli 2011 in Deutschland geschrieben in:

Iddensen, Rosengarten/Wismar/Hamburg/
Schierhorn/Prüzen/Buchholz/
im Zug von Hamburg nach Frankfurt am Main/
in Frankfurt am Main/Monte Alegre, Algarve, Portugal/
Puttgarden, Fehmarn/Büsum/Ahaus/
am Timmendorfer Strand/in Sierksdorf/
Kellenhusen und in Mannheim

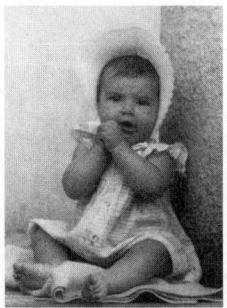
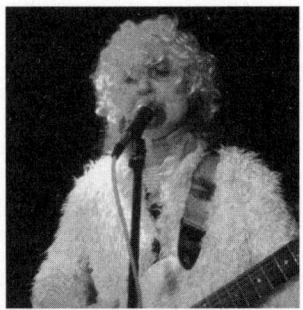

Pyari in Campos do Jordão,   Pyari im «Fools Garden», Hamburg,
São Paulo, Brasilien, 1947   Deutschland, 3. Juli 2009

Inhalt

Vorwort

Pyari bat mich, ein Vorwort zu schreiben. Hier kommt es nun: Unser Leben ist, seit wir uns im November 1982 in Stuttgart getroffen haben, ein fortwährender Karneval in den Sternen, an vielen Orten und in verschiedenen Situationen rund um den Globus … Wir haben viel zusammen erlebt, wuchsen gemeinsam, wurden bewußter, waren – und sind – kreativ, und feiern das Leben … Ich bin ihr sehr dankbar für ihre Liebe und Fürsorge, die mir kleine Schläge auf den Kopf geben, wie ein Zen-Meister mit seinem Stock, auf dem Weg der Meditation … Ich habe viel mit und von ihr gelernt. Wir sind die Göttliche Geliebte und die Unsterbliche Glückseligkeit, ein langer Roadmovie, der weiter und weiter geht, immer weiter …

Sw. Anand Avinash
(Die Unsterbliche Glückseligkeit)
St. Pauli, Hamburg, 20. Februar 2009

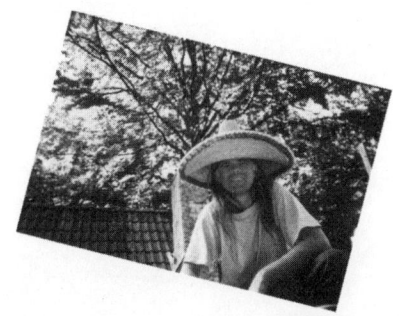

Avinash, in »unserem« Garten, Iddensener Wald, 2006

Einleitung

Das letzte Buch habe ich Frauen gewidmet – und Männern, die Frauen lieben. Dieses ist Männern gewidmet – und Frauen, die Männer lieben. Ich beginne genau an »meinem« 60. Geburtstag, mit einer Geschichte, die ich von dem erleuchteten Meister Osho gehört habe.

Doch ich möchte vorausschicken, dass ich Possessivpronomen wie *mein, dein* oder *ihr* und Verben wie *haben* oder *besitzen* vermeide, da ich weder Sachen, Menschen noch Gedanken oder sogar Gefühle als uns zugehörend betrachte. Das gilt auch für alle Formen des *Sollens* und *Müssens,* **denn Freiheit ist der höchste Wert im Leben** – wir »*müssen*« gar nichts!

Mich hat einmal jemand gefragt, ob nicht Liebe der höchste Wert sei. Ich antwortete: »Wie ist es, wenn jemand Liebe ›hat‹ und im Gefängnis sitzt? Oder wenn du mit jemandem zusammenlebst, der nichts als Liebe ›erlaubt‹?« … Eben deshalb fürchten sich so viele Menschen vor der Liebe!

Freiheit ist definitiv der höchste Wert. Wir können sogar uns selbst töten! Ja, wir landen vielleicht in der Psychiatrie oder im Gefängnis, wenn der Versuch der Selbsttötung nicht erfolgreich war, doch die Möglichkeit, es zu *tun*, steht uns existenziell frei …

»Brauchen« ist ebenfalls ein Verb, das ich nicht mag, weil ich fühle, dass wir nichts »brauchen«, außer dem, was wir schon gratis und in Fülle von der Existenz bekommen. Natürlich brauchen wir Nahrung, Schutz und Liebe, die in einer besseren Gesellschaft bereitgestellt werden würden, ohne dass wir mit diesen von Menschen geschaffenen Verhältnissen konfrontiert wären – Verhältnissen, die uns fühlen lassen, wir seien Waisen der Existenz, weshalb wir alles allein »bewältigen müssen«, auf die »harte« Tour, und immer überall versuchen, die Besten zu sein! Dann wird es sehr schwer, zu vertrauen! … Doch wie steht es damit, sich daran zu erinnern, dass *wir* diese Gesellschaft geschaffen haben und daher auch wieder auflösen »können«? Wenn wir verstehen, dass es eine *soziale Struktur* ist, die uns »zwingt«, die Ersten zu sein und überall in Wettbewerb zu treten, dann ist es zumindest »möglich«, aus diesem Muster herauszuspringen! …

Ich habe wirklich wundervolle Zeiten erlebt, als ich in Brasilien unterwegs war – aus dem Entschluss heraus, natürlich zu leben und dem Leben zu folgen. Das Gefühl war, dass die ganze Welt mir »zugehörte«. Wo wir es schön fanden, dort übernachteten wir. Welche Freiheit! Da wir oft zum Essen eingeladen wurden – was wir manchmal sogar ausschlugen, denn wir wollten lediglich Naturreis zu uns nehmen –, sahen wir, dass das Leben für uns sorgt und wir meist mehr bekommen, als wir »brauchen«. Dennoch werden wir dazu »gezwungen«, und zwar von jeder Gesellschaft, zu glauben, wir »müssten« viele Dinge »haben«, die wir in Wahrheit nicht »brauchen«! Illusionen und mehr Illusionen – *Samsara*, wie die Hindus sagen.

Außerdem fühle ich, dass wir alles, was wir wollen, *schaffen* – wenn wir die Vorstellung fallen lassen, wir seien kraftlose Organismen, verloren in einem riesigen Universum, in dem wir eine große Anzahl *schwieriger* Aufgaben erledigen »müssen« … Tatsächlich »müssen« wir gar nichts! Lass dich also nicht vom »Opfer-Trip« einfangen! Ich kenne diesen Trip, da ich auch oft darunter »leide«! …

Wenn ich also eins dieser Wörter nicht vermeiden »kann«, schreibe ich sie daher, wie oben, in Anführungszeichen, um ein neues Verständnis zu provozieren, das in die Gehirne jener, die mich lesen, programmiert wird. Auch in »meins«. Dann wird der letzte Überrest dessen ausgelöscht sein, was dort sitzt, mich verwirrt und denken lässt, dass mir Menschen, Dinge oder irgendetwas anderes »gehört« – auf dieser kurzen Pilgerfahrt auf einer kleinen im Raum schwebenden Kugel, die einen Stern der fünften Kategorie umkreist …

»Möglich« und »unmöglich« erscheinen ebenfalls in Anführungszeichen … Diese Worte stehen für mich eigentlich für die Energie, die dazu aufgebracht wurde, um einer Existenz zu vertrauen, die groß genug ist, um ehrfurchtgebietend und geheimnisvoll zu bleiben, unbegreifbar für »unsere« kleinen Gehirne … Und diese Gehirne, die »ihr« Potenzial nicht ausschöpfen, schaffen Sprachen, die uns dazu nötigen, so wie hier, in Widersprüchen zu schreiben …

Und nun die Geschichte:

Ein Zen-Meister pflegte ein geheimes Buch mit sich zu führen. Jeden Morgen, gleich nach dem Erwachen, schlug er es auf, las irgendwo ein paar Seiten, schloss es wieder und versteckte es sehr sorgfältig, damit niemand es fand. Abends, bevor er schlafen ging, wieder die gleiche Prozedur.

So ging es über Jahre. Oft baten ihn die Schüler, es ihnen zu zeigen oder wenigstens ein paar Zeilen aus dem Buch vorzulesen. Der Meister lachte nur und sagte kein Wort. Und erlaubte es keinem, das Buch auch nur anzufassen.

Als der Tod kam und er den Körper verließ, waren die Schüler darauf erpicht, das Buch zu finden. Doch als sie es öffneten, waren sie erstaunt, zu sehen, dass das Buch leer war. Nicht ein einziges Wort stand in dem Buch geschrieben! ...

Diese Anekdote kam mir wieder in den Sinn, als ich mit diesem Buch begann. Eigentlich wollte ich mich nicht mehr mit dem Schreiben beschäftigen, nachdem ich 1980 *Sannyas* genommen hatte (*Sannyas* bedeutet Initiation, ein Schüler werden – oder ein Freund, ein Weggefährte, wie Osho es gern von uns hörte). Doch im Leben »muss« man schöpferisch tätig sein – aus vielen Gründen, hauptsächlich jedoch, da sich sonst Langeweile einstellt – und da mir die Freude am Schreiben gegeben wurde, beschloss ich einfach, zu spielen, ein hohler Bambus zu sein, damit die Existenz durch mich schreibt, was immer auch es zu sagen gibt.

Den endgültigen Anstoß für dieses zweite Buch in Deutschland gab einer der letzten Liebhaber, als er mir sagte, Männer wüssten nicht viel über Sex, und da er von vielen seltsamen – und krankhaften – Vorstellungen über Sex geplagt gewesen sei, bis er mich kennenlernte, würden bestimmt viele es auch als eine wunderbare Erleichterung empfinden, wenn sie erführen, was Frauen, die »guten Sex« wollen, erwarten ...

Deswegen und um all die schönen, heiligen Augenblicke beim Sex und in der Liebe, die das Leben mir schenkte, zu würdigen, viele Worte in diesem Buch, obwohl ich weiß – und es auch dich wissen lassen möchte –, dass das Kostbarste von alldem sich nur in der Stille offenbart ...

Darum beschließe ich jedes Kapitel mit diesem Symbol ॐ , um uns daran zu erinnern und damit wir die Augen schließen, uns sammeln – einfach ausruhen ...

Dieses Buch ist eine Art Pilgerfahrt durch das, was die Existenz mir gegeben hat, so wie ich es als den Weg der Tantriker erkenne. Den Gesamtzusammenhang, wie es dazu gekommen ist, erzähle ich im vorigen Buch »Tantrisches Leben«, das du weiterhin bei uns bestellen »kannst«. In diesem hier möchte ich ein paar andere speziellere Techniken vorstellen und dazu schildern, was ich mit den sieben Liebhabern, mit denen ich eine längere Zeit tantrischen Sex genossen habe, erlebte. Das achte und letzte Kapitel vervollständigt die Darstellung dessen, was mich schließlich zu einer Liebesaffäre mit Pyari selbst führte: Die Energie, die sich zu anderen hinbewegte, änderte plötzlich die Richtung um 180° und kam zu mir zurück – vielleicht doch nicht so plötzlich …

An jede der Geschichten schließen sich Leitlinien oder Techniken an, die allein, als Paar oder in der Gruppe zu praktizieren sind. Sie werden in drei Gruppen aufgegliedert: *Körper-Verstand, Für das Herz* und *Für den Buddha,* aber diese Einteilung ergibt sich aus rein praktischen Gründen, denn alles, was wir tun, wirkt sich aus auf den ganzen Organismus, der wir sind – wie auch auf den Kosmos, da wir Teil von ihm sind. Ich »denke« gern, dass wir ein Mikrokosmos sind, in dem sich der Makrokosmos widerspiegelt …

Nachdem ich an Schulen und der Universität zur Intellektuellen geworden war, ist es für mich eine kostbare Erfahrung gewesen, zum Körper wieder Kontakt aufzunehmen, durch Yoga, Tantra – und das Verständnis, das ich von Osho bekommen habe, anders als in allen Religionen, den Körper, der eigentlich »unser« Tempel ist, zu lieben. Obwohl es gilt, hier nicht haltzumachen, da wir nicht »unsere« Körper sind! … Jedoch, so empfinde ich es noch nicht. Ich identifiziere mich sehr mit dem Körper, »meine« Arbeit basiert auf dem Körper, und ich tue viel für ihn, jeden Tag – und gerate in Panik, wenn er krank ist! Dann denke ich, *ich* sei krank – nicht der Körper! … Und ich will definitiv die Loslösung von ihm erleben, bevor der Tod kommt …

»Meine« Arbeit beruht seit etwa 30 Jahren auf diesem Konzept: *Was immer im Verstand passiert, beeinflusst den Körper, und was immer wir für den Körper tun, wirkt auf den Verstand.* Doch der Verstand ist für die meisten Menschen eine unbekannte Entität … Es freut mich aber zu sagen, dass ich bereits weiß, dass ich nicht der Verstand bin!

Ich habe Osho sagen gehört, dass der Verstand mit allen »seinen« Wünschen und Begierden in einen neuen Körper gelangen wird – während die Erinnerung an das letzte Leben verloren geht! Das heißt, dass der Verstand ohne den Körper nach dem Tode weiterexistiert! Ich habe Ihn auch sagen gehört, dass die Gedanken uns nicht »zugehören«, dass sie unaufhörlich umherschweben, sich von Verstand zu Verstand bewegen … Darum erleben wir oft, wenn wir mit jemandem lange zusammenleben, was Telepathie genannt wird: Wir denken etwas, und bevor wir auch nur ein Wort darüber gesagt haben, sagt es der andere schon im selben Augenblick!

Auch unter anderen Umständen bemerke ich dasselbe Phänomen. Ich dachte vor Kurzem zum Beispiel an eine Kusine, mit der ich seit 1964 keinen Kontakt mehr hatte. Sie war die einzige weibliche Verwandte in »meinem« Alter gewesen, und wir waren Freundinnen, bis ich achtzehn Jahre alt war … Und dann plötzlich, vor ein paar Tagen, erhalte ich von ihr eine E-Mail! Sie schrieb, sie suche »ihre« Kusine – und die Kusine war ich! Ich war erstaunt!

Wir telefonierten, unterhielten uns lange, sie erzählte mir, dass sie sich für Sicherheit entschieden hätte, deshalb ein Leben lang in einer Bank gearbeitet habe, von morgens um acht bis abends um fünf in einem Raum ohne Sonnenlicht, einen Mann, der nicht mit ihr sprach, heiratete, und dass sie sich nach vierzehn Jahren Ehe in einen Taxifahrer verliebte – was in Brasilien bedeutet: »Unterschicht«! Dies führte dazu, dass »ihr« Vater nicht mehr mit ihr sprach und kurz darauf an Krebs starb … Die Klassen miteinander zu vermischen bringt in Brasilien immer noch reiche Menschen um – sie lassen »ihre« Vorurteile nicht los! …

Sie hat drei Kinder produziert, sieht älter aus als ich, obwohl sie jünger ist, und sagte, dass ich »ihr« Vorbild für Mut und Unabhängigkeit gewesen sei. Sie hat ohne Zweifel ein dickes Konto, eine große Wohnung in Ipanema – einer der reichsten Ecken in Rio – und wird von einem Hausmädchen umsorgt. Ich war »beschämt«, ihr mitzuteilen, dass ich fast nichts »besitze«! Sie fragte, ob ich glücklich sei. Ich sagte ihr, das wäre zu kompliziert, um mit einem Satz beantwortet zu werden, denn manchmal sei ich es, manchmal nicht, weil das Leben nicht vorhersehbar sei, aber dass das Yin und Yang des Lebens zu akzeptieren eine große

Herausforderung sei. Und ich fügte hinzu, dass ich, da ich das Abenteuer des Lebens liebe, es einfach lebe! …

So gut wie niemand weiß genau, was das Herz ist … »Gefühle kommen nicht vom Herzen«, höre ich Osho oft sagen. Dazu beobachte ich, dass Gedanken verwandte Gefühle erzeugen und umgekehrt – dass, bedingt durch Gefühle, sogar üble Gedanken entstehen –, aber ich sehe auch, dass sie alle sofort verschwinden, verbinden wir uns mit »unserem« Herzen – einem kühlen Raum, voller Liebe … Und es geht nur darum, sich dessen bewusst zu sein!

Ich nehme an, dass, wenn die Gedanken uns nicht »gehören«, dasjenige, was nach dem Tod von einem Körper zum nächsten wandert, unbefriedigte Wünsche sind, welche – komprimiert – letztlich das Ego formen … Aber anstatt mich mit diesen Dingen, die ich selbst nicht erfahren habe, zu beschäftigen, möchte ich ausschließlich von konkreten Situationen berichten, Situationen, durch die ich selbst hindurchgegangen bin. Dies ist ein praktisches Buch, das von existenziellen Themen des täglichen Lebens handelt …

Osho hat mich auch zum Verständnis von etwas jenseits der Struktur »Körper-Verstand« geführt, und ich erlebe wirklich Momente der Stille – in denen ich etwas Mysteriöses spüre, das weder der Körper noch der Verstand oder das Herz ist. Manchmal dann spüre ich in diesen Momenten den Körper nicht mehr! Ich vermute, dass das der Buddha in mir ist. Und die Meditationen, die ich an dich in den Abschnitten »Für den Buddha« weitergebe, haben mich beim Erleben solcher Ebenen »unterstützt«. Sie lassen uns die Schönheit des Alleinseins und den Stillstand des Verstandes erfahren – und lösen deswegen für eine Weile das Ego auf. Zumeist kommen sie von Osho. Einige habe ich, von Ihm inspiriert, selber kreiert. Und ich habe alle praktiziert, meist mit Avinash oder in den Workshops, die ich geleitet habe – aber oft auch allein.

Die Techniken sind so zu praktizieren –, wie ich Oshos Erklärungen verstehe:

– Drei Wochen lang jeden Tag und, wenn »möglich«, um die gleiche Uhrzeit. Aber es ist besser, nicht um die gleiche Uhrzeit zu meditieren, als es gar nicht zu tun. Also, finde heraus, was das Beste für dich ist.

– Nach drei Wochen, wenn das Gefühl positiv ist, wird die Technik drei Monate jeden Tag praktiziert. Dann legst du eine Pause ein, sodass es nicht zur Gewohnheit wird.

Seit 1980 habe ich eine Technik immer vier Monate lang täglich praktiziert. Oft beginne ich nach zwei Monaten mit einer zweiten Technik, sodass ich mich zwei Monate täglich beiden widme. Nach vier Monaten praktiziere ich lediglich die zweite für zwei weitere Monate. Dann, nach einer Unterbrechung von zwei oder drei Wochen bis zu sechs Monaten oder einem Jahr, beginne ich eine neue Technik oder eine Sequenz mit zwei Techniken. Das entspannt sehr – und bringt Spaß!

Von Osho gibt es Hunderte Techniken, und wenn du dich damit beschäftigen willst, erklärt dir »**Das Orangene Buch**« viele – und sehr gut. Ich liebe dieses Buch!

Eine andere »meiner« Lieblingszusammenstellungen von Osho, die ich seit Jahren Schülern, Klienten und Liebhabern empfehle, ist ein fantastisches, kleines schwarzes Buch mit dem Titel »**Sex**«.

Wie bereits erwähnt, schreibe ich hier über tantrischen Sex, welcher lediglich ein winziger Teil des riesigen Gebietes ist, das Tantra umfasst – obwohl heute Tantra meist ausschließlich mit Sex in Verbindung gebracht wird. Leider …

Die tantrische Botschaft ist, das Leben zu genießen, sich zu entspannen, sich im Ozean der Existenz treiben zu lassen …

Ich kam damit erstmals 1969 in Kontakt, aber ohne jede Verbindung zu Spirituellem. Es war damals einfach nur eine Verlängerung und Intensivierung des Vergnügens. 1971 lernte ich es neu durch Yoga und begann, es zu praktizieren –, und dachte, wie es die meisten Leute tun, ergänzt durch ein paar Glaubenssysteme sei das genug, um mich zu einem »spirituellen Leben« hinzuführen …

Witzigerweise habe ich eben gerade von jenem Yogalehrer, mit dem ich die ersten *Asanas* lernte und den ich seitdem nicht mehr gesehen habe, einen Brief erhalten! … Als ich 2006 in Rio war, hatte ich eine »seiner« Yogaschulen besucht, aber ich war ihm nicht begegnet …

1976 schenkte mir jemand ein Buch von Osho über Tilopa, einen tantrischen Meister – das mich zu dem Meister, nach dem ich schon lange

Ausschau gehalten hatte, brachte. Als ich vier Jahre später eine *Sannyasin* geworden war und in Rio das erste Rajneesh Meditationszentrum, wie es damals hieß, eröffnete – das Shunnyan Institut –, begann ich die im »Buch der Geheimnisse« beschriebenen Techniken zu studieren – und zu praktizieren. In diesem fünfbändigen Werk erklärt Osho das »Vigyana Bhairava Tantra«, eine Abhandlung über die 112 Techniken, die der sogenannte Hindu-Gott Shiva »seiner« Geliebten Devi zum Geschenk machte. Bei lediglich acht dieser 112 Techniken sind andere Personen involviert. Meist sind sie allein zu praktizieren.

Tantra ist also eindeutig nicht bloß Sex.
Tatsächlich bedeutet Tantra Technik.

Und mit diesem Buch war ich zwanzig Jahre beschäftigt: es zu lesen, Erfahrungen zu sammeln und die Methoden mit Schülern, Freunden und Liebhabern zu teilen.

Es gibt eine andere tantrische Schule eines Meisters namens Saraha und, versteckt in den Bergen Indiens, eine zeitgenössische. Und wer weiß, was es noch alles gibt!? …

»Tantrisches Leben« wird wiederveröffentlicht werden. Der vorige Verlag – der Heyne Verlag – hat sich weder um die Wahrheit noch um die Ideen des Autors gekümmert. Alles »musste« den kommerziellen Interessen passend gemacht werden, und der Übersetzer brachte den Text durcheinander, wenn er etwas nicht verstand. Nur zweimal »schaffte« ich es, mit ihm zu sprechen – am Telefon. Er war kurz angebunden und stellte sicher, dass er für diese Zeit – die er mit mir sprach – von dem Verlag bezahlt werden würde … Infolgedessen sagten mir ein paar Leser, dass sie es trotz der tiefen Kernaussage, deretwegen es weniger ausgemacht habe, etwas chaotisch gefunden hätten. Und der Hauptgrund dafür war, dass Teile des Textes, etwa 20 %, gestrichen worden waren. Dadurch wirkte das Ganze wie ein Flickwerk – von einem Thema geht es in Sprüngen ohne Sinn zum nächsten.

Außerdem wollte ich anfangs über Tantra schreiben und wurde dann belehrt, dieses Thema würde sich nicht verkaufen. Also schrieb ich über Sex. Doch als das Buch fertig war, hatte sich der Markt wieder geändert, und der Titel lautete jetzt anders. Nun »sollte« ich das Buch umschreiben, damit der Titel passte! …

Daher denkst du vielleicht, wenn du das andere Buch gelesen hast, dieses hier sei nicht von derselben Person geschrieben … Gewiss, Pyari ist eine andre als vor zehn Jahren. Viel Wasser ist unter der Brücke hindurchgeflossen, die Existenz besteht ohnehin aus Veränderungen, und ich bin tatsächlich mehr denn je damit beschäftigt, mit Veränderungen klarzukommen – und mich an jenes Eine in mir, das diesen unaufhörlichen Wandel beobachtet, zu **erinnern** … Doch der große Unterschied ist, dass der neue Verleger dieses Buch wahrscheinlich ganz lässt und dass es »glücklicherweise« von Thilo übersetzt wird – der seit 1995 am Bass mit uns Musik macht und den ich in die Meditation einführte! Wir werden zusammen»arbeiten«, und ich werde aufpassen, dass er den Text »richtig« versteht! …

Aber ich beobachte jetzt auch diese Tendenz, immer schon dem, was ich tue, einen Schritt voraus zu sein! … Wir rennen immerzu auf ein unbekanntes Ziel zu und vergessen, dass wir, egal was passiert, irgendwann sterben werden – die einzige Gewissheit im Leben! …

Ja, es hat sich tatsächlich viel verändert. Ein stagnierendes Leben ist ohnehin nicht der Stil der Tantriker. Doch was wirklich anders ist, das ist die Energie, die Pyari heute bewegt, und ich »muss« sagen, dieses Zurückkommen zu uns selbst ist nur dann »möglich«, wenn wir intensiv – und leidenschaftlich – gelebt, alles für die Freiheit – und die Liebe – riskiert haben. Wenn wir den Sex nicht gelebt, ihn nicht vollständig erfahren, nicht alles, was er uns geben »kann« – oder vielleicht nicht gibt –, durchlebt haben, dann ist es fast »unmöglich«, ihn zu transzendieren. Wie?! … Wir gehen erst dann über ihn hinaus, wenn die Zeit reif dafür ist, und die Zeit ist reif, wenn wir seiner müde werden. Und wir werden seiner müde, wenn wir den Saft herausgepresst, wenn wir den Sex wirklich gelebt haben! Dann werden wir uns keinen Sex mehr wünschen.

Zu transzendieren heißt, es alles sattzuhaben, und wir haben es satt, wenn wir befriedigt sind, wenn wir genug haben, wenn wir von allen Seiten getrunken haben, wenn es nichts mehr gibt, das wir erfahren »können«. Es langweilt einen einfach! … Es ist, wie wenn wir ein gutes Mahl zu uns genommen haben und gesättigt sind – wir sind nicht mehr willens, irgendetwas anderes zu essen! Uns wird vielleicht die raffinierteste Speise angeboten, die köstlich duftet, doch wenn der Magen gerade etwas anderes verdaut, sind wir nicht mehr bereit, etwas zu essen – wir wollen etwas anderes machen! … Es sei denn, wir sind psychisch krank!

Doch für das Herauspressen des Safts ist Freiheit als der höchste Wert anzusehen. Nicht bloß die Freiheit von etwas, sondern vor allem, wie ich Osho oft sagen höre, die Freiheit *zu* etwas, was etwas völlig anderes ist, als sich zu befreien von dem, was auch immer uns unterdrückt und uns davon abhält, das zu tun oder zu sein, was wir eigentlich hätten tun oder sein »sollen«! »*Frei*« zu sein bedeutet, dass wir dazu bestimmt sind, etwas aus dieser Freiheit zu machen! Darunter verstehe ich, dass *uns das Leben gegeben ist, damit wir etwas kreieren und zuletzt das beste Kunstwerk aus uns machen – und das ist: ein Buddha sein!* Und kein Buddhist! Wir *sind*, damit wir selbst »Gott« werden, was offenkundig schwierig ist, aber bei Weitem weniger, als uns gesagt wurde, und ganz bestimmt nicht »unmöglich«!

Das Leben ist kurz (gestern bin ich 60 geworden! Wie lange wird es Pyari noch geben?), und es sind Prioritäten zu setzen. Wenn du »deine« Sexualität noch nicht gelebt hast, *entscheide* dich, sie voll auszuleben! *Jetzt!* Warte nicht auf irgendein Morgen! Dieses Morgen wird nie kommen! *Die Zeit ist immer jetzt!* Nicht allein erleuchtete Meister sagen das. Alle intelligenten Menschen sagen es – und leben entsprechend!

Was auch die Priorität ist, wir werden es verwirklichen – wir werden *genau das* erhalten, was wir bei der Existenz bestellen. Ist es Geld, *werden wir Geld bekommen.* Auch ich »brauche« Geld, nicht nur das, ich liebe es, doch ich habe mich nie dafür verkauft – und ich lebe ein wundervolles Leben, mit allen Qualen, Schmerzen, Emotionen, Annehmlichkeiten, Vergnügungen, Ekstasen … Jetzt sitze ich zum Beispiel nackt in der Sonne, in einem Wald in Deutschland, wo ich momentan lebe – südlich von Hamburg, dieser verrückten Stadt, in der fast jeder, mit ein paar Ausnahmen, wie irre dem Geld hinterherrennt …

Ich sehe es so: Wenn ich ein Haus kaufe und einen Kredit aufnehme, »brauche« ich mehr Geld, denn ich »muss« den Kredit, vermehrt um die Zinsen, zurückzahlen. Und ich werde nicht mehr frei sein, denn ich werde ein Haus »haben« – und Schulden! Für einige Menschen ist das vielleicht in Ordnung, doch für mich ist es wie ein Gefängnis oder wie ein Krankenhaus – und nicht einmal um »meine« Kinder zu gebären, ging ich ins Krankenhaus!

Vor einiger Zeit hatte ich viel wegen der Wohnung in Rio, in der ich aufgewachsen bin, zu tun, da sie seit dem Tod »meines« Vaters im letzten Jahr mir und »meinem« Bruder »gehört«. Ich traf dort viele Wohnungsmakler, auf der Suche nach einem, dem ich die Wohnung überlassen »konnte«, und oft luden sie mich nach »ihrem« Besuch zu einem Drink am nur einige Meter entfernten Copacabana-Strand ein …

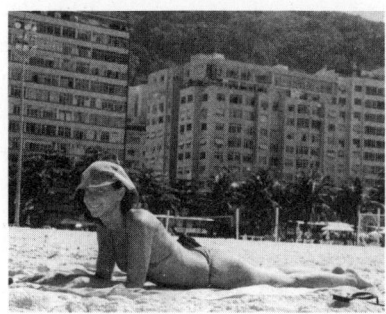 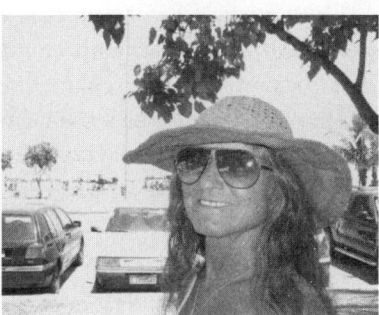

Pyari an der Copacabana, Rio de Janeiro, Brasilien, Februar 2006

Eines Abends gingen wir nach dem geschäftlichen Teil wieder zum Strand, jemand rief »meinen« bürgerlichen Namen, näherte sich mir mit einer Flasche Bier in der Hand, und ich war ganz überrascht, eine Freundin aus jener schönen Zeit, bevor wir beide Mütter wurden, zu sehen: Luciana! Wir hatten uns zuletzt getroffen, als sie in São Lourenço lebte. São Lourenço ist eine schöne Stadt in den Bergen von Minas Gerais, einem großen reichen brasilianischen Bundesstaat, und bekannt durch »ihre« Heilquellen. Es sind viele esoterische Leute dort, es gibt Tempel jeder Art, Kranke suchen Heilung und es wird sogar gesagt, es befinde sich in dieser Stadt irgendwo ein Eingang zum Mittelpunkt der Welt! … Und den Plan, dorthin zu ziehen, habe ich immer noch nicht aufgegeben! …

1979 wollte ich mit »meinen« Kindern in einer Kommune leben, hörte davon, dass es etwas in der Art in São Lourenço gab, und Luciana war gerade dorthin gezogen. Also besuchte ich sie. Dort traf ich Paare, deren Kinder in jener alten Struktur, die man Familie nennt, aufwuchsen – im letzten Buch habe ich ausführlich über diese Institution gesprochen –, und ich sah, dass es nicht das war, wonach ich suchte. Luciana lebte mit einem peruanischen Macho, war schwanger, und die Freiheit, die ich genoss, hat den Kerl ziemlich schockiert. Er versuchte dann, mich zu überreden, mit Adhara, die gerade ein Jahr alt war, dort zu bleiben, und sagte, es sei für mich sehr einfach, in jener Gemeinschaft einen Mann, der für uns sorgen würde, zu finden. Ich suchte niemanden, der für mich sorgte! Also floh ich schnell und sah Luciana nicht wieder. Einige Jahre zuvor hatten wir eine Zeit lang den gleichen Mann genossen – den Vater »meines« Sohnes –, und sich einen Liebhaber zu teilen ist immer eine starke Verbindung zwischen Menschen!

Nun war sie da! Lachend, mit dem Bier dabei, überrascht, mich zu sehen! Sie war nie eine schöne Frau gewesen, jedoch extrem intelligent und hungrig danach, zu lernen, wie ich – und zeigte immer »guten« Geschmack in allen Dingen. Jetzt, jenseits der fünfzig, war sie sehr attraktiv mit dem schwarzen Haar, dem schönen blauen Rock und dem farbenfrohen Hemd! Der Makler war verblüfft: »Noch eine dieser Frauen!«, dachte er vermutlich. Während des ganzen Gesprächs hatte ich versucht, mich »normal« zu verhalten. Nun war das ganze Theater vorbei, als ich Luciana wiedersah! Was Leute leicht Wahnsinn nennen, ließen wir raus, total glücklich, uns wiederzusehen, und natürlich über das erstaunt, was das Leben – oft unerwartet – bringt! Dem Makler erzählte ich, sie sei eine der intelligentesten Frauen Brasiliens, die Tochter des großartigen zeitgenössischen brasilianischen Dichters Ferreira Goulart, und sie sagte, mich liebevoll berührend, er könne sich nicht einmal vorstellen, was für eine Art Frau ich sei … Er machte sofort ein Foto, um den Moment zu dokumentieren, lud uns zu einem Drink ein und orderte ein Kokosnuss-Wasser für sich. Ich trank mit ihr sogar ein Bier! Normalerweise mag ich den Geschmack von Alkohol nicht, doch bei besonderen Gelegenheiten bringe ich spaßeshalber für solch ein Treffen ein Opfer! Er versuchte, an dem Gespräch teilzunehmen, doch die strenge katholische Erziehung und die »Zugehörigkeit« zur evangelikalischen Kirche, die aus »seinen« Äußerungen klar herauszuhören waren, ließen ihn schnell zu dem Entschluss kommen, uns zu verlassen, besonders nachdem er gesehen hatte, dass, wer auch immer betteln kam, etwas erhielt … Komischerweise geben diese Evangelikalen keine Almosen. Unabhängig davon, dass 10 % der Bevölkerung in Brasilien superreich sind und 30 % dem Hungertod nahe, gibt dort sowieso nur sehr selten jemand einem Bettler etwas – nur Touristen tun das. Ich hörte oft von Brasilianern, Sannyasins von Osho eingeschlossen, Sätze wie: »Nein, wir geben nichts, weil wir nicht wollen, dass sie sich daran gewöhnen.« Nur, sich gewöhnen an was? Zu hungern?! Vielleicht sind sie es, diese Geizhälse, die sich daran *gewöhnt* haben, überall im Land Armut zu sehen –, und deswegen »ihren« Herzen kein Mitgefühl mehr gestatten …

Ich pflegte zu lachen, wenn die Bettler zu mir sagten: »Thank you!« – sie dachten, ich sei eine Touristin, eine »Gringa«! Aber es stimmt ja:

Ich bin ein Tourist überall auf diesem Planeten!

Zurück zu den evangelikalischen Kirchen, sie sind jetzt eine mächtige Religion, mit besonders starkem Einfluss auf die »unteren Klassen« in Brasilien, und wie ich es sehe, sind sie das neue Mittel, das die USA gefunden haben, um Südamerika auszubeuten. »Ihre« Pastoren werden sogar jetzt mehr und mehr ins Parlament gewählt! In armen Gegenden unterstützt fast jeder diese Kirche mit dem wenigen Geld, das er zusammenkratzen »konnte«, und nimmt obendrein die repressiven Verhaltensweisen an, die sich gegen die sonst sehr freiheitliche Kultur des Landes richten … Und immer wenn ich mit einem von ihnen geschäftlich zu tun »hatte«, ist mir eine große Gier begegnet! Gerade habe ich zum Beispiel gehört, dass eben dieser Makler Wohnungseigentümer und diejenigen, die für ihn arbeiteten, betrogen und bestohlen hat! Unglaublich und ekelhaft! … Wie ein Lauffeuer, das sich über das Land ausbreitet, ist diese evangelikalische Kirche eine wirklich große politische und soziale Gefahr in Brasilien – de facto allerdings nicht anders als jede fanatische Organisation, Gruppe oder Religion überall auf der Welt! …

Luciana und ich waren bis vier Uhr morgens zusammen. Leider redeten wir jedoch bloß die ganze Zeit. Es war ihr nicht »möglich«, mit mir zu meditieren oder ein wenig Stille zu genießen. Doch da sie sehr klug ist, lernte ich einige Dinge von ihr, und wir tauschten uns auch viel übers Muttersein aus. Sie brachte acht Kinder zur Welt, nicht alle von dem Peruaner, der langsam auf die Freiheit, zu der sie offensichtlich zurückkehrte – niemand vergisst die einmal geschmeckte Freiheit –, äußerst eifersüchtig wurde, obwohl sie beide »Jesus Freaks« sind und immer »freie Liebe«, eine der Hauptideen dieser Leute, in »ihren« Kommunen genossen haben!

»Freie Liebe« habe ich auch mit Anführungszeichen versehen, weil ich nicht denke, dass Liebe anders als frei sein »kann«. Wenn wir jemanden wirklich lieben, werden wir ihn oder sie nicht »besitzen« wollen, weil Freiheit eine der Liebe innewohnende Qualität ist. Wir möchten es genießen, den geliebten Menschen als den denkbar glücklichsten zu sehen – und das Glück kommt nur dann, wenn es keinerlei Kontrolle gibt! …

Was ich am meisten schätzte von dem, was Luciana während dieser Begegnung sagte, eigentlich der Grund für mich, darüber zu schreiben, war »ihre« Äußerung übers Eigentum:

»Wir besitzen keine Häuser, die Häuser besitzen uns!«

»Ihr« Vater, dieser kommunistische, atheistische Dichter, der die Diktatur in Brasilien überlebte und der ziemlich reich ist – wer »kann« es sich schon in Südamerika leisten, ein Poet zu sein, außer diejenigen, die den »oberen Klassen angehören«? –, hatte ihr eine Farm geschenkt, wo eine Kommune der »Jesus Freaks« jahrelang funktionierte. Doch wie sie mir sagte, fühlte sie sich dort wie eine Gefangene, verantwortlich für tausendundeine Sache! … Schließlich »schaffte« sie es, die Farm zu verkaufen – und kaufte ein Haus in São Paulo, wo sie mit einer »ihrer« Töchter lebt. Und soweit ich sie verstand, »besitzt« das Haus wieder sie, nicht umgekehrt – genauso wie vorher die Farm …

»Ihre« Bemerkung und das Verständnis, das sie in mir bewirkten, halfen mir, die Wohnung in Rio loszulassen. Wir wollen sie verkaufen! Luciana erinnerte mich an die Tatsache, dass ich nicht besessen werden will – erst recht nicht von materiellen Dingen! Lieber Miete zahlen und irgendwo so lange bleiben, wie es uns dort gefällt. Wie schon erwähnt: *Das Leben ist kurz, und es gibt so viele Dinge zu erleben! Und wir sind hier, um zu leben, nicht, um uns zu sorgen oder zu leiden* – etwas, woran sich Pyari ebenfalls erinnern »sollte«! …

Nicola, ein homöopathischer Arzt in Brasilien, sagte dasselbe, als ich ihn, verwirrt von vielen seltsamen Symptomen, die die Menopause betrafen, im Januar 2003 in Rio besuchte, nachdem wir per E-Mail kommuniziert hatten. Die Ärzte hier wollten »meine« Gebärmutter entfernen, die höllisch blutete – eigentlich vergoss sie Tränen für den Sohn, der damals in Schwierigkeiten zu stecken schien … Beim Betrachten der Blutung »hatte« ich dann das Gefühl, dass es an der Zeit wäre, das zu tun, was mir seit der Kindheit ein tiefer Herzenswunsch gewesen war: eine E-Gitarre kaufen! Das schrieb ich Nicola, und die Antwort war ganz einfach: »Kauf die Gitarre!«

Er hat jedes Mal mehr als eine Stunde mit mir verbracht und berechnete mir nicht einmal etwas, vielleicht weil ich ihm durch »seinen« Bruder Marcelo vorgestellt worden war … Marcelo hatte mit mir Astrologie studiert und wurde später ein äußerst guter Astrologe, einer der Ersten, die in den Achtzigern, in New York, Computerprogramme zur Erstellung von Horoskopen schrieben …

Es hat auch einen anderen »verrückten« Homöopathen gegeben, in Hamburg, der mir »half«, »meine« Gebärmutter zu retten, doch Nicola war eine klare Inspiration – und die wichtigste Lehre aus dieser Begegnung bezog sich auf das In-Bewegung-Bleiben, das Nichtsteckenbleiben! Zum Beispiel: »Seine« Brüder und Schwestern sind alle superreich, sesshaft oder wohnen in einer alten Villa »ihrer« Eltern in den Bergen bei Teresópolis – wo die Reichen von Rio de Janeiro »ihren« Urlaub zu verbringen pflegten. Nicola dagegen mietete ein Haus in Petrópolis – ein anderes Dorf, ebenfalls in den Bergen gelegen. Und er sagte zu mir: »Sobald ich hiervon genug habe, miete ich mir irgendwo etwas anderes und bin weg.« Und er ist jemand, der manchmal nach New York oder London gerufen wird, um sich um einen reichen Mann, den kein anderer Arzt zu heilen »imstande« gewesen ist, zu kümmern! …

Ich möchte auch die Erfahrung teilen, dass es im Leben Momente gibt, in denen wir krank werden, selbst wenn wir ein gesundes Leben führen, und es für uns immer eines der wichtigsten Dinge gewesen ist, gesund zu bleiben – so wie für Pyari! Dennoch sind wir überrascht, zu sehen, dass der Körper krank wird! Ich fühle, dass wir uns, so sehr wir uns auch bewusst machen, dass das Leben vergänglich ist, an irgendetwas anklammern, und vielleicht ist es letztlich das, was Krankheiten hervorruft …

Es ist auch interessant, zu beobachten, was bei einem Arztbesuch passiert. Wenn wir meditieren und nicht vergessen, achtsam zu bleiben, enthüllt uns der Besuch, dass die Krankheit eine tiefe Verbindung zwischen uns und dem Artz ist. Ich bemerkte, dass Nicola und Gerd, der Arzt in Hamburg, an einem Patienten wie mir interessiert schienen, dass sie »ihr« Leben – und »ihre« Probleme – auf Pyari projizierten, was vollkommen in Ordnung war, doch oft lachte ich beim Verlassen der Praxis über die Absurdität von alldem! Aber Gerd erzählte mir einmal, dass »sein« Lehrer zu sagen pflegte, ein guter Arzt sei der, der den Patienten zum Lachen bringt – also war »mein« Lachen vielleicht irgendwie Bestandteil der Heilung …

Mit dieser Einstellung arbeite auch ich. Mir ist aber grundsätzlich bewusst, dass der Klient mir Seiten von mir, die vielleicht im Dunkeln liegen, zeigen wird, da das zu lösende Problem irgendwie auch in mir existiert, darauf wartend, angegangen zu werden – *denn wir sind füreinander Spiegel!* Es ist mir immer klar, dass ich mit jedem von ihnen gemeinsam eine Strecke des Weges gehe ... Deswegen sind Menschen, die mit mir durch den therapeutischen Prozess gegangen sind, die besten Freunde geworden – und gemeinsam sind wir umso mehr gewachsen!

Und noch etwas, das ich teilen möchte: Als ich mit allen Arten von Menschen zusammentraf, auf der Suche nach Heilung, begriff ich, dass die Zeit, die ich mit diesem Hier-und-dorthin-Gehen verbrachte, viel besser »genutzt« wäre, würde ich einfach bei mir bleiben und, dieses Mal für mich, die Dinge tun, die ich schon mit Klienten praktiziert hatte. Vor allem würde ich viel ausgeruhter sein – was das war, was der Körper »brauchte«. Und das, was wir gerne tun, zu genießen ist meist die beste Medizin! ... Ich tat beides. Und der Körper war geheilt ...

Ich möchte auch hier die Gelegenheit ergreifen, im Namen aller deutschen Bürger und aller, die in diesem Land wohnen, gegen das hiesige Krankenversicherungssystem Protest zu erheben, selbst wenn ich weiß, dass es in den meisten europäischen Ländern nicht viel anders ist! Eigentlich liebe ich Deutschland, aber die Erziehung und das Gesundheitssystem sind hier einfach schreckenerregend!

Oft »müssen« wir ungefähr eine Stunde warten, manchmal sogar länger, wenn wir einen Arzt aufsuchen – der dann nur fünfzehn Minuten Zeit für uns »hat«! Und wenn wir sie oder ihn endlich zu sehen bekommen, haben wir bereits vergessen, warum wir gekommen sind! Und durch das ganze langwierige Herumsitzen im Wartezimmer mit so vielen kranken Menschen kommen wir bisweilen in einem übleren Zustand, als wir hereingekommen sind, wieder heraus – oder gar mit einer neuen Krankheit! Und: Warum so viele kranke Menschen in solch »reichen« Ländern?

Einmal fragte ich einen Arzt nach dem Grund für diese Situation. Er antwortete, die Ärzte würden von den Versicherungen nicht fair bezahlt – und »hätten« deshalb nicht genug Zeit für die Patienten! Wer zum Beispiel eine psychologische Störung »hat«, bekommt nur zwei bezahlte Sitzungen im Monat – was nichts ist! Wer mehr »braucht«, muss bezahlen! Die Psychiater wissen nicht mehr weiter, wenn es darum geht, wie sie sich wirklich um »ihre« Patienten kümmern »sollen«! Auch hörte ich, dass Privatversicherte besser behandelt werden und dass heute dieses Thema sogar ziemlich viel im deutschen Bundestag diskutiert wird!

Aber ist es nicht besser, einen Arzt zu bezahlen, wenn wir krank werden, als jeden Monat, aus Angst, wir »könnten« eines Tages einen Unfall erleiden, ein Vermögen für eine Versicherung, die »unsere Bedürfnisse« nicht wirklich abdeckt, auszugeben? Jedoch nur wenige scheinen mutig genug zu sein, diese Entscheidung zu treffen! …

Als ich zum ersten Mal in Hamburg krank wurde, rief ich einen Arzt, denn ich »konnte« mich nicht mehr bewegen. Mit »meinem« Rücken war irgendetwas »falsch« gelaufen. Als er kam, ließ er uns die ersten »langen« fünfzehn Minuten Papiere ausfüllen – lediglich daran interessiert, wo wir versichert waren –, während ich extreme Schmerzen »hatte«! Und – nichts! Ratloses Kopfschütteln während der nur fünf Minuten dauernden Untersuchung, und weg war er! Ich blieb im Bett, bis ich mit »meinen« Übungen anfing …

Die meisten Ärzte wissen sowieso nicht viel, Heilkunde ist immer noch ein großes Ratespiel. Mehr als oft vermuten sie: Dieses? Oder jenes? Wie oft habe ich gehört: »Schwierig zu sagen … Erst mal abwarten und sehen, was passiert!«

Aus diesem Grund wurden in einigen wenigen kommunistischen Ländern Ärzte dann besser bezahlt, wenn sie die Gesundheit der Patienten erhielten! Der medizinische Standard in Kuba zum Beispiel ist heute weltweit einer der besten …

Zurück zu Prioritäten: Was wollen wir wirklich? Wenn auf »deiner« Liste ganz oben das Geld steht, »habe« ich einen Tipp für dich: Ich habe immer getan, was ich wollte, und Geld kam immer. Ich liebe es, zu schreiben, und das Geld kommt. Es ist nicht viel, doch vielleicht schreibe ich einmal einen »Bestseller« … Und ich hoffe, dass das passiert, solange ich lebe, denn ich möchte nicht wie Cervantes, Balzac, Kafka oder ein paar andere arm sterben – und nach dem Tod berühmt werden! …

Ich spiele gern Gitarre, liebe es, zu tanzen und Schauspielerin zu sein – also komponiere ich und mache Shows. Bis jetzt hat das auch nicht viel Geld gebracht, aber es macht Spaß! Heute genieße ich es, geschäftliche Knoten zu lösen, wie den mit der Wohnung in Rio. Dabei geht es ebenfalls nicht um viel Geld, doch ich fliege gern hin und wieder nach

Rio – und genieße die Strände dort … Es macht mir Spaß, Probleme von Leuten zu lösen, Workshops zu geben – und dann an der Schönheit, die aus der Entdeckung der Freiheit hervorgeht, teilzunehmen. Und das Geld kommt … Wir »brauchen« ohnehin nicht reich zu sein – auch wenn wir es sein »können«! … Doch wenn wir zuerst Geld verdienen »müssen«, bevor wir das, was wir wollen, tun, kommt vielleicht der Tod dazwischen. Außerdem wird das Leben dann lediglich auf eine lange Quälerei reduziert. So ist es leider, wie die meisten Menschen leben! Wir sind sogar in eine Situation geraten, in der die meisten nicht einmal mehr wissen, was sie gerne tun!

Wenn du es aber weißt, dann tu es, egal was es ist! Du wirst glücklich sein, und *das Geld wird reichen, weil es immer reicht, wenn du glücklich bist!* Wenn wir glücklich sind, »brauchen« wir sowieso nicht viel …

Wenn du nicht weißt, was du gern tust, dann »musst« du es herausfinden! Jetzt! Nichts ist wichtiger als das.

Und wenn »deine« Prioritäten sind: Buddhaschaft, Freiheit, Liebe, Spaß, einige Tricks kennenzulernen, mit Emotionen umzugehen, ein paar neue Wege, Sex zu genießen, »dein« Leben zu *LEBEN*, anstatt es zu vergeuden – dann findest du hier vielleicht Inspiration. Ich sage nicht, dass ich alle Lösungen gefunden habe. Genau wie immer suche ich, leide ich, liebe ich, lebe ich, verändere ich mich und hauptsächlich lerne ich! … Doch ich spüre, dass ich mich bewege! Und ich freue mich, die Geschichte dieser Pilgerfahrt zu erzählen, ich liebe es, zu wissen, dass in entfernten Ecken dieses Planeten jemand eines Tages diese Worte liest – und Energie bekommt, die Augen zu schließen … Und zu fühlen, dass wir in Stille eins sind! …

Im September 1986, nachdem »Seine« Kommune gewaltsam zerstört worden war und wir zurück auf den »Marktplatz« geworfen waren, sandte uns Osho einen Namen für ein Meditationszentrum. Es war die Antwort auf einen Brief, in dem ich Ihn um ein paar Richtlinien für »meine« Arbeit bat. Seitdem lieben Avinash und ich alles, was, um an Oshos Vision teilzunehmen, im **Osho Mani Zentrum für Kunst und Meditation** erschaffen wird.

Und noch etwas möchte ich dir mit auf den Weg geben: Wenn du ein Glöckchen in »deinem« Herzen klingeln spürst, das dir sagt, dass du gefunden, wonach du gesucht hast, besonders wenn es darum geht, einen spirituellen Weg einzuschlagen, fahre nicht mehr fort, immer neue Wege zu gehen, denn alle kostbaren Dinge im Leben sind nicht leicht zu bekommen. Überdies erfordert ein spiritueller Weg Geduld – sonst wirst du nirgendwo »anlangen«. *Es gibt kein Ziel zu erreichen – es ist allein das In-sich-Ruhen.* Aber hier und dort den Weg zu ändern wird dich lediglich entmutigen, erschöpfen – und durcheinanderbringen! Es wird sowieso genug Veränderungen in »deinem« Lebensumfeld geben! Also folge dem Weg, welchen immer du gewählt hast, was auch immer die Klingel betätigt hat – egal was es kostet! Ich wiederhole:

Das Leben ist sehr kurz! Man weiß nie, wann der Tod – diese absolute Gewissheit – kommt!

Wie eine Ex »meines« Vaters heute am Telefon während eines Fünfzig-Minuten-Gesprächs zwischen Hamburg und Brasilien sagte: »Der Tod ist die demokratischste Sache der Welt, er erreicht alle.«

Komm also nicht von der Spur! Mir selbst sage ich auch immer: Wir »können« uns eine Weile ausruhen, doch wir »müssen« in Bewegung bleiben, ohne aufzugeben und ohne den einmal gewählten Weg zu ändern. Es ist, wie wenn wir beim Bergsteigen auf einem sehr schmalen Pfad sind: Es gibt Augenblicke, in denen wir glauben, dass wir verloren und auf Abwege geraten sind, weil wir die Situation nicht mehr überblicken »können«. Wir sehen den Gipfel nicht mehr, geschweige den Berg! Geben wir aber auf und kehren um, um einen anderen Weg zu suchen, »müssen« wir wieder bei null anfangen! Und der ganze Aufwand für den ersten Versuch war umsonst. Wie ein Zen-Sprichwort sagt: *Hältst du durch, wirst du die Spitze erreichen – und den Berg wieder sehen …*

Für mich ist die Pilgerfahrt in der Tat das Ziel! Darum antworte ich immer, wenn ich finstere Momente durchlebe und Leute mir sagen, dass ich in diese Kirche oder zu jener Gruppe oder neuem Guru kommen »sollte«, dass ich den Weg bereits gefunden habe – und oft finden sie, ich sei arrogant! …

Jemand fragte mich während eines Interviews vor der letzten Show: »Von woher bekommst du die Energie, weiterzumachen, selbst unter widrigen Umständen?« Und ich antwortete: »Ich glaube nicht, ich ›müsse‹ unbedingt erfolgreich sein und Karriere machen, andernfalls hätte ich niemals Brasilien verlassen, wo ich bereits bekannt war, um in Deutschland in einer Osho-Kommune die Toiletten zu putzen!«

Ich kenne auch sehr wenige Menschen, die tun, was sie wirklich tun möchten, und ich bin eine von ihnen! Ich tue nur das, was ich gern tue, und wenn es mir nicht mehr gefällt, dann lass ich es! Dann ist es auch egal, wie weit sich eine Karriere schon entwickelt hat, weil das Leben wichtiger als Erfolg ist, wichtiger als alles andere – und ich möchte es leben! Ich liebe das Leben! Und es zu leben, wie es sich bietet, das ist es, was ich in jedem Augenblick »versuche«. Für mich ist es der größte Erfolg, die dunklen Momente zu akzeptieren und sie in einem Zustand der Achtsamkeit zu beobachten. Und da ich darin noch nicht die Meisterschaft erlangt habe, gehe ich diesen Weg weiter …

Ich werde auch während des Schreibprozesses wachsen, deswegen danke ich dir dafür, dass du existierst und mir die »Möglichkeit« gibst, etwas zu kreieren – und dadurch, durch dieses Buch, das Bewusstsein zu erweitern!

LASS UNS DEN TAG GENIESSEN,
HEUTE NACHT BEWUSST SCHLAFEN
UND ZUM BUDDHA IN UNS ERWACHEN
HIER UND JETZT

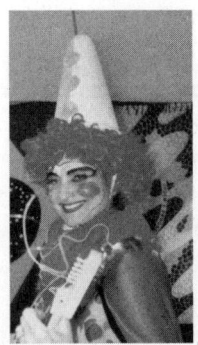

Pyari beim Straßenmusikfestival in Sittensen, Deutschland, 2005

1

New York City – September 1969

Brian Jones, der die »Rolling Stones« gegründet hatte – die Band, die alle Wirbelstürme überstand und den 45. Geburtstag im Jahre 2008 feierte –, starb Juni 1969 in New York in einem Swimmingpool. Zu dieser Zeit hörte ich noch überwiegend Jazz.

1993 spielten »Pyari and the Colorful Condoms« zwanzig Stücke der Stones zur Feier des 30-jährigen Bestehens der Band in einem Punk-rock-Klub in Hamburg, dem Marquée. Die Show wurde von der Hamburger Kulturbehörde gesponsert. Wir probten in einem großen Raum eines riesigen Hauses mitten in der Stadt, das von etwa fünfzig Leuten aus der elektronischen Musikszene, die dort viele wunderbare Partys organisierten, besetzt worden war. Avinash und ich lebten da ein halbes Jahr – und boten einmal in der Woche Tantra-Workshops an, an denen eine bunte Mischung der verschiedensten Menschen teilnahm.

Bevor die Polizei uns nach einigen Monaten rauswarf, retteten wir zwei Pflanzen, die völlig vertrocknet waren, als wir einzogen, und die mit uns jetzt schon seit mehr als zehn Jahren zusammenleben. Eine ist gerade nach einem strengen Winter zu neuem Leben erwacht …

Eben habe ich »meine« tägliche Meditation beendet, die ich am Ende dieses Kapitels beschreiben möchte, und zusammen mit der Stille des Waldes, in dem wir zurzeit leben, kam die Inspiration, mit der ich dieses Kapitel beginne …

Am 3. Juli 1969 war ich im »Village Voice«, in New York City, mit einer wundervollen Freundin, kurz vor »ihrem« Abschluss in Psychologie. Wir wollten 23 Jahre Pyari auf diesem Planeten feiern …

Im letzten Buch habe ich schon über einige schöne Erlebnisse mit Neuza berichtet … Vor zwei Jahren traf ich sie wieder, während eines »meiner« letzten Besuche in Brasilien, nachdem wir uns länger als fünfundzwanzig Jahre nicht gesehen hatten! Sie lebt noch immer mit César zusammen – bereits mehr als dreißig Jahre –, und beide malen. Er malt Katzen, und sie malt Gesichter. »Ihre« Bilder werden jetzt abstrakt … Schöne Menschen …

Sie hat immer Bücher geliebt – jetzt surft sie im Internet – und sie war die Erste, die mir sagte, dass eine Frau zu sein vollkommen ausreiche, dass sie niemals Mutter werden wolle. Es gibt wenige, die so denken …

Ich war immer musikbegeistert, und so landeten wir in dem Jazz-Klub in New York City, der Hauptstadt des Jazz. Als Geburtstagsgeschenk hatte sie einen »Yellow Sunshine«-Acid mit, wir brachen ihn in der Mitte durch und nahmen jede eine Hälfte, bevor wir Richtung East Village zogen. Wir arbeiteten damals als Stewardessen für Branniff Airways, hatten frei und freuten uns auf diese eine Nacht in der Hauptstadt der Welt! …

In New York schlief ich nie! Hotelzimmer benutzte ich lediglich dazu, mich zu duschen, umzuziehen und als Aufbewahrungsort für die Koffer. Wie »sollte« man in dieser Stadt schlafen? Hier brodelte das Leben, man »konnte« tausend Dinge erleben, während in Brasilien alles verboten war unter der von der *katholischen Familie* gestützten Militärdiktatur.

New York kennenzulernen bewirkte, dass ich mich bei »meinen« kommunistischen Ideen »entschuldigte«, denn New York City war überwältigend in dieser Zeit – und ich genoss alles in vollen Zügen! Wir trafen überall Leute, die lächelten und uns Blumen schenkten, besonders im East Village. Es gab viele Läden mit Sachen, die jetzt »*in*« sind, aber damals in den meisten Teilen des Planeten verboten waren. Und es war eine neue Art Musik, die überall lief, sogar in den Straßen! Der Traum ist aus, doch wer damals in New York war, wurde von einer neuen Bewusstseinswelle inspiriert! …

An diesem Abend spielte Pharaoh Sanders im Village Voice, und wir genossen eine wundervolle Nacht voller Musik und Lachen – zwei weiße Blumen zwischen den schwarzen …

Der Morgen empfing uns am Fluss. Wir warteten mit zwei Jazzmusikern auf den Sonnenaufgang und beobachteten die Vögel, die aufwachten – und losflogen in den New Yorker Sommermorgen … Die Schönheit der Natur, sogar in solch einer dreckigen Stadt wie New York, bezauberte uns vier! Und einer der beiden gefiel mir! Ich fühlte mich verliebt … Aber wir »hatten« keine Zeit und keinen Ort, um uns zu lieben …

Vielleicht lag es an der LSD-Wirkung in »meinem« Gehirn, doch die Magie jener Nacht zog mich zurück nach New York für zehn Tage Urlaub im November. Die Stones nahmen »ihr« »bestes« Album im »New York Madison Square Garden« auf, als ich voller Bewunderung und Liebe für den afroamerikanischen Musiker in New York ankam.

In Rio de Janeiro lebte ich mit Sérgio, einem Kunstmaler, und wir waren ineinander verliebt. Er war der erste Mann, mit dem ich Sex »hatte« und mit dem ich zusammenlebte. Geheiratet hatten wir nur, um »unsere« Familien zufriedenzustellen, denn wir waren total gegen die Ehe. Wir »mussten« jedoch einen Kompromiss eingehen, weil wir nicht genug Geld »hatten«, um für »unsere« kommunistischen Ideen von freier Liebe einzustehen. Die Eltern würden uns unterstützen, wenn wir als Ehepaar lebten – was sie dann auch taten.

Diese schöne Liebesgeschichte mit ihm war immer noch erfüllend. Doch weil Menschen und sogar Dinge mich immer tief im Herzen berührt haben und ich mich in diesem Leben für absolute Freiheit entschieden habe, habe ich immer alles, was mich inspiriert hat, voll und ganz erforscht. Und der Afroamerikaner hatte mich wirklich beeindruckt – was für ein großartiger Musiker! Und weltberühmt dazu! Ich tauchte in den *Traum* ein! …

Im Leben gibt es immer wieder Überraschungen, und statt einer wilden Affäre oder zumindest heißem Sex wartete auf mich eine traumatische Erfahrung! Er schien überrascht, als ich vor »seiner« Tür stand, und bat mich nicht einmal herein! Ausflüchte und ein großes Nein. Vermutlich lachte er über die Naivität dieser »weißen Frau«, die ins East Village zurückkam, wegen einer Affäre mit einem harten Typen aus einer rauen Stadt! …

»Meine« Mutter hatte mir sogar extra ein Kleid genäht! Und da stand ich nun, »mein« Vertrauen anlächelnd, mit dem Koffer in der Hand an einer Straßenecke – und »hatte« keine Ahnung, wohin oder was ich tun »sollte«! …

Es dauerte nicht länger als ein paar Minuten, und das Vertrauen stellte sich als »richtig« heraus. Jemand aus Puerto Rico fragte mich, was ich dort tat, lud mich zu sich ein, wir tranken Kaffee, unterhielten uns auf Spanisch, ich erzählte ihm, was ich gerade erlebt hatte, und bald »hatten« wir das Gefühl, bereits Freunde zu sein. Er lud mich dann ein, bei ihm zu bleiben. Ich machte ihm klar, dass ich nicht mit ihm ins Bett gehen würde, und am Abend kam mich der Musiker besuchen. Ich weiß nicht mehr, wie er herausbekommen hatte, wo ich zu finden war!

Und es war der übelste Sex, den ich jemals erlebt habe! Es war wie eine Vergewaltigung! Er biss mich bloß andauernd überall, und schreiend versuchte ich mich zu befreien, aber gegen einen so großen, kräftigen Mann »hatte« ich definitiv keine Chance! Als ich es endlich »geschafft« hatte, mich loszuwinden, fragte ich ihn entrüstet, was das gewesen sei! Er antwortete, er habe gedacht, es würde mir Spaß machen!

»Hast du mich nicht schreien gehört?«, fragte ich weiter.

»Na ja, Baby, ich dachte, das waren Lustschreie! Weiße Frauen wollen es immer auf die Art!«

Ich war wirklich schockiert! Und sah, dass ich nicht wirklich scharf auf ihn gewesen war! Vielmehr hatte ich mir vorgestellt, wie interessant ein schwarzer Mann aus New York sei und wie wunderbar es sein würde, von solch einem großartigen Jazzmusiker geliebt zu werden ... Das ist der Stoff, aus dem Träume sind! ... Das Ego ist auf Fang aus ...

Es war mir eine große Lehre! Seitdem fühlte ich mich nicht mehr von Menschen nur deshalb angezogen, weil sie berühmt sind oder großartig erscheinen oder eine andere Kultur repräsentieren – als wenn es sich um exotische Tiere handelte! Nie wieder wollte ich unterschiedliche Kulturen vermischen!

Ich möchte Menschen lieben, die Kulturen hinter sich gelassen haben, Menschen, die die Absurdität von Dingen wie Rassen, Kulturen, Vaterländern und Religionen sehen!

Das Positive an dieser Geschichte ergab sich, als er sich einen Schuss Heroin vorbereitete, ich es auch probieren wollte und er sagte:

»Nee, Baby, in diese Hölle nehme ich dich nicht mit. Ich hab dir schon genug wehgetan. Das hier ist bloß Scheiße. Und bist du da einmal drin, kommst du nicht mehr raus. Wie ich!«

Dieses Nein, sagte er, war »sein« großes Geschenk an mich.

Ich wollte nie wieder Heroin probieren, dank ihm. Es war in der Tat ein »gutes« Geschenk. Sind wir jung, neugierig und offen fürs Leben, wollen wir alles, was es zu schmecken gibt, ausprobieren – und ohne Zweifel ist es ein Segen, wenn jemand mit Erfahrung dich mit einem *Nein* vor der Hölle bewahrt! Ein fühlendes, offenes Herz wird uns immer beschützen! Er spürte, denke ich, dass ich ehrlich war, und wollte mir wirklich keinen Schaden mehr zufügen ...

So geht aus »Schlechtem« auch immer etwas »Gutes« hervor. Ein paar Tage lang war »mein« Körper übersät mit blauen Flecken, aber das rettete mich vor der Hölle des Heroins! …

Dann wollte ich ihn nicht mehr treffen. Und würde nun den Urlaub damit verbringen, durch die Stadt, die ich so sehr liebte, zu bummeln …

Als ich am nächsten Tag im Central Park unterwegs war, fing es heftig zu schneien an. Für dieses Wetter war ich nicht warm genug angezogen, und schutzsuchend, schon halb erfroren, eilte ich in ein Geschäft für Künstlerbedarf – vielleicht »konnte« ich hier Farben kaufen, als Geschenk für den Maler zu Hause! Als ich gerade eintrat, sah ich einen sehr schönen Mann, ganz in Weiß. Er ruhte so sehr in sich, in »seinem« Blick lag eine solche Tiefe, dass ich vergaß, weshalb ich hereingekommen war, keinen Moment mehr die Aufmerksamkeit von ihm abwendete und ihm folgte, als er gehen wollte. Er hielt mir die Tür auf und sagte:

»Was für ein schöner Hut! Von wo ist er?«

Ich trug einen peruanischen Hut und Poncho, wirklich schöne Sachen! Gemeinsam verließen wir dann den Laden – und blieben für den Rest des Urlaubs zusammen! … Am Abend lud er mich zu einem McCoy-Tyner-Konzert ein, und dort berührten sich zum ersten Mal »unsere« Hände. Ich hatte das Gefühl, mit der Musik zu fliegen – um mich herum und in mir begann eine unglaubliche Energie zu fließen … Die Tür zu einer neuen Welt öffnete sich. So etwas hatte ich noch nie erlebt! …

Wenn ich an »unser« erstes gemeinsames Essen denke, »muss« ich lachen: Er bestellte einen Salat, ich aß ein Steak mit Pommes frites und Eiern! …

Am nächsten Tag nahm er mich nachmittags in ein makrobiotisches Restaurant mit. Nie zuvor »hatte« ich etwas gegessen, was so vorzüglich schmeckte. Nach dem Essen »hatten« wir das Gefühl, gar nichts zu uns genommen zu haben – »unsere« Kräfte hatten sich einfach erneuert! Und ich spüre immer wieder die gleiche Lebenskraft nach den streng makrobiotischen Mahlzeiten, die ich seitdem meistens zubereite.

Wir aßen nicht viel, denn die Liebe reichte aus, die Körper wieder aufzuladen, doch dann nahmen wir, immer wenn wir Essen »brauchten«, alle Mahlzeiten in diesem wundervollen Zen-Tempel zu uns!

Nach diesem Erlebnis haben Neuza und ich begierig **Oshawas** Buch »Zen-Makrobiotic« gelesen und regelmäßig, um »unsere« Körper im **Yang**-Zustand zu erhalten, Essen auf die Flüge mitgenommen …

Syd führte mich nicht nur in die makrobiotische Lebensweise ein – er sprach auch von Astrologie und zeigte mir Tantra! Von diesen Dingen hatte ich vorher nie etwas gehört! In Brasilien engagierte ich mich für die Opposition gegen die Militärdiktatur und kannte lediglich Menschen, die ich entweder als Kommunisten oder als Bourgeois definierte. Noch nie hatte ich von solchen »esoterischen« Ideen gehört! »Meine« Augen und Ohren, alle »meine« Sinne waren weit geöffnet! Ich wollte den Saft dieser »wundervollen« neuen Welt herauspressen! …

Bald zogen wir in die Wohnung eines brasilianischen Dekorateurs, den wir irgendwo getroffen hatten und der uns, nachdem er »unsere« Geschichte angehört hatte, zu sich einlud. Die Wohnung war im West Village, wo viele Künstler lebten, und alles war in Weiß, großartig, leer wie ein Paradies!

Wir waren die meiste Zeit nackt, dem Körper »erlaubend«, mit allen Zellen zu atmen, und bedeckten uns nur, um zur Toilette zu gehen. Syd hüllte sich dann in ein weißes Bettlaken … Der Brasilianer sagte, wenn er Syd so auf dem Weg vom oder zurück zum Bett, wo wir die meiste Zeit verbrachten und uns endlos liebten, sah:

»Er sieht wirklich wie ein Engel aus!« …

Syd hat mir eigentlich fast alles beigebracht, was ich ein ganzes Leben hindurch praktizieren »sollte«. Er pflanzte den Samen – einen schönen obendrein –, der sich zu dem Baum entwickelte, welcher mir immer noch »seine« Früchte und zauberhafte Blumen schenkt …

Der Liebesakt begann damit, dass wir mit »unseren« Körpern spielten, Aug in Aug, in der Energie der Liebe schwebend – bis ich mir selbst im Inneren verloren ging und er irgendwie Teil von mir wurde … Die Trennung war nicht mehr zu spüren … Und er hat nie ejakuliert! Das war mir vollkommen neu und bewirkte, dass der Akt Stunden dauerte – manchmal den ganzen Tag! Ich pflegte in eine Lustempfindung einzutauchen – immer tiefer, durch dieses endlose Sichlieben – und mich außerhalb der Zeit zu bewegen … Dann wusste ich nicht mehr, wo und mit wem ich war! Er verschwand! Nur noch diese überwältigende Sinneslust existierte – etwas, was ich erst viel später verstand, als ich Osho hörte:

»Wenn du einmal das Gefühl hattest, wenn du den Augenblick erlebt hast, wo DU nicht da warst, sondern nur eine vibrierende Energie eins geworden war und mit dem Partner ein Kreislauf entstanden war … in diesem Moment gab es keinen Partner. In diesem Moment existierst nur du – und du existierst für den Partner nicht: Nur sie oder er ist. Dies Einssein ist in dir zentriert, der Partner ist nicht mehr da. Und es ist für Frauen einfacher, dieses Gefühl zu haben, weil sie immer mit geschlossen Augen Liebe machen.«

Osho, »Vigyana Bhairava Tantra«

(© Osho International Foundation, Switzerland – www.osho.com)

Ich erinnere mich nicht, dass er über mir war. Er war immer unter mir, überließ es mir, mich zu bewegen, wie ich wollte, damit ich mehr und mehr Orgasmen bekam, während er die ganze Zeit vollkommen entspannt blieb – und mich ununterbrochen liebte …

Aber es ist komisch, sich daran zu erinnern, was einmal passierte, als ich ihn bat, still zu bleiben und den Finger auf der Klitoris zu lassen. Für eine Weile wollte ich mich allein bewegen – über »seinem« Körper, »seinem« Finger – um einen Wechsel zu erleben und um noch tiefer in dieses wilde, erstaunliche Gefühl – allein inmitten dieser Energie zu sein – zu gehen! Doch gerade er, der mir alles gezeigt hat, fragte:

»Aber was mach ich dann?«

»Nichts«, sagte ich, »entspann dich einfach!«

Er war jedoch nicht einverstanden. Wie schwer es für Männer ist, sogar für Tantriker, sich einfach zu entspannen und die Frau »machen« zu lassen! Und er war wirklich eine entspannte Person! Ich habe nie gesehen, dass er wegen einer Sache ärgerlich wurde! Ich weiß, dass es in neun Tagen der Liebe schwer ist, die »schlechten« Seiten eines Menschen zu erkennen, aber ein Zwischenfall ist wert, hier erwähnt zu werden …

Wir waren meistens im Bett gewesen und verließen nur sehr selten die Wohnung, doch einmal fuhren wir zu einer Kunstgalerie, wo er etwas abholen wollte. Er war auch Maler.

Er sagte dann, ich »solle« im Auto warten, dass es nur ein paar Minuten dauern würde. Da es stark schneite, wartete ich und betrachtete die Galerie durch das Autofenster. Es strahlte und leuchtete so wundervoll, wie ich es vorher noch nie gesehen hatte – und immer schon war ich kunstsüchtig gewesen! –, dass ich beschloss, auszusteigen. Irgendwie hatte ich nicht mitbekommen, dass er die Schlüssel im Auto gelassen hatte. Besonders sorgfältig schloss ich die Türen und ging zu den großen Glasfenstern der Galerie.

Bald kam er heraus und fragte mich, ob ich das Auto verschlossen hätte. Ich war stolz, alles richtig gemacht zu haben, aber als er mich bat, ihm die Schlüssel zu geben, wurde ich mit einem Mal bleich.

»Waren die im Auto?«, fragte ich ihn.

»Ja«, antwortete er.

Wir erlitten einen ziemlichen Schock, aber er beschuldigte mich nicht, kein Zeichen von Ungeduld oder Nervosität! Wir »mussten« Hilfe holen, »mussten« draußen in der Kälte warten, es schneite heftig, aber es gab keinen Stress zwischen uns! Doch ich fühlte mich beschämt, und als wir uns später liebten, bemerkte er, dass ich etwas gehemmt war – und sagte zu mir:

»Der Ärger ist jetzt schon lange vorbei, und wir sollten uns in diesem neuen Augenblick nicht mehr mit der Vergangenheit beschäftigen!«

Und das war es! Wir kehrten zurück ins Paradies! …

Es war so eine schöne Liebesgeschichte!

Bald war der Urlaub vorbei … Urlaube sind immer zu kurz, und diese schienen sogar noch kürzer! Er verlängerte »seinen« um zwei Tage, doch schließlich »musste« er Abschied nehmen. Wieder war ich erstaunt, als ich sah, wie locker er Auf Wiedersehen sagte. Es »konnte« für immer sein! Und es war für immer! Wir haben uns nie wiedergesehen!

Und er sagte zu mir:

»Die Existenz wird sich darum kümmern, wenn wir uns wiedersehen sollen …«

Dann lernte ich, dass es Männer nicht mehr so stark zur Ejakulation drängt, wenn sie fähig sind loszulassen. Oder vielleicht ist es umgekehrt: Wenn du die Ejakulation vermeidest, wird das Loslassen leicht und natürlich. Du wirst dann im Moment leben, wie es sich findet, ohne dich anzuklammern.

Wie ich mich erinnere, habe ich Osho im Verlauf eines Presseinterviews in Oregon sagen gehört, dass er einmal während einer Zugfahrt leidenschaftlich eine Frau liebte und wusste, dass er sie wahrscheinlich nie wiedersehen würde! …

☯

Es regnete in New York, als Syd mit »seinem« Auto losfuhr. Ich trug den peruanischen Hut, den er so sehr mochte, und Tränen rannen über »mein« Gesicht. Den ganzen Tag lief ich in der Stadt herum, und in »meinem« Körper pulsierte noch die Energie der Liebe. Ich »hatte« ein Gefühl von Verlust, doch auch ein starkes Gefühl, dass das Leben jetzt anders verlaufen würde. Und so war es. Im Dezember 1969 vollzog ich, wie Schlangen es tun, eine Häutung. Vieles fiel von mir ab. Die neue Dekade brachte mir eine neue Bewusstheit, und ich möchte hier wieder auf das letzte Buch verweisen, in dem ich schöne Erlebnisse von diesem Silvester 69/70 schildere …

Nach dieser Schule des intensiven Lebens habe ich mich befreit. Ich lebte jetzt leidenschaftlich – und ohne mich anzuklammern. Als Stewardess lebte ich schon ziemlich für den Moment – wir waren an einem Tag hier, einen anderen dort und »hatten« also nicht viel Zeit zum Nachdenken – und wir wollten – Neuza und ich – aus dem Leben den Saft bis auf den letzten Tropfen herauspressen. Doch nach dem Erlebnis mit Syd hatte sich wirklich etwas verändert. Nie wieder würde ich dieselbe sein!

Wir schrieben uns dann ein paar Briefe, und eines Tages antwortete er nicht mehr …

Als ich 1982 nach San Francisco ging, erfragte ich »seine« Nummer von der Auskunft und rief ihn an. Er erklärte, er habe nicht mehr geschrieben, weil er infolge eines Unfalls lange hätte im Bett bleiben »müssen« und später viel damit beschäftigt gewesen sei, sich um eine eigene Galerie zu kümmern. Und er fügte hinzu: »Lass uns in New York treffen!«

Aber das kam nicht infrage. Acht Jahre zuvor war ich Mutter geworden, und die Kinder waren mit. Ich »hatte« genug Probleme damit, alles zusammenzuhalten, allein in einem fremden Land mit zwei Kindern, ohne Hilfe – nicht einmal durch die Väter … Er sagte dann, ich »könne« ihn jederzeit per R-Gespräch anrufen, was ich einige Male auch tat. Doch das Leben ging jetzt mit hoher Geschwindigkeit weiter, und als ich nach Deutschland kam, rief ich wieder an. Die Telefonnummer hatte sich geändert. Ich versuchte, »seine« Nummer zu erfragen, aber sie war gesperrt …

Die Intensität, die wir geteilt haben, die Vollständigkeit der ganzen Geschichte und das Verschwinden des Ego, das wir gemeinsam erfahren haben, hatten endgültig die Türen zu einer neuen Lebensphase geöffnet – und für zwei Menschen in einem Leben war das vielleicht mehr als genug! Wer weiß? Manchmal versuche ich, ihn wieder zu kontaktieren und herauszufinden, wo er sich aufhält, indem ich Menschen in Kanada anrufe, von wo er stammt und wo er vielleicht immer noch lebt. Aber keine Chance …

Ich bin diesem drei Jahre älteren Mann sehr dankbar, ihm, der mir vieles gezeigt hat – die Schönheit des Loslassens, von Tränen und von Abwesenheit, die Macht des bewussten Sexus sowie die Vergänglichkeit von allem im Leben, besonders der sogenannten »guten« Dinge! …

Körper-Verstand

NACKTHEIT, SAUBERKEIT UND ÜBUNGEN

Sei nackt! Das ist das Erste, was ich darüber sagen möchte, um den Körper-Verstand gesund zu erhalten! Das ist eine der wichtigsten Lehren des Yoga! Seit 1971 praktiziere ich täglich Yoga-Stellungen, *doch Nacktsein ist nicht etwas, was zu »praktizieren« ist. Nackt zu sein »sollte« man verstehen und tun.* Und gerade nicht wie die Jainas, die Mahavira folgen – die das Nacktsein »praktizieren« und sich langsam darauf vorbereiten, eines Tages die Kleider abzulegen … Ich spreche nicht davon, es zu praktizieren. Ich sage: *Tu es!*

- Sei nackt in der Sonne.
- Sei nackt im Regen.
- Sei nackt im Meer, in Flüssen und Seen.
- Sei nackt mit Liebhabern.
- Sei nackt mit Freunden.
- Sei nackt beim Teetrinken.
- Sei nackt beim Essen.
- Sei nackt beim Essen mit Freunden.
- Sei nackt bei festlichen Anlässen.
- Feiere Partys, bei denen alle nackt sind.

Du wirst ein vollkommen neues Verbundensein mit dem Körper, den Menschen um dich herum und dem Leben verspüren. Es ist sehr schwer, tantrischen Sex kennenzulernen, wenn wir nicht mit dem Nacktsein vertraut sind – und damit »hat« es nichts Besonderes auf sich: So wurde uns der Körper gegeben! Und es ist ein »Muss«, die Nacktheit wieder-zuentdecken, wenn wir wollen, dass der Körper uns hilft, ein Buddha zu sein.

Nackt zu sein ist etwas Natürliches, und das ist eine erste Voraussetzung für einen Tantriker/eine Tantrikerin.

Die Zellen des Körpers werden dir dankbar sein. Selbst ein schmaler Slip ist eine Last, weil der Körper ihn tragen »muss« – und das kostet Ener-gie! Alles kostet Energie! Gib dem Körper etwas Urlaub und die Freude des Nacktseins – jedenfalls soweit es das Wetter »erlaubt«!

Ein paar andere einfache Dinge sind noch zu sagen, denn soweit ich es beobachtet habe, sind einige Vorstellungen – von denen man sich frei machen »sollte« – immer noch vorherrschend in europäischen Ländern.

– Wir »sollten« jeden Tag duschen,
– keine Seife benutzen – außer im Intimbereich, für die Füße und unter den Achseln –, denn Seife beeinträchtigt die Empfindsamkeit der Haut, und uns entgehen subtile Empfindungen, wenn wir berührt werden,
– nach dem Aufstehen, nach jeder Mahlzeit und vor dem Zubettgehen die Zähne putzen: und nicht zu kräftig – einfach mit Liebe zu den Zähnen. Zahnseide ist auch eine »Hilfe«, das Zahnfleisch gesund zu halten.

In kalten Ländern hält sogar noch heute die Gewohnheit, nur selten zu duschen, Menschen vom Wasser fern. Die Ritter nahmen keine regel-mäßigen Bäder, Wasser war weniger leicht zugänglich, und Religionen zeigen eine starke Körperfeindlichkeit … Und in der Tat, wenn wir den Priestern folgen, »müssen« wir »unsere« Körper hassen: Jede Liebe zum eigenen Körper nennen sie Narzissmus!

Es gibt immer noch Wohnungen ohne Duschen in Hamburg, Ams-terdam und mit Sicherheit auch in Paris, was nichts anderes bedeutet, als dass die Leute nicht täglich duschen! Und heutzutage verdrecken wir viel mehr als im Mittelalter! …

In Südamerika sagt man, dass Europäer stinken! … Doch wie wollen wir mit jemandem »Liebe machen«, wenn wir stinken und – egal ob wir geschrieben, studiert, gearbeitet, Musik gemacht, einfach die Zeit vertrödelt oder überhaupt nichts gemacht haben – die Schwingungen eines ganzen Tages oder die einer Nacht voller Träume mit uns herumtragen? Es ist eine üble Mixtur aus belastenden Emotionen und Schmutz, die wir mitschleppen! Wir »müssen« es abwaschen – wenigstens dann, wenn wir uns lieben wollen! …

In den Osho-Kommunen pflegten wir uns jedes Mal zu duschen, bevor wir mit jemandem ins Bett gingen – ohne Unterschied, ob es zu Sex kommen würde oder nicht …

Es ist wichtig, den Körper sauber zu halten!
Es hält auch den Verstand sauber.

Die »primitiven« Religionen Brasiliens wenden Bäder an, immer wenn sie jemanden von »schlechten« Schwingungen oder negativen Energien jeglicher Art befreien wollen.

Mit Reinlichkeit zu beginnen ist ein »guter« Anfang
für einen Tantriker!

Dieses Thema möchte ich mit einer lustigen Anekdote abschließen: Ein Freund aus Brasilien, ein sehr guter Gitarrist – einer der wenigen, die hier vom Musikmachen leben –, sagte mir einmal, er habe es aufgegeben, mit deutschen Mädchen Liebe zu »machen«, weil sie sich »seiner« Meinung nach nicht häufig genug duschten und sich meistens nicht die Muschi wuschen! Ich wunderte mich, denn die Männer, die ich hier kennengelernt habe, sind alle sauber! Doch er erzählte mir lachend, dass er oft, wenn beide schon nackt im Bett waren und er sich langsam, das Mädchen küssend, von oben nach unten hinabbewegt habe, plötzlich von dem Geruch zwischen den Beinen geschockt gewesen sei! Das hatte ihm üblicherweise sofort impotent gemacht! Ihm war nichts weiter übrig geblieben, als schnell aufzustehen und vorzugeben, plötzlich Kopfschmerzen bekommen zu »haben«! … Ich wollte wissen, ob er nie etwas gesagt habe, und er antwortete: »Doch, Pyari, oft! Aber was sie sagten, war immer das Gleiche – dass Seife nicht gut für die Vagina sei! So gab ich es auf, etwas zu sagen. Ich habe jetzt aufgehört, mit Deutschen zu flirten! Ich mag es, wenn es gut riecht und gut schmeckt in der Muschi!«

Wir lachten uns kaputt! Er meditiert ebenfalls und macht Yoga – deshalb ist er wie ich ein Freund von Sauberkeit. Und vielleicht ist das der Grund für das Gerücht, er sei schwul – viele verstanden wahrscheinlich nicht, weshalb er plötzlich aufgehört hatte, sie zu »lieben«! … Er lebt jetzt mit einer Chilenin zusammen, und sie »haben« gerade ein Baby bekommen …

Ich erinnere mich auch daran, wie mir eines Tages eine brasilianische Sängerin erzählte, er habe einmal mitten im Geschehen den Sexakt unterbrochen. Und ich versprach ihr, ihm zu fragen, warum. Die Antwort war: »Ich bin ein sensibler Mensch, Pyari! Alles kann ›ihn‹ stören (er meinte die ›Maschinerie‹ – wie Osho es nannte), und sie hat angefangen, von Jesus zu sprechen – mitten während des Geschlechtsverkehrs! Mit der Erektion war es vorbei! Es liegt nicht in meinen Händen, das zu kontrollieren!«

Und noch etwas Fundamentales:

Tu regelmäßig etwas, was dir wohltut, wobei du den Körper bewegst und den Verstand abkühlst.
Ein paar Anregungen:

– Yoga
– Tai-Chi
– Die fünf Tibeter
– Jogging
– Capoeira
– Sport
– Tanzen
– Theater
– Ausdruckstanz
– Massage
– Walking

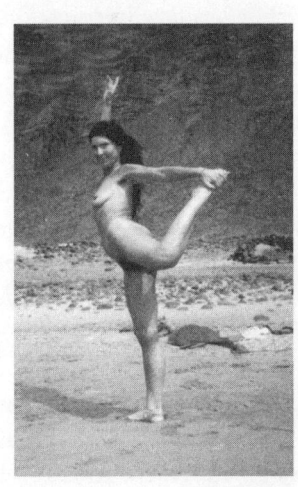

Pyari in Lanzarote, Kanarische Inseln, 1990

45

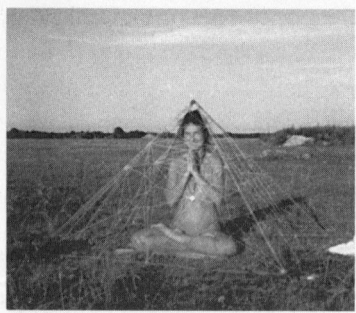 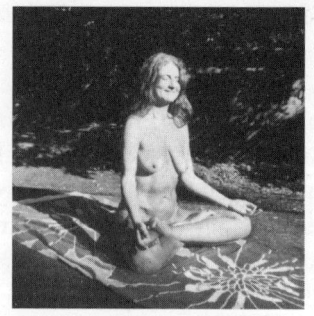

Pyari nach der Voov Experience,
Neustadt-Gleve, Deutschland, 1998

Pyari zu Hause,
Seevetal, Deutschland, 2004

Der Körper wird gesund bleiben und der Verstand sich entspannen! Es gibt nichts »Besseres« für einen Tantriker!

Für das Herz

OSHO LESEN, POESIE, EINE TAROTKARTE ZIEHEN

Emotionen fließen, zirkulieren, umkreisen uns. Daher kommt es, dass wir uns unbewusst gegenüber Menschen und den meisten schönen Dingen verschließen: *um uns zu schützen.*

Das Herz leidet in einer Gesellschaft, deren höchste Werte Geld und Sex sind. (In der Astrologie hängen diese Dinge zusammen – beide findet man im achten Haus …)

Selbst in den fortgeschrittensten Gesellschaften ist Liebe, die für alle sichtbar ist, nur denen »erlaubt«, die in einer Beziehung sind. Im letzten Buch habe ich viel über dieses Thema geschrieben …

Und trotzdem: *Was wir Liebe nennen, sind eigentlich die Hormone, die uns auf jemanden »scharf« machen. Sex ist die Hauptsache, und Liebe ist das Wort dafür.*

Doch wenn wir wirklich lieben, nennen uns die Leute verrückt, einen Idioten oder Freak! Jedenfalls sind die meisten bereit, anderen einen Stempel aufzudrücken, und es gibt kaum Platz für etwas, was von einem liebenden Herzen kommt …

Das Herz verschließt sich dann langsam, und das ist tatsächlich eine Katastrophe – für den ganzen Planeten!

Um das Herz zu öffnen und es strahlen zu lassen wie einen Diamanten, lese ich seit 1979 jeden Morgen und jeden Abend etwas von Osho: manchmal einen Absatz, manchmal eine Seite, manchmal mehrere Seiten. Ohne Ausnahme, jeden Morgen und jeden Abend, bevor ich die Augen schließe, um zu schlafen – sogar wenn der Tag sich hinzog, traurig oder schrecklich war, sogar wenn ich erst früh am nächsten Morgen schlafen gehe … Und das Herz schlägt freudig in dem Moment, in dem es »seine« Nahrung bekommt …

Wenn du kein Buch von Osho »hast« oder dich nicht von Ihm angesprochen fühlst, nimm ein anderes Buch, das dir das Herz öffnet. Lies Poesie. Öffne dich durch ein Gebet – danke für den Tag, dafür, was ihn »schön« oder »furchtbar« machte –, ohne um etwas zu bitten, denn dieses Bitten würde bedeuten, du wüsstest besser als die Existenz, was für dich »gut« ist. Akzeptiere dankbar, was ist …

Oder nimm eine Karte von einem Tarotset, das »dein« Herz berührt. Von Osho gibt es zwei Tarots – mit Ausführungen von Ihm …

**Unternimm morgens etwas, was den Tag wie
ein Geschenk des Göttlichen erklingen lässt,
und nachts etwas, was den Schlaf zur Vorbereitung
auf die Kommunion mit der Existenz macht …**

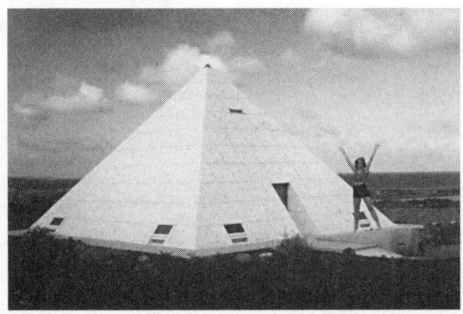

Pyari in Lanzarote, Kanarische Inseln, August 1990

Für den *Buddha*

TANTRISCHE MEDITATION FÜR PAARE

Diese erste Meditation praktiziere ich zurzeit mit Avinash. Sie hat uns geholfen, uns näher zu sein, Konflikte zu lösen, uns zu beruhigen und »unsere« Körper gegenseitig neu zu entdecken.

Einige Techniken, die in diesem Buch vorgestellt werden, sind mit einem Partner durchzuführen, aber alte Tantra-Schulen *empfahlen*, sie nicht mit jemandem, den wir lieben, zu praktizieren, damit der Fokus wirklich im Inneren und nicht auf dem anderen liegt. Als ich zum ersten Mal darüber las, erinnerte ich mich an eine Situation in Pune, 1989. Ich machte mit einem »Liebhaber«, einem Sannyasin aus Kanada, in den ich ziemlich verliebt war, die Augenmeditation. »Mein« Körper wurde voll von Seligkeit und Emotionen, doch hinterher sagte er, es sei sehr schwer gewesen, mit mir zu meditieren, wegen der von mir ausgestrahlten Gefühle, auch wenn es sehr schöne waren. Zu der Zeit war ich ziemlich durcheinander – ich »konnte« nicht verstehen, wie es hätte anders sein »können«! Erst viel später, nachdem ich jahrelang meditiert und Osho gelesen hatte, verstand ich, was der wundervolle »Liebhaber« meinte:

- *Wir meditieren mit einem Geliebten, aber wir sind beide*
  allein, mit uns selbst beschäftigt – jeder mit sich!

- *Wir teilen miteinander »unser« Aussehen, »unsere« Körper,*
  die Berührungen – trotzdem ist jeder allein. Die Erfahrung
  ist individuell.

Eine weitere wichtige Sache:

Es gibt keine tantrischen Techniken für homosexuelle Paare. Wenn du *denkst*, dass du homosexuell bist, lies zuerst »Tantrisches Leben«. Hier möchte ich lediglich erklären, warum es nicht »funktioniert«: Frauen repräsentieren die *Yin-Energie des Universums und Männer die Yang-Energie*. Wenn sie zusammenkommen, besonders beim Sex – und einen

Orgasmus erreichen –, passiert etwas ähnlich einem Kurzschluss, und sie erfahren dabei viele Dinge, die für die Suchenden der Wahrheit wichtig sind. In erster Linie den Stillstand des Verstandes.

Dazu kommt es nicht, wenn zwei Frauen zusammenkommen – sie sind beide weiblich, beide *yin*! *Ein Kurzschluss wird sich nicht ereignen!* Sie werden vielleicht einen Orgasmus erreichen und vielleicht sogar einen stärkeren als mit Männern, weil sie besser wissen, wie sie einen Orgasmus hervorrufen »können« – sie sind beide in einem weiblichen Körper und *wissen* deshalb *genau*, wie der Mechanismus eines solchen Körpers »funktioniert«! Das Gleiche gilt für Männer …

Jedoch energetisch und spirituell wird nichts stattfinden – es wird schlicht alles auf dem physischen Level bleiben.

Wie ich im letzten Buch gesagt habe, Homosexualität ist ein Stillstand in einem bestimmten psychologischen Alter, und für spirituelle Erfahrungen ist es »nötig«, sich zu bewegen – in diesem Fall zum anderen Geschlecht –, um Reibung, eine Art hormonellen Stress – und eine elektrische Situation, in der eine ganz bestimmte Art Energie entsteht – zu erzeugen. Es gibt keinen anderen Weg! Es tut mir leid! Wollen wir spirituelles Wachstum erfahren, »müssen« wir uns zu den Gegensätzen hinbewegen – immer, besonders im Sex und umso mehr im Tantra! Keine Ausnahmen! Wenn du lieber in einer homosexuellen Geschichte stecken bleiben willst – kein Problem. Aber finde jemanden vom anderen Geschlecht, um mit ihm oder ihr Tantra zu praktizieren! …

Ich habe gelesen, dass einige selbsternannte »fortschrittliche Kreise« tantrische Workshops für Schwule anbieten. Ich sage dir, das ist sogar gefährlich! Es »kann« Menschen in einen Zustand sehr großer Verwirrung bringen. Lieber auf der Sexebene, die für gleichgeschlechtliche Paare verwirrend genug ist, bleiben. Wenn Leute nicht den Mut aufbringen, sich zu bewegen – in diesem Fall zum anderen Geschlecht, um Spiritualität zu entwickeln –, ist es besser, sich ohne weitere Bestrebungen auf die homosexuelle Situation zu beschränken … Und ich nehme hier nicht etwa einen moralischen Standpunkt ein, denn ich verurteile ja auch nicht diejenigen, die Krebs haben! Ich versuche, sie einfach zu heilen! Und ich habe mit vielen sogenannten Homosexuellen Sex »gehabt« – weil ich nicht glaube, dass irgendjemand homosexuell *IST*! Fast jeder männliche »Homosexuelle«, den ich über eine längere Zeit regelmäßig traf, ist mit mir ins Bett gegangen oder begann das, was die Leute eine

Beziehung nennen, oder hat sich in eine Frau »verliebt« – oder hat sich hinterher schnell nach einer umgesehen …

Mit Lesbierinnen war es schwieriger, sie voranzubringen, denn ich bin auch eine Frau – und sie »brauchen« natürlich einen erfahrenen Mann, der ihnen die Geheimnisse von »gutem« Sex zeigt! Aber ich habe einigen einen Schub gegeben – einfach nur durch ein paar vernünftige Erklärungen! …

Ich sehe Homosexuelle als Menschen, die sensibler sind als im Normalfall und sich deshalb vor dem »gefährlichen« Wagnis, sich auf das andere Geschlecht einzulassen, einem Weg, der sich aus lauter Fußangeln und Leid bestehend darbietet, ängstigen. *Es scheint viel leichter mit dem gleichen Geschlecht. Aber das ist ein Fehler!* Die meisten Homosexuellen reden davon, dass sie fortschrittlicher seien – doch sie sind, sogar stärker als Heteros, in negativen Emotionen gefangen. Zwei Yang-Energien oder zwei Yin-Energien – Energien der gleichen Qualität – werden viel mehr Aggressionen und andere verwandte »dunkle« Emotionen schaffen. Ich habe eifersüchtige Attacken unter Schwulen gesehen, die einen lediglich an Kämpfe von Löwen oder anderen wilden Tieren erinnern »konnten«! Heftigere als von irgendeinem Hetero! Es ist verständlich, denn wenn du ein Homo bist, ist es viel schwieriger, Partner zu finden. Dadurch wirst du besitzergreifender, eifersüchtiger, gewalttätiger, unsicherer und voreingenommener!

Daher möchte ich festhalten, dass, wenn du *denkst*, du seist homosexuell, »deine« Meinung wissenschaftlich »falsch« ist und dass es schön für dich wäre, einen Partner des anderen Geschlechts zu suchen, falls du Tantra entdecken willst. Mach dir keine Sorgen, wenn du »deinen« homosexuellen Partner nicht verlassen möchtest. Praktiziere mit einem Hetero und geh zurück nach Hause zum homosexuellen Partner! Und sei gefasst auf viele Explosionen! Die verspreche ich dir!!! Dann, schon bald, werdet ihr euch beide in höhere Sphären und Dimensionen natürlich hineinbewegen, werdet ihr dankbar sein, diese Worte gelesen zu haben – und euch selbst hinter euch gelassen zu haben, über eine kranke Situation hinausgewachsen zu sein … Sex wird jetzt nicht mehr nur ein bloßes Vergnügen sein – er wird dir etwas zeigen, was jenseits davon liegt, jemanden zu »besitzen«! Und es ist hässlich, jemanden zu »besitzen« – das heißt, jemanden wie ein Spielzeug zu benutzen –, bloß um die Angst vor dem Alleinsein zu überdecken oder zu unterdrücken … Sex wird dann entdeckt werden als das, was »seine« wirkliche Bestimmung ist: ein angenehmer Weg, um zum Göttlichen in uns zu gelangen …

Das gilt auch für Heterosexuelle …

☯

Diese Meditation wurde bei einem *Darshan* einem Paar, das sich in den 1970er-Jahren in Pune aufhielt, empfohlen. Darshan ist ein Sanskrit-Wort für »*Empfangen vom Meister*«.

Die beiden sagten, sie kämen nicht gut miteinander klar, obwohl sie sich immer noch liebten. Und Osho sagte ihnen, diese Technik würde »ihre« Energien aufeinander einstimmen.

Die *Meditation* besteht aus vier Teilen, die jeweils 15 Minuten dauern. Danach kommen noch mindestens 15 Minuten (oder mehr), in denen ihr euch ausruht und miteinander verschmelzt – oder umarmt einfach einschlaft.

1. Ihr sitzt euch gegenüber und gebt euch die Hände. Dabei haltet ihr die Arme über Kreuz, die rechte Handfläche, nach unten zeigend, gibt Energie, und die linke Handfläche, nach oben zeigend, nimmt Energie auf. Ohne zu blinzeln und ohne euch zu bewegen, seht ihr in das linke Auge des anderen. Keine Panik, wenn ihr es nicht »schafft«, nicht zu zwinkern. Tut »euer« Bestes und akzeptiert, was passiert.

2. Die Frau beginnt den Mann zu streicheln. Er schließt die Augen und gibt nichts zurück, empfängt lediglich! Alles ist »erlaubt«. Wichtig ist, nicht zu vergessen, dass sie es für sich tut. Das heißt: Sie »soll« genießen, was sie tut, und nicht das tun, wovon sie glaubt, dass es ihm gefällt. Sie tut, was ihr Genuss bereitet – *selbst diese Berührung werdend*. Es ist nicht so leicht, wie es sich anhört, doch wir »sollten« uns nicht schuldig fühlen, wenn wir bemerken, dass wir wieder zurück im Verstand sind, oder aus welchem Grund auch immer wir uns haben ablenken lassen. Es ist nur *eine* Energie in uns – und wenn wir uns selbst beschuldigen, werden wir sie verlieren. Kehre einfach zur Berührung zurück, noch in dem Moment, in dem dir bewusst wird, dass du gedacht hast! Vergeude keine Zeit und

Energie mit dem Gedanken, du würdest irgendetwas »falsch« machen! Da gibt es nichts »Falsches«! Genieße! Alles, was geschieht! ...

3. Der Mann streichelt die Frau. Sie empfängt lediglich, ohne irgendetwas zu tun – sie geht ganz in dem Gefühl auf, zu empfangen. Und jetzt wird der Mann ganz zur Berührung ... Wie die Frau vorher, tut er es für sich, streichelt die Stellen, die er mag – und so, wie es ihm am meisten Freude bereitet.

4. Beide streicheln, genießen es ungezwungen, zu berühren und berührt zu werden. Ihr »könnt« euch küssen, umarmen, wie es euch gefällt. Genießt, was immer sich ergibt.

Probiert es! Zuerst drei Wochen, und wenn ihr ein gutes Gefühl »habt«, praktiziert ihr vier Monate.

Danach »solltet« ihr aufhören – damit keine Gewohnheit daraus wird.

Jetzt noch ein paar Anmerkungen – um euch zu inspirieren:

- Wir verwenden die Musik der dritten Phase von Oshos Kundalini-Meditation, indem wir den CD-Player so programmieren, dass die Musik viermal hintereinander abgespielt wird. Beim vierten Teil der CD – Stille mit einem Gong am Ende – ruhen wir uns nach der in vier Phasen unterteilten Stunde aus ...

- Findet die »richtige« Position für beide. Ich »habe« einen Meditationssitz wie diejenigen, die im Ashram in Pune benutzt werden – mit Lehne. Während der ersten Phase sitze ich im *Padmasana* (Lotussitz). Um ihn zu streicheln, nähere ich mich ihm etwas und setze mich im Schneidersitz hin. In der dritten und vierten Phase mag ich es, die Beine um ihn zu legen, und manchmal, wenn wir aufeinander scharf wurden, saß ich genauso über ihm wie auf den Abbildungen von Shiva und Parvati. Da er nicht Yoga praktiziert, ist er weniger flexibel. Er sitzt auf einem hohen Meditationskissen, die Knie nach vorne, die Füße nach hinten, und verändert seine Position nicht während aller Phasen.

- Ich sehe ihn gerne an, wenn ich ihn streichle, weil ich »seinen« Körper liebe und es ebenso mag, mit den Augen zu genießen. Du »kannst« jedoch die Augen auch schließen, wenn es sich beim Streicheln gut anfühlt. Wenn ich gestreichelt werde, schließe ich die Augen. Manchmal, wie heute, lachten wir über irgendetwas oder über eine Gefühlsregung, öffneten dann beide die Augen und genossen diese glücklichen Momente gemeinsamen Lachens. Meistens schließe ich in der letzten Phase ebenfalls die Augen, aber hin und wieder sehe ich ihn an oder öffne die Augen, um zum Kamin zu sehen. Wir haben ausprobiert, an verschiedenen Orten zu meditieren, doch am Ende war es besser und wärmer (wir leben in Norddeutschland!), das Feuer anzuzünden und uns vor den Kamin zu setzen.

- Wir tun es nackt. Manchmal fangen wir wegen der Kälte in Kleidern an und ziehen uns für die zweite Phase aus. Avinash zieht oft bei der dritten das T-Shirt wieder an.

- Er sagt, dass er, wenn er die Augen schließt, mehr »im Kopf« sein werde.

- Wenn wir vor der Meditation Kaffee trinken, dann denken wir viel zu viel! ...

- Und wenn wir nachts meditieren, tun wir es bei Kerzenlicht.

Findet das Beste für euch. Wichtig ist, es zu genießen!

Ich hatte diese Meditation nur einmal mit einem Liebhaber praktiziert und war etwas ängstlich, dass es mit Avinash zu einem Albtraum werden würde, weil wir in letzter Zeit in erster Linie auf der Verstandesebene kommuniziert hatten. Wenn du 25 Jahre mit jemandem lebst und arbeitest, wird es schwer, körperlich die Verbindung aufrechtzuerhalten! Aber ich wurde überrascht! Am ersten Abend vergoss ich Tränen der Wonne mit nach oben geöffneten Händen, voller Dankbarkeit! Doch jeder Tag bringt anderes! Manchmal war ich auch sehr traurig und weinte fast die ganze Meditation hindurch!

Zu meditieren ist immer eine Entdeckung – und es sind bestimmt die besten Momente des Tages. Ein Festmahl für die Seele! ... Und der Buddha in uns ist dankbar ...

2

Macaé, Rio de Janeiro – Januar 1971

Wenn man das Wort Macaé hört, denkt man heute noch an einen Strand, ein paar hundert Kilometer nördlich von Rio gelegen … Strände gibt es überall an den Küsten Südamerikas, und die am Atlantik sind die schönsten …

Macaé war einmal ein kleines Dorf. Jetzt ist es eine Großstadt – Öl wurde entdeckt, Bohrinseln wurden vor der Küste errichtet, und da viele Jobs geschaffen worden sind, strömen Menschen dorthin. Eine Sannyasin, die früher in Hamburg gelebt hatte und vor einigen Jahren nach Brasilien zurückkehrte, zog letztes Jahr mit der alten Mutter nach Macaé, da »ihr« Sohn im Ölgeschäft Arbeit gefunden hatte. Vimukta, auch ein Sannyasin – und einer der wundervollen Liebhaber in diesem Leben –, ist ebenfalls dort. Er baut neue Häuser für die Arbeiter, die nicht aufhören zu kommen …

Aber 1971 war Macaé nur ein leerer Strand. Wir gingen stundenlang in kristallklarem Sand spazieren, ohne jemandem zu begegnen! … Und Marcelo – ein Freund, den ich vom Job bei der Fluggesellschaft kannte – hatte dort mit César, Neuzas späterem Lebensgefährten, eine Bar eröffnet.

Marcelo war mit LSD, das er aus den USA mitgebracht hatte, erwischt worden, doch »sein« Vater, ein brasilianischer General – und damals, unter der Militärdiktatur, war das Militär das Gesetz –, hatte es »geschafft«, den Sohn aus dem Gefängnis zu holen, und ihn gewissermaßen an diesen abgelegenen Strand geschickt … Die lustigen Details dieser Geschichte schildere ich in dem anderen Buch – auf das ich euch immer wieder verweise …

Wir hatten eine wundervolle »platonische« Freundschaft genossen, da er es nie »geschafft« hatte, wirklich ein Mann mit mir zu sein, obwohl wir ein paarmal im Bett gewesen waren, in verschiedenen Städten überall auf der Welt – zusammen unterwegs für Branniff Airways … Er war ebenfalls in jener festgefahrenen Situation, genannt Homosexualität, und

ich wusste damals noch nicht, wie ich Leute da herausholen »konnte«!
Doch wir mochten uns ohne Zweifel sehr und erlebten zusammen viele
schöne Augenblicke …

Als ich 2004 in Brasilien war, um »meinen« Vater zum letzten Mal zu
besuchen, hörte ich von Neuza und César, dass er ein paar Jahre vorher
im Alkoholrausch von einem Auto überfahren wurde – und gestorben
war … Er war einer von jenen, die einfach nicht leben »können«, ohne
»high« zu sein …

Im Januar 1971, als ich hörte, dass er nicht mehr im Gefängnis war,
fuhr ich sofort los, um ihn mit Sérgio in Macaé zu besuchen … Zwei
junge Männer saßen auf dem Fußboden – und einer spielte Gitarre …
Ich bin sofort heiß gewesen, da sie mich an Europa erinnert haben, wo
ich ein Jahr vorher im Mai zum ersten Mal gewesen war und es in vollen
Zügen – in London und Amsterdam – genossen hatte. Und verliebt in
einen Deutschen – den ich in Amsterdam getroffen hatte und bisher
nicht hatte vergessen »können« –, wollte ich mit ihm immer noch zusammen sein während des diesjährigen Urlaubs, den ich wieder in Amsterdam verbringen wollte …

Die Tage in Macaé wurden sehr genossen! Wir unternahmen lange
Spaziergänge am Strand, hörten und machten Musik, führten nette Gespräche – und tauschten uns über Wundersames aus. Die beiden Jungs
luden uns dann zu einem Rockfestival ein, das an einem Strand im
nächsten, nördlich gelegenen Bundesstaat stattfand, wohin sie unterwegs waren. Also schloss ich mich ihnen einen Monat später in Guara-
pari mit Sérgio und »meinem« Bruder Joe an. Dort haben wir die ersten
Rock-Beats aus Brasilien gehört und dazu getanzt, was mir half, über
die Krise, die ich durchmachte wegen des Deutschen, den ich in Europa
zurückgelassen hatte, hinauszugehen …

Und die beiden – Telmo und Oskar – traten in »mein« Leben. Mit
Oskar, damals 19 Jahre alt, genoss ich eine kurze, köstliche Affäre, die
die »Ehe« mit Sérgio beendete – und im Mai fuhr ich zurück nach Amsterdam. Es ist sogar ein noch großartigeres Abenteuer gewesen – von
dem ich ebenfalls in dem anderen Buch berichte – und das wieder
»mein« Leben veränderte! …

Als ich wieder nach Rio kam – einen Monat später –, mieteten Telmo,
Joe und ich ein anderes Haus in Santa Teresa, einem auf einem schönen
Hügel in der Stadtmitte gelegenen Stadtteil mit vielen Künstlern in der

Nachbarschaft – wo auch Sérgio und ich lebten, seit wir ein paar Jahre zuvor geheiratet hatten …

Telmo und ich waren dann sehr ineinander verliebt … Es hatte angefangen, als wir mit ein paar Freunden an einem anderen schönen Strand zelteten – er liebte diese Art Abenteuer – und er mich eines Abends nach Rio einlud, wo er auf einem Konzert Bass – und ein paar Stones-Stücke – spielte. Als ich ihn zum ersten Mal auf der Bühne sah, schlugen mir »seine« sexy Bewegungen – besonders bei »Brown Sugar« – aufs Herz und auf die Muschi … Und nach der Show küssten wir uns während der ganzen Rückfahrt – einer Fahrt von 40 Minuten! …

Wir hatten seit der schmerzvollen Trennung von Sérgio zusammen rumgehangen, und er hat mir viel Unterstützung gegeben, die Schmerzen – und die Schuldgefühle – zu überwinden … Und immer noch gab er … Er war auch auf dem »Vielleicht bin ich schwul«-Trip gewesen und hatte noch mit keiner Frau Sex »gehabt«! »Sein« erster – und bis dahin einziger – Kontakt mit Frauen war eine Freundin, ein schönes Mädchen von fünfzehn Jahren gewesen, und weil er schüchtern war oder schmutzige Bemerkungen von »Machos«, die in Brasilien bücherlesende, feminine Männer mit langen Haaren nicht verstanden, ringsumher gehört hatte, hatte er es noch nicht darauf angelegt, mit ihr ins Bett zu gehen …

In Brasilien denken die meisten sensiblen Männer, sie seien homosexuell, da in lateinamerikanischen Ländern von ihnen erwartet wird, »Machos« zu sein, und wenn sie es nicht sind, werden sie von klein auf dazu getrieben, zu »glauben«, sie seien schwul. Deshalb bin ich immer von sogenannten Homosexuellen dort umgeben gewesen – denn ich habe »Machos« immer gehasst! …

In der Zeit, die ich in Europa verbrachte, hing Telmo meist mit Joe rum, der über dessen Gesellschaft erfreut war und versuchte, ihn zu verführen. Doch nach »meiner« Rückkehr habe etwas in ihm – wie er mir später erzählte – »klick« gemacht, als wir einmal auf Wohnungssuche mit der Trambahn nach Santa Teresa fuhren – ein sehr romantisches Verkehrsmittel für diese Strecke – und auf die Trennung von Sérgio zu sprechen kamen. Ich sagte ihm dann zwischendurch: »Seit ich Sex entdeckt habe, habe ich es immer geliebt und weder als etwas Besonderes noch als etwas Kompliziertes angesehen noch als etwas, was mit anderem als Vergnügen zu tun hat.« Und ich fügte hinzu, »sogar wir beide, die einfach Freunde sind, ›können‹, irgendwann, wenn wir es wollen, ins

Bett gehen – ohne großes Tamtam …« Er war begeistert und sagte, dass er, nachdem er dies gehört hatte, begriffen habe, dass es Frauen seien, die ihn richtig scharf machten, und dass der ganze »dumme« Zweifel, ob er Homosexueller sei, einfach idiotisch gewesen sei …

Ich war total glücklich, ihn ins Liebesleben einzuführen! Nach jenem langen Kuss auf der Fahrt zurück zum Strand am frühen Morgen nach der Show überwältigten uns die Freuden einer tiefen Vereinigung von Mann und Frau. Wir genossen wundervolle Zeiten – besonders in dem neuen Haus, in dem ich das 25. Jahr auf diesem Planeten feierte, nur mit ihm und »meiner« Mutter, die uns besuchen kam.

Das Haus war groß – ein zementierter Innenhof, drei Schlafzimmer, ein großes Wohnzimmer –, und obwohl es zwischen anderen Häusern eingequetscht war, »hatten« wir genug Privatsphäre, was uns später »ermöglichte«, dort nackt herumzulaufen – nachdem wir die Schönheit des Nacktseins erfahren hatten …

Kurz danach zog Joe verärgert aus, weil er dachte, ich würde »seine« Vorliebe für Männer nicht akzeptieren, auch wenn ich ihm wieder und wieder erklärte, dass ich »seine« sexuelle Option respektierte, aber dass ich mit all diesen Jungs, die er andauernd mitbrachte – und die sich lediglich für die Unterstützung, die er ihnen gewöhnlich gab, zu interessieren schienen –, das Haus nicht teilen wollte! Er verstand mich nicht – und hat es mir nie verziehen! »Mein« armer Bruder! Er verließ diesen Planeten 1996, wurde in Brasilien ermordet – nachdem er aus England ausgewiesen worden war, wo er Transpersonale Psychologie studierte und wo er als aus einer Familie mit britischer Herkunft Stammender bleiben wollte. Einige Leute glauben, dass er für das umgebracht wurde, was er im Fernsehen sagte. Als sehr intelligente Person behandelte er in den Sendungen über Astrologie – die ich ihn lehrte – auch andere heiße Themen wie Homosexualität und ich habe gehört, dass in dieser Zeit in Brasília – der Hauptstadt von Brasilien – viele Homosexuelle »ausgelöscht wurden«. Das Lächerlichste ist, dass »seine« Witwe beschuldigt wurde, ihn ermordet zu haben! Sogar heute noch, zehn Jahre später, wird sie vor Gericht geladen, um mehr und mehr Erklärungen abzugeben, während die wahren Mörder – diejenigen, die voller Vorurteile sind – frei herumlaufen …

Als Joe ausgezogen war, zog zu uns ein talentierter Freund, der als Maler international bekannt wurde, nachdem er die Umschläge »unserer« ersten Bücher über Astrologie entworfen hatte. Und auch er glaubte, schwul zu sein ...

In diesem Haus habe ich einige der schönsten Tage dieses Lebens verbracht! Einmal nahmen Telmo und ich Meskalin ... Und wir blieben den ganzen Tag – und die ganze Nacht – im Bett, mit wunderschönen farbigen Stoffen spielend, zusammen ekstatisch tanzend – und uns liebend ...

Dann verlor ich die Anstellung als Stewardess und fing an, für eine Tageszeitung zu schreiben. 1969 hatte ich die Universität mit einem Bachelor in Kommunikationswissenschaften absolviert, und dieser Job war also der erste Versuch, »mein« Talent als Autorin zu erproben. Ich schrieb über Politik, für Paulo Mendes Campos – einen bekannten brasilianischen Poeten –, der unterzeichnete. Obwohl alle Nachrichten von der UPI stammten – einer nordamerikanischen Agentur –, unterlagen sie in Brasilien ständig der Zensur. Wir »durften« lediglich über banale Dinge schreiben, aber auf keinen Fall über das, was sich wirklich ereignete. In Vietnam war Krieg, in der ganzen Welt wurden Menschen gefoltert, insbesondere in den brasilianischen Gefängnissen, aber nicht ein Wort darüber »durfte« zirkulieren! Ich bin irgendwann so angewidert gewesen, dass ich beschloss zu kündigen!

Paulo lächelte immer – eine intelligente und freundliche Person –, obwohl selten mit »seinem« großen Bauch anwesend. Bei einem »seiner« Auftritte sagte ich ihm, wie ich darüber dachte – dass ich nicht mehr bei diesem langweiligen Spiel, unter »seinem« Namen zu schreiben, und überdies nur Lügen, mitmachen wollte! Er bot mir dann eine wöchentliche Kolumne an und wählte den Titel: »Sheila Shalders entschleiert die Galaxien«. Das war lustig, wir lachten darüber, doch er passte zur Astrologie und den esoterischen Wissenschaften, über die ich schreiben wollte – und von denen ich eine erste Kostprobe von Syd bekommen hatte!

Sicherlich hatte sich das Schreiben politischer Lügen für mich erledigt! Und auch das Zeitunglesen!

Die Kolumne war der Knüller! Damals waren die Leute lediglich an Politik interessiert, und Themen dieser Art wurden als entfremdend angesehen, doch einmal sind wir sogar wegen dieser Kolumne ins Gefängnis gebracht worden: Die Polizei hatte das Wort *Arsch*, das ich benutzt hatte, als unmoralisch eingestuft, und die Tarotkarte »Turm«, die wir einmal als Illustration verwendet hatten, wurde als ein geheimes Zeichen für einen Umsturz interpretiert! … Im anderen Buch erzähle ich diese Geschichte ganz – um alles noch einmal zu erzählen, ist hier nicht genug Platz …

Telmo und ich haben uns dann für Astrologie begeistert, fingen an, Horoskope zu erstellen, und lernten immer mehr darüber. Viele Briefe trafen ein … Und ein paar waren von jenen wenigen, die sich damals für Esoterik interessierten! …

Eines Tages bekam ich von jemandem namens De Rose eine Einladung, die Yoga-Akademie, die er gerade in Copacabana eröffnet hatte, zu besuchen. Und dort erlernten wir die ersten *Asanas* – die Positionen – sowie Atemübungen – und entdeckten eine vollkommen neue Welt! Der Übungsraum war blau, dunkel, behaglich und schallgeschützt. Betraten wir diesen Raum, wurden wir sofort in eine solche Dimension der Stille katapultiert, dass wir uns diesem neuen Lebensstil vollkommen hingaben und täglich Asanas praktizierten – wie ich es immer noch tue, da es den Körper gesund, flexibel und schön erhält, sogar mit sechzig!

Wir gingen auch oft für die Yogaübungen in die Natur, lernten etwas übers Fasten, fingen an, uns ganz in Weiß zu kleiden, und hörten auf, Leder zu tragen. Selbst die Schuhe waren dann nur aus Gummi, weil wir nichts benutzen wollten, was uns an Tierschlachtung erinnerte!

Eines Tages lud De Rose uns ein, in der Akademie Astrologie zu unterrichten – und bald darauf, an den tantrischen Ritualen teilzunehmen, zu denen die »besten« Schüler oder diejenigen, die ihm dafür offen zu sein schienen, eingeladen waren!

Die Rituale fanden in der Nacht statt, nachdem die täglichen Kurse beendet waren. Wir lernten dann, wie wichtig es ist, nackt zu sein: da der ganze Körper atmen »muss«, nicht nur die Nase oder die Lungen!

Das wollten wir sofort praktisch umsetzen, und so wurde das große leere Wohnzimmer nicht mehr nur fürs Tanzen genutzt, sondern auch, um den Fünf-Uhr-Tee nackt einzunehmen – eine Mixtur aus englischem Stil, dem Verständnis des Yogi, Tantra und Zen. Jeder, der dann um fünf Uhr kam, zog sich aus und teilte mit uns die Intimität der Zeremonie. Am regelmäßigsten war Antônio da, der fette Anwalt, den wir im makrobiotischen Restaurant getroffen hatten und der uns später viel

Energie gab, »unsere« erste astrologische Publikation zu schreiben. Welch seltsamer Typ war er! … Er war Jude, doch hatte er sich während des Zweiten Weltkrieges den Deutschen angeschlossen, weil er in Hitlers Ideen verliebt war! Und den Rest »seines« Lebens bekam er schreckliche Albträume, in denen er Leuten Tee einschenkte, doch immer kam anstelle von Tee Blut aus der Kanne! … Das ist das Schicksal der Faschisten: Frieden wird in »ihren« Teetassen nie sein! …

De Roses Haupttechniken waren das »Neuro-Taktil« und das »Sri«, die ich immer noch in den Workshops benutze – und die ich am Ende des dritten Kapitels vorstelle.

Wir lernten dann, dass es drei Arten von Tantra gibt. **Schwarzes Tantra** intensiviert die Sinneslust und bringt die Partner durch bewusstes – und langsames – Atmen, wodurch der Akt lange andauert, konstant zu immer neuen Höhepunkten. Wenn sie sich voll von Energie fühlen, »lassen« sie es »zu«, dass es zur Explosion kommt. Und sie erreichen sie gemeinsam, einander in die Augen sehend …

Bei **Grauem Tantra** intensiviert der Mann die Lust der Frau, lässt den Akt ebenfalls lange andauern, bringt sie zu vielen Orgasmen, jedoch ohne zu ejakulieren, sodass die Energie, die die Lust erzeugt und sich im Körper der Frau angesammelt hat, im Moment der Explosion in »seinen« zurückfließt – und ihm Kraft gibt oder heilt …

Das heißt nicht, dass sich die Energie der Frau erschöpft, denn da Frauen meist keinen Orgasmus erreichen – und zwar schon seit Jahrhunderten –, speichern sich in »ihren« Körpern alle möglichen Frustrationen und negativen Energien, die sich bei Orgasmen entladen … Und dann ist die Frau in einem wundervollen Zustand der Befriedigung und Glückseligkeit …

Jetzt verstand ich, was Syd getan hatte! … Das Einzige, was gefehlt hatte, war der Kopfstand – umgekehrtes *Asana* –, den der Mann macht, um die Energie in die oberen Chakren zu leiten – und ich erinnere mich nicht, ihn im Kopfstand gesehen zu haben …

Im WEISSEN TANTRA kommen beide nicht zu einem externen Orgasmus und machen einen Kopfstand, nachdem sie sich geliebt haben. Doch die Frau »muss« fähig sein, einen Orgasmus zu

erleben – andernfalls handelt es sich nicht um »Weißes Tantra«.
Für Frauen, die Schwierigkeiten »haben«, sexuelle Orgasmen
zu erreichen, empfiehlt es sich, Graues Tantra zu praktizieren.

Der Orgasmus der Frau im siebten Kapitel »kann« dir ein tieferes Verständnis dieses Themas geben.

Für Telmo und mich war »Weißes Tantra« das »Ziel«. Mit Syd hatte ich bereits »Graues Tantra« praktiziert – ohne überhaupt davon zu wissen! Nun wollte ich das Frausein hinter mir lassen und in Dimensionen jenseits des Sex gelangen – aber durch Sex! Telmo und ich fingen an, zu praktizieren. Wir liebten uns überall, erreichten den Punkt der Explosion – und stoppten dort! Wir harrten dann lange an diesem Punkt aus, ohne zu atmen, pulsierend vor Energie und einander in die Augen sehend! Danach machten wir beide 20 oder 30 Minuten lang einen Kopfstand – und fühlten uns dann wie erleuchtet! Keine Gedanken mehr im Kopf, keine physische Müdigkeit, keine seltsamen Emotionen! …

Manchmal, sehr selten, lief bei ihm was schief, und er ejakulierte. Dann sagte er: »Ich hab's vermasselt!«

Wir fingen auch an, mit verschiedenen Diäten zu experimentieren, uns zum Beispiel nur von Früchten zu ernähren. Einmal aßen wir sogar zehn Tage lang nur Ananas! … Wir dachten, das »hätte« die gleiche Wirkung wie LSD, denn wenn das Acid den Zucker im Gehirn verbrennt und Ananas voller Säure ist, dann … Und es funktionierte! Nach dem dritten Tag waren wir wie auf Trip! Aber auf natürlicher Basis! …

Spitzenreiter waren für uns die zehn Tage Reisdiät, ohne zu trinken – nicht einmal Wasser! Sie gab uns am wirkungsvollsten Energie für Sex und Achtsamkeit. Und sie ist sehr gut für Yoga, stärkt die Intelligenz – überdies heilt sie alle Arten Krankheiten! In der Tat: Es ist die Diät der Zen-Mönche!

Telmo ist immer ein Naturfreund gewesen – mehr noch als ich. Und plötzlich kam er auf die Idee, das schöne Haus in Santa Teresa aufzugeben, um herumzureisen – was er ja sowieso am liebsten tat … Tatsächlich, ich hatte ihn getroffen, als er auf Achse war! …

Wir zogen dann kurz zu »seiner« Familie, die in einem großen Haus in Tijuca lebte – einem Viertel von Rio de Janeiro, wo es damals lediglich

Häuser und viel Natur gab. »Seine« Eltern lebten dort zusammen mit den Großeltern und »seiner« Schwester. Wir bekam ein kleines Zimmer, in dem wir allerdings nicht oft waren – immer dann, wenn wir von einem neuen Abenteuer zurückkehrten …

In der Yoga-Akademie trafen wir viele interessante Menschen, und eine Frau, die eine kleine Farm »besaß«, bot uns dann an, dort zehn Fastentage, die wir uns schon lange vorgenommen hatten, zu verbringen. Ich erinnere mich, wie ich im Bett liegend einen interessanten Roman las … Dies war Gehirnnahrung – die aufregende Geschichte über jemanden, der nach Casablanca gegangen war und in einem Hotelzimmer ein Buch schrieb …

Die zehn Tage vergingen sehr schnell – mit den Asanas, dem Buch und der schönen Natur ringsherum. Und ich »konnte« mir nicht vorstellen, wie ich wieder anfangen würde zu essen! …

Als dann alles vorbei war, machte ich eine entscheidende Erfahrung!

Telmo lud mich zu einem Brunnen ein. Er lag weit entfernt und war sehr tief! Als ich hineinblickte, sah ich nichts als ein bodenloses, großes schwarzes Loch! Und grenzenlose Angst stieg in mir auf. Ich fühlte mich sowieso schon schwach, und »seine« Idee, jetzt hineinzuspringen, erfüllte mich mit Todesahnungen. Ich bin keine, die gern schwimmt, Sport ist überhaupt nicht »mein« Ding – obwohl ich in der Kindheit und als Heranwachsende Tennis gespielt habe … Aus diesem Grund – weil es allein praktiziert wird und man nicht in Wettbewerb mit anderen tritt – liebte ich Yoga so, als ich es entdeckte …

In Todesangst vor dem Sprung geraten, war es überhaupt keine Hilfe, als Telmo versuchte, mich zu beruhigen, indem er mir versicherte, dass der Körper sofort wieder hochkommen würde, dass ich einfach loslassen »müsse«.

Doch ich fühlte, dass ich vor »meiner« Angst nicht kapitulieren »sollte«! Wenn ich mich dieser Erfahrung verweigerte, dachte ich, würde ich mich nie mehr in irgendeiner Lebenslage wirklich frei fühlen. Mir wurde klar, dass es mir »unmöglich« wäre, zu leben, wenn ich nicht sprang! Und ich tat es! … Ich sprang! Trotz aller Ängste!

Der Körper tauchte tief in den Brunnen ein und kam zu »meiner« großen Freude von selbst wieder nach oben! Seitdem »habe« ich dem Leben vollkommen vertraut! Es scheint, dass dieser Sprung »meine« ganze Lebenseinstellung verändert hat! Menschen halten mich für couragiert, doch ich weiß, dass das nicht stimmt! Ängste setzen mir genauso zu wie jedem anderen. Doch vielleicht hat diese Erfahrung – die ich vor 35 Jahren machte, als ich aller Ängste zum Trotz sprang – bewiesen, dass wir manche Dinge tun »sollten«, auch wenn wir Todesängste ausstehen! … Vielleicht ist das, wovor wir uns fürchten, gerade das, was wir im Leben am meisten »brauchen« …

Ich erinnerte mich an diesen Sprung, als ich zum ersten Mal die Karte »Schülerschaft« des amerikanischen Osho-Tarotsets sah. Auf dieser Karte lesen wir die Geschichte von jemandem, der einmal einen Meister fragte, ob dieser selbst einen Meister »gehabt« habe. Und der Meister antwortete:

*»Ich hatte drei Meister. Der erste war ein Hund … Ich sah ihn zum Fluss gehen – er war sehr durstig. Doch sein eigenes Spiegelbild, das er im Wasser erblickte, jagte ihm Angst ein, und er fing an, das Spiegelbild anzubellen. Natürlich bellte das Bild zurück … Und so ging es stundenlang weiter. Doch schließlich, obwohl er sich sehr fürchtete, sprang er ins Wasser. Und ich lernte, dass **man trotz aller Ängste springen muss** …«*

Danach gingen Telmo und ich zu dem Platz, an dem die Kühe gemolken wurden – und jemand bot uns ein Glas Milch an. Die Milch war noch warm, frisch vom Tier. Es war die erste Nahrung nach zehn Fastentagen! Und welche Abscheu erregte es jetzt, als dieses warme Etwas, das nicht zu mir gehörte, in mich hineinfloss! Ich fühlte mich wirklich wie eine Verbrecherin, die den Kälbern die Milch stahl – denen, die getrennt von den Muttertieren in der Nähe laut muhten! … Und es »sollte« 30 Jahre dauern, bis ich wieder »fähig« war, Milch zu trinken!

Als wir in die Stadt zurückkehrten, fühlte ich mich stark genug, mich bei der Zeitung darüber zu beschweren, dass sie mich bisher nicht bezahlt hatten! Ich hatte dort schon sechs Monate gearbeitet und währenddessen von dem Geld gelebt, das ich bei der Fluggesellschaft verdient hatte! … Sie sagten mir, sie hätten kein Geld, »könnten« aber als Gegenleistung etwas von mir veröffentlichen, wissend, dass solch ein Angebot vielleicht ziehen würde, da Journalisten meist frustrierte Schriftsteller sind und Bücher, nicht Zeitungsartikel, schreiben wollen …

Der dicke Anwalt Antônio, der bereits einer »unserer« Klienten war – die wir astrologisch berieten –, schlug uns vor, das Horoskop für das nächste Jahr zu schreiben. Es war das Jahr 1971. Und wir beschlossen, es zu tun!

Es kam als kleine Zeitung heraus, die wir in Theatern, auf der Straße, überall, wo wir hingingen, verkauften. Und bald wurden wir eingeladen, es regelmäßig in dem berühmten »Teatro Ipanema« zu verkaufen, das, sehr modern, ein Stück zeigte, für das sie die »Mutants« ankündigten – mit Rockmusik! Wir freundeten uns mit den Söhnen der Hauptdarstellerin an, die Schauspieler und Schauspielerinnen kauften tatsächlich alle das Horoskop – und begeisterten sich für Astrologie.

Das »Teatro Ipanema« gibt es immer noch. Im letzten Jahr war ich zuletzt dort, kurz bevor ich aus Rio abreiste. Suca, einer von den Jungs, kümmert sich jetzt darum. Die beiden wundervollen Schauspieler, die es »besaßen«, sind inzwischen gestorben, einer an Aids …

Suca und »sein« Bruder »sollten« beide »meine« Liebhaber werden. Mit Marquinhos, dem älteren, genoss ich eine kurze leidenschaftliche Liebesgeschichte, die erste, seit ich ein Jahr zuvor Telmo getroffen hatte …

Die beiden lebten in einer Wohnung in Ipanema, vom Vater bezahlt, wo Telmo und ich uns oft aufhielten, die *Asanas* übten – und liebten …

Als Elsys Vater, Telmos Großvater, starb, beschlossen Telmos Eltern, sich nach einem Haus umzusehen. Sie wollten endlich ausziehen bei »ihrer« Mutter, die nun erkrankt war und vorhatte, zu einer anderen »ihrer« Töchter zu ziehen, sobald das Haus in Tijuca verkauft sein würde. Und Elsy wollte, dass wir mit ihnen zusammenleben. Telmo favorisierte die idyllische Insel *Paquetá* in der Guanabara Bay, etwa 30 Minuten mit der Fähre von Rio entfernt, wo Autos noch immer nicht erlaubt sind – ein wahres Paradies auf Erden! Sie kannten den Ort bereits. Cely, Elsys andere Schwester – und ebenso intelligent wie sie –, lebte mit »ihrer« Familie dort, und Telmo gab sich mit großer Lust Kindheitserinnerungen an jenen Ort hin … Er hatte unter großen Bäumen gespielt – dort, wo die Straßen immer noch aus Sand und Erde bestehen …

Ein riesiges Landhaus wurde gekauft. Telmo und ich zogen sofort ein, entzückt über Tausende von Mango- und Avocadobäumen, die sich im Garten ausbreiteten! Und an »meinem« 26. Geburtstag veranstalteten wir eine Kostümparty! Wir luden viele Freunde ein – und die Party wurde zum Skandal auf der Insel, wegen der Gäste, die verkleidet die Bay überquerten! …

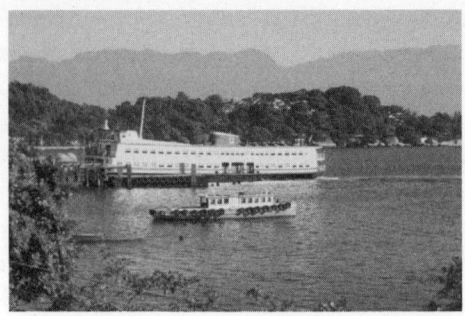

Paquetás Fähre, Rio de Janeiro, Brasilien, 2005

Wir tanzten bis in den Morgen! Ich erinnere mich, dass ich mit zwei schönen Männern Sex »hatte«, und wundere mich heute noch, wie jemand innerhalb von ein paar Stunden in zwei verschiedene Menschen so verliebt sein »kann«!

Am Morgen »schaffte« es der 16-jährige Suca, mich zu verführen … Alle waren bereits mit der ersten Fähre frühmorgens abgefahren, und er bot an, beim Saubermachen zu helfen – und tat es so aufmerksam, so liebevoll, dass ich ihm nicht mehr widerstand! Die ganze Nacht hatte er versucht, mich für ihn zu interessieren, während ich in ihm lediglich einen kleinen Jungen gesehen hatte! Ich erinnere mich an das lange hellblaue Kleid, mit dem ich mich als Griechin kostümiert hatte und an dem er, immer wenn ich in der Nähe war, mich zu sich hinunter auf den Boden, wo er den ganzen Abend gelegen hatte, zu ziehen versucht hatte …

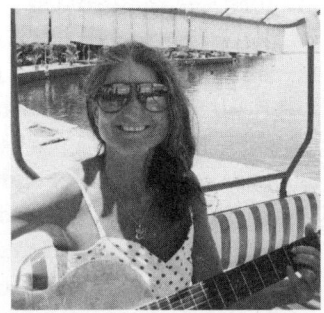

Pyari in Paquetá, Rio de Janeiro, Brasilien, Dezember 2005

Wir liebten uns den ganzen nächsten Tag lang. Er erwies sich als ein wirklich feinfühliger, »guter« Liebhaber, während der Bruder lediglich ein wilder Latin-Lover gewesen war, dem ich ohne Erfolg versucht hatte, tantrischen Sex zu zeigen – er hat es wirklich erlernen wollen, aber vielleicht war er etwas zu heißblütig, was ihm nur ein Sex-ohne-Grenzen-Experiment »gestattete«! …

Suca war dagegen ein sehr sanfter Typ und Musiker – der heute noch Gitarre spielt … Er war wirklich begierig, jene entspannende Art und Weise, sich zu lieben, kennenzulernen – jene Art Liebe, bei der Zeit und Hast keine Rolle spielen, bei der deshalb der Leidenschaft genug Raum gegeben ist, sich ununterbrochen auszudrücken …

Also teilten Telmo und ich wieder Sex – und Liebe – mit jemandem … Mit Marquinhos war es schwierig gewesen zu dritt im Bett, da Telmo zärtlich und sanft war – und Marquinhos hingegen wie ein wilder Hengst, potent, ungestüm in »seiner« Leidenschaft … Doch Suca war mehr wie Telmo. Oft umarmten sie sich – die Schönheit, die darin liegt, ohne Konflikt und frei vom Ego eine solche Erfahrung miteinander zu teilen, tief empfindend! … Viele Male waren wir wirklich verliebt, während wir zusammen den Sex genossen! … Und außer dass sie sich mich teilten, machten sie auch zusammen Musik – Telmo am Bass und Suca an der Gitarre. Es war wirklich eine sehr schöne, eine der erfüllendsten Erfahrungen in diesem Leben! …

Dann unterzog ich mich einer spirituellen Operation, damit ich Mutter werden »konnte« …

Ein Japaner, der mir Shiatsu-Massagen zu geben pflegte, riet mir während einer Sitzung zu dieser Operation, falls ich jemals schwanger werden wolle! Ich »hatte« nicht mehr vor, Mutter zu werden … Damals – selbst heute ist es nicht anders – galt es als merkwürdig, besonders in Brasilien – aber auch in Deutschland –, sich keine Kinder zu wünschen, aber als ich, zu jener Zeit noch Stewardess, von einem Gynäkologen in Peru, den ich zusammen mit Neuza aufsuchte, erfuhr, dass »meine« Eierstöcke voller Zysten waren und deshalb keine Eizellen produzierten, »hatte« ich das seltsame Gefühl, nicht wirklich eine Frau zu sein, was, obwohl unangenehm, keineswegs »schlecht« war! Es passte »gut« zu mir! Und Neuza hat ausgerufen: »Freu dich doch darüber, sei erleichtert!«

Das Wichtigste für uns war, frei zu sein! Einige Jahre zuvor hatte ich begonnen, diese Dimension zu erforschen, doch das war von allem erst der Anfang! Und Mutter zu werden war einfach nicht drin. Nicht machbar! Obwohl ich als Kind und als Teenager immer davon geträumt hatte, viele Kinder zu »haben« – für die ich mir sogar schon die »allerschönsten« Namen überlegt »hatte«!

Doch der Japaner überzeugte mich, die Operation machen zu lassen. Er sagte, es sei ein rein spiritueller Vorgang, ich würde nichts spüren und überdies nicht aufgeschnitten werden, was mir am meisten Sorge bereitet hätte. Ich wurde neugierig, und ein paar Tage später fuhr mich Telmo zu dem spirituellen Zentrum, wo die Sekretärin, die wir an der Eingangstür des riesigen Gebäudes trafen, sobald sie mich sah, noch bevor ich etwas sagte, »ihre« Hand auf »meinen« Bauch legte, während sie zu »unserem« Erstaunen bemerkte: »Hier musst du was machen, nicht wahr? Und es muss schnell passieren, weil um dich schon ein Geist ist, der sich reinkarnieren will.«

Ich durchlebte ein Wechselbad vieler seltsamer Gefühle, denn damals waren wir konsequent Yogis und Makrobioten, die nicht gewillt waren, irgendwelche Drogen, chemisches Zeugs, Medikamente, auch nicht welche auf natürlicher Basis, einzunehmen. Und für die Operation, wurde uns gesagt, »sollte« ich ein paar Wochen lang bestimmte Tees trinken, um den Körper vorzubereiten … Allerdings war ich der ganzen Sache gegenüber misstrauisch, kritisierte alles und bemerkte, dass sie bestimmt nur Geld machen wollten mit den Pflanzen, die sie verkauften …

Nach langem Zaudern, ergebnislosem Hin-und-her-Überlegen beschloss ich schließlich, es zu tun! Als Experiment! Und nach ein paar Wochen hatte ich all die Pflanzen, die ich unendlich lange zu kochen hatte, in Form von komplizierten Tees getrunken. Und wir fuhren wieder zum spirituellen Zentrum …

Hunderte von Menschen standen in einer Reihe, aber wir wurden sogleich zu dem Medium gebracht, weil wir – wie uns gesagt wurde – fortgeschrittene Seelen seien, die nicht warten »sollten«! Vielleicht bloß deshalb, weil wir aus einer »höheren« sozialen Klasse abstammten! … Wer weiß?!

Suca war mit dabei, wir drei in dieser schönen Liebesgeschichte … Und weil wir gerade Gras geraucht hatten, erschien uns alles noch absurder, besonders als das Medium fragte: »Wer ist der Ehemann?«

Wir wussten keine Antwort – da es keinen »Ehemann« gab! Und ich fühlte mich, als sei ich im falschen Film gelandet! Doch das Medium rief

Telmo, wies ihn an, die Hand auf »meinen« Bauch zu legen, und zu mir sagte er, ich »solle« nach der Operation nicht sofort aufstehen – was ich als Unsinn ansah, immer noch nicht glaubend, dass etwas Reales geschehen würde … Dann spürte ich, von Telmos Hand kommend, etwas wie Äther in mich eindringen. Es fühlte sich an, als ob ich ein Anästhetikum einnehmen würde! … Und als ich dann tatsächlich gleich aufstand, nachdem alles vorbei war, merkte ich, dass im Bauch doch wirklich etwas passiert war, dass ich kaum gehen »konnte« – sodass sie mich bis zum Auto tragen »mussten«. Mir war, als hätte die Operation in einer fremdartigen Dimension tatsächlich stattgefunden! …

Auf der Rückbank des Autos liegend, hörte ich etwas, was sich anhörte, als würden Engel »Hallelujah« singen. Heute spüre ich, wie ich es Osho sagen hörte, dass es Projektionen des Unterbewusstseins waren … Wer weiß?! …

Wir blieben in Ipanema – ich war zu schwach, um übers Meer zu fahren, und mir war gesagt worden, ich »solle« ruhen. Außerdem »sollte« ich mich jeden Abend um 18 Uhr eine halbe Stunde hinlegen – damit der Geist käme, um weiter in »meinem« Körper zu arbeiten.

Als ich das »meiner« Mutter, die sofort kam, als sie von der Operation hörte, erzählte, sagte sie, ich »solle« mich nicht in solche psychischen Erlebnisse verstricken, dass das gefährlich sei! Doch ich folgte den Instruktionen, legte mich exakt zur »richtigen« Zeit in Sucas Bett und spürte wirklich jedes Mal, wenn ich dort lag, etwas im Bauch sich bewegen. Mentale Projektionen?! Ich weiß es nicht! … Das Körpergefühl glich dem nach einer wirklichen Operation. Und als die zwei Wochen vorbei waren, ging ich mit Mutter zu dem Arzt, der, als ich aus Peru zurückkam, den Befund des Gynäkologen bestätigt hatte. Er war Kommunist und glaubte nicht an solche Dinge. Doch nach der Untersuchung sagte er uns, alles sei verschwunden, mysteriöserweise, und die Eierstöcke seien frei! Und sah mich an, als ob ich ein Geist wäre! …

In der heutigen Zeit gibt es ein brasilianisches Medium, das denselben Dr. Fritz channelt und das regelmäßig nach Deutschland kommt! …

Ich bin dann extrem gesund geworden, und wir kehrten zum normalen Leben – zur Liebe und zur Musik – zurück! …

Es dauerte nicht lange und Ênio da Silveira, Herausgeber bei *Civilização Brasileira*, dem damals größten Verlag in Rio, kam ins »Teatro Ipanema« und kaufte eine astrologische Zeitung. Er war ein couragierter

Mensch, veröffentlichte alle Arten »guter« Bücher und wurde, soweit ich gehört habe, später von der Diktatur ermordet.

Er fand das Horoskop interessant, sprach mit Elsys Bruder darüber – der Staatsanwalt war und den Ênio aus Universitätszeiten kannte –, und als er erfuhr, dass es von uns war, bekam er »unsere« Nummer. Und Elsy – glücklich und stolz – überbrachte uns die Nachricht, dass er das Horoskop für das nächste Jahr veröffentlichen wolle! ...

Eifrig fingen wir an zu schreiben ...

Unterdessen gingen Telmo und ich auch einmal mit einer Frau ins Bett. Zuerst fand ich es aufregend, beim »Liebemachen« einen weiblichen Körper zu berühren, da ich das vorher noch nicht getan hatte. Und Bebel war sehr schön! Aber ich »konnte« es fast gar nicht genießen! Es fühlte sich ein wenig schmutzig an! Alles war das Gleiche wie bei mir – dieselben Säfte flossen aus den Muschis – und ich mochte es nicht! ... Ich berührte sie ein bisschen, wurde scharf, doch hauptsächlich auf Telmo, und nachdem ich einen Orgasmus erreicht hatte, dachte ich, dass ich ihnen lieber mehr Raum ließ, es zu zweit zu genießen. Und ging in diesen schönen Garten – in Paquetá! ...

Mir wurde dann klar, dass wir zwar viele Menschen lieben »können«, aber dass es für Sex »besser« ist, wenn wir nur mit einem zusammen sind. Selbst wenn es, wie bei mir auf der Party in Paquetá, darauf hinausläuft, dass wir in einer einzigen Nacht verschiedene Menschen lieben. Aber mit mehr als einem zur gleichen Zeit ist es doch nur ein körperliches Vergnügen – wie beim homosexuellen Sex! Oder bei Orgien: Wir gehen dabei nie in die Tiefe und werden keine spirituellen Dimensionen kennenlernen, was nur passieren wird, wenn wir einander lange in die Augen sehen, wenn wir mit diesem einen Menschen verschmelzen, wenn wir befreit sind von den Grenzen des Selbst, der Begrenztheit des Ego, wenn wir ins Universum uns auflösen – worum es eigentlich in der Meditation geht! Und nur zwischen zwei Menschen wird es passieren!

Jahre später hörte ich dies auch Osho sagen – dennoch ist er oft als »der Sex-Guru« tituliert worden! ...

Vielleicht dasselbe fühlend, war Suca plötzlich unzufrieden und schlug mir vor, mit ihm nach São Paulo zu fahren: »Ich bin es leid, mich immer als Nummer zwei zu fühlen«, sagte er. »Ich würde gern einmal mit dir allein sein, wenigstens für ein paar Tage.«

Ich fragte Telmo, ob das für ihn in Ordnung sei. Er war einverstanden. Suca und ich trafen Reisevorbereitungen. Wir wollten trampen. Doch in der Nacht, bevor wir uns auf den Weg machten, war Telmo sehr traurig und sagte zu mir: »Ich glaub, ich bin verrückt, Ja gesagt zu haben! Ich muss zugeben, dass ich eifersüchtig bin! Ich habe Angst, dich zu verlieren! …«

Ich fand es nett, dass er das sagte. Zwischen uns war immer klar gewesen, dass wir keinen »Bedarf« an Eifersucht »hatten«. Diese Art Drama hatte er bereits Sérgio aufführen sehen, und wir wollten nicht dasselbe noch einmal durchspielen. Aber dass er es so ruhig zugab, zeigte mir erstens, dass er mich liebte, und zweitens brachte es mich dazu, das »Niveau«, das er erreicht hatte, wirklich zu schätzen – er war erstaunlich bewusst!

»Soll ich's lassen?«, fragte ich ihn.

Wir lebten meistens in Paquetá. Telmos Familie war immer noch in Tijuca, bereitete sich für den Umzug vor. Am Wochenende kamen sie manchmal zu Besuch, und manchmal fuhren wir nach Ipanema. Auf verschiedenen Ebenen passierte viel, es war insgesamt für uns alle eine intensive Zeit … In jener Nacht waren wir in Tijuca, ohne Suca – es gab genug Zeit und Raum, offen darüber zu sprechen …

»Nein. Ich glaube, wir müssen da jetzt durch«, antwortete er.

Uns verband eine tiefe Freundschaft, und wir pflegten miteinander über alles zu reden. Oft dachte ich, dass wir wie Bruder und Schwester waren – die einander in keiner Weise Fesseln schaffen wollten … Doch dieser Zwischenfall veränderte wieder alles! … Es war tatsächlich das Ende jener schönen Liebesgeschichte, welche die Leute gern Dreiecksbeziehung nennen – doch solche Bezeichnungen mag ich nicht, weil ich die Liebe, das Leben und Erfahrungen nicht gern in Schubladen stecke!

São Paulo ist eine fantastische Stadt, die reichste Südamerikas und kulturell eine Art Mekka, das Künstler aus der ganzen Welt anzieht. Einmal im Jahr kam damals George Harrison nach São Paulo. Mick Jagger überweist heute jeden Monat 30 000 Dollar einer schönen Frau dort für die Erziehung des Kindes, das die beiden vor etwa fünfzehn Jahren bekamen! Sie produziert und moderiert die täglich ausgestrahlte TV-Show mit dem Namen »SuperPop«, die mich in Staunen versetzte, als ich sie letztes Jahr sah – weil es solch eine schöne verrückte Sache ist! …

Suca gab mir in der ersten Nacht in São Paulo einen Acid, und wir genossen einen ruhigen Trip – er spielte Gitarre, und ich stickte Raumschiffe und Bäume auf »meine« Jeans.

Am nächsten Abend besuchten wir »seine« Tante, die reich und eine Art Mäzenin war. Die riesige Wohnung war voller interessanter Leute, die sich die letzte Platte von den Stones anhörten oder zu ihr tanzten, und viele waren Künstler! Ein schöner Bildhauer mit schwarzen Locken aus dem Nordwesten Brasiliens hörte nicht auf, mich anzusehen, plötzlich las ich aus »seiner« Hand, und wir verfingen uns ineinander für den Rest des Abends! Ein oder zwei weitere Abende solcher Verzauberung und mir wurde klar, dass ich mich wieder verliebt hatte.

Am letzten Abend, bevor wir nach Rio zurücktrampen wollten, verließ Suca früh allein die Wohnung der Tante und ging zu dem Ort, wo wir in São Paulo wohnten, ein paar hundert Meter entfernt. Lula und ich unterhielten uns bis in die Morgenstunden. Als die Sonne aufging, brachte er mich nach »Hause«. Doch Suca war verschwunden. Er ist nicht so offen wie Telmo gewesen – oder vielleicht hatte er nur mir und Lula Platz machen wollen, damit wir tief in eine neue Liebesaffäre eintauchen »konnten« …

Ich fuhr mit dem neuen Liebhaber zurück nach Rio. Die Tante bezahlte uns zwei Flugtickets und bot uns eine Wohnung in Ipanema an – vielleicht interessiert an einer »Dreiecksgeschichte« … Doch es ist nie zu etwas in der Art gekommen – wir »hatten« zu ihr keinerlei innige Verbindung und waren zu tief verstrickt in die neue Leidenschaft, die uns überkommen hatte …

Am Flughafen trafen wir Sucas Mutter mit »ihrem« Geliebten, einem der Theaterbesitzer. Und welch seltsamer Zufall! … Sie waren geschockt, mich mit Lula zu sehen, und sprachen mit mir kein Wort! …

Telmo blieb cool, war oft in der Wohnung und fing an, sich auf neue Liebesgeschichten mit interessanten Mädchen wie Luciana einzulassen. Aber kurz nach »unserer« Ankunft in Rio erlitten Lula und ich einen Autounfall.

Ich hatte Bebel abgeholt, mir überlegt, sie würde Telmo aufmuntern, damit er nicht traurig wäre, weil ich mit Lula war – Lula war solch ein intensiver Mensch, dass für die Liebe eines anderen kein Platz mehr blieb! …

Als ich spürte, dass das Auto sich überschlug, versuchte ich, mich an der Decke festzuhalten, und beschwor wer weiß wen, dass ich nicht sterben würde! Ein paar Meter weiter blieben wir liegen – und ich war am Leben!

Es war noch ein anderer Typ im Taxi, ein etwas beleibter Typ, und ich erinnere mich nicht mehr, wer es war, doch bei dem Zusammenstoß wurden lediglich wir beide verletzt – wir »hatten« jeweils über dem Auge eine Wunde in der Form eines Skorpions, die der des andren exakt glich, während Bebel und Lula nicht einmal einen Kratzer abbekommen hatten!

Im Krankenhaus kümmerte sich ein Student um mich, was ich großartig fand, da ich manchmal den Eindruck »habe«, dass ältere Ärzte meistens »ihren« Job bereits so satthaben, dass sie lediglich dafür sorgen, die Blutung zu stoppen. Der Student dagegen schuf ein nettes Kunstwerk, so liebevoll und mit solcher Hingabe, dass es selbst heute niemand entdeckt! …

»Bestimmt werde ich dieses Gesicht so schön wie zuvor bewahren«, sagte er zu mir.

Ich bemerkte, es sei Lulas Skorpion, der mir eingeprägt worden war – Bebel und er wurden beide mit der Sonne im Skorpion geboren …

Ich »musste« das Bett hüten, und Lula ging zurück nach São Paulo. Die schnelle Genesung binnen einer Woche bei einer makrobiotischen Diät aus Naturreis und rohen Mohrrüben, ohne etwas zu trinken – nicht einmal Wasser –, erstaunte den Studenten und »meine« Mutter. Und die rasante Heilung hinterließ fast keine Spuren des Unfalls!

Nach den sieben Tagen – ohne Narbe oder Beschädigung im Gesicht – traf ich mich mit Lula in Cotia, einem Außenbezirk von São Paulo, wo immer noch viele kreative Leute leben, um mich mit ihm einer interessanten Künstlerkommune anzuschließen! … Und im »Goldenen Stern«, wie die Ranch hieß, war ich die einzige Frau!

Es war wieder eine fantastische Zeit – und »mein« erstes Kommuneerlebnis! Es gab keinen Boss, und jeder von uns wahrte die Individualität – der kommunistische Traum, zusammenzuleben und alles miteinander zu teilen! …

Etwas Neues, was mir eine ungeheure Befriedigung verschaffte, war die Landwirtschaft, die Teil der täglichen Routine war. Wir bauten Sesam, Bohnen und Tomaten an. Sesam wurde um die Samen herum angepflanzt, wodurch Ameisen oder andere Plagen abgewehrt werden »sollten« – und wir hatten nicht gedacht, dass er so schnell, so wunderschön wachsen würde! Landwirtschaft ist solch ein Segen – und voller Überraschungen! …

Lula liebte es, mich zu massieren, und war sogar noch enthusiastischer als Telmo, der es auch sehr genoss. So wurde es zu einem täglichen Ritual, und »mein« Körper war sehr glücklich, obwohl ich, denn er war ein starker Raucher, wieder anfing, »meine« Lungen mit Nikotin zu vergiften, was mit Telmo – der Nikotin hasste und mir zu sagen pflegte, »meine« Küsse würden stinken – ein Ende »gehabt« hatte!

Die beiden Maler »waren schwul«. Der Vierte war ein Schauspieler, und ich fand ihn fantastisch! Wir freundeten uns von Anfang an an, weil wir uns beide für Bücher und Theater interessierten. Er lieh mir einen Roman über die Welt nach einer Atomexplosion, ich war sehr berührt von dem Buch und verbrachte darin lesend viel Zeit in der Natur. Oft kletterten wir auf den Hügel hinter dem Haus, der über und über von Maniok und Mais bewachsen war. Dann rezitierten wir Shakespeare, andere Autoren, die wir liebten, oder eigene Texte laut dem Himmel, der uns dort näher und größer erschien, zugewandt – und hinabblickend auf die Welt dort unten! … Dann lachten wir und wälzten uns vor Vergnügen auf dem Erdboden!

Lula, eifersüchtig auf diese Momente, die ich mit einem anderen Mann verbrachte, pflegte dann zu kommen, um mich an Ort und Stelle zu lieben – so wie Hunde »ihr« Territorium markieren! Mich kümmerte es nicht. Ich war von ihm tief beeindruckt, habe wichtige Dinge von ihm gelernt: die Bewegungen der Bäume im Wind, die feinen Unterschiede »ihrer« Grüntöne, die Veränderung der Farbe des Himmels – die er mir unaufhörlich und ohne Worte zeigte … Sérgio war auch Maler, aber eher introvertiert – und malte immer »seine« eigenen Sachen … Selbst die Natur bekam von ihm die Signatur »seiner« wundervollen Interpretationen – die mir unvergesslich sind, da viele der Bilder noch an den Wänden der Wohnung in Rio hängen. »Mein« Vater pflegte ihm die schönsten abzukaufen.

Aber Lula liebte die Natur … Er kam aus dem Nordwesten Brasiliens und war nicht – wie Sérgio und ich – in einer Wohnung in einer Großstadt wie Rio aufgewachsen. Er *sah* deshalb die Welt mit anderen Augen, was ich von ihm lernen »sollte« …

Ich dachte, Rio sei vorbei – und Telmo war fast vergessen. Ich schrieb für ein paar Zeitungen weiterhin über Astrologie, doch Tantra blieb beiseite, denn Lula war nur ein passionierter Liebhaber – und wollte nicht anders sein …

Wir gingen dann eines Abends zu einer Vernissage in São Paulo, ich sah Cândidos Bilder – die die Geister von natürlichen Elementen wie Bäumen oder Flüssen darstellten – und verliebte mich irgendwie in den nächsten Künstler. Er kam dann hin und wieder den »Goldenen Stern« besuchen – und bald beschloss ich, ihm nach Arembepe, einem Ort an der Küste von Bahia, einem Bundesstaat 1000 Kilometer nördlich von Rio, zu folgen. Er würde dort die Weihnachtstage verbringen.

Lula wollte mit einigen Werken fertig werden, um etwas Geld zu verdienen, und später nachkommen. Mir wurde klar, dass die Leidenschaft sich abkühlte, da er angefangen hatte, mich so oft wie »möglich« zu kritisieren – hauptsächlich warf er mir vor, zu materialistisch zu sein und dem Geld zu viel Wichtigkeit beizumessen …

Es ist lustig, wie die Dinge so sind! … Ich habe ja schon erwähnt, dass ich mich nicht verkaufe, aber »arm« bin ich nicht mehr gern – ich will »gut« leben. Vielleicht weil »meine« Eltern nicht reich waren und ich mit 13 zu arbeiten anfing – und mich im Gegensatz zu allen um mich herum nicht auf sie verlassen »konnte«. Was auch immer der Grund sein mag, fest steht, dass ich dafür sorge, dass mir das Geld nicht ausgeht! … Und da ich gern arbeite, ist das kein Problem: Ich kreiere etwas, und das Geld kommt! … Was Gier angeht, wir alle leiden an ihr von Zeit zu Zeit: Es geht lediglich darum, sich ihrer bewusst zu werden und sie dann loszulassen! … Aber eines ist »sicher«: Männer unterstütze ich nicht finanziell – sie »müssen« »ihr« Auskommen selber verdienen …

Ob er »recht hatte« oder nicht, es machte keinen Spaß mehr … Klar schien jedoch, dass er, wie Suca, nicht dieselbe Noblesse wie Telmo zeigte, die freie Seele, die Pyari ist, zu akzeptieren! …

Ich beschloss, in Richtung Norden zu trampen. Rio lag auf dem Weg, ich blieb dort ein paar Tage, um »meine« Mutter zu besuchen, und plötzlich, als ich durch die Stadt schlenderte, begegnete ich der Sekretärin von dem spirituellen Zentrum! Sie berührte mich wieder am Bauch und sagte, dass ich mit dem Vater Kontakt aufnehmen »solle« – weil die Seele ungeduldig sei, sich zu reinkarnieren.

»Welcher Vater?«, fragte ich überrascht.

»Derjenige, der bei der Operation dabei war«, antwortete sie.

Ich erinnerte sie, dass ich mit zwei Männern gekommen war, und sie sagte, dass ich schon wisse, was sie meinte, wen sie meinte – was sich für mich wirklich sehr seltsam anfühlte.

»Ich bin mit ihm nicht mehr zusammen«, fuhr ich fort.

Und sie befahl mir mehr oder weniger: »Geh ihn schnell treffen, damit dieses neue Wesen auf die Welt kommt!«

»Aber ich will nicht Mutter sein«, entgegnete ich schon fast ärgerlich.

Sie meinte, dass mir nun keine Wahl mehr bliebe – und sobald ich wieder bei »meiner« Mutter war, rief ich Telmo an, ihm lachend von der eigenartigen Begegnung zu erzählen. Er lachte ebenfalls und sagte: »Ich muss also mit nach Arembepe fahren!«

»Nein!«, rief ich aus. »Ich treffe einen neuen Liebhaber! Und ich will kein Kind, auch nicht mit dir! ... Ich gehe allein!«

Wir lachten herzlich – und er kam doch mit! Ich zog in Cândidos kleine Hütte, die er wundervoll, ganz in Weiß, gestaltet hatte, während Telmo woanders blieb und bald mit einem Mädchen verbandelt war – da er wirklich sehr schön und versessen auf Sex war! ...

Cândido nicht! Aber dass er nicht scharf auf mich war, »könne« nicht sein, dachte ich, denn wir schliefen nebeneinander, liefen die ganze Zeit Händchen haltend herum, und selbst die Leute von dort nannten mich »seine« Frau. Aber das war alles. Kein Sex, kein Schmusen, nichts!

Trotz allem liebte ich es, dort zu sein, und freute mich »meines« Lebens wie nie zuvor, denn Arembepe war paradiesisch: ein schöner weißer Strand an der Atlantikküste, Dünen, ein freundlicher Ozean und nur zwei Hüttenreihen – eine entlang dem Strand und eine an der Straße, die zum weltweit beliebten Salvador, der Hauptstadt von Bahia, führte.

»Unsere« Hütte war die letzte am Strand. Und hinter den Dünen war ein Haus, das berühmte Stars – wie Caetano Veloso und Gilberto Gil – mieteten. Ein paar Freaks aus Rio brachten dort sogar ein Kind zur Welt, Siddharta, den ich lustigerweise vor einigen Jahren in Locarno, Tessin, wiedertraf! Sie wohnten in einem anderen großen Haus am Fluss, dort, wo er ins Meer mündete ...

In der Hütte nebenan lebte ein Paar aus Belgien; irgendwo in der Nähe war ein sehr ruhiger und schöner Engländer mit langen Haaren, der immer meditierte oder am Strand entlangspazierte; und ein wilder Künstler aus Salvador, ein paar Meter von uns entfernt, hatte »seine« Hütte so bemalt, dass sie wie die Hölle aussah! ...

Ich pflegte jeden Tag mit »meinen« täglichen drei Stunden Yoga am Strand zu beginnen. Alles war so ruhig am frühen Morgen, lediglich ein paar Einheimische wuschen Kleider! ...

Noch eine schöne und interessante Besonderheit der Natur dort ist, dass ein Fluss parallel zum Ozean verläuft. Das bedeutet, dass wir an einem Palmenstrand zwischen zwei verschiedenen Wassersorten lebten!

Oft traf ich mich mit dem Engländer, der mir am ähnlichsten war. Wir pflegten dann schweigsam am Strand zu sitzen oder gelegentlich Spaziergänge zu unternehmen. Einmal sagte er mir, dass wir am Tag nur eine Sache, die mit der materiellen Welt zu tun »hat«, erledigen »sollten« – die restliche Zeit »sollte« darauf verwendet werden, uns zu entspannen, das Innere zu erkunden oder einfach nur mit der Natur in Verbindung zu kommen. An diesen Rat denke ich heute noch, wenn ich mich zu sehr in diesen Wahnsinn des Machens und Tuns, so viel, wie wir »können«, ohne je innezuhalten, bis wir sterben, verstrickt habe – was tatsächlich hier in Deutschland sehr vorherrschend ist ...

Bald hörte ich Gerüchte, dass Cândido »schwul« sei. Ich verstand jetzt, was los war – er sprach zwar oft über Tantra und davon, dass er über Sex hinausgelangt sei, doch dies war nicht wirklich das, was zwischen uns passierte! ... Vielmehr war er verklemmt, scheinbar sehr offen, aber irgendwo stecken geblieben – wie alle »Homosexuellen«! ...

Leute pflegten sich bei ihm in der Hütte zu versammeln, um ihm zuzuhören. Er las und kommentierte Texte der Rosenkreuzer. Heute würde ich Osho zitieren und Aktivitäten dieser Art Gedankengymnastik nennen! ... Aber damals war ich sehr beeindruckt – wie viele andere auch ...

Und in den Vollmondnächten schlief niemand in Arembepe. Es war so hell, dass es »unmöglich« war, zu glauben, die Sonne sei bereits untergegangen oder dass ein Zauber nicht die Welt in ein Mysterium verwandelte! ... Und die Leute spazierten am Strand bis in den Morgen ...

In einer jener Vollmondnächte erlebte ich etwas Fantastisches: Ich trug immer noch ausschließlich weiße Kleider und wollte unter freiem Himmel meditieren. Also ging ich zum Fluss, wo keine Bäume waren, setzte mich hin und breitete im Mondschein die weißen Kleider um mich aus. Plötzlich hörte ich ein undeutliches Geräusch und öffnete die Augen: Eine Herde von mindestens zwanzig Kühen bewegte sich in »meine« Richtung! Ich bekam es mit der Angst zu tun! Es war mitten in der Nacht und ich »konnte« nichts tun, da ich ihnen nicht mehr entkommen »konnte«! Also schloss ich einfach die Augen und vertraute. Eine Ewigkeit schien zu vergehen! … Als ich schließlich die Augen wieder öffnete, saßen all die Kühe lautlos und friedlich im Kreis um mich herum. Ich glaubte fast nicht, was ich sah! …

In einer anderen Vollmondnacht erlebte ich zum ersten Mal eine Energieübertragung, etwas, was ich nie wieder erlebt habe, außer bei Osho – wenngleich bei Ihm auf eine andere Art und Weise, in einer anderen Dimension! …

Cândido hatte Leute versammelt, um einen Kreis zu bilden, und wir hielten uns an den Händen. Ich saß zu »seiner« Rechten. Zuerst summten wir – womit ich immer noch die Workshops eröffne – und dann sangen wir, hauptsächlich devotionale »Hare Krishna«-Lieder … Plötzlich spürte ich diesen kräftigen Energiestrahl, der aus »seiner« Hand kam und in »meine« überging! …

Dieses Erlebnis steigerte das Verlangen, ihn zu lieben, auf dramatische Weise. Doch damals – mit 26 Jahren – war ich nicht mutig genug, mit irgendeiner Bewegung in diese Richtung zu beginnen …

Wir unternahmen danach einen Spaziergang am Strand und genossen, uns an der Hand haltend, in Stille die Gesellschaft des anderen. Nach Stunden legten wir uns erschöpft in den warmen Sand. Ich fühlte mich sehr beklommen! …

Als ich es endlich »schaffte«, ihm zu sagen, dass ich ein Kind von ihm wolle – eine verschüchterte Art, ihm zu sagen, dass ich Sex wollte, und vielleicht unbewusst unter dem Einfluss der Sekretärin in Rio –, erzählte er mir, er habe ein Keuschheitsgelübde abgelegt, nachdem jemand, den er sehr liebte, Selbstmord begangen habe. Diese Geschichte hatte ich schon gehört: Ein Mann, für den er Feuer und Flamme gewesen war, hatte sich vom Lacerda Lift – einem großen Personenaufzug, der die Unterstadt mit der Oberstadt in Salvador verbindet – gestürzt.

Ich war tief beeindruckt … Das Zölibat ist einfach dumm, ich weiß es jetzt – aber damals! …

Wenige Tage später kam Lula und begriff sofort, was los war. Cândido nahm uns mit zu einem Spaziergang, der wieder Stunden dauerte! Dem Fluss folgend, durchstreiften wir die wundervolle Natur, bis wir vollkommen erschöpft waren – und verwirrt! Lula ist sicherlich sehr eifersüchtig geworden. Cândido wahrscheinlich auch. Ich war ratlos und schließlich lag ich in Lulas Armen, direkt hinter dem Vorhang, der Cândidos kleine Hütte in zwei Räume teilte … Und am nächsten Tag erlebten wir drei ein riesiges Chaos! … Lula beschloss zu gehen, jedoch nicht, bevor er mich so oft und so wild, wie er »konnte«, geliebt hatte – er wirkte auf mich wie ein Tier, das versucht, »seine« Beute zu sichern! …

Nach »seinem« Weggang wurden Cândido und ich krank: Eine gigantische Eiterbeule erschien auf »meiner« rechten Gesäßbacke – und bei ihm eine auf der linken! Er entschied sich für eine Operation, und ich beschloss zu fasten …

Dann bot mir ein Typ, der für ein paar Tage vorbeigekommen war, »seine« Farm an, wo er sich um mich kümmern würde …

Als ich dort in einer Hängematte mit hohem Fieber lag und fastete, schlug er mir vor, mit den Millionen Moskitos, die mich umschwirrten, zu reden, damit sie mich nicht zum Abendessen verspeisten! … Und sie hörten mir zu – ich »hatte« keine Stiche! … Alle staunten, als sie sahen, dass ich mich in jenen tropischen Nächten bei ebensolchen Temperaturen draußen aufhielt, ohne von den Moskitos belästigt zu werden!

Ich begann gedünsteten Kohl auf den riesigen roten Berg auf der Gesäßbacke zu legen. Er öffnete sich endlich nach zwei Tagen dieses Rituals, und eine Menge Eiter kam heraus. Ich fuhr fort zu fasten … Aber als ich merkte, dass die Leute ringsumher meinetwegen in Panik gerieten, beschloss ich, Antibiotika zu nehmen – damit sie sich beruhigten …

Mich bereits »besser« fühlend wegen der chemischen »Heilung« – die »meinen« Überzeugungen widersprach –, fuhr ich nach Arembepe zurück, um in einer abgelegenen Zwei-Raum-Hütte zu leben, in die mich ein Engländer eingeladen hatte. Jedoch mäkelte der Typ im Gegensatz zu dem Yogi die ganze Zeit an mir herum! Aber ich mache ihm keine Vorwürfe! Ich weiß, dass es schwer ist, mich zu verstehen – diese Außenseiterin, die sich so sehr von jenen, die angepasst sein wollen, unterscheidet! … Und für einen Briten bin ich entschieden zu viel! …

Ein Junge kam einmal in der Woche und brachte uns Wasser, getragen von einem Esel – einem seltsamen Kleinesel, wie ich solche nur in Bahia gesehen habe! »Ihre« lauten Schreie, die sie ab und zu ausstoßen, klingen so komisch, dass sie einen jedes Mal zum Lachen bringen! …

Bald reiste der Engländer zu »meiner« großen Erleichterung ab, und ich war zum ersten Mal in »meinem« Leben allein! Nie zuvor hatte ich solche Seligkeit genossen! …

Ich glaube nicht, dass dies im heutigen Brasilien noch »möglich« ist, da seit etwa zehn Jahren überall im Land die Gewalt sehr stark zugenommen hat – die Armen haben so viel Ungerechtigkeit nicht mehr hingenommen …

Es gibt ein Buch von Zuenir Ventura, das diesen sozialen Kampf erläutert. Er war während der Diktatur selbst im Gefängnis und schreibt, dass politische Gefangene als zusätzliche Folter mit gewöhnlichen Kriminellen in dieselben Zellen gesperrt wurden. Die Studenten und Kommunisten diskutierten andauernd Guerillataktiken – und so lernten die Kriminellen sie anzuwenden! Heute behaupten die »Autoritäten«, den Drogenhandel zu bekämpfen, aber die Wahrheit ist, dass die Polizei das Monopol über ihn »haben« will! … *In* den Gefängnissen gibt es viel mehr Drogen – wie in den USA! … In Wirklichkeit ist es ein Bürgerkrieg, was sich jetzt in Brasilien abspielt! Und da in Rio oder São Paulo die Armen die Mehrheit bilden, wird die Polizei nie gewinnen!

Zuenir ist »mein« erster Lehrer an der Universität gewesen. Bei ihm lernte ich, beim Schreiben nicht zu urteilen oder Meinungen zu äußern – was nicht nur eine »wichtige Leitlinie« fürs Schreiben ist, sondern auch für das Leben …

Beinahe alle »meine« Lehrer wurden eingesperrt. Der Professor für Brasilianische Geschichte, Manuel Maurício, der in dem Buch »A Nova História do Brasil« beschrieben hat, wie die Portugiesen – die das Land »entdeckten« – die Indianer massakrierten, ausraubten, die Frauen vergewaltigten und die katholische Kirche jenen, die sie die »Wilden« nannten, aufzwangen, wurde im Gefängnis gefoltert – und überlebte es nicht. Und ich glaube nicht einmal, dass er Mitglied der kommunistischen Partei gewesen ist, wie es die Militärs von vielen behaupteten – um sie zu erledigen. Denn Kommunismus wurde als Bedrohung der bürgerlichen Familie und der Kirche verteufelt – die beiden Institutionen, die das provozierten, was sie gern »Die Revolution« nannten, und die in Wirklichkeit die Militärdiktatur einsetzte … Und soweit ich gehört habe, war Manuel Maurício »schwul«. Solche Leute würden sich nie auf terroristische Aktivitäten einlassen – sie sind einfach zu weich dazu …

Wenn ich Osho von »seinem« Lehrer erzählen höre, fühle ich immer eine tiefe Dankbarkeit »meinen« gegenüber – sie waren sehr intelligent und haben mir geholfen, mich zu befreien. Außerdem haben sie mir bewusst gemacht, was menschliche Wesen aus Gier geschaffen haben …

Erst viel später fand ich wieder Momente des Alleinseins, und dann »hatte« ich meist so viel um die Ohren, dass ich sagen »kann«, Arembepe war das Geschenk der Existenz an mich, um die Wonnen des Alleinseins – und dessen Abkömmlinge: die innere Erforschung und das Verschmelzen mit der Natur – zu entdecken! …

Leute fingen dann an, sich zu erzählen, dass eine verrückte Frau an einer weit entfernten Ecke des Strandes lebe. Einigen anderen erschien ich als ein »spirituelles« Wesen, und zwei schöne »Schwule« begannen mich zu besuchen. Sie brachten mir Essen, Blumen – und Wasser, das dort sehr kostbar war. Sie haben mich sogar ein- oder zweimal nach Salvador mitgenommen, wo es immer eine Menge Konzerte, Partys und Spaß gab … Dort erfuhr ich dann, dass Furunkel immer zu fünft oder siebt auftreten! Und ich »hatte« bereits einen weiteren am rechten Oberschenkel! Jedoch hörte ich auch von anderen natürlichen Heilmitteln wie Knoblauch und heißem Maisteig, mit denen ich dann begann, diesen nächsten roten Berg abzudecken – der glücklicherweise nicht so groß war wie derjenige am Po! …

In New York las dann ein brasilianischer Schriftsteller einen »meiner« Artikel, beschloss, mich zu treffen, und war plötzlich in der Hütte. Ich hatte auch schon von ihm gehört. Er war so etwas wie die brasilianische Version von Jack Kerouac, dem Autor von »On the Road«, und »mein« Ego fühlte sich geschmeichelt, dass jemand wie er sich für mich interessierte! Deshalb stimmte ich der Idee zu, mit ihm erst zehn Tage schweigend zu fasten, um danach von dem Peyote, den er aus Mexiko mitgebracht hatte, zu essen … Ich fand es auch interessant – und gesund –, wieder mit dem Fasten zu beginnen … Und nach einigen Tagen ohne Essen, meist allein in dieser abgelegenen Ecke der Welt, glaubte ich, wertvolle spirituelle Erfahrungen zu machen, als ich Engel – und Naturgeister – sah … Wie Cândido sie zu malen pflegte …

Neulich hörte ich Osho sagen, dass die Erscheinungen, die wir sehen, wenn wir fasten, lediglich »unsere« Vorstellungen oder Wünsche nach spirituellen Erfahrungen sind. Sie haben sich im Unterbewusstsein eingeprägt und abgelagert – oder sogar im bewussten Teil des Verstandes.

Und wenn wir – durch Fasten – den Sinn für die Unterscheidung zwischen der Wirklichkeit und den Träumen verlieren, halten wir diese Visionen für real, obwohl es in Wirklichkeit Projektionen des Verstandes sind. All das spielt sich im Gehirn ab. Deswegen werden Hindus zwangsläufig Krishna sehen und die Christen nur Jesus, die Jungfrau Maria oder einen »ihrer« Heiligen …

Damals wusste ich nichts davon, hielt die Visionen für Offenbarungen und verlor das Interesse an der Außenwelt. Ich fokussierte mich jetzt vollkommen auf dieses fantastische innere Universum …

Doch Joel wahrte nicht wirklich die Stille während des Fastens. Er schrieb mir die ganze Zeit kleine Botschaften, Notizen, lief nervös hin und her – sodass ich am Schluss das Gefühl »hatte«, er »habe« keine Ahnung von dem, wovon er in »seinen« Publikationen sprach.

Wir schrieben beide für »The Rolling Stone«, »Flor do Mal« und »Pasquim«, die später entweder bankrott gingen oder von der Diktatur – die nichts duldete, was nicht für sie war – zugrunde gerichtet wurden … Und meistens sind wir nicht bezahlt worden. Diese »linken« Magazine und Zeitungen wenigstens »hatten« wirklich kein Geld, aber die »rechten« kamen jedes Mal mit langen ermüdenden Erklärungen, wie schwierig die Lage sei, und waren nie bereit, einen Cent für einen Artikel, den sie erhalten hatten, zu zahlen …

Einmal wollte ich sogar gegen die »Editora Abril« vor Gericht gehen! Doch Antônio, der Anwalt, sagte, wir »sollten« es nicht einmal versuchen, da es keiner »schaffen« würde, gegen den damals größten Verlag in Brasilien, der zwanzig Jahre Diktatur unterstützt hat, zu gewinnen!

Joel hatte vorgeschlagen, dass wir beim nächsten Vollmond den Peyote nahmen, und komischerweise »schaffte« er es am Ende, mich zu verführen … Da ich das Gefühl »hatte«, außerhalb des Körpers zu sein, habe ich – zum ersten und letzten Mal in diesem Leben – zugestimmt, jemandem »meinen« Körper für »seinen« Spaß zu überlassen … Und es war wirklich eine seltsame Erfahrung! Er fickte mich unter dem offenen Himmel – dieser massive Mond über uns, alles wie bei einem makaberen Ritual –, und danach fasste ich den Entschluss, keinen Peyote zu nehmen, was ihn wirklich frustrierte. Er wurde so wütend! Und beschloss, nach Rio zu fahren.

Ich erinnerte mich an die Erfahrung in New York, wo ich, ebenfalls von einem »berühmten« Menschen begeistert, mir lediglich Horror und beinahe eine Dosis einer tödlichen Droge eingehandelt hatte … So zerstört uns das Ego! …

Außerdem wurden »unsere« Bücher nicht fertig! Als ich Ênio in Rio anrief, »musste« ich ihm viel Energie geben, damit er nicht aufgab. Alles war so schwierig! Und er wusste nicht, wie er alle mit einem solchen mutigen neuen Projekt verbundenen Probleme lösen »sollte«!

Ich telefonierte auch mit Telmo, der zurück in Paquetá war, und da er gesagt hatte, er würde sich um mich kümmern, beschloss ich, mich mit ihm zu treffen. »Mein« Körper litt immer noch unter Furunkeln! War der eine abgeheilt, hatte sich schon der nächste gebildet. Ich war jetzt schon beim vierten!

Dreizehn Jahre später erzählte mir »meine« Mutter, sie seien die Folge von Umweltverschmutzung gewesen: Viele Einheimische sind später in Arembepe gestorben, weil der Abfall einer deutschen Uranfabrik in der Nähe ins Meer gekippt worden war! …

Und Telmo hatte auch gesagt, wir »müssten« das Horoskop des nächsten Jahres schreiben … Also stimmte ich zu, mit Joel nach Rio zu fahren. Das wäre einfacher, als zu trampen. Valéria, die mit mir nach Arembepe gekommen war, würde auch mitfahren.

Sie war Joes vorige Liebhaberin gewesen, eigentlich »seine« erste Frau, und wir sind sofort enge Freundinnen geworden, da ich sehr glücklich war, ihn endlich mit einer weiblichen Gefährtin zu sehen! Aber auch, weil sie eine sehr intelligente Frau war, in Brasilien heute als Astrologin berühmt – dank dem, was sie schnell von ihm gelernt hat … Doch die Geschichte mit Joe war für sie gleichfalls ziemlich schwierig gewesen, da er – wie Cândido mir – meistens eine platonische Liebesaffäre gepriesen hat! Daher haben sie, obwohl ineinander verliebt, selten Sex genossen! …

Doch ich bereute es, mitgefahren zu sein! Joel war wütend und ärgerte mich während der ganzen Reise – und Valéria geriet irgendwie in »seinen« Film. Ich war sehr verletzt – wieder das Ego! – und habe mich nie wieder locker mit ihr gefühlt. Erst vor zwei Jahren, als ich in Rio war, habe ich das endlich vergessen »können« und rief sie in João Pessoa an, wo sie seit Jahren lebt. Sie erzählte mir dann, sie hätte lange in Amsterdam gewohnt, dort zwei Töchter bekommen und sich dann entschlossen, nach Nordostbrasilien zu gehen – weil sie der Meinung war, in Europa gesunde Menschen großzuziehen sei einfach unmöglich! …

»Sie sind dort alle viel zu unterdrückt und mögen keine Kinder! Selbst beim Schlangestehen in der Bank«, fuhr sie fort, »fühlen sich die Leute belästigt, wenn Kinder herumlaufen! …«

Und wir sind auf der Rückfahrt nach Rio fast gestorben! Ein Truck überholte einen anderen und plötzlich, wie aus dem Nichts, war das riesige Ding vor uns! Es war ein Glücksmoment, als Joel von der Straße abkam und dort etwas Platz war, wohin er ausweichen »konnte«!

All diese Erlebnisse trugen zu der Entscheidung bei, in ein Kloster einzutreten. Als ich bei »meiner« Mutter ankam, erzählte ich ihr, ich sei fertig mit der Welt und wollte Nonne werden. Sie war als junges Mädchen in einer deutschen Klosterschule unterrichtet worden, deshalb brachte sie diese Idee nicht aus der Fassung, aber sie versuchte herauszubekommen, was geschehen war, sodass ich eine solche Entscheidung hatte treffen »können«. Ich sagte ihr, ich hätte jetzt alles gesehen, was es zu sehen gebe, und fände nichts mehr, was es noch wert wäre, weltliche Ziele zu verfolgen …

In diesem Moment klingelte das Telefon. Es war Telmo, der – glücklich, wieder mit mir zu sprechen – sagte, die Bücher seien veröffentlicht worden, und wissen wollte, wann ich nach Paquetá käme, weil er mich vermissen würde. Ich fuhr los – sofort! »Meine« Mutter freute sich – und ich auch! Ich würde Elsy, die mehr als eine Mutter für mich war und in diesem Leben beinahe mit Sicherheit die beste Freundin gewesen ist, wiedersehen! Und natürlich freute ich mich auch auf Telmo – der das Gegenteil war von all den verrückten Typen, mit denen ich zu tun gehabt »hatte«! …

Wir fingen an, wieder zu verkaufen … Doch die Bücher sahen nicht genauso aus, wie wir es wollten, und damals wusste ich noch nicht, dass ein Buch, wenn es gedruckt ist, fast unmöglich »unseren« Vorstellungen entsprechen »kann«! …

Und Sex war nicht mehr da für uns! Jene entspannte Liebe zwischen uns war lange vergessen … Mit Lula hatte ich lediglich die normale Leidenschaft und Ejakulation erfahren …

Doch dann gingen wir zum Bücherverkaufen nach São Paulo und blieben bei Frankie – einem der zwei Söhne der geliebten Tante Clyde –, der damals Teufelsanbeter war, jene Art von Leuten, denen ich in diesem Leben ein- oder zweimal begegnet bin …

»Seine« Wohnung war bemalt, um die Hölle zu zeigen: an den Wänden Flammen, alles wirkte heiß – wie in der Hütte des Malers aus Salvador in Arembepe …

Ich verstehe nicht, wie Menschen in solch einer Atmosphäre leben »können«! … Vielleicht sind sie so wütend auf die Gesellschaft, dass sie beschlossen haben, den Teufel anzubeten, weil er der Bibel zufolge gegen Gott revoltiert hatte – wegen der Erschaffung dieser Erde und dieser Menschen … Wer weiß?! …

Aber dort liebten wir uns plötzlich wieder! Ich »kann« mich nicht mehr erinnern, wie es war – wir waren wahrscheinlich sehr müde nach einem ganzen Tag auf der Straße, wo wir Bücher verkauft hatten. Doch vielleicht sind durch jene Höllenmotive die Sinne wieder erweckt worden …

Und es passierte wieder, als ich nach einer Auseinandersetzung mit ihm im Zimmer »seiner« Schwester – die immer noch in Paquetá lebte – geschlafen hatte. Überall waren Zeichnungen an den Wänden: Spinnen, erotische Figuren und dunkle Bilder einer fantastischen Welt, die sie sich vorstellt – und malt, da sie auch eine sehr große Künstlerin ist …

Ich hatte einen Albtraum »gehabt«: Telmo wollte mich erreichen, aber er »musste« über ein Feld aus Messern springen. Als er mich endlich erreichte, blutete er überall …

Schreiend fuhr ich hoch und rief nach ihm. Er kam angerannt und versuchte, mich zu beruhigen, was damit endete, dass wir uns liebten. Und dann erfuhren wir etwas sehr Seltsames – als ob wir verschiedene »mögliche Beziehungen«, die es auf der Erde gibt, durchlebten: Mutter und Sohn, Tochter und Vater, Schwester und Bruder, Tante und Neffe und so weiter! … Manchmal war ich sogar der Mann – und er die Frau! Wir wechselten die Positionen, lebten in verschiedenen Stellungen alle »unsere« Fantasien aus, und als wir uns dem Orgasmus näherten, stoppte er, sah mir in die Augen und sagte: »Identifiziere dich nicht. Lass uns beobachten, wie der Körper explodiert!«

Wir blieben ganz aufmerksam, die Körper erreichten den Orgasmus, wir waren reines Bewusstsein, und mir wurde klar, dass wir ein Kind empfangen hatten! …

Zeit verging, ich wurde wieder ziemlich gesund, wir begannen mit der Arbeit an den Büchern für das Jahr 1974 – die wir selbst herausbringen wollten, um mehr zu verdienen –, und eines Tages erzählte ich

Elsy, dass mir die Brüste wehtaten. Sie sah mich an und sagte: »Du bist schwanger.«

Ich hatte schon vergessen, dass wir uns geliebt hatten, und war überrascht: Wie »konnte« ich schwanger sein? Sie sagte, ich solle in den Spiegel schauen und sehen, wie rund ich aussah! Ich erinnerte mich plötzlich an die Sekretärin, die auf »meinen« Bauch gezeigt hatte, und geriet in Panik! Ich wollte nicht Mutter werden, ich wusste, dass ich für etwas anderes als für die Familie »geschaffen« worden war, und beabsichtigte nicht, mit Telmo noch lange zusammenzuleben! Er war für mich inzwischen vielmehr ein Freund als ein Lebensgefährte!

»Aber ich habe zurzeit keinen Sex«, rief ich aus.

Beinahe gleichzeitig erinnerte ich mich wieder an jene beiden Male … Zwei Monate waren inzwischen vergangen …

Ich ging zum Arzt – und der Test war negativ! …

In den nächsten Tagen wurde ich 27. »Mein« Vater kam, um mit mir zu feiern, und sagte, dass ich vielleicht noch einmal einen Test machen »sollte« …

An dem Abend, an dem ich einen Schwangerschaftstest in einer Drogerie kaufte, schliefen Telmo und ich in Elsys Bett – wir pflegten normalerweise nicht einmal mehr im selben Bett zu schlafen! … Am Morgen würde der Test gemacht werden …

Als ich aufwachte, erzählte ich ihm den seltsamen Traum, den ich gerade »gehabt« hatte. Er sah mich erstaunt an und sagte, er habe das Gleiche geträumt! Am Ende beider Träume war der Test positiv gewesen! Das Seltsamste von allem war, dass, als wir aufstanden, alles genau so passierte, wie wir es geträumt hatten! Es war wie ein »Déjà-vu« … Und der Test war positiv! Im gleichen Moment erinnerte ich mich an diesen bewusst erlebten Orgasmus, und mir fiel wieder ein, was die Sekretärin gesagt hatte! Und irgendwie gab es kein Zurück mehr: Atman »musste« kommen, zu zwei Leuten wie uns, um frei und jenseits der Gesetze der Gesellschaft leben zu »können«!

Vielleicht fühlen alle so, wenn sie erfahren, dass sie ein Baby bekommen werden! Es gibt eigentlich nichts wirklich Ungewöhnliches, aber irgendwie fühlen wir alle, dass jenes Wesen zu *uns* kommen will und dass es ein sehr »besonderer« Mensch sein wird … Andernfalls »hätten« wir kaum Lust auf dieses ganze Durcheinander, einen neuen Menschen in das Chaos dieser Welt zu bringen! … Und genauso fühlten auch wir …

Osho habe ich sagen hören, dass in der Nähe der Gebärmutter immer Seelen warten und selbst dem Paar den Impuls geben, ins Bett zu gehen, sich zu lieben und eventuell zu empfangen! … Vielleicht kommt das Verlangen der Frauen, Mütter zu werden, von diesen uns umgebenden Seelen, die sich inkarnieren wollen! Wie kommt es sonst, dass die Frauen den Vater des Kindes als jenen ganz besonderen Mann, den Mann »ihres« Lebens, auf den sie gewartet haben, ansehen – und nach der Geburt oft nicht einmal mehr mit ihm reden wollen? Es scheint, dieses ganze Spiel der Fortpflanzung ist eigentlich nur die Natur, die sich behaupten will, um weiterzuexistieren! Und ist der Job getan, »braucht« die Natur keinen Mann mehr – und die Frau verliert das Interesse an ihm! … Natürlich weiß die Natur nichts von der Gesellschaft, die wir geschaffen haben, oder vom Familienkonzept – von der Idee, dass Mann und Frau der Kinder wegen für immer zusammenleben »sollten«! Ebenso wenig weiß die Natur, welche Schwierigkeiten wir Frauen – in dieser Männerwelt – zu ertragen »haben«, um »fähig« zu sein, diese kleinen Wesen großzuziehen, die *SIE* uns schickt! …

»Meine« Mutter war sehr besorgt: Bei dieser Art »Zigeunerleben«, das ich führte, ein Kind bekommen?! Und ich war wütend auf sie! Jetzt verstehe ich, was sie meinte – allerdings etwas zu spät! …

Aber Elsy war außer sich vor Freude. Sie meditierte mit uns, unterstützte uns auf jede Weise und hat mich überdies auf Einzelheiten, die wichtig sind, um ein Manuskript fertigzustellen, hingewiesen … Und natürlich wollte sie, dass wir das Baby in Paquetá zur Welt brachten. Jedoch wollten wir weder einen weiteren Roboter für eine, wie wir fanden, zurückgebliebene Gesellschaft schaffen noch »ihre« Spielregeln befolgen und beschlossen, ins Kloster zu gehen.

Wir hatten von einem in der »Serra do Roncador« – den Bergen zwischen den wilden Staaten Goiás und Mato Grosso, dort, wo der Amazonaswald beginnt – gehört und außerdem von einem esoterischen Dreieck, das Salvador, São Lourenço und eine Bergspitze in dieser »Serra do Roncador« bilden. Und man nimmt an, dass die Gegend, die es umschließt, eine eventuelle atomare Katastrophe überleben wird.

Wir waren ein paarmal in Salvador gewesen, und diese Stadt war uns zu weltlich. São Lourenço kam nicht infrage, denn das war damals ein

Ort nur für Reiche. Es war Cândido, der ein paar Jahre später dorthin zog und eine Kommune um sich aufbaute, der eine andere Art von Menschen in diese schöne Stadt brachte …

Also entschieden wir uns für das Roncadorgebirge. Wir kauften Stiefel, einen Jeep und fuhren los – zur Verzweiflung »meiner« Mutter, die Arme! Alle waren geschockt, doch niemand wagte etwas zu sagen, weder sie noch Elsy, nicht einmal »mein« Vater! Jetzt verstehe ich – besonders wenn ich mir über »meine« Kinder, die bereits erwachsen sind, Sorgen mache –, welches Karma »meine« Eltern und Elsy meinetwegen zu tragen »hatten«!

Und wir »schafften« es nie bis zum Roncador! Der erste Halt war beinahe der letzte! … Voller Ideen, während der Bauch schnell größer wurde, erreichten wir Brasília, die zentral gelegene Hauptstadt des Landes … Ich war dort schon als Stewardess gewesen und hatte – wenn auch nur einen Tag lang – starke Erlebnisse »gehabt« … Wir liebten die trockene Landschaft, die es nur auf dem Zentralplateau gibt, den roten Sand und die unglaubliche Weite! Die Gebäude – jene seltsame moderne Architektur von Oskar Niemeyer und Lúcio Costa – standen in großer Entfernung zueinander, wie es jetzt überall kopiert wird!

Leute kamen von überall her aus dem ganzen Land! Eine verblüffende Aufbruchsstimmung lag in der Luft und schien alle einzuladen, an einer neuen Welt, an einem neuen Bewusstsein »teilzuhaben«! Was mich am meisten erstaunte, waren die leeren Räume überall. Wo auch immer ich ging, »musste« ich Gärten, Rasenflächen, Parks und große Boulevards passieren – so viel Raum, dass ich mich sofort auf mich selbst zurückgeworfen fühlte! Das pflegte mir so ein »gutes« Gefühl zu vermitteln, dass der rote Sand, der sich andauernd überall auf »meinen« Kleidern und Schuhen festsetzte, mir überhaupt nichts ausmachte!

Erst wohnten wir bei einem Paar, das wir aus Rio kannten und das sich um uns sehr sorgte! Wir wollten die Bücher herausbringen und dann ins Kloster gehen. Bald hatten wir einen Verleger als Partner gefunden – wir würden den Druck bezahlen und er würde sich um den Vertrieb kümmern. Doch alle diese Pläne schienen für »unsere« Gastgeber zu utopisch und nur von zwei naiven Seelen voller Ideale zu stammen …

Wir zogen dann in ein winziges Zimmer bei einer Frau namens Amparo, die ein makrobiotisches Restaurant »besaß«. Sie war andauernd in finanziellen Sorgen und irgendwann schaffte sie es, uns zu überreden, ihr das Geld, das wir für den Druck bestimmt hatten, zu leihen. In zwei Tagen, versprach sie, würde sie es uns zurückzahlen – was sie allerdings nie tat! Und wir gerieten wirklich in Schwierigkeiten! Der Verleger war wütend, sie brachte es ebenfalls fertig, sauer zu werden, warf uns raus, und selbst den Vollkornreis, den wir in »ihrem« Laden zu kaufen pflegten, »mussten« wir bezahlen! Sie zog es nicht von »ihren« Schulden ab!

Als Nächstes lebten wir in der Wohnung einer Yogini. Ich war im achten Monat! Es war eine schwere Zeit für uns, aber wir vertrauten weiter, auch wenn ich manchmal ziemlich verzweifelt war! Doch ein Buch über Jesus lesend, das von Hilarion de Monte Nebo gechannelt worden war, und irgendwie an nichts anderem als an dem Baby, das im Bauch wuchs, interessiert – alles weitere geschah wie in einer anderen Dimension –, fühlte ich mich eigentlich die ganze Zeit sehr beschützt …

Ich erinnere mich, dass ich dann zweimal beim Yoga den Körper verließ. Der Bauch war enorm groß! Ich senkte den Kopf zum Boden und plötzlich, »puff«! Ich war bei »meiner« Mutter …

Beim zweiten Mal landete ich im Verlagshaus und fühlte mich wirklich schlecht dort, zwischen Menschen liegend, die bereit schienen, mir etwas anzutun! Aber beide Male war ich sehr schnell zurück – es passierte irgendwie außerhalb der Zeit … Und ich fand mich auf dem Fußboden liegend wieder … Solche Erfahrungen habe ich seitdem nicht mehr »gemacht«!

Der Verleger gab uns nur zwölf Bücher – weil wir nicht den ganzen verabredeten Betrag gezahlt hatten … Sie waren sehr schlecht gedruckt, doch vielleicht hat er, ohne uns einen Cent zu geben, damit viel Geld verdient! Uns machte es traurig, aber was tun?! …

Einen Monat vor Atmans Geburt lebten wir immer noch in einem winzig kleinen Raum, mit sehr wenig Geld! Nichts hatte funktioniert! …

Eines Abends, als ich mich wirklich schlecht fühlte wegen allem, nahm ich einen Popel von der Nase und schnippte ihn mit den Fingern weg. Er landete auf der großen Landkarte von Goiás an der Wand – die wir gekauft hatten, um die Serra do Roncador zu finden. Telmo machte einen Kommentar über »meinen schmutzigen Akt« und forderte mich auf, die Landkarte zu säubern. Ich stand auf, um es zu tun, und fand den Popel genau auf dem Namen »Chapada dos Veadeiros«, der mich sehr beeindruckte! Und ich rief:

»WAU! Das klingt super! … Dort würde ich gern leben!«

Dann ging das Telefon, und »unsere« Gastgeberin kam einige Minuten später, um zu sagen, sie habe gerade einen Anruf von »Bona Espero« bekommen – und dass dort Lehrer »gebraucht« würden! Das war eine Farm für »kriminelle« Kinder in der »Chapada dos Veadeiros«! Und »ihr« Leiter wollte der Yogini Bescheid sagen, denn sie kannte viele Leute – wegen des Yogaunterrichtes. Wir waren total erstaunt! …

»Ja, wir gehen!«, riefen wir sofort.

Also zogen wir los. Der Ort lag irgendwo weit entfernt in der Wildnis, und wir fuhren durch die schönste Landschaft, die wir je gesehen hatten! Der Wagen blieb manchmal liegen, aber beeinflusst von dem Buch, in dem Jesus immer Wunder tat, schloss ich die Augen und visualisierte, wie das Auto wieder losfuhr. Und so geschah es auch! Manchmal gab es keine Straßen, und wir »mussten« Flüsse oder seltsames schlammiges Gelände durchqueren! …

»Bona Espero«, was auf Esperanto »gute Hoffnung« heißt, war von Alto Paraíso de Goiás – einem kleinem Nest, das wir nie besuchten – mehrere Kilometer entfernt, und die letzte Straße von dort zur Farm war eine sehr lange Gerade … Aus der Ferne sahen wir einen dunklen Fleck vor einem Haus! … Als wir langsam näher kamen, begriffen wir, was es war: Ein Paar und 18 Kinder zwischen 6 und 18 Jahren standen auf einer Veranda! Und erwarteten uns! Sie pflegten sich dort immer zu versammeln, wenn etwas am Horizont dieser weit abgelegenen Gegend des Planeten erschien!

Das Paar sprach Esperanto, das Wörter und Grammatik verschiedener Sprachen verwendet, in der Hoffnung, es würde sich zu einer Weltsprache entwickeln. Aber es hat nicht funktioniert – niemand spricht Esperanto. Ein Amerikaner, der vor uns dort gearbeitet hatte, pflegte ihnen zu sagen, dass Englisch die internationale Sprache geworden sei, doch dieser Gedanke gefiel dem Paar überhaupt nicht. Sie waren sehr orthodox und konservativ. Wir dagegen waren für sie zu modern! Und obwohl sie alle Kinder adoptiert hatten – um sie aus dem Gefängnis zu holen –, vermute ich, dass sie sich für das Projekt lediglich engagierten, um sich einen Lebensunterhalt zu verdienen! …

Mehr als zwei Jahrzehnte später erfuhr ich, dass sich nun ein deutsches Paar um die Farm kümmert und dass dort sogar ein Flugplatz gebaut worden war! …

In einem Monat lernten alle Kinder Lesen und Schreiben, obwohl ich am Anfang wirklich mit ihnen hatte kämpfen »müssen« – oft schreiend: »Wollt ihr Frieden und Liebe oder Krieg und Hass?«

Doch allmählich, irgendwie auch in kurzer Zeit, lernten sie, dass es besser war, in Frieden zu leben – mit mir und in der Gruppe –, und sie fingen an, mich wirklich zu lieben.

Ich machte regelmäßig nackt im Wald Yoga und wusste, dass viele sich hinter den Bäumen versteckten, um mich zu beobachten. Doch ich kümmerte mich nicht darum. Ich tat so, als würde ich sie nicht sehen, weil ich dachte, sie »sollten« die Chance bekommen, eine nackte schwangere Frau zu sehen – denn dazu gab es an einem solchen Ort kaum Gelegenheit! …

Telmo war jedoch mit dem Job nie glücklich … Ich hatte Pädagogik studiert und vier Jahre als Lehrerin gearbeitet, bevor ich bei der ersten Fluglinie anfing, aber er war hierauf nicht vorbereitet. Hinzu kam, dass er nicht jemand war, der gern für irgendetwas kämpfte. So »musste« ich manchmal kommen, wenn die Kinder »seine« Klasse in ein riesiges Chaos verwandelt hatten und er, ohne das Problem gelöst zu haben, kurz davor war, wahnsinnig zu werden! …

Nach zwei Wochen waren wir es, die auf der Veranda warteten! Zuerst erschien es, als ob Rauch am Horizont aufstieg! Dies wurde langsam zu einem Jeep, der 20 Minuten »brauchte«, bis er eintraf – mit »meiner« Mutter und »meiner« Tante, die zur Geburt gekommen waren!

Sie hatten eine lange Reise hinter sich: Von Rio nach Brasília und von dort mit dem Bus nach Alto Paraíso, wo sie ein paar Stunden ausharren »mussten«, bis der Jeep des Priesters sie bis zur Farm brachte! Und die beiden waren erstaunt: »Wie hast du einen solchen verlorenen Ort mitten im Nirgendwo finden können?«, fragten sie mich! …

Doch »meine« Mutter war bei den Kindern sofort ein Riesenerfolg! Sie hat immer Geschichten geliebt, wusste viele zu erzählen – und Kinder lieben es, sie zu hören! So saß Mutter jeden Abend nach dem Essen von uns umringt an dem großen Essenstisch, und die Kinder lauschten ihr mit weit geöffneten Ohren und Augen! Und wahrscheinlich erfuhren sie zum ersten Mal in »ihrem« Leben diese reine Freude, den Erzählungen einer Großmutter zuzuhören! …

Das Baby brauchte ein paar Tage länger, bis es kam. Die Tante war abgereist – gekränkt! Ich höre nicht gern auf das, was nicht aus »meinem«

Inneren kommt, und sie sagte andauernd irgendetwas – eine ohnehin geizige und vorurteilsbeladene Person, die arme Seele … Ich nahm nur Naturreis zu mir und trank nicht, nicht einmal Wasser – und alle waren sehr beunruhigt. Sie war die schlimmste! Daher schickte ich sie zurück nach Rio …

Ich wollte eine natürliche Geburt! Und hasste die Vorstellung, ein Kind im Krankenhaus zu gebären, die Seligkeit, vollkommen bewusst in dem Moment zu sein, in dem ein neues Wesen auf die Erde gebracht wird, nicht zu erfahren! Außerdem wünschte ich mir die Freude, mit dem Baby und dem Vater allein zu sein, in vollen Zügen genießen zu »können« … Abgesehen davon, dass ich Angst »hatte«, eine unaufmerksame Schwester würde die Säuglinge vertauschen! …

Doch ich akzeptierte den Vorschlag, eine Hebamme zu holen – was ich bis dahin immer abgelehnt hatte! Und wie ich befürchtete, war sie bloß störend! Erst versetzte sie das, was ich tat, in Panik. Dann wiederholte sie immer wieder, dass ich mit dem Armeehubschrauber – der plötzlich mit ein paar Offiziellen aufgetaucht war – zum nächsten Krankenhaus geflogen werden »sollte«, besonders als ich wegen der Schmerzen, die mich überraschten, weil ich so viel für eine »schmerzfreie Geburt« getan hatte, in Panik geriet! …

Aber »meine« Mutter war großartig und beruhigte mich, indem sie sagte, dass zu gebären so *sei*: schmerzhaft!

Ich bat sie dann – Telmo, die Hebamme und sie – mich aufstehen zu »lassen«, denn bevor ich zustimmen würde zu fliegen, wollte ich es mit dem Brauch der Indianerinnen, die sich an einem Ast festhalten, damit das Kind von der Schwerkraft zur Erde gezogen wird, versuchen … Und so kam der kleine Kopf zum Vorschein … Aber die Hebamme sagte gleich, ich »solle« mich sofort hinlegen – und die Schmerzen kehrten ebenfalls sofort zurück! Doch bald, mit einem kräftigen Schrei des Schreckens und der Erleichterung, kam ein weiteres Wesen auf die Welt! Auch Atman schrie – und sah mich an … Ich rief aus, wenn es irgendwelchen Zweifel darüber gegeben hätte, wer der Vater sei, dann wäre er jetzt verschwunden – denn er sah genau so aus wie Telmo! »Meine« Mutter bemerkte, so etwas sage man nicht, hielt Atman als Erste entzückt in den Armen, und die Hebamme ging endlich, uns ansehend, als seien wir alle verrückt! »Diese Leute aus den Großstädten!«, mag sie gedacht haben …

Den Kindern ließ ich ausrichten, jeder, der das Baby sehen wollte, sollte sich waschen, sich die Fingernägel kürzen und die Haare kämmen – Sachen, die sie hassten und zudem nicht gewohnt waren, denn sie hatten eine lange Zeit im Gefängnis zugebracht. Doch alle taten es und standen in einer Reihe vor der Tür, um den »Prinzen« zu sehen … So pflegte der Kerl Atman dann zynisch zu nennen, besonders nachdem »meine« Mutter abgereist war, Telmo sich in Brasília aufhielt, um die Geburt im Register eintragen zu lassen und ich für eine Woche allein mit Atman auf der Farm blieb.

Er wollte uns nun loswerden! Es war unwichtig, dass wir »gute« Arbeit geleistet hatten, dass alle Kinder Lesen und Schreiben gelernt hatten, dass sie über interessante Dinge sprachen, »besser« aßen – oder jedenfalls »besser« essen wollten … »Unsere« Mahlzeiten bestanden nur aus Vollkornreis und einigen wenigen anderen natürlichen Zutaten – und wir brachten ihnen viel über vegetarisches Essen bei! Manchmal kochten wir sogar für sie! …

Ich nehme an, dass das Paar eifersüchtig auf uns geworden ist – oder befürchtete, die Macht über die Kinder zu verlieren. Oder, da der Verein wahrscheinlich Geld von der Regierung oder aus privaten Quellen bekam, sie dachten, sie »könnten« »ihre« Stellung verlieren, wenn jemand die Arbeit »besser« machen würde … Aber an so etwas haben wir überhaupt nicht gedacht. Wir waren dort mit offenem Herzen … Ich liebte die Kinder – und ich liebe es immer noch, zu unterrichten, was immer es ist!

Eines Nachts, als Telmo in Brasília war, kamen die älteren Kinder zu mir und klopften ans Fenster. Ich fürchtete, der Direktor würde sagen, dass ich »das Absurdeste« täte, nämlich spätnachts die Jungs zu empfangen. Doch ich öffnete. Der Morgen dämmerte … Und sie erklärten, sie seien zu mir gekommen, weil ich die Einzige sei, die das, was sie zu erzählen »hätten«, glauben würde:

»Wir haben eben gerade fliegende Untertassen gesehen!«, sagten sie mir dann …

Und ich glaube ihnen.

Alto Paraíso ist heute voll von Oshos Sannyasins – zuletzt hörte ich, dass mehr als Tausend von ihnen aus der ganzen Welt dort leben! Nivedano, ein brasilianischer Schlagzeuger, der bei Oshos Meditationen die Trommel zu schlagen pflegte, hat ein großes Stück Land dieser wilden schönen Gegend inmitten Brasiliens gekauft und alle Sannyasins eingeladen, dort eine Kommune aufzubauen. Aber nicht sehr viele sind gekommen. Doch ein anderer Sannyasin, dessen Mutter in Brasilien Coca-Cola repräsentiert, ist auch nach Alto Paraíso gezogen, und soweit ich hörte, hat die Mutter dort einen Flugplatz bauen lassen, damit sie »ihren« Sohn besuchen »kann«, ohne die 250 Kilometer von Brasília bis zu diesem Paradies voller seltener, nur dort heimischer Tiere zurücklegen zu »müssen« …

Auch für Technofreaks ist Alto Paraíso zum Mekka geworden. Viele Partys mit elektronischer Musik steigen heute dort – zwischen diesen schönen Bergen und bei dem wundervollen Wetter, das es nur auf dem Plateau gibt …

Atman war drei Monate alt, als sie uns zu gehen aufforderten. Das einzige Kind, das nicht viel gelernt hatte, war »ihr« sechsjähriger Sohn – vielleicht weil er viel Schlechtes über uns gehört hatte und deshalb zu uns kein Vertrauen fassen »konnte«! … Oder weil er nicht bei den anderen Kindern schlafen »durfte« … Wir werden es nie erfahren! …

Der alte grüne Jeep brachte uns zurück nach Brasília. Er war stehen geblieben, als er uns nach Bona Espero gebracht hatte, und machte wieder schlapp, dieses Mal für immer, in der Nähe einer kleinen Farm, wo zwei Paare mit zwei Babys lebten. Dort blieben wir einen Monat, bevor wir nach Paquetá zurückkehrten …

Elsy freute sich sehr darüber, und »meine« Mutter war erleichtert … Von Elsy bekamen wir dann einen VW Bus, der »unserer« Abenteuerlust angemessen war und in dem Telmo für Atman – und für mich – ein großes Schlaflager herrichtete.

Und nach ein paar Monaten Paquetá fuhren wir wieder nach Brasília. Joe war dorthin gezogen – mit Margot, mit der er später eine Tochter bekam, sich dann trauen ließ und mit der er zusammenblieb, bis er ermordet wurde …

Jemand bot uns ein kleines Haus in der Nähe von Brasília an, von Natur umgeben, und der schöne große Garten war ideal für Atman, Laufen zu lernen. Und er vollendete dort das erste Lebensjahr …

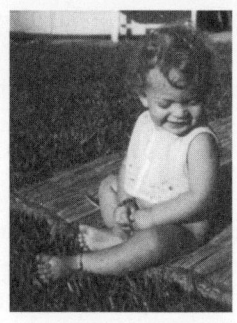 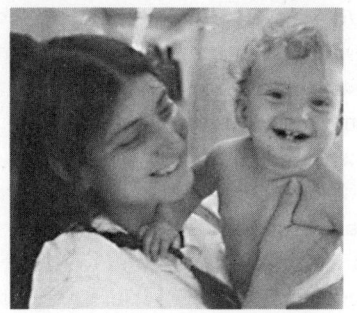

Atman am Haus außerhalb   Pyari und Atman im Forum,
Brasílias, Brasilien, 1975   Brasília, Brasilien, 4 März 1975

Plötzlich verloren wir das Haus, und ich ging mit Atman zurück nach Paquetá. Telmo blieb bei Joe und Margot in Sobradinho – einem Ort außerhalb Brasílias, wo es viele schöne Häuser gab –, um dort etwas für uns zu finden. Eines Nachts liebte er Margot dann, und ich war sehr eifersüchtig. Ich war nicht gern ohne ihn in Paquetá und befürchtete, er würde nie zurückkommen! Wie unsicher wir werden, nachdem wir ein Baby bekommen! … Jedoch fielen mir oft die Worte von Helder wieder ein … Er war Yogi, auch ein Pionier wie wir, »unser« Nachbar in Santa Teresa, und von ihm hatte ich gehört, dass eine Mutter eigentlich von dem Baby beschützt wird! … Er wurde danach in Rio sehr bekannt, nachdem er den ersten Bioladen in Santa Teresa eröffnet hatte und wo er später auch Yoga unterrichtete …

In der Tat haben mir damals viele Ängste hart zugesetzt …

Als Telmo zurückkam, genossen wir sogar noch einmal wundervollen Sex! Etwas, wofür Eifersucht »gut« ist! …

Wir gaben den Bus dann als Anzahlung für ein Haus in der Nähe von Joe und Margot. Kein Unterwegssein mehr! Doch ich war froh, wieder zurück auf dem Plateau zu sein! Außerdem war ich glücklich, dass wir endlich ein Haus »hatten« – mit Wohnzimmer, drei Schlafräumen, einem Hinterhof mit Papayapalmen und einem kleinen Garten, in dem Petersilie wild wuchs … Telmo fing an, in einem makrobiotischen Restaurant in Brasília zu arbeiten, wie einige andere aus der Nachbarschaft, die aus Rio gekommen waren. Und bald wurden wir eine Art Gemeinschaft. Alle ernährten sich *yang*-gemäß, wir Frauen trugen lange Kleider, und den Babys gaben wir die Brust.

Bald genoss ich eine Liebesaffäre mit Rômulo, einem Freund, den Joe in Salvador getroffen und nach Arembepe mitgebracht hatte. Ich gab ihm damals Energie, »seine« Bilder zu verkaufen, um davon zu leben, denn ich hatte das Talent eines großen Künstlers in ihm bemerkt. Jetzt wohnte er mit Joe und Margot in Sobradinho – und malte! ...

Er war damals 19 Jahre alt, und als er sich in mich verliebte, befreite er sich auch von der Vorstellung, schwul zu sein. Wir genossen tantrischen Sex, er ejakulierte nicht, und ich liebte es, wieder verliebt zu sein – nach all dem Familienleben! Außerdem waren Telmo und ich nicht mehr wirklich »Liebhaber« ... Uns gegenseitig zu massieren war das Einzige, was geblieben war aus jenen »guten Zeiten« – Jahre vorher! Darin war er einfach perfekt!

Auch als Vater war er »top« und achtete immer darauf, dass Atman unbeeinflusst das tun »konnte«, was er wollte, damit er entwickelte, was die Existenz ihm gegeben hatte – was auch immer das hieß, was auch immer es war, ganz gleich was passierte! Wie einmal, als eine Nachbarin ihn nackt zu uns zurückbrachte und sagte, sie hätte ihn zwei Straßen von »unserem« Haus entfernt aufgelesen! Da neue Abenteuer und Entdeckungen ihn immer sehr glücklich machten, empfing ich ihn mit einer Umarmung – und vielen Küssen – zur großen Verwunderung aller! Und die Tür des Hauses blieb weiterhin geöffnet! ...

Bald zog Rômulo zu uns, und wir wurden eine Kommune. Im Wohnzimmer gab es nur eine Matratze – für die tantrischen Rituale. Der erste Raum war zum Arbeiten – mit einem großen Tisch für Handwerk, Gestaltung und Näharbeiten, auf dem sich eine Schreibmaschine befand; der zweite, der Yoga- und Meditationsraum, war leer, und im dritten schliefen wir: drei Männer und drei Frauen. Rômulo hatte zwei Freunde mitgebracht, und ich hatte ein Mädchen – das ich schön und talentiert fand – eingeladen ... Sie war noch Jungfrau und beschloss bald, im Wohnzimmer zu schlafen. Aber sie war etwas desorientiert und ging bald wieder – war nicht »fähig« gewesen, diese Art Leben zu teilen, in dem fünf Mutanten alles zu riskieren pflegten, um die stupiden Strukturen auf diesem Planeten zu verändern! ...

Elsy half uns wieder, indem sie für Telmo und mich das »Silva Mind Control Training« bezahlte. Rômulo machte mit, und wir drei »hatten« superviel Spaß, alles zu lernen: Heilen, Levitieren und Ereignisse zu programmieren ...

Aber dann erlebte ich die erste Enttäuschung mit Telmo – mit Joe hatte ich schon viele erlitten …

Telmo und ich hatten endlich, nach langem Suchen, ein 10 000 qm² großes Stück Land gekauft – und der Verkäufer hatte uns noch ein weiteres Grundstück zur Verfügung gestellt, auf dem wir Azuki-Bohnen anpflanzten. Wir hatten vom Restaurant einen 10-kg-Sack Bohnen, der nach der Ernte zurückgegeben werden »sollte«, bekommen. Zwei weitere Freunde aus dem Kreis, der sich um das Restaurant gebildet hatte, waren gekommen, um mit uns zu arbeiten, und wir waren alle glücklich, zusammen zu sein – und ein Kommunenleben zu führen! Und wir hatten – mit »meinem« letzten Geld – einen Traktor gekauft, der sich bald als defekt erwies. Ich campte, sozusagen, mit Atman dann tagelang unter der Wohnung des reichen Militärs, dessen Sohn uns den Traktor verkauft hatte – bis er endlich beschloss, mit mir zu sprechen. Er versprach dann, jemanden zu holen, der etwas von Traktoren verstand und der den Mangel bestätigen würde. Ich »sollte« zwei Zeugen mitbringen – wen anderes als Joe und Telmo?

Der Mechaniker bestätigte dann den Schaden – aber die beiden sagten mir nichts davon! … Als ich es herausbekam und sie wütend fragte, warum sie mir das angetan hätten, erklärten sie mir, sie seien »meiner« nervösen Attacken wegen besorgt gewesen! … Und 3000 Dollar waren futsch! Auch das Vertrauen zu den beiden hatte ich so gut wie verloren …

Außerdem entdeckten wir bald, dass »unser« Land nicht dem Typ, der es uns verkauft hatte, »gehörte« – und er es uns daher gar nicht hätte verkaufen »können«! Und nachdem er uns mehrfach versprochen hatte, uns das Geld zurückzugeben, war er plötzlich spurlos verschwunden! …

Rômulo lud mich dann für ein paar Tage Urlaub zu »seiner« Mutter ein, und wir trampten mit Atman nach Rio. Sie war eine wundervolle Frau, liebte es, mit einem solchen schönen Kind zusammen zu sein, und ich fühlte mich in dem riesigen Haus in Jacarepaguá wie eine Prinzessin. Wir waren nachts oft draußen und genossen Rio – während Atman ruhig und friedlich bei ihr blieb. Und wir »hatten« einen Riesengaudi, das Unsichtbarsein, das wir beim Silva Mind Control gelernt hatten, zu praktizieren: Wir besuchten gratis Kinovorstellungen, bestellten Essen und gingen, ohne zu bezahlen – immer lächelnd, weil es jedes Mal funktionierte!

Doch »unsere« Leidenschaft kühlte sich langsam ab. Und als Telmo anrief, fuhr ich nach Paquetá, um ihn zu treffen … Wir waren beide froh, einander wieder zu genießen …

Er erzählte mir dann, alle seien ausgezogen, nachdem ich nach Rio gefahren war, und dass die Pflanzungen auch verlassen worden seien. Es machte mich traurig! Ich hätte nie erwartet, die Leiterin einer solchen Sache zu sein – auf so eine Art, dass sich, wenn ich einmal für kurze Zeit nicht da wäre, alle verloren fühlen und davonmachen würden, als hätte die Mutter sie im Stich gelassen! …

Und bald waren wir wieder in Brasília – und lebten allein …

Dann hörte jemand aus São Paulo von mir, suchte mich auf, um sich astrologisch beraten zu lassen, und brachte uns etwas Kokain mit. Ich wollte es nicht. Ich mag diese Droge nicht. Ich hatte es einmal in Miami genommen – mit Neuza und einem Amerikaner, der auch Joe hieß – und der nächste Tag wurde nur dank meines Vaters nicht zur Katastrophe! Ich hatte mich so hilflos und verloren gefühlt! Und als Stewardess »musste« ich den nächsten Flug nehmen! Ich war nicht einmal in der Lage, das obligatorische Make-up anzulegen, denn »meine« Hände zitterten wie verrückt! …

Es war damals »möglich«, einen Elternteil im Flugzeug mitzunehmen und im Hotelzimmer zu verstecken. So begleitete mich diesmal »mein« Vater. Und als er sah, in welchem Zustand ich war, sagte er: »Das ist das Kokain, Liebes. Mach dir keine Sorgen, es geht vorbei! Aber mach nicht weiter damit, denn so werden die Leute süchtig! Man fühlt sich schlecht, dann muss man es wieder nehmen, um sich wieder gut zu fühlen. So läuft das. Und dann ist es nach einer Weile sehr schwer, damit wieder aufzuhören!«

Ich weiß nicht, ob es stimmt. Doch es ist für mich »gut« gewesen, es zu hören – um dieses verfluchte Zeug für immer zu meiden. Und als der Typ aus São Paulo mit einem solchen Geschenk ankam, hielt ich unerschütterlich daran fest, dass ich es nicht nehmen wolle. Ich erzählte ihm von dem schlechten Erlebnis in Miami sechs Jahre zuvor, er sagte, ich hätte sicher »schlechten« Stoff »gehabt«, und versicherte mir, »seiner« komme aus Bolivien, wo sie das beste Kokain »hätten«. Telmo war neugierig geworden, ich war überzeugt – und die Sitzung dauerte drei Stunden! … Danach lud der Typ uns ein, uns einer Kommune mitten im Amazonasgebiet anzuschließen …

Kokain ruft solch eine Euphorie hervor, dass wir glauben, Gott auf Erden zu sein! Und das ist die Verlockung: In einer wie die »unsrige« in die Verzweiflung treibenden Welt, in der fast alles so grässlich aussieht, genügt es, etwas zu finden, das einen sich großartig fühlen lässt – und sei es nur für ein paar Stunden –, um süchtig zu werden! Egal, ob es am nächsten Tag so ein »schlechtes« Gefühl bewirkt! Man wird sich elend fühlen – mehr als zuvor – und es wieder nehmen »müssen«, bloß um ein bisschen Frieden zu finden! Doch so läuft's ab!

Und Koks ist so teuer, die Droge der reichen Leute, weil nur die es sich leisten »können«! In der Tat sind sie auch diejenigen, die den Stoff »brauchen« – mit dem fortzufahren, was sie dafür tun, um »reich« zu werden!

Ist das Geld schon da, als Erbschaft etwa, umso »schlimmer«! Denn wenn Leute *keins* »haben«, sind sie durch den Aufwand, den sie treiben, um an Geld zu kommen, so beschäftigt, dass sie »ihr« ganzes Elend vergessen! Doch bereits Geld zu »haben« und dennoch unglücklich und frustriert zu sein bringt einen dazu, in den Drogensumpf abzutauchen – weil es keinen Sinn gibt in einem solchen Leben, das auf der materiellen Ebene alles bietet, aber keinen Ausweg aus der Misere aufzeigt!

Doch Drogen sind nicht der Ausweg. Besonders Kokain nicht, das wirklich zerstörerisch ist – denn es scheint nicht so »schlecht« zu sein: Man funktioniert weiterhin in der Gesellschaft! Und fährt fort, eben diese Gesellschaft hervorzubringen! … Die meisten Politiker und mächtigen Menschen greifen zu so einer Droge und werden immer kälter, distanzierter, empfindungsloser. Eines Tages sind sie an nichts und niemand mehr als an »ihrem« Ego interessiert! Und das Ego wird immer stärker und kälter! Bis sie impotent werden, die Zähne anfangen auszufallen, Blut aus der Nase kommt und die Seele verschwunden ist …

Und das war es, was wir in Pôrto Velho fanden! … Eigentlich waren wir wegen Ayuasca dorthin gefahren, denn er hatte uns erzählt, dass dort alle es tranken – weil es in Pôrto Velho nicht als Droge, sondern als Kult der Einheimischen gilt! … Wir hatten schon versucht, welches zu trinken, aber leider ohne Erfolg … Marinho, ein berühmter Schauspieler aus São Paulo, der in Brasilien eine neue Art Theater eingeführt hat und große Erfolge feierte mit dem, was als »Teatro de Arena« bekannt wurde, galt damals als Ayuasca-Meister … Und soweit ich weiß, lebt er noch, auf einer Farm in der Nähe von São Paulo – mit einem Freund …

Doch es war mir fast »gelungen«, ihn zum männlichen Team zurückzubringen, denn als er nach Brasília gekommen war, um dort die Rituale zu leiten, und wir ihn abholten, hatte ich mich am Flughafen sofort in ihn verliebt – aber er sagte, ich sei noch nicht reif für diese spirituelle Reise, und »erlaubte« uns nicht, an ihnen teilzunehmen! Ich glaube, er entschied aufgrund von Vorurteilen so – aus Angst vor Frauen und vielleicht auch davor, in einen Mann »verwandelt« zu werden! Er fürchtete sich wahrscheinlich vor der weiblichen Energie! …

Ich unterdrückte seit Langem nicht mehr die Frau in mir – und war deshalb so schön gekleidet, wie ich nur »konnte«! Ich bin mir beinahe sicher, er hatte sich von »meinen« »schönen« Brüsten, die etwas hervorschauten, und von dem Lächeln, das schon viele »Schwule« erobert hatte, angezogen gefühlt! Aber er war sooo berühmt! Es würde »sein« Ego erschüttern, wenn er sich einer Frau hingeben würde! … Und die ganze Homogemeinschaft würde sich »betrogen« fühlen! …

Diesen absurden Satz hörte ich von einem Transvestiten, der bei einem Interview im »SuperPop« einen anderen sehr schönen und bekannten Transvestiten beschuldigte, er/sie hätte gesagt, er/sie gehe gerne manchmal mit Frauen ins Bett – was für mich bedeutete, dass *die Natur versuchte, sich zu behaupten!* … Der Erste sagte, er selbst trage nicht immer Frauenkleider und »habe« deshalb nicht die gleiche Verantwortung gegenüber der Schwulengemeinde – aber dass der andere, der sehr berühmt war und beinahe als Frau »galt«, aus Gründen der Loyalität nie mit Frauen gehen dürfe … Doch für mich hieße das, die Natur zu betrügen! … Eigentlich ist es ein Ego-Trip – denn *wer sind wir, festzulegen, welches Geschlecht zu uns passt?* Wenn wir in den Körper eines Mannes hineingeraten sind, warum es dann nicht akzeptieren? Warum das Geschenk der Existenz zurückweisen?

Was uns also den eigentlichen Anstoß gab, nach Amazonien zu fahren, war das Ayuasca! Und es war so eine wunderschöne Reise! Ich gab dem damals zweijährigen Atman die Brust, sodass es für uns viel leichter war, es zu genießen, tagelang durch den Wald, auf Straßen, die nicht wirklich Straßen waren, zu reisen, und in den wundervollen Flüssen zu baden …

Doch als wir ankamen, war ich wirklich geschockt! Dort lebten zwei Schauspielerinnen aus São Paulo, prächtige Frauen in Stiefeln und mit Lippenstift, menschliche Panther, die in der Natur ausspannten!

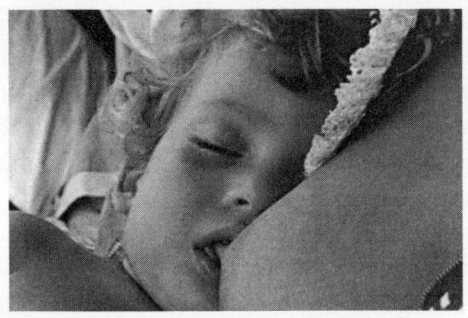

Atman an Pyaris Brust auf der Fahrt nach Amazonien, Brasilien, 1976

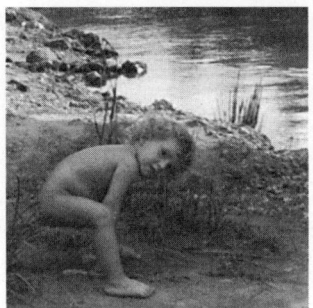

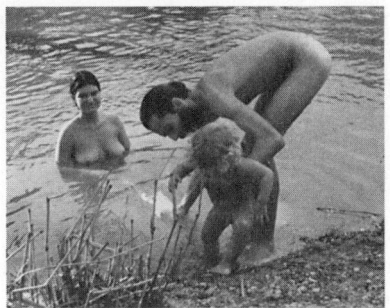

Atman auf der Fahrt nach
Amazonien, Brasilien, 1976

Pyari, Telmo und Atman auf der
Fahrt nach Amazonien, Brasilien, 1976

Und es gab auch die Geräusche echter Jaguare, die am nächsten Tag abgeschossen wurden, nachdem sie nachts auf der Suche nach Essbarem um das Haus herumgeschlichen waren! ...

Atman »konnte« nicht mehr nackt und frei herumlaufen. Alles war so schmutzig und unpersönlich! Es wunderte mich, wie diese Leute es so zusammen aushielten – und so lange! Tatsächlich waren sie nicht immer dort – alle paar Wochen ging es wieder zurück zum Dreh in die Studios in São Paulo. Die Farm war ein Urlaubsort, wo sie Kokain konsumierten – dort sehr leicht aus dem nur wenige Stunden entfernten Bolivien zu bekommen! Es war einfach zu viel für mich, und ich beschloss, ins Stadthaus zu ziehen, was, wie sich bald herausstellte, keinen großen Unterschied machte: Nachdem ich alles sauber gemacht hatte, pflegten sie plötzlich mit schmutzigen Stiefeln und Hunden aufzutauchen und begruben sofort alles wieder unter einer Schlammschicht! ...

Und es gab dort direkt vor der Tür einen Jaguar in einem Käfig! Ich geriet in einen heftigen inneren Konflikt, was ich Atman sagen »sollte«! Nie hatte ich zu ihm Nein gesagt, nie gesagt, dass er etwas nicht tun »solle«, hatte immer darauf vertraut, dass die Existenz für alles sorgte – da ich die Freiheit als den höchsten Wert ansehe! Wir wollten ihm Raum geben, »seinen« eigenen Instinkt zu nutzen, »seine« Intelligenz zu entwickeln, ohne ihm irgendwelche Ängste aufzuzwingen. Es gab nie ein »Sollte« oder »Sollte-nicht« von uns! Doch die »Möglichkeit« sehend, dass er vielleicht eine Hand verlor, erklärte ich ihm, er »solle« dem Käfig nicht zu nahe kommen, weil diese Art Tier Menschenfleisch möge – und ihn ganz oder in Teilen »womöglich« fressen würde! Er begriff – und stand immer lange vor dem Käfig, sah das schöne, farbenfrohe kraftvolle Tier an, das in einen Käfig eingeschlossen war, kaum größer als es selbst ... Und ich hielt mich etwas im Hintergrund ...

Die Ayuasca-Meister, die uns ebenfalls mochten, waren die Einzigen, mit denen es »möglich« war, sich auszutauschen ...

Bei den Ritualen »konnte« ich draußen mit Atman in der Hängematte sein, während drinnen alle an Jesus oder die Heilige Maria gerichtete Hymnen sangen. Das war nicht »mein« Trip, obwohl ich Jesus noch immer liebte – der allerdings für mich nicht der Sohn Gottes war, sondern einer der vielen Meister, die sich verwirklicht haben ... Und ich sah mich bereits auch als Kandidatin für dieselbe Erfahrung ...

Einer der Ayuasca-Meister kam einmal, um mich von Malaria zu kurieren. Ich hatte mich infiziert und lag mit hohem Fieber im Bett. Er sagte, ich »solle« das, was er mitgebracht hatte, trinken, damit das Fieber sank, und erklärte mir, gemäß der Situation würde der Tee, wenn man krank sei, statt Erfahrungen irgendwelcher anderer Dimensionen zu bewirken, einfach den Körper heilen. Und das tat er auch! Am nächsten Morgen war ich tatsächlich geheilt! Nie wieder zeigten sich die Symptome dieser schrecklichen unheilbaren Krankheit!

Einmal kam Marinho nach Pôrto Velho, um die »Quelle« zu besuchen – was er regelmäßig tat. Ich lag in der Hängematte – glücklich und selig –, und er fragte mich, ob ich okay sei. Die meisten Leute übergaben sich, um die »Dämonen« hinauszuwerfen – wie sie es nannten. Doch ich fühlte mich großartig. Atman pflegte die »Zaubermilch« mit Appetit zu trinken und dann in Mutters Schoß zu schlafen – während ich furchtlos durch magische Dimensionen reiste. An diesem Abend »musste« ich mich jedoch auch übergeben! Als er sich mir näherte, »hatte« ich ein seltsames Gefühl, wie wenn er wollte, dass ich mich »schlecht« fühlte, und damit bewies, dass er in Brasília »recht gehabt« hatte, mich nicht zu den Ritualen zuzulassen! ... Ich kotzte, und es fühlte sich an, als ob Angst aus mir herauseilte – vielleicht kam sie von ihm und »musste« »mein« System sofort wieder verlassen ...

Pôrto Velho ist eine Stadt im Amazonaswald. Ich hatte gehört, dass Leute ein seltsames Gefühl »haben«, wenn sie die Stadt anfliegen: durch das Flugzeugfenster sieht man nur Grün – Bäume und Bäume und wieder Bäume – und plötzlich setzt das Flugzeug zur Landung an! Und man gerät in Panik – aus Angst, gleich in den Bäumen zu landen! ...

Einmal wurden wir eingeladen, in den Dschungel zu gehen! ... Für jeden noch so kurzen Spaziergang »braucht« man einen Führer! ... Von einer Nachbarin aus – sie lebte direkt am Wald – gingen wir zu fünft los. Und schon nach wenigen Metern war der Urwald von so riesenhaften Ausmaßen, dass wir uns wie kleine Insekten fühlten! Es war genau so, als würde ich in den Mutterschoß des Planeten eindringen! Mit jedem Schritt vorwärts versanken die Füße in immer tieferen Schichten aus gigantischen Blättern, die größer als wir selbst waren und in denen die Beine bis zu den Knien verschwanden! Die Bäume waren so riesig, dass die Sonne, sobald wir den Wald betraten, nicht mehr zu sehen war! Und der Führer ging voran, eine große Fackel in der Hand – mitten am Tag! Ich wollte nach kurzer Zeit wieder umkehren! ...

Und langsam (oder war es schnell? Ich weiß es nicht mehr!) näherte sich das Ende im grünsten Teil der Welt ...

Eines Tages, als ich das Haus gerade sauber gemacht hatte, kam der Boss hereinspaziert – wie ein Gestapo-Offizier, begleitet von Hunden und mit den lauten Stiefeln, die alles wieder schmutzig machten! Außerdem behandelte er uns, als wären wir »seine« Sklaven! Das erinnerte mich an die Soldaten, die uns in Rio, als wir gegen die Diktatur demonstrierten, verprügelt hatten – und ich verlor alle Geduld! »Meine« Wahrheit herausschreiend, sagte ich alles, was ich sagen wollte – und nicht mehr wie eine zarte Rose, die er mit den Stiefeln zertreten »können« würde! Er gab mir eine Ohrfeige, und wir zogen sofort aus ...

Telmo hatte für ihn gearbeitet, im Vertrieb der Orangen der Farm, und so »hatten« wir noch etwas Geld, von dem wir irgendwo anders ein einfaches Holzhaus mieteten. Aber jetzt »musste« ich noch mehr aufpassen, denn die Nachbarn »hatten« eine Art wilden Truthahn, der frei herumlief und im Stande war, Atman, der sich ebenfalls oft draußen aufhielt, zu beißen! Es gab einen Zaun, doch der Truthahn sorgte dafür, dass von ihm nicht viel übrig blieb, damit er auf die andere Seite gelangte, um Atman anzugreifen … Ich habe mich meistens wie eine aus der Stadt gekommene Prinzessin unter Kannibalen gefühlt … Und gewiss sahen sie in uns Verrückte: Immer in Weiß gekleidet, ein langhaariger nackter Junge, ein ebenfalls langhaariger Vater, seltsame Morgenübungen in aller Frühe – und als Nahrungsmittel eine Art Reis, den sie nur an die Tiere verfütterten!

An einem Nachmittag erschien der ehemalige Boss! Wir waren überrascht, doch Telmo – die gute Seele – öffnete die Tür und bat ihn herein. Er beklagte sich darüber, dass jemand ihm ins Bein geschossen habe, und erzählte eine Geschichte von einem Eingeborenen, der wütend auf ihn war. Ich sagte nichts und dachte, dass er es verdient habe – wegen allem, was er uns angetan hatte! Er bekam es indirekt zurück – von jenen Primitiven, die ein Schießeisen mit sich herumtrugen und nicht geneigt waren, sich wie »Heilige« zu verhalten …

Das Ende des ganzen Films war mit einem Telegramm von Elsys Schwester erreicht: Bei »meiner« armen Schwiegermutter war Brustkrebs diagnostiziert worden, sie rief uns zurück nach Rio und wollte zwei Flugtickets schicken! Natürlich hasste ich es zu erfahren, dass diese Superfreundin krank war, aber ich war erleichtert und nahm die ganze Geschichte als das Wirken des Schicksals, das diesen Albtraum beendete! Wir »hatten« nicht einmal genug Geld, um eine Busfahrkarte zu kaufen – und um durch den Wald in die »Zivilisation« zurückzukehren! …

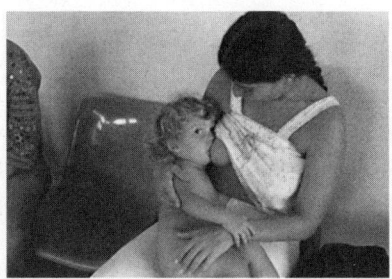

Pyari und Atman auf dem Flughafen in Pôrto Velho, Brasilien, 1976

Auf dem Rückflug bestätigte sich auch für mich, wovon die Leute geredet hatten: Wir hoben ab und flogen stundenlang über den grünen Teppich der Erde …

Elsy war sehr froh, uns wieder bei sich zu »haben«, und ich war zu egoistisch, um zu verstehen, dass Krebs uns Menschen wegnimmt! Heute – auch wenn sie nicht mehr da ist – spreche ich manchmal mit ihr und entschuldige mich, so dumm gewesen zu sein, ihr nicht mehr Aufmerksamkeit – und Zuneigung – gegeben zu haben, was sie mehr als verdient hätte! Wir sehen es – in »unser« eigenes Chaos abgetaucht – als selbstverständlich an, dass Menschen immer da sind! Ich fühlte mich allerdings sehr hilflos! Natürlich habe ich mit ihr viele Ärzte aufgesucht, aber wir waren alle sehr verwirrt wegen Telmos Schwester Vavate, die einen seltsamen Liebhaber dorthin mitgebracht, dann einen Sohn von ihm bekommen hatte und es nun nicht mehr »schaffte«, frei von ihm zu werden! Einmal versteckten wir sie sogar in der kleinen Wohnung von Elsy in Rio! Doch er fand es bald heraus und »hatte« sie wieder!

Telmos Vater kam an den Wochenenden betrunken nach Hause, frustriert, weil er viel arbeiten »musste« und keine Zeit »hatte«, um sich der Malerei zu widmen – zu der ihm die Existenz das Talent gegeben hatte! Selbst als er einmal den Preis der »Bienale« in São Paulo, einer der größten Kunstausstellungen der Welt, gewann, machte er von den Flugtickets, die er erhielt und die ihm »ermöglicht« hätten, alle Museen in Europa zu besuchen, keinen Gebrauch – wegen der Familie!

Und bald fing auch Vavate an zu trinken! …

Das Haus in Sobradinho hatten wir an Rômulo vermietet – aber er hat uns nie bezahlt! Als ich später darauf bestand, gab er mir die Kollektion jener schönen Bilder, die die zwölf Tierkreiszeichen darstellen und welche später als Illustrationen für das Buch – das letzte von mir in Brasilien veröffentlichte – über die Theorie der astrologischen Therapie Verwendung fanden …

Dann nahmen wir Kontakt zu Marinho auf, weil wir wieder Ayuasca trinken wollten. Diesmal »konnte« er uns nicht abweisen, denn wir hatten es ja schon in Pôrto Velho getrunken und waren nun »offiziell« Mitglieder der Sekte …

Doch eine große Überraschung erwartete uns! Er trug eine lange orange Robe, eine Halskette von einem indischen Guru um den Hals, nannte sich Swami Somesh, und das Ritual »hatte« nichts mehr mit Jesus zu tun! Wir hörten die ganze Nacht Pink Floyd, und er hatte viel von »seiner« Arroganz verloren ...

Als der Tee zu wirken begann, wachte Atman auf, und ich ging in den großen Schlafraum, um ihm die Brust zu geben – wo wir während des restlichen Rituals blieben! Wie Helder Jahre zuvor gesagt hatte: Das Kind beschützt die Mutter! ...

Am nächsten Tag hörten Telmo und ich zum ersten Mal einen Vortrag von Osho: »Kein Wasser, kein Mond«! Es ist die Geschichte einer Nonne, die in ein Kloster eintreten wollte, aber die Mönche hatten sie nie angenommen, weil sie *zu schön* war – eine Eigenschaft, die den Priestern schon immer Angst eingejagt hat! Die Situation begreifend, verbrannte sie sich das Gesicht – und entstellt, nicht wiederzuerkennen, wurde sie aufgenommen! ... Dann einmal trug sie in einer Vollmondnacht einen Wasserkrug, und als sie das Spiegelbild des Mondes im Wasser betrachtete, zerbrach plötzlich das Gefäß – kein Wasser, kein Mond mehr, in »ihren« Händen nur die Leere ... Der Verstand stoppte! ... Und sie wurde erleuchtet! ...

Das zu hören war wirklich der Hammer! Aber damals, 1976, klang es zu hart für mich – besonders die Geschichte vom »No-Mind«! Wir waren zu sehr mit Astrologie, einem schönen Spiel des Verstandes, beschäftigt! ...

Und plötzlich – eine neue große Veränderung! Die Idee, die auf dem Zentralplateau Form angenommen hatte, wurde Realität, und wir würden »unseren« ersten Workshop geben – eingeladen von einem Schauspieler, den ich im makrobiotischen Restaurant in Brasília getroffen hatte! Er war sehr jung, »hatte« langes Haar, und da wir, als wir uns über Astrologie unterhielten, uns ineinander zu verfangen begannen, lud ich ihn ein, die Kommune in Sobradinho zu besuchen. Er kam besuchsweise, was mit wunderschönem Sex am nächsten Morgen endete – als alle schon aufgestanden oder zur Arbeit gegangen waren, bis auf Atman, der auf uns herumkletterte und spielte ...

Der schöne Schauspieler sagte mir dann, er werde für uns in Belo Horizonte einen Astrologie-Workshop organisieren, und ließ mir ein Foto von sich mit einem Textausschnitt aus dem »Zarathustra« – der Mystiker Nietzsches – über zwei mögliche Verwandlungen des Menschen:

vom Kamel zum Löwen und vom Löwen zum Kind … Ich »sollte« es erst viel später vollends verstehen – mit Osho! …

Und es »sollte« ein Jahr vergehen, bis er sich bei uns wieder meldete! Doch jetzt berichteten alle Zeitungen in Belo Horizonte – was »schöner Horizont« bedeutet – über das Ereignis und mehr als 80 Besucher hatten sich angemeldet. Vor dem Auditorium warteten noch viel mehr, um uns nach den Unterrichtsstunden zu treffen – und um die netten Schwingungen, die dort entstanden, zu genießen …

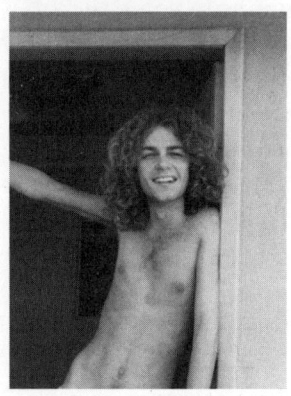

Der Schauspieler aus Belo Horizonte, 1976

Körper-Verstand

ÜBER ERNÄHRUNG

Der Körper ist »unser« Tempel! Er verdient das Allerbeste. Wenn wir uns nicht um ihn kümmern, werden wir nicht einmal das Leben in Fülle genießen »können«, denn ein ungesunder Körper ist eine Belastung. Und es ist sehr schwer, den Buddha in uns zu entdecken, wenn wir den Tempel vergessen! …

Von dem geliebten Vater, den mir die Existenz gegeben hat, gibt es einen Satz, der oft bei uns zu Hause zu hören war und mir auf dem Weg auf diesem Planeten sehr geholfen hat:

»Was es verdient, getan zu werden, verdient es, gut getan zu werden.«

Deshalb verwandele ich alles, was ich lerne, sofort in Praxis! Wenn es etwas ist, von dem sich später herausstellt, dass es fallen gelassen werden »sollte«, vertraue ich darauf, dass es von allein geschieht. Doch alles, was mich betrifft, tue ich ehrlich und kompromisslos. Ich folge dem Weg, wo immer er hinführt …

Und da sich die Lektion der Ernährung in New York mir tief einprägte, esse ich immer noch makrobiotisch – was bedeutet: Es gibt gewisse »Gesetze« im Universum, die sich in uns und durch uns in einem fort ausdrücken. Wir sind ein Mikrokosmos, der den Makrokosmos spiegelt! Und die Evolution wird von Dialektik – dem immerwährenden Spiel der Gegensätze –, die in uns und in allem um uns herum geschieht, auch in dem, was wir essen, bestimmt. Deshalb erzeugt das, was wir zu uns nehmen, entweder Gleichgewicht oder Ungleichgewicht im Körper und in der Psyche.

Zu diesem Thema empfehle ich **George Oshawas** Bücher. Michio Kushi, der, soweit ich weiß, noch lebt, hat ebenfalls viel über Makrobiotik geschrieben.

Ich stehe auch gerne als Ernährungsberaterin zur Verfügung!

Und hier einige Richtlinien, um lebenslang von Ärzten und Versicherungen unabhängig zu bleiben:

– *Leb vegetarisch* – besonders wenn du dich als Tantriker sehen möchtest oder wenn du irgendeinen Teil »deiner« Existenz darin investieren willst, den Buddha in dir zu entdecken! Tiere gleich welcher Art zu essen ist gewalttätig – und du gerätst wahrscheinlich in eine Struktur von Gewalt. So wird es dann weniger leicht sein, sich zu entspannen, Sex wirklich zu genießen – und nicht zu ejakulieren! Und wie schon gesagt, *für Tantriker ist die Ejakulation ein Verlust an Energie. Sie sagen, wenn du die Energie nicht freisetzt, akkumuliert sie sich – und dann »kannst« du sie für viele andere Zwecke einsetzen* (siehe Seite 277: Jenseits der Ejakulation).

  Auch »ihre« Ängste verleiben wir uns ein, wenn wir Tiere essen – hauptsächlich »ihre« Todesangst, wenn sie geschlachtet werden! Diese

Gefühle sitzen in dem Fleisch, das wir essen! ... Deswegen »haben« viele Fleischesser mehr Ängste als Vegetarier! Und sie sind gewalttätiger, denn Angst kreiert Gewalt – um sich zu schützen! ...

»Meine« Erfahrungen mit Liebhabern, Schülern und Freunden zeigen mir, dass Fleischesser immer irgendwie bedrückt sind – was vielleicht auch auf den Todesschmerz der geschlachteten Tiere zurückzuführen ist. Und diese Energie ist ein Hindernis auf dem Pfad der Liebe – und dem der Meditation –, denn sie ist einfach schwer! Wollen wir die Totalität eines anderen Menschen erfahren und genießen, ist es nicht »gut«, solche primitiven Emotionen mit uns herumzuschleppen! ... Ist es nicht entsetzlich, jemanden zu treffen, der »schlechte« Laune »hat« oder voller Ängste ist?

Darum ist es weiser, sich darauf vorzubereiten,
eine »gute« Gesellschaft zu sein!

Umso mehr für Tantra – dafür »brauchen« wir Feingefühl, welches Vegetarier bestimmt viel leichter entwickeln ... Doch ich möchte nicht behaupten, dass du nicht »fähig« sein wirst, tantrischen Sex kennenzulernen, wenn du Fleisch isst! Es wird nur schwieriger – abgesehen davon, dass es länger dauern wird, um dich für solche Dinge zu interessieren ...

Also, entscheide dich – das Leben ist kurz,
und das Morgen kommt vielleicht nicht!

– *Eier sind okay.* Viele Jahre aß ich weder Eier noch Milchprodukte. Doch vor ungefähr 20 Jahren hörte ich Osho sagen, dass kein Vegetarier jemals den Nobelpreis gewonnen hat. Er meinte, dass das Gehirn tierisches Eiweiß »braucht«, um sich voll zu entwickeln. Daher empfahl Er uns, einmal wöchentlich Eier zu essen. Das tat ich auch und habe tatsächlich einen Schub, der mich mehr in die Welt brachte – und mir mehr Kraft gab, mich den Herausforderungen des Lebens zu stellen –, wahrgenommen!

1979 hatte mir das Leben auch einen interessanten Streich gespielt, als ich in Brasilien in den Bergen von Mauá eine wunderschöne Zeit genoss. Ich aß nur Vollkornreis und stillte Adhara, das zweite, damals einjährige Kind. Das Haus stand abgeschieden auf einem Hügel, nicht weit entfernt floss ein Bach ins Tal hinunter, es gab eine Menge Gänse und Hühner, die herumrannten – und viele viele Eier, die vergammelten … Aus einigen schlüpften Küken – noch mehr Hühner und Gänse! Dann fing Atman an, die Eier in die Küche zu bringen, und am Ende entschloss ich mich, sie zu probieren, besonders die Gänseeier, die enorm groß waren! Und sie gaben mir wirklich sehr viel Kraft, die ich definitiv »brauchte«, um dieses harte Leben dort – obendrein allein mit zwei Kindern – zu »managen«! …

Eier sind okay – aber nicht im Übermaß, weil sie schwer zu verdauen sind. Daher »sollte« man dazu grünes Gemüse essen, um den Verdauungsprozess anzuregen.

– *Milchprodukte sind »gut«* für Menschen mit den Blutgruppen *B und AB*. Ein weiteres lesenswertes Buch ist »*4 Blutgruppen – Vier Strategien für ein Gesundes Leben*« von *Dr. Peter J. D'Adamo* und *Catherine Whitney*. Es geht um neuere Studien über Blutgruppen und Diäten – wie man gesund bleibt, länger lebt und das Idealgewicht erreicht. Ich bin sehr zufrieden damit und richte mich nach den dort aufgestellten Regeln.

Da ich Typ AB bin, begann ich, Milch zu trinken, und freute mich, dass »meine« Vorliebe für Käse »richtig« war. Doch ich beobachte an mir, was ich vor langer Zeit darüber lernte, dass man sich mehr an Menschen und Dinge klammert – und sich mehr abhängig macht –, wenn man Milchprodukte zu sich nimmt. So ergeht es mir, seit ich zu ihnen zurückgekehrt bin! Aber wir »können« uns diese Muster immer bewusst »machen« und uns von ihnen befreien …

Käse esse ich immer mit *Karotten, Löwenzahnblättern oder anderen grünen Blättern.* Eine gute Balance – Ying und Yang!

Vorm Schlafengehen trinke ich meistens Milch mit *Yannoh,* einem makrobiotischen Kaffee aus Getreide – was ganz einfach wunderbar schmeckt und »meine« abgespannten Nerven beruhigt!

– *Vegetarier bekommen mehr als genug Eiweiß durch* Seitan oder Tofu natur (ohne jegliche Gewürze), Bohnen (Azuki sind die besten), Linsen, Erbsen, Kirchererbsen und Meeresgemüse.

– *Jeder Zucker, auch brauner Zucker, ist Gift für den Körper und macht ihn weniger sensibel.* Er frisst die Intelligenz und den Appetit auf Sex. Eine wundervolle Sache, die ich sehr früh von Oshawa lernte, ist auch: *Ein gesunder Mensch »hat« täglich Sex!*

Den Kaffee süße ich mit Honig. Manchmal nehme ich Honig auch zu Sojamilch und Haferflocken, die ich in den Mixer gebe, um ein starkes Getränk zuzubereiten – das ist schnell zu verdauen und »ermöglicht« mir deswegen, mit den vielen Übungen, die ich jeden Tag mache, fortzufahren. Ich nehme auch manchmal Honig zu **Ban-cha** – einem drei Jahre alten grünen Tee, den wir viel trinken. Er »muss« in der Pfanne geröstet werden, bevor er ins Wasser getan wird. Wir trinken ihn, gleich nachdem es gekocht hat. Man »kann« ihn ein zweites und drittes Mal 20 Minuten mit mehr Wasser wieder aufkochen – und ihn vor dem Schlafengehen trinken.

– *Alkohol ist ebenfalls Gift.* Mehr als ein oder zwei Drinks am Tag öffnen bereits die Tür für Krankheiten und verhindern »guten« Sex. Liebhaber, die normalerweise tranken, kamen nie zu mir, wenn sie auch nur ein einziges Bier getrunken hatten! Ich mag Alkohol einfach nicht und auch nicht eine Fahne. Und obwohl mir ein oder zwei Ärzte geraten haben, ein Glas Rotwein zu genießen, was gut für das Herz zu sein »scheint«, kam ich zu dem Schluss, dass das nichts für mich ist. Ich mag leichte Drogen und Sex ist die beste – besonders tantrischer!

Das heißt nicht, dass ich nie Alkohol trinke! Manchmal lindert etwas Portwein Krämpfe während der Periode. In Bayern habe ich manchmal ein Weizenbier getrunken und diesen wirklich guten Geschmack genossen. Vielleicht zweimal im Jahr einen Gin Tonic … Und bei Auftritten ab und zu einen Likör wie Baileys … Doch für Sex bleibe ich clean. Das ist das Beste! Erst recht für bewussten Sex! …

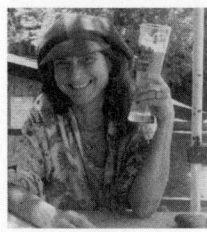

Pyari in Bayern, Deutschland, 1999

– *Früchte verringern ebenfalls die sexuellen Energien.* Das meiste Obst ist *Ying,* und für Arbeit, Sex – und Meditation – ist *Yang*-Energie am förderlichsten! … Kommen die Früchte aus einem Garten in »deiner« Nähe, »darfst« du ein paar genießen … Sonst koche sie – damit sie *Yang werden.* Der Körper wird dir dann «seine« Dankbarkeit dafür in Form von Gesundheit und Freude zurückgeben! … Feuer ist *Yang* – darum *ist gekochtes Essen das beste.*

Ich habe bereits erfahren, wie es ist, sich eine Zeit lang nur von Früchten zu ernähren. Du wirst wie ein Vogel, leicht und fröhlich – aber zu verletzlich. Das ist nichts für mich. Ich ziehe es vor, wie ein Panther zu sein – darauf eingestellt, Spaß zu »haben«, doch auch bereit, zu kämpfen, wenn es »nötig« ist. Wenn ich irgendwo mitspiele, will ich gewinnen – und wenn ich es nicht zu ernst nehme, »kann« es auch Spaß bringen! Wenn ich verliere, ist es in Ordnung – aber lasst uns erst sehen, wer gewinnen wird! Und Vögel »haben« diese Wahl nicht! …

In diesen Tagen genieße ich es, »meine« Intelligenz gegen jene, die die Starken und Harten markieren, einzusetzen – diese Leute sind eigentlich maskierte Feiglinge, die nach Macht gieren … Und ich »lasse« mich nicht mehr von irgendwem runterziehen! Doch dafür »brauchst« du mehr als nur Früchte als Nahrung. Wenn die Diät hauptsächlich aus Früchten besteht, stellt sich die Tendenz ein, das Opfer zu spielen – aber *Getreide verfeinert das Gehirn und gibt dir mehr Intelligenz.*

Du wirst nicht mehr denken: »Warum nur haben sie mir das angetan …?! Sie sind so schlechte Menschen! … Ich Armer! …«

Stattdessen wirst du denken: »Aha, das haben sie mir angetan! Mal sehen, was ich nun tun werde!«

Und das Gehirn wird zu einer spontanen Antwort fähig sein! Ohne Zorn!

Einfach agierend – in dem großen Drama, das das Leben ist! …

– Menschen mit den Blutgruppen A und AB »brauchen« in gewisser Weise ein oder zwei Tassen Kaffee am Tag. Wir hielten es bereits so, bevor wir erfuhren, dass er die Insulinabgabe anregt und dadurch die Verdauung fördert – und waren erleichtert, dass das, was wir schon für eine Sucht hielten, tatsächlich »gesund« ist! Wir hatten uns wirklich bemüht, das Kaffeetrinken aufzugeben, und ohne Erfolg – zumindest bis heute! ...

Wir trinken eine Sorte Bio-Espresso mit Kondensmilch ohne Zusatzstoffe. Seit einigen Jahren nehme ich auch etwas Zimt zum Kaffee – nachdem ich gelernt habe, dass er gut gegen Blutungen während der Menopause ist, worunter ich damals litt.

Um den Kaffee zuzubereiten, bringe ich Wasser mit etwas Salz zum Kochen, gebe einen Teelöffel Pulver ins kochende Wasser, das ich dann sofort vom Feuer nehme, und gieße es in eine dieser Kannen, wo ein Sieb heruntergedrückt wird. Und wir trinken keinen starken Kaffee.

Jedoch empfehle ich nicht, Kaffee vor der Meditation oder dem Liebesakt zu trinken. Kaffee ist »gut« für die Arbeit: Er gibt dir viele interessante Ideen, mit denen du spielen »kannst«. Aber dadurch verschließt sich dir der Raum, in dem sich das »No-Mind«, der Stillstand des Verstandes, der für Liebe und Meditation »notwendig« ist, ereignet.

– *Alle Getreidesorten sind hervorragende Nahrungsmittel.* Sie erhalten die Gesundheit des Körpers, »haben« reinigende Wirkung und sind Energielieferanten für Sex. Du »kannst« so viel essen, wie du willst, von *Vollkornreis, Buchweizen, Hirse, Hafer, Mais, Weizen, Gerste oder Roggen.* Gemüse wirkt ebenfalls sehr kräftigend, besonders: Broccoli, Blumenkohl, Kürbis, Sellerie, Rettich, Möhren, Yams-, Kletten-, Lotus und Löwenzahnwurzel, Rucola, Petersilie, Chinakohl, Koreander, Lauch, Frühlingszwiebeln, Knoblauch, Zwiebeln, Ingwer, Algen, Spirulina. Genieße sie mit Tamari oder Sojasauce ohne Konservierungsstoffe und auf jeden Fall ohne Zucker! Und vermeide definitiv alle Nachtschattengewächse: Tomaten, Gurken, Aubergine, Kartoffeln, Paprika und jede Art von Pfeffer!

Nimm dir die Zeit, die Liste der Inhaltsstoffe von allem, was du kaufst, durchzulesen! »*Dein*« Körper, »*dein*« Gehirn und hauptsächlich *DU* werden beeinflusst von dem, was du isst – von allem, was du aufnimmst!

– *Eine ausgewogene Mahlzeit besteht aus mindestens 30 % Getreide und an jedem zweiten Tag wieder Reis.* Wenn dies der Anteil an Getreide ist, fügen wir noch 20 % Protein, 15 % Wurzeln (Möhren, Rettich, Lotuswurzel etc.), 20 % Gemüse und 15 % Salate hinzu. Wenn wir mehr Getreide essen, verringern wir natürlich die Menge der anderen vier Elemente. Aber alle fünf »sollten« dabei sein – es sei denn, du bist krank. In dem Fall nur Reis – oder nur Getreide für eine ganze Woche.

– *Mische nie Knoblauch mit Zwiebeln.* Nur eins von beiden pro Mahlzeit. Und *frischer Ingwer ist für alles gut – besonders für die Lungen und die weiblichen Organe!* Du »kannst« ihn als Zutat für alles verwenden – gerieben oder geschnitten. Und als Tee ist er einfach super!

Ein Mann, der sich gut ernährt, wird sehr sensibel für den Körper der Frau – und bestimmt für »seinen«! Dasselbe gilt für Frauen.

Und wenn du dich in die Welt des Tantra hineinbegeben willst, ist es ein »Muss«, den Körper ausgerichtet auf Gesundheit, auf Sensibilität zu nähren!

Für das Herz

GURDJIEFFS VATERS LETZTE WORTE

Gurdjieff war ein Mystiker und Meister, der Ende des 19. Jahrhunderts in Russland geboren wurde. Er verbrachte die letzten Lebensjahre in Paris – und starb 1949 …

»Sein« Vater verließ den Planeten, als er neun Jahre alt war. Die Mutter war bereits tot. Und dahinscheidend hat der Vater ihm gesagt:

»Sohn, ich habe dir nichts zu vererben, aber ich möchte dir ein kostbares Geschenk machen, welches mir in diesem Leben sehr geholfen hat: Wann immer du das Gefühl ›hast‹ oder dir der Gedanke kommt, jemandem etwas ›Gutes‹ zu tun, so tu es sogleich. Und wann immer du das Gefühl oder den Gedanken ›hast‹, jemandem ›Böses‹ anzutun, warte vierundzwanzig Stunden. Wenn du dann glaubst, dass das, was dir angetan wurde, ›richtig‹ war, danke der Person für die Lehre. Und wenn du

siehst, dass es ›falsch‹ war, dann nimm es nicht so schwer. Verstehe, dass
die Person einfach dumm war – und das war's! …«

Gurdjieff sagt, dass »seine« Erleuchtung diesen Worten »seines« Vaters
viel verdanke. Sie helfen mir ebenfalls … Das Herz öffnet sich jedes Mal,
wenn ich mich an sie erinnere … Und wenn ich immer noch handeln
»muss« – auf eine Art und Weise, dass es scheint, als ob es gegen jemanden gerichtet sei –, überlege ich immer, ob er oder sie daraus etwas lernen wird – und ob es wirklich für das Leben »nötig« ist! … Wenn ja,
dann agiere ich voll und ganz …

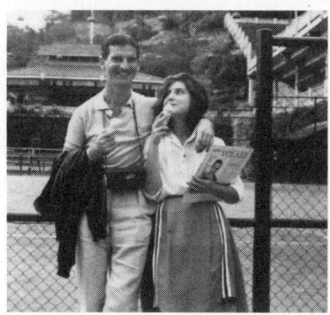

Pyari und Vater im Fluminense-Fußballklub, Rio, Ende der 1950er-Jahre

Für den Buddha

DIE PAUSE ZWISCHEN EIN- UND AUSATMEN BEOBACHTEN

Dies ist die erste Technik im »Vigyana Bhairava Tantra«, das Osho im
»Buch der Geheimnisse« kommentiert – und »mein« Favorit. Ich liebe
diese Meditation! Seit Jahren praktiziere ich sie und manchmal schließe
ich einfach die Augen, egal wo ich gerade bin – und beobachte … Um
innerlich zu rasten … Einfach zu *sein* …

Ich habe diese **Meditation** oft auch vier Monate lang täglich praktiziert.
Es »muss« dann eine ganze Stunde sein.
   Und so geht's:

- Du setzt dich bequem hin, wo es dir gefällt, und bleibst still. Wenn du krank bist, »kannst« du im Liegen meditieren.

- Richte »deine« Aufmerksamkeit auf den Moment zwischen Einatmen und Ausatmen.

- Das hört sich leicht an, und es ist leicht – obgleich der arbeitende Verstand es wahrscheinlich nicht zulassen wird, dass du diese Intervalle in den Fokus bekommst! ... Aber sei nicht besorgt! Immer wenn du bemerkst, dass du mit Gedanken beschäftigt bist, kehre einfach zur Technik zurück. Vergeude keine Zeit damit, dir vorzuwerfen, du hättest etwas »falsch« gemacht, oder zu denken, dass du es nie »schaffen« wirst! Verschwende keine Energie – auf gar nichts!

- In dem Augenblick, in dem du bemerkst, dass du vergessen hast, zu beobachten, setze es einfach wieder fort – ohne dass du dir überflüssige Gedanken »machst«!

- Wenn du dich langsam entspannst, werden die Pausen länger und länger, die Atmung wird sehr weich – und manchmal ist es, als ob du nicht mehr atmest! Das ist gut so – es bedeutet, dass du wirklich in Meditation bist!

Allein zu meditieren bereitet dich darauf vor, zusammen zu meditieren – und zusammen zu meditieren bereitet dich darauf vor, allein zu sein! Weil wir eigentlich allein auf diese Welt kommen, sie auch allein verlassen werden und zwischendurch hier auch allein sind – sosehr wir auch wünschen, es nicht zu sein, und die Sehnsucht »haben«, mit jemandem zu verschmelzen.

Das Bedürfnis, mit jemandem zusammen zu sein, entspringt oft bloß aus der Angst vor dem Alleinsein.

Doch allein zu sein ist die Basis,
die einzige »Möglichkeit« des Zusammenseins.

Es ist ein dialektischer Prozess: eine große Kreisbewegung, die uns vom Alleinsein zum Zusammensein und wieder zum Alleinsein führt. Und nur wenn wir es genießen, allein zu sein, sind wir »fähig«, das Zusammensein zu genießen – andernfalls ist es nur Abhängigkeit, Angst! ...

Zu verschmelzen heißt nichts anderes, als dass wir uns beide im Universum auflösen. Wir sind zusammen, aber nicht als zwei Leute in einer Paar-Liebesgeschichte, sondern als zwei Menschen, die sich gegenseitig »unterstützen«, mit dem Universum jeweils allein zu verschmelzen ... Und dann werden wir wieder *eins* sein ... Oder vielleicht zum ersten Mal ...

Genieße »dein« Alleinsein ... Es gibt kein größeres Geschenk, als dazu »fähig« zu sein ...

»Einsamkeit ist eine Krankheit des Herzens.
Alleinsein ist Heilung.«

Osho, in »Zarathustra, der tanzende Gott«
(© Osho International Foundation, Switzerland. www.osho.com)

3

$\mathcal{B}$elo Horizonte, Minas Gerais, Brasilien – Juli 1976

Ich war zum ersten Mal in Belo Horizonte als Stewardess gewesen, und abgesehen von ein paar Übernachtungen auf der Durchreise nach Brasília hatte ich diese schöne Stadt nicht mehr besucht. Auch Belô oder BH genannt, ist sie wie Brasília eine Planstadt und fast so groß wie Rio oder São Paulo. Belô ist auch die Hauptstadt des konservativen und katholischen brasilianischen Bundesstaats Minas Gerais, von wo die Militärs, die die sogenannte »Revolution«, verantwortlich für die 20 Jahre Militärdiktatur in Brasilien, proklamierten, kamen …

Ich habe damals wenig Armut in BH gesehen. Heute, nach so vielen Jahren »guter Absichten« des Militärs, scheint fast das ganze Land in Hunger und Verzweiflung unterzugehen! Das führt zu Gewalt und zu den allgegenwärtigen Raubüberfällen, die auch das Resultat der kapitalistischen Ausbeutung der Bevölkerung ist. Nordamerikaner, Italiener, Deutsche und Japaner bauen dort eine Fabrik nach der anderen, in denen die Menschen für 50 Cent in der Stunde arbeiten, was zusammen mit der Korruption und der guten »Hilfe« der christlichen Kirche – die die Militärs dabei unterstützte, die »Revolution« zu etablieren – langsam ein wunderschönes Land zerstört …

Als Hauptstadt dieses reichen Minas Gerais war BH damals schön … »Unser« Gastgeber, ein Teilnehmer des Workshops, lebte in einer bescheideneren Gegend, und im Haus war es dunkel, etwas ärmlich, aber er war ein wundervoller Mensch – und wir waren unendlich glücklich, die Gelegenheit zu bekommen, mit anderen die Schätze dessen, was wir gelernt hatten, zu teilen.

»Meine« Mutter und »mein« Bruder Bill waren damals oft in Belô, denn er »hatte« zu dieser Zeit eine junge Freundin, halb Chinesin, die dort mit der Familie lebte. Er pflegte sie regelmäßig zu besuchen, und Mama schloss sich ihm dann oft an – glücklich und stolz, denn sie waren reiche Leute, die zur Regierung gehörten, was Mama wirklich sehr beeindruckte.

Mônica und Bill schliefen nicht miteinander – sie bereiteten sich auf eine »jungfräuliche« Hochzeit vor. Und vor ein paar Wochen erzählte er mir am Telefon, er sei über die Art der Vorschläge, die ihm jene Politiker gemacht hätten, erstaunt gewesen, und sagte, er sei froh, dass die Affäre nur noch ein paar Jahre dauerte, da er so der Gefahr einer eventuellen Verstrickung in diese kriminellen Machenschaften entkommen ist!

Aber damals war alles in Ordnung. Bill und Mama genossen die Freundschaft mit dieser Familie, und vor allem war die chinesische Mutter sehr nett. Oft gaben wir Atman bei ihnen ab, bevor wir zu »unseren« Seminaren fuhren, doch obgleich wir ihn abholten, sobald wir fertig waren, und sich alle vergnügten, Atman eingeschlossen, war es »meiner« Mutter unangenehm. Oft sagte sie, wir würden die Leute ausnutzen. Eigentlich wollte sie nicht Bills Ansehen »ruinieren« – durch zwei »Freaks«, die keiner regulären Arbeit nachgingen und ein nacktes Kind zu dieser sehr »distinguierten« Familie brachten! Dabei war er oft nicht einmal mehr nackt. BH liegt in den Bergen, und nachts ist es erforderlich, Pullover zu tragen, weil es wirklich kalt wird, vor allem im Winter …

Durch die Prophezeiungen der Kabbala hatte ich erfahren, dass sich in »meinem« 30. Lebensjahr etwas ereignen würde, wodurch ich »meine« Bestimmung fände! Ich erinnerte mich dann daran, war erstaunt – und sah in dem Workshop den mir vom Schicksal gewiesenen Weg! …

Und zu unterrichten war wirklich eine große Freude! Auch die Leute waren verblüfft, endlich die Ursprünge der Astrologie zu verstehen, von sich selbst mehr zu erfahren und kurze Einblicke in Meditation zu bekommen. Wir meditierten vor und nach den Vorträgen.

Der Kurs dauerte drei Wochen, an jedem Abend warteten viele Menschen draußen vor dem großen Auditorium, und es gab meist kleine Partys bei »unserem« Gastgeber – wo wir tanzten, flirteten und mit Atman herumspaßten …

Nach ein paar Tagen fingen wir an, diejenigen, die wir am meisten mochten, zu tantrischen Ritualen einzuladen – welche auf dem Neuro-Tactil, das wir von De Rose erlernt hatten, basierten. Und das Herz kam jetzt als neues Element dazu! De Rose war uns ein bisschen egoorientiert erschienen, und wir wollten es auf eine sanfte liebevolle Weise tun.

In der Gruppe waren viele nette Typen, und ich kam mit zwei oder drei zusammen. Einer kannte sich mit Tantra aus, denn es gab in der Stadt eine große Bewegung, die »Anthroposophie« hieß und hauptsächlich lehrte, wie man die Ejakulation vermeidet. Aber sie bestanden auf Monogamie, dem Gegenteil »unserer« Einstellung, und manchmal versuchte er, in heißen Diskussionen zu beweisen, dass wir falsch lagen. Es war für alle eine wunderbare Zeit …

Toninho kam bald auch tagsüber. Er war an der Organisation des Ganzen beteiligt gewesen, besuchte die Kurse deshalb gratis und wusste immer im Voraus, was passieren würde. Und ich liebte es, dass er mir Blumen mitzubringen pflegte! Noch nie hatte ich Blumen geschenkt bekommen, außer einmal von einer sehr schönen deutschen Freundin »meiner« Mutter – ich war damals zehn Jahre alt –, bevor ich bei einer Tanzperformance im Municipal Theater in Rio auftrat! …

Toninho pflegte in Stille dort zu sitzen, ein Lächeln im Gesicht, immer bereit für alles, was wir »brauchten«. Und er mochte Atman sehr – der ihn ebenfalls sehr liebte!

Bei einem Ritual, an dem 20 Leute teilnahmen, war er neben mir, als wir uns an den Händen hielten und im Kreis tanzten. Plötzlich gab er mir einen wunderbaren Kuss, wir verfingen uns ineinander, und schließlich entfernten wir uns von der Gruppe, um uns in einer Ecke hinzulegen. Als wir uns dann umarmten, »hatte« ich das starke Gefühl, dass wir uns nach langer Zeit wiederbegegneten – als ob wir in einem vergangenen Leben zusammen gewesen waren! … Wer weiß?! …

Und wir blieben in dieser Ecke den Rest der Nacht …

Toninho war der erste Lover, der mich aussuchte! Vor ihm war immer ich es gewesen, die sich den Mann auswählte. Jetzt war es umgekehrt, und ich spürte in dieser neuen Situation eine Art unbekannte Weiblichkeit von mir »Besitz« ergreifen …

Er war ein sehr schöner Mann und ein außergewöhnlich guter Liebhaber, der schnell die Kunst des tantrischen Sex erlernte! Und wir tauchten hinein als zwei hungrige Seelen, zwei leidenschaftliche Wesen! … Er entsprach in allem dem, was ich mir je von einem Liebhaber gewünscht hatte! Niemals in diesem Leben unter Hunderten Lovern ist einer genau so gewesen, wie ich es mir vorstellte: Er verband Vergnügen mit Tiefe und Liebe, war wunderbar entspannt – und wir sahen uns während des ganzen Akts in die Augen … Wir waren so verliebt, dass es immer so war, als würden wir durch den Himmel fliegen – und der Kontakt mit der materiellen Welt ging verloren! … Wir haben wirklich eine schöne starke Leidenschaft erlebt! …

Und immer nachdem wir uns geliebt hatten, tat er alles für mich! Obendrein war er ein großartiger Gefährte für Atman, den er zu kleinen Ausflügen oder zum Fußballspielen mitnahm – liebevoll auf den Armen oder auf den Schultern! ...

Telmo war dann mit einem 18-jährigen Mädchen aus dem Kurs zusammen, und wir wurden sofort enge Freundinnen. Von dieser wundervollen Seele, Aninha, lernte ich, sich nie anders als mit den »eigenen« Fingern die Haare zu kämmen und sich einen Slip über den Kopf zu ziehen – als Sonnenschutz! So pflegten wir herumzulaufen und zu singen!

Eifersucht kam nie auf! Einmal, mitten im tantrischen Ritual, ging Toninho mit einer Frau in einen anderen Raum – und ich »machte« einfach weiter mit dem Neuro-Taktil, als wäre nichts gewesen! Als wir uns später liebten, war es so schön und intensiv wie immer! Etwas in der Art ist mir selten wieder passiert! Vielleicht ist es so, dass, wenn wir in der Liebe alles bekommen, was wir »brauchen«, es für schwierige Gefühle, sich einzuschleichen, keinen Platz mehr gibt – nicht einmal für Eifersucht!

Er pflegte mich zu schönen Orten wie Wasserfällen und wilden Ingwerfeldern mitzunehmen – wir beide voll endlosem Staunen über das Leben und die Liebe! ... Ich bin dann von ihm so übervoll und durchdrungen gewesen, dass ich aufhörte, Sex mit den anderen zu »haben«.

Die Kurswochen waren sehr intensiv. Es schien, als ob Jahre vergangen wären! Danach mieteten wir ein Haus außerhalb der Stadt mit einer Studentin und »ihrer« ein Jahr alten Tochter – und Toninho bekam Arbeit in »ihrem« Modegeschäft.

Telmo und Aninha gingen woandershin – und »mussten« heiraten, damit sie bei »ihren« Eltern ausziehen »konnte«, denn damals wurden die Menschen in Brasilien erst mit 21 Jahren mündig.

Toninho war kein Intellektueller wie Telmo. Er war sehr ruhig, mir ergeben und wie ich mit der Sonne im Zeichen des Krebses geboren – »unsere« Geburtstage liegen nur einen Tag auseinander! Einmal sagte er, als wir uns unter der Dusche in dem neuen Haus liebten, ich würde seiner bestimmt bald müde sein, weil er nicht so intelligent wie ich sei. Ich lachte und sagte, das sei nicht wahr, dass er bloß weniger gebildet sei – was nichts mit Intelligenz zu tun »hat«! Und was Gefühle betraf, ähnelten wir uns auch sehr! Es fiel ihm deshalb leicht, damit umzugehen, wenn ich in eine Krise geriet – er beruhigte mich dann immer, indem er sagte, dass Leute, die hoch fliegen, es ertragen »müssten«, tief zu fallen, wenn sie fallen ...

Als Rômulo das Haus in Sobradinho verließ, beschlossen wir, für Flitterwochen dorthin zu fahren. Es würde auch eine Gelegenheit sein, Atman abzustillen. Telmo war gekommen, um bei ihm zu bleiben, und wir genossen ein paar Tage allein in Brasília, wo die Leute wirklich erstaunt waren, eine solche Leidenschaft zu sehen – wie sie nie zwischen Telmo und mir existiert hatte. Wir waren immer eher wie Freunde gewesen – oder wie Bruder und Schwester ...

Doch als wir zurückkamen, war Atman fast tot, unglaublich abgemagert, und öffnete die Arme, sobald er mich sah, mit solch einer Verzweiflung in den Augen, dass ich ihn nahm – und ihm wieder die Brust gab! Und als ich Telmo fragte, was passiert war, sagte er, Atman habe sich geweigert zu essen!

»Und ich wusste nicht, was zu tun war«, erklärte er, ebenfalls ganz verzweifelt!

Ich wurde wütend und wunderte mich über »seine Unfähigkeit«! Doch so war es nun mal – da war nichts zu machen: Atman bekam wieder die Brust! Und wir setzten das Leben in dem Landhaus fort – eine wundervolle Zeit, voller Liebe!

Atman und Toninho pflegten vor dem Frühstück »magische Pilze« zu sammeln – und wir bereiteten daraus Tee für die Studenten, denn Toninho hatte schon bald einen neuen Kurs am Abend organisiert. Ich war so glücklich!

Aber als ich zwischendurch nach Rio fuhr und Vater erzählte, dass dies die unglaublichste Liebesaffäre in »meinem« Leben sei, bemerkte er: »Alles, was sehr intensiv ist, ist von kurzer Dauer ...«

Ich dachte, er würde alles zu pessimistisch sehen und war sehr wütend auf ihn!

Toninho und ich beschlossen dann, nach Brasília umzuziehen. Und er sagte, etwas Urlaub am Strand, bevor wir auf das Plateau fahren würden, wäre großartig. Wir trampten also südwärts und machten für ein paar Tage halt bei Freunden, die in den Bergen wohnten – und waren überrascht, Lula zu treffen! Er war dort zu Besuch, lebte in der Nähe mit einer Spanierin, die auch Künstlerin war ... Aber er verschloss sich mir gegenüber, und als ich vorschlug, wir »könnten« uns gegenseitig massieren – etwas, wovon ich wusste, dass er es gern tat –, sagte er, dass er sich auf nichts mehr mit mir einlassen wolle! Jedoch wünschte ich keinen Sex mit ihm! Ich dachte nur, wie ich immer noch denke, dass, wenn zwei Menschen sich einmal so nahegekommen sind, die Energie der Liebe bestehen bleibt, selbst wenn das Sexuelle verloren gegangen ist – es sei denn, es ist keine Liebe gewesen! Aber es ist traurig, dass manches mit einigen Menschen nur »möglich« ist, wenn du ihnen »gehörst«! ...

Toninho und ich genossen den Strand, ernährten uns von Vollkornreis, Atman lief wieder nackt herum, Freiheit genießend – während wir uns liebten und die Sterne am Nachthimmel betrachteten ...

Einmal trafen wir einen Astronomen, der in der Nähe lebte. Wir hatten von esoterischen Verehrern Jesu gehört, dass »Sein« Geist vom zweiten Stern der Siriuskonstellation gekommen sei – wo lediglich Liebesgeister leben »sollten«. Damals sehr verliebt in Jesus, fragten wir den Astronomen nach dem Namen jenes Sternes. Er sagte, er hieß »Adhara«, und Toninho bemerkte: »Wenn wir einmal eine Tochter bekommen, würde ich ihr gerne diesen Namen geben!« ...

Eines Morgens hörten wir dann, auf der gegenüberliegenden Seite der Bucht sei eine reiche Frau von »ihrem« Liebhaber ermordet worden. Und komischerweise schien der Klatsch, der umging, eine solche Tat gutzuheißen! Solche »freien Frauen«, wurde leise bemerkt, endeten immer so! Es war viel später, dass ich in einem Magazin las, dass dies Leila Diniz war – ein berühmter Filmstar, den ich als eine der intelligentesten Pionierinnen in Brasilien hingebungsvoll verehrte. Und es schockierte mich unendlich, zu erfahren, dass der Täter – ein »Playboy«, den sie eigentlich »unterstützte« – ungestraft davongekommen war! Vor Gericht erklärte er, er sei – in einem Augenblick leidenschaftlicher Eifersucht – nicht bei Sinnen gewesen.

Und in Brasilien werden Männern Verbrechen aus Leidenschaft immer noch vergeben – wenn sie Frauen töten!

In Brasília vollendete Atman »sein« drittes Lebensjahr, und an eben diesem Morgen kam es zu einem schweren Konflikt zwischen uns ... Er war – kein Wunder – ein sehr rebellisches Kind, und Toninho hatte eine Taktik entwickelt, damit »umzugehen«: Wann immer wir wollten, dass Atman etwas tat, sagten wir ihm, er »solle« das Gegenteil tun – woraufhin Atman Nein sagte, das machte, was wir ursprünglich von ihm wollten, und uns arrogant, mit dem Zeichen des Sieges in den Augen ansah! Er liebte tatsächlich das Neinsagen – und meistens kümmerten wir uns nicht darum. Wir ließen ihn die Freiheit genießen, doch manchmal »mussten« wir es zum Beispiel »schaffen«, dass er aß – was ein bisschen »notwendig« ist! Einmal blieb er auch mitten auf einer überfüllten Straße zwischen den Autos wie angewurzelt stehen – nicht gewillt, sich einen Zentimeter zu bewegen – und brachte mich zur Raserei, da ich ihn nun, nackt, wie er war, hinter mir herschleifen »musste«, während er sich sträubte – und wie ein Irrer schrie! … Und alle sahen mich an, als wäre ich eine Tyrannin! …

Ähnliches ereignete sich an jenem Morgen. Ich war nicht sehr geduldig, brachte ihn aus dem Zimmer und verschloss die Tür – woraufhin er wie wild anfing zu schreien. Als ich die Tür wieder öffnete, sah er vollkommen verzweifelt aus und hatte auf den Boden gemacht! Ich nahm ihn in die Arme, mich wegen der ganzen Sache sehr schuldig fühlend, fing an zu weinen und geriet in eine schwere Krise …

Toninho pflegte mich immer zu lieben, wenn ich in so einem »schlechten« Zustand war – um mich zu beruhigen. Wieder einmal funktionierte es, während Atman in der Nähe spielte – glücklich, wieder bei uns zu sein …

Doch dieses Mal ejakulierte er – und verlor kein Wort darüber! Ich weiß nicht, warum … Er sprach sowieso nie viel … Als ich also zur Toilette ging, sah ich das Sperma herausfließen und geriet in Panik, da ich empfängnisbereit war und keine Verhütungsmaßnahmen getroffen hatte, weil er eigentlich nie kam! … Wieder im Zimmer fragte ich ihn, ob er ejakuliert habe. Er sagte Nein, was mich irgendwie erleichterte …

Ein paar Tage später kam er mit der Idee, es sei besser, zurück nach BH zu gehen, da sich für uns auf dem Plateau nichts bewegt hatte. Das wäre praktischer: Wir würden das Haus in Sobradinho vermieten und in ein seit Kurzem leer stehendes, das »seine« Mutter »besaß«, nicht weit von dem, das sie bewohnte, einziehen. Ich war einverstanden – die Miete würde uns etwas Geld bringen, und in BH kannte er viele Leute, wodurch es leichter sein würde, wieder Kurse zu organisieren. Es war in Brasília nichts zustande gekommen, weil Sobradinho von dort weit entfernt ist und wir kein Auto »hatten« – geschweige echte Connections … Außerdem wären wir zentraler, denn BH liegt in der Mitte zwischen Rio und Brasília …

Da das Hauptgebäude noch vermietet war, stand uns nicht viel zur Verfügung: lediglich ein kleines Zimmer und ein großer zementierter Platz, den ich sofort zum Tanzen nutzte. Und dort führte ich »meine« erste Soloperformance auf – zur Musik von Pink Floyd …

Wir befanden uns irgendwo an der Peripherie der Stadt und »hatten« auch einen großen Garten – mit vielen Bäumen und Früchten … Ich erinnere mich an die Liebe im Freien, uns lange in die Augen sehend, uns ineinander verlierend, er unter mir und Atman um uns herum spielend – frei …

Einmal besuchte uns »meine« Mutter, als sie wieder einmal mit Bill bei Mônica und »ihrer« Familie gewesen war. Doch sie war geschockt, dass wir so weit weg, in einer ärmlichen Gegend und unter Bedingungen, die sie sich nicht für mich erträumt hatte, lebten! Und sie saß auf dem großen Platz dort – traurig und deprimiert …

Dann verlor ich plötzlich seltsamerweise das Interesse an Sex, fühlte mich sehr schwach, und immer wenn Atman an »meinen« Brüsten saugte, wurde ich fast ohnmächtig. Also fuhr ich nach Rio. »Mein« Vater arbeitete dort als Zahnarzt in einem großen Krankenhaus, und ich würde deshalb alle Untersuchungen gratis bekommen.

Telmo und Aninha waren in Paquetá. Sie hatten in Belô viel durchgemacht, hatten sogar Gemüse aus den Abfalleimern vor den Supermärkten herausgefischt – um sich Suppen zu kochen und den Hunger zu stillen! Aber trotzdem hatten sie das alles romantisch gefunden! … Und wir waren alle sehr froh, uns wiederzusehen!

Vater war sehr besorgt, als er sah, dass die Röntgenaufnahmen auf eine zum Glück verheilte Tuberkulose hindeuteten, und sagte mir nachdrücklich, ich »solle« auf mich aufpassen … Doch die wirklich »schlechten« Nachrichten waren, dass ich schwanger war!

Aninha beglückwünschte mich vergnügt, während mich das völlig fertigmachte, denn ich wusste nicht, wie ich mit dieser Situation umgehen »sollte« – und war bereit, abzutreiben, wobei »meine« Mutter mich unterstützen wollte, weil sie auch nicht sah, wie ich mit einem zusätzlichen Kind klarkommen würde! Aber Toninho sagte, ich solle das Kind austragen, und schien sich sehr zu freuen. Ich fühlte jedoch schon, dass eine seltsame Ahnung in mir langsam aufstieg, und fragte ihn, was passieren werde, wenn wir uns trennten. Er antwortete, ich »solle« einfach das Kind zur Welt bringen und es ihm geben …

Abtreibungen sind in Brasilien *immer noch* illegal – Frauen »können« wegen eines *»Verbrechens gegen Gott«* im Gefängnis landen! Darum kosten sie ein Vermögen! Und nur weil einige »Kriminelle« die Macht »haben«, uns auszubeuten – wenn wir uns von der Last, schwanger zu sein, befreien wollen. Mir war auch noch nicht klar genug, dass *ich das »Recht habe«, mich selbst zu entscheiden, ob eine Seele – durch mich – auf die Welt kommen »sollte« oder nicht!* … Und deshalb entschied ich mich für das Baby! …

Atman erklärend, dass er nun einen Bruder, der in »meinem« Bauch wuchs, bekommen werde, sagte ich ihm, dass Mama nicht mehr die Kraft habe, zwei Kinder zu ernähren! Er hatte gesehen, dass ich sehr geschwächt war, immer wenn ich ihm die Brust gegeben hatte, und verstand – zu »meiner« großen Erleichterung, weil er zuvor immer durchdrehte, wenn ich erwähnte, ich würde ihn nicht mehr stillen! …

Und jetzt waren »seine« »guten« Zeiten vorüber … Er war etwas älter als drei Jahre! …

Ich hatte gehört, dass die Söhne der Ureinwohner Brasiliens drei Jahre lang Muttermilch bekommen, die Töchter zwei Jahre, und dass sie dadurch kräftig werden – und ein ganzes Leben krankheitsfrei bleiben. Und so hielt ich es auch! Wie ich schon sagte, wenn ich etwas tue, tue ich es so »gut« wie »möglich«! Und ich wollte die »beste« Mutter sein!

Doch plötzlich begann ich Toninho zu hassen und erinnerte mich andauernd an Atmans Geburtstag, als er, über mir, mich liebte – und ejakulierte, ohne ein Wort darüber zu verlieren! Langsam begriff ich, dass er zu lügen gewohnt war! So, wie er es mit Atman machte, machte er es auch oft in anderen Situationen. Es verstehen wollend, kamen wir schließlich zu dem Ergebnis, dass er so gelernt hatte, Konflikte mit »seiner« sehr konservativen und katholischen Familie zu vermeiden! …

Und langsam offenbarten sich mir vollends »seine« »schlechten« Seiten … Sie wurden bald zum Einzigen, was zu sehen war – während die Worte »meines« Vaters in mir nachhallten …

Es ist klar, dass es wieder *ein Trick der Natur* gewesen ist: *Leute in Leidenschaft zu versetzen, damit eine weitere Gebärmutter zur Verfügung steht – ohne die geringste Sorge um das, was als Nächstes passiert, weil dies einfach nicht »ihr« »Job« ist! Daher verwandelt sich der Prinz in einen Frosch, sobald wir schwanger werden!* …

Vor einigen Wochen fragte mich jemand, warum wir Frauen erst bis zur Schwangerschaft verliebt sind und dann anfangen, immer mehr Fehler in dem Mann zu finden – bis wir ihn schließlich hassen! Ich antwortete, dass es die Verantwortung der Natur ist oder – wie ich bereits erwähnte, es von Osho gehört zu haben – der Seele, die uns dazu anstachelt, miteinander ins Bett zu gehen, um in eine Gebärmutter zu gelangen! Und wir tun es, getrieben von dieser unbekannten Energie, die die Hormone aktiviert und völlig unbewusst, halten wir dies für »Liebe«! …

So war es wahrscheinlich auch mit Toninho und mir gewesen!

Als das Haus leer war, zogen wir ein. Doch er begann zu trinken und Freunde einzuladen. Am Morgen lagen alle herum, und einige hatten sich sogar übergeben! …

Nach kurzer Zeit »hatte« ich genug von diesem Chaos und sagte ihm, diese Art Leute wolle ich nicht mehr im Haus »haben« … Er fing an, nachts auszugehen …

Ich beschloss, Telmo und Aninha anzurufen, damit sie zu uns kamen, was sie sofort taten, denn Telmo lebte nicht mehr gern in Paquetá – Vater und Schwester tranken ebenfalls, dieselbe Atmosphäre der Verwüstung schaffend –, während der Aufbau einer neuen Kommune für beide fantastisch klang! …

Als sie eintrafen, fingen wir neu an, richteten einen Raum nur für Meditation ein und hängten in die Küche einen Plan für die junge Kommune, mit drei Jobs, die wir uns teilten: das Haus sauber machen, kochen und auf Atman aufpassen. Wir vier würden an drei Tagen abwechselnd je eine Aufgabe übernehmen, und den vierten Tag »hatte« jeder frei!

Eines Nachts blieb Toninho weg … Am nächsten Morgen, als ich in der Küche beschäftigt war, kam er zurück und beschwerte sich darüber, dass ich nicht einmal gefragt hatte, wo er gewesen sei. Ich sah ihn still an und hörte, dass er die Nacht im Gefängnis verbracht habe. Ungerührt sagte ich ihm, dass, wenn er trinken wolle, solche Dinge eben passieren würden! Was »sollte« ich sagen?! … Die Schwangerschaft verursachte bei mir andauernde Übelkeit, und ich »musste« sehr vorsichtig sein, weil »meine« Blutgruppe AB negativ ist – und das zweite Kind das Down-Syndrom »haben« oder geschädigt werden »kann«, wenn der Vater nicht den gleichen Faktor »hat«, was der Fall war.

Mir wurde jetzt klar, dass es zwischen uns aus war! … Das Leben ist so verrückt! … Und die allerschönste Liebesaffäre, die ich erlebt habe, hat nur acht kostbare Monate gedauert!

Dann erzählte mir einer »meiner« Schüler, er würde mit dem Motorrad nach Brasília fahren. Das klang nach Abenteuer, und da sich langsam eine depressive Stimmung einschlich, fragte ich ihn, ob er mich mitnehmen würde …

Und mich an ihm festhaltend, fuhren wir zum Plateau!

Er »musste« stündlich anhalten, damit ich mich übergeben »konnte«. Trotzdem genossen wir alles, besonders das schöne Hotel, wo wir im gleichen Bett schliefen – obwohl es keinen Sex zwischen uns gab … Er war ein schöner langhaariger Mann, der sich vegetarisch ernährte – er nahm sogar nicht einmal Milch oder Käse zu sich! Und beschäftigte sich mit Tantra! Diese Qualitäten waren damals schwer zu finden, und ich war wirklich sehr beeindruckt! Aber vielleicht beanspruchte das Baby »meine« ganze Energie …

Als ich zurückkam, war Toninho ausgezogen. Er war wieder bei »seiner« Mutter. Mich kümmerte es wenig, jedoch dann passierten seltsame Dinge: Erst brach jemand ein und stahl »meine« große Plattensammlung. Dann, eines Abends, als ich von der Arbeit nach Hause kam, lagen alle Kleider auf dem Boden verstreut herum, und der Schrank fehlte! Als ich ihm danach erzählte, was passiert war, sagte er, er habe ihn genommen, denn er »brauche« »seine« Möbel! Das machte mich so traurig, so verzweifelt! Der Bauch wuchs, er hatte mir gesagt, ich »solle« das Baby bekommen, da er sich darum kümmern würde, und jetzt sah ich, wie! Er verhielt sich wie jeder andere auch, was heißt: »Wenn die Frau nicht meine ist, ist sie nichts wert, und verdient auch nichts von mir« …

Daher beschloss ich, ihm das Baby nicht zu geben. Es würde bei mir bleiben! … Und ich würde ein zweites Kind »schaffen«!

Kurz darauf verliebte ich mich wieder. Er nahm an dem neuen Astrologiekurs teil, wollte alles lernen, auch tantrischen Sex, und ich liebte es, ihn Gitarre spielen zu hören! … Doch nach ein oder zwei zauberhaften Wochen war das Erste, was ich sah, als ich eines Nachmittags nach Hause kam, dass er ein Mädchen aus Brasília, die zu Besuch war, liebte! Ich war geschockt – vielleicht weil er ein sehr kühler Intellektueller war, von dem ich nicht das bekam, was ich normalerweise mag … Ich sagte ihm dann, als wir in einem wunderschönen Park in der Mitte von BH spazieren gingen, dass ich tantrischen Sex nicht mit jemandem, der »herumvögelte«, teilen wollte … Und bald war die Affäre vorbei, da ich vollständig das Interesse an ihm verlor! Wir trafen uns noch einige Male, in verschiedenen Situationen im Leben, auch in Pune, aber ich »hatte« nie wieder mit ihm ein gutes Gefühl …

Aninha, Telmo und ich mieteten dann ein Haus in einer anderen armen Gegend außerhalb von BH. Es war nicht groß, doch sehr sonnig … Und als ich, um den nächsten Kurs anzukündigen, zum Radio Itataia ging, mochten sie »meine« Stimme und boten mir sofort einen Vertrag für eine tägliche Astrologiesendung an!

Ich beantwortete nun live an zwei Tagen in der Woche Fragen zu allen Themen und nahm für die restlichen drei Tage Sendungen auf, die sich mit Astrologie befassten. Die Hörer liebten »meine« mutigen Ratschläge und schickten mir Blumen – und Geschenke! Und lustigerweise ging ich oft zu den Nachbarn, um das Programm zu hören … Wir »hatten« kein Radio!

Durch die Arbeit wurde ich munterer, und das Haus war schön. Doch dort habe ich nur einmal Liebe gemacht, mit einem »unserer« Schüler, und es war nichts Besonderes … Herrlich war es, jeden Morgen im großen, immer sonnigen Garten Yoga zu praktizieren, während Atman um mich herumspielte … Jedoch heulte er jedes Mal, wenn ich zur Arbeit ging … Die Stadt pflegte mich zu deprimieren – und heute erinnert mich Belô an eine traurige Zeit der Schwangerschaft …

Aber ein anderer Schüler, ein einfacher Typ, der Autos reparierte und der mich zu besuchen pflegte, regelmäßig mit Käse als Geschenk – weil er wusste, dass ich Käse liebe –, sagte mir einmal, ich solle nicht traurig sein, mir keine Sorgen machen, denn das Kind, mit dem ich schwanger war, würde sich eines Tages um mich kümmern! Ich fragte, woher er das wisse! Er sagte, er habe Begegnungen mit Außerirdischen »gehabt« und sei seit einer Reise in einem Raumschiff sehr intuitiv geworden! Und fügte hinzu, dass er das nie jemandem erzählt habe, da er fürchtete, dass ihm niemand glauben würde! …

Um nicht wieder zu erleben, was in Alto Paraiso passiert war, wollte ich keine Hebamme »dabeihaben«. Es würde ausreichen, wenn Telmo da wäre, dachte ich erst. Doch schließlich nahm ich Aninhas Angebot an, auch dabei zu sein, wie auch das eines »meiner« Schüler, der »sein« Haus für die Geburt zur Verfügung gestellt hatte. Er war ein seltsamer Mann, reich und in der Politik, wie wir später herausbekamen. Einmal gab er mir eine Massage und hinterließ überall auf »meinem« Körper blaue Flecken, weil er zu stark gepresst hatte! Heute nehme ich an, dass er Sex wollte und so »seine« Wut zum Ausdruck brachte – da ich um nichts in der Welt mit ihm ins Bett gehen würde! ... Doch damals klang »sein« Angebot »gut«, denn in BH hielt mich nichts mehr. Sogar der Sender hatte mir gekündigt, weil sie mir in der Babypause, die mir zustand, nichts bezahlen wollten! ...

Viele sind um mich besorgt gewesen. Aber ich habe immer gedacht, dass, wenn eine Frau nicht einmal »fähig« ist, ein Kind zur Welt zu bringen – was eines der natürlichsten Dinge im Leben ist –, sie sich auch vor schwierigeren Erfahrungen fürchten und »außerstande« sein wird, sie zu bestehen! Und wozu so viele Leute um einen herum – während es dem Vater und Freunden meistens nicht »erlaubt« ist, im Krankenhaus dabei zu sein? Weiße Gestalten, Menschen, die wir nie zuvor gesehen haben, werden über Mutter und Baby eine Kaskade grell leuchtender Scheinwerfer platzieren – sodass das Kind später eine Brille tragen »muss«! Nein, ich wollte das nie! Krankenhäuser meide ich immer noch. Ich war lediglich in einem, als mir mit etwa zehn Jahren der Blinddarm herausgenommen wurde und um mir mit 21 die Mandeln herausnehmen zu lassen, was ich heute sogar bereue! ...

Die Geburt »sollte« deswegen so »natürlich wie möglich« sein. Und dieser abgelegene Ort schien ideal dafür ...

Also fuhren wir mit einem Lastwagen nach Abaeté, der Stadt, in der Arnaldo ein Haus und in deren Nähe eine Farm »besaß« ...

Aber es entsetzte uns, zu sehen, dass es sich bei »seinem« Angebot nur um eine Hütte handelte! Sie »hatte« nicht einmal Wasser oder Strom und lag in einem sogar noch abgelegeneren kleinen Ort, genannt Taboca, der mehr wie ein Slum aussah! Trotzdem genossen wir es! Arnaldo gab uns einen Sack mit Vollkornreis, und Telmo begann, die Hütte anzustreichen – um sie »schön« zu machen. Aninha und ich badeten gern nackt in dem 500 Meter entfernt liegenden schönen Fluss, der das Tal durchfloss – und aus dem wir auch »unser« Wasser holten. Den Platz mit Kerzen zu erleuchten sah auch sehr romantisch aus! Und Atman war froh, in dieser Wildnis herumzuspielen ...

Zwei Wochen später durchlebte ich eine Katharsis, weinte viel, fühlte mich zurückgewiesen, erörterte mit Telmo und Aninha irgendwelchen Unsinn – und lief fort in die Nacht mit Atman im Arm! Rückblickend glaube ich, ich »hatte« eine seltsame Vorahnung! …

Am nächsten Tag, als ich draußen Yogaübungen machte, bemerkte ich, dass ich Fruchtwasser verlor … Das Baby kam! …

Arnaldo erschien wie üblich mit »seinem« Sohn, der im selben Alter wie Atman war. Sie waren oft da. An diesem Morgen nahm er Atman mit, um uns zu entlasten. Doch ich glaube, es war »falsch«: denn warum ein Kind nicht die Geburt miterleben »lassen«?! …

Nachdem wir ein paar Eimer Wasser vom Fluss geholt hatten, ging ich weiter auf und ab – tief und schnell atmend, was gegen die Schmerzen »hilft« … Und als ich mich schließlich auf das Bett kniete, kam sie – viel leichter als Atman … Vielleicht weil sie das zweite Kind war, vielleicht weil die Atmosphäre nicht angespannt war oder vielleicht weil ich die Freiheit »hatte«, in jedem Moment selbst zu entscheiden, was und wie ich es tat! … Und wie glücklich war ich, zu sehen, dass es ein Mädchen war! Sie schrie nicht, knurrte bloß, sah mich an – und ich erkannte in »ihrem« Gesicht das von Toninhos Mutter! … Selbst heute entdecke ich in Adharas Persönlichkeit etwas von dieser unterdrückten Frau – besonders wenn ich sie alles für »ihren« Freund tun sehe! … Und wie schwierig ist es, mit ihr darüber zu sprechen! … Dinge sind uns tief eingeprägt! …

Immer wenn ich Toninhos Mutter sah, stand sie am Waschtrog und wusch Wäsche mit der Hand! … Und sie hat nie mit mir wirklich gesprochen! Vielleicht fürchtete sie sich … Viele Menschen fürchten sich vor mir … Oder vielleicht wusste sie nicht, was sie sagen »sollte« … Sie hat wahrscheinlich diese Affäre »ihres« Sohnes mit einer Frau wie mir nie verstanden …

Ich dachte daran, sofort eine Bluttransfusion durchführen zu lassen – wie mir der Arzt geraten hatte. Doch Aninha sagte, ich »solle« mich nicht aufregen und nicht darauf hören, was er gesagt hatte, da Ärzte sowieso nicht viel wüssten, dass in diesem Moment das Baby gesund sei – und dass das genug sei fürs Erste … Später würden wir weitersehen … Wenn »nötig« … Das war ein weiser Ratschlag, und ich fühlte mich erleichtert, denn ich dachte genauso. Irgendwie »brauchte« ich nur jemanden, der mich unterstützte …

Atman bekam einen neuen Platz. Bisher hatte er immer bei mir geschlafen. Aber er kam immer noch mitten in der Nacht, um sich an »meinen« Füßen im Bett, wo auch Adhara schlief, zusammenzurollen …

Bald kam Toninho, um das Baby registrieren zu lassen, und brachte ein paar Sachen mit. Es waren die billigsten, die er hatte bekommen »können«, bemerkte ich sofort! Und ich fragte mich, ob er aus Mangel an Geld oder aus einer armseligen Geisteshaltung heraus so gehandelt hatte! … Doch Atman war glücklich, wieder mit ihm zusammen zu sein. Wir hatten ihn lange nicht gesehen …

Eine Woche später tauchte Arnaldo auf und beschwerte sich, dass der Reis nicht angepflanzt worden sei, obwohl ich zwei Männer bei mir hätte! Und fügte hinzu, dass die Leute in der Gegend zu sagen pflegten, dass wir Drogen nähmen und nackt im Fluss badeten … Ich war so schockiert! Und sagte ihm, dass wir bald abreisen würden, was ihn zu befriedigen schien! …

Ich verstand überhaupt nicht, was los war. Was hatte er sich versprochen? Hatte er »Sklaven« erwartet? Oder mich? … Wovon zum Teufel sprach er?! Wir nahmen keine Drogen – sogar Zigaretten rauchten wir nicht! Selbst das Essen: Außer Reis aßen wir lediglich den berühmten »Minas-Käse«, den uns die armen Leute der Gegend, die ihn produzierten, ständig zusammen mit Kaffee anboten – und den wir, worauf wir Wert legten, immer bezahlten! Und den Kaffee lehnten wir ab! …

Ich »kann« sowieso nicht begreifen, warum er an einem solchen Kurs – der für Leute, die an einem neuen Bewusstsein interessiert waren, entwickelt wurde – hatte teilnehmen wollen! Vielleicht war er nur auf Sex aus und dachte, er würde dort die freiesten Frauen, die es überhaupt gab, treffen! Und dann war er frustriert, weil zwar viel Liebe geschah, sich jedoch niemand für ihn interessierte! … Aber wer weiß?! …

Eine Woche später waren wir fertig, abzureisen – wie es geplant war –, auf einem Lastwagen, den Toninho organisiert hatte, um »unsere« Sachen nach BH zu bringen, von wo aus wir nach Rio weitertrampen wollten. Und dann nach Paquetá. Doch Arnaldo tauchte mit einer Pistole auf. Wer weiß, welches Spiel er spielte! Die armen Leute – die angeblich »unsere Freunde« waren – standen in einem Kreis um uns herum und beobachteten uns schweigend. Er verlangte Telmos Werkzeuge als Bezahlung! Ich weinte – Adhara in den Armen – und versuchte, Telmo zu beruhigen, damit er oder ich nicht erschossen wurde! Arnaldo hatte bereits den Revolver auf »meine« Brust gerichtet, direkt über Adharas Gesicht – sie war zwei Wochen alt –, und behauptete, wir wollten flüchten! Der ganze Müll brach wieder aus ihm heraus, all das, was er schon vorher gesagt hatte – darauf fokussiert, selbst mit zwei Männern sei ich nicht »in der Lage« gewesen, auf den Feldern zu arbeiten! Wir verstanden einfach nichts! Es schien, dass er irgendetwas vorspielte, dass er ein anderer Mensch als vorher geworden war und vor den Umstehenden – »seinen Sklaven« – den starken Typen markierte! Ging es um Politik?! Oder hatte er auf »seine« Chance gehofft, an einer der Orgien, die ich vielleicht in »seiner« Fantasie mit »meinen zwei Männern« feierte, teilzunehmen, und drehte jetzt durch, als er sah, dass wir wirklich abhauten?! … Wir erfuhren es nie …

Telmo war sehr wütend – aber gab ihm »sein« wertvolles Werkzeug … Und bevor ich auf den Lastwagen kletterte, bedankte ich mich bei Arnaldo. Er war daraufhin sehr überrascht, etwas Sanftheit kehrte in »seinen« Blick zurück, und er fragte: »Wofür?«

»Für die intensive Lehrstunde«, antwortete ich!

Es war kein Groll in mir, nur Akzeptanz und Erleichterung …

Ich bin mir sicher, der Sohn hat nie erfahren, was der Vater »seinen« Freunden antat! … Aber so sind die Menschen!

Freiheit ist so eine große Bedrohung! Und Sex ist das größte unbewusste Verlangen, das alle antreibt, besonders Männer! …

Toninho war also aus »meinem« Leben verschwunden, und ich war zurück in Paquetá mit einem zweiten Kind. Elsy hatte eine Brust verloren und fragte mich oft, warum ich nicht Adhara von Telmo hatte registrieren lassen – damit die Leute nicht redeten! Ich erzählte ihr, dass ich sogar überlegt hatte, sie dem Vater zu geben! …

Und fügte hinzu: »Jetzt denke ich sogar, dass ich es ihm nie erlauben werde, sie wiederzusehen. Aber alles ging so schnell! Ich weiß nicht einmal, welchen Schluss ich aus der ganzen Geschichte ziehen ›soll‹ …«

Eineinhalb Jahre war es her, dass wir für »unser« erstes Seminar in BH gewesen waren! … Sie unterstützte mich wieder, mehr als eine Mutter es tun würde! Und sie war froh, dass ich zurück war. Ich war diejenige, die sie bei den Arztbesuchen begleitete, die sich um sie kümmerte – und wir meditierten zusammen, teilten vieles miteinander … Echte Freundschaft! Doch es verdross mich sehr, dass ich nicht »ihre« Tochter war –

denn sogar bei all den Dummheiten, die Vavate anstellte, war *sie* die Tochter – und ich war ständig eifersüchtig! Wie dumm wir sind! …

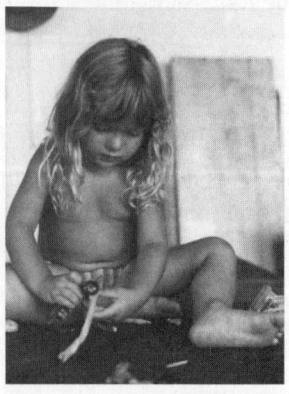

Atman im Haus der Großeltern, Paquetá, Rio de Janeiro, Dezember 1977

Kurz darauf teilte uns Aninha plötzlich mit, dass es Zeit für sie sei, allein abzureisen. Ich vermute, hauptsächlich weil es im Haus keinen Frieden gab. Vavate war mit einem neuen Säufer zusammen und in einer Art kaltem Krieg gegen uns, Elsy war nicht gesund – und ich weiß nicht, was für Aninha mit Telmo passierte! Vielleicht war ich für sie immer noch Telmos Frau, wenigstens in diesem Haus … Ich durchlebte auch viel Eifersucht – in Bezug auf alle! … Solch ein Chaos! …

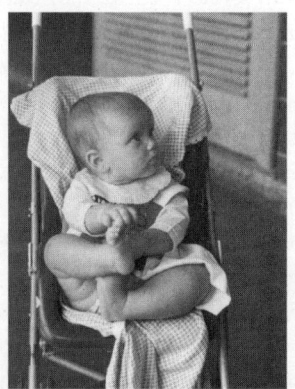

Adhara im Leme Tennis Club, Rio de Janeiro, Brasilien, 1978

Nachdem Ana abgereist war, mieteten Telmo und ich ein Haus eine Straße weiter. Dort schrieb ich das letzte Buch, das von mir in Brasilien erschien, in dem es um astrologisches Heilen geht und das unter dem Titel »Esoterische Astrologie« veröffentlicht wurde, nachdem ich das Land verlassen hatte.

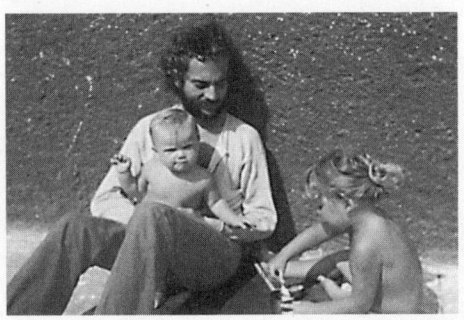

Adhara, Telmo und Atman in Paquetá, vor dem Haus, Paquetá, Rio, 1978

Zuerst lebten wir mit einem Paar. Sie »hatten« zwei Kinder – unterdrückt von einer dominanten Mutter, die »zu viel« mit Saubermachen beschäftigt war! Und nach einem Monat zogen sie aus, ohne »ihren« Teil der Miete bezahlt zu haben.

Merkwürdigerweise traf ich 1997 einen »ihrer« Söhne in Pune wieder! Inzwischen war er 22 Jahre alt, und nachdem wir eine Zeit lang geflirtet hatten, kamen wir dahinter, wer er war! Ich sagte ihm, dass er 20 Jahre zuvor auf »meinem« Schoß gesessen hatte, und es war natürlich vorbei mit dem Flirten! Er erzählte dann, die Mutter sei an Krebs gestorben und dass der Vater immer noch der Gleiche sei: Er leiht sich Geld von allen, sogar von ihm, und zahlt es nie wieder zurück! …

Als Nächstes lebte mit uns ein Schriftsteller – ein Poet, von dem ich ein paar interessante Dinge lernte, speziell übers Schreiben. Telmo verbrachte viel Zeit mit ihm, denn er war auch Musiker – der auch trank! Und sie machten viel Musik zusammen. Er blieb ebenfalls nicht lange. Kurz nachdem er gegangen war, »hatten« Telmo und ich einen heftigen Streit. Ich fühlte mich der Kinder wegen sehr unsicher – und deswegen sehr daran interessiert, Pläne zu machen, um Geld zu verdienen, während er es darauf abgesehen hatte, Mädchen zu treffen, da zwischen uns kein Sex mehr stattfand! Eine schwierige Situation … Ich wurde nervös und machte ihm eine Eifersuchtsszene – er schlug mir ins Gesicht und ging! …

Doch ich »hatte« viel Spaß in diesem schönen großen Haus – besonders als ich schließlich mit den Kindern allein wohnte! Es war »großartig«, nur mit den beiden in Paquetá zu leben! Und Atman war meistens bei Elsy – am Ende der Straße. Und spielte mit Cheyenne, Vavates Sohn, der im gleichen Alter war …

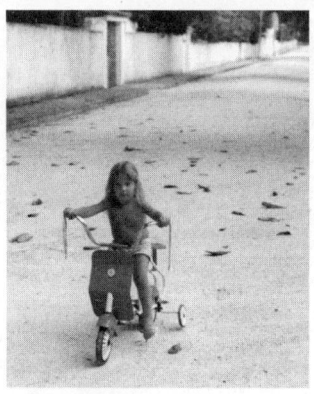
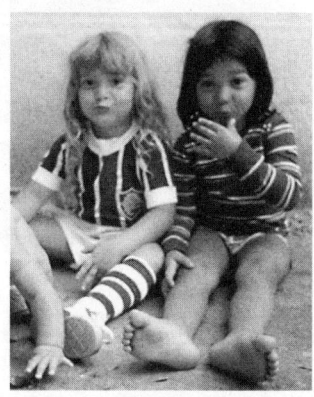

Atman in Paquetá,
Rio de Janeiro, Brasilien, 1978

Atman im Fluminense-Trikot und
Cheyenne am Haus in Paquetá, 78

Plötzlich kam ich sogar in den Genuss einer Liebesaffäre – der ersten seit der Geburt von Adhara. Er hatte mich auf einer Party gesehen, als ich sie stillte, war entzückt, besuchte uns für ein Ritual und brachte ein Poster von Mick Jagger mit, das ich vor »meinem« Bett an die Wand hängte … Das Neuro-Taktil ist immer ein »guter« Weg, um herauszufinden, in wessen Schuhe »unsere« Füßen passen … Und er war jetzt wirklich derjenige …

Adhara krabbelte auf uns herum, während wir uns liebten, und an Ort und Stelle – irgendwo zwischen uns – fiel sie in Schlaf. Doch ich pflegte ihn am nächsten Morgen wegzuschicken, sogar noch vor dem Frühstück, denn ich wollte damals nur Mutter sein … Und das Buch schreiben …

Da er auch nie ejakulierte, ist die Liebe geblieben … Wir halten immer noch Kontakt, seit wir uns vor einigen Monaten – nach vierundzwanzig Jahren – wiedergefunden haben! Und oft sagt er, dass er »meinen« Geruch spüre, wenn er mir schreibt oder wenn wir telefonieren!

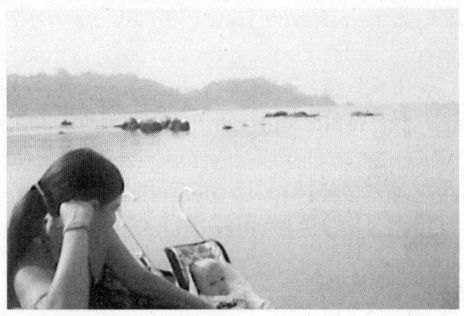

Pyari fährt mit Adhara nach Rio, »ihr« Buch abzuliefern, Paquetá, 1978

Ein halbes Jahr später lebte ich mit den Kindern in der Nähe eines Strandes, wo wir nie hingingen – eine Stunde Busfahrt von Rio entfernt. Es gab lediglich ein zweites kleineres Haus auf der gegenüberliegenden Seite der Straße, viele Bäume und Millionen von Moskitos! Atman besuchte jetzt einen Kindergarten und äußerte den Wunsch, dass ich ihm die langen blond gelockten Haare abschnitt, was ich mit Tränen in den Augen tat – wissend, dass diese schönen Kinder der Gesellschaft würden geopfert werden »müssen« … Als wir aus Abaeté zurückkehrten, wollte er nicht mehr nackt sein, und jetzt war dies der zweite Schritt: Haareschneiden! …

Dann hörte ich von Toninhos Schwester Irene, dass bei ihm Milzkrebs diagnostiziert worden war. Und sie würde für mich, falls ich ihn besuchen wolle, die Fahrkarte bezahlen. Ich fuhr nicht gern mit Bussen, die meistens überfüllt waren, doch glücklicherweise war der Mann am Schalter damit einverstanden, für den Sitz neben uns keine Karte zu verkaufen, sodass Adhara und ich allein die letzte Reihe belegten – und komfortabel reisten …

Toninho war Haut und Knochen! Ich sah, dass der Tod nahe war, und bot an, ihn mit makrobiotischer Ernährung zu heilen.

Erstaunlich, in der ersten Nacht, als ich bei »seiner« Mutter übernachtete, tauchte ein ehemaliger Schüler auf – der auch an jenem ersten Kurs teilgenommen hatte und ein tantrischer Liebhaber gewesen war, bevor die Geschichte mit Tonhino begann – und verschaffte mir, einfach indem er mich berührte, ein paar Orgasmen auf dem Wohnzimmersofa!

Wie verrückt das Leben ist!

137

Am nächsten Tag konsultierte ich eine berühmte makrobiotische Heilerin, die mir auftrug, in der Umgegend Löwenzahnblätter zu sammeln, die er roh essen »sollte« – zusammen mit vier Stunden lang gekochtem Naturreis, den ich durch ein Sieb drücken »sollte«. Und nichts weiter, nicht einmal Wasser! Er »musste« auch alle Medikamente absetzen!

Da er einverstanden war, bereitete ich täglich den Reis zu und gab ihm die Löwenzahnblätter, während Adhara – damals ein Jahr alt – im Krankenzimmer spielte ...

Nach ein paar Tagen hatte er das Krankenhaus verlassen und erbrach in der ersten Nacht einen Eimer dunkles Blut und Eiter ... »Sein« bester Freund Alvinho half mir. Er studierte Psychologie und hatte auch an dem Kurs und den Ritualen teilgenommen. Wir beide wendeten das Neuro-Taktil an – mit Grün und Gold als Farbheilung ...

Die Ärzte bestellten mich ins Krankenhaus, um die seltsame schnelle Heilung von Toninho zu untersuchen. Ich brachte zum Ausdruck, es sei zumeist Liebe, die heilt. Sie fragten mich dann, ob ich deshalb nun bei ihm in BH bleiben würde, aber ich anwortete, dass Liebe nicht bedeute, jemandem zu »gehören«, und dass die Geschichte zwischen uns lange vorbei sei! ...

Mehr als ein Jahr später traf ich ihn wieder. Adhara war zwei Jahre alt. Wir kamen gerade aus den Bergen von Mauá zurück, wo wir eine wundervolle Zeit verlebt hatten und wo ich beschlossen hatte, nach Pune zu gehen – da ich den spirituellen Meister gefunden hatte, den ich lange gesucht hatte. Doch dann verliebte ich mich in einen Sannyasin, der gerade aus Pune kam und mich überredete, bei ihm zu bleiben, um das erste Osho Meditationszentrum in Rio zu eröffnen.

Er sagte, wir würden genug Geld verdienen, nicht nur für einen Kurzaufenthalt in Pune, sondern um für immer dort zu bleiben ... Ich war einverstanden und schrieb an Osho, um Ihn um Sannyas zu bitten! ...

Wir fingen an, uns nach einem Haus umzusehen, und Atman war wieder bei Telmo. Immer wenn ich keine Bleibe »hatte«, ging er zum Vater, der mir immer wieder half, wenn ich umzog, und sich sogar einige Male um Adhara kümmerte, obwohl sie viel schrie, wenn sie mich gehen sah! ... Telmo sagte mir dann, dass »mein« Anklammern und »meine« Unsicherheit, ob ich die Kinder allein lassen »könne«, die Gründe seien, weshalb sie so viel weinten! ... Aber es brach mir jedes Mal das Herz, zu sehen, wie verzweifelt sie ohne mich schienen! ...

Ich schlief mit Pradipto und Adhara mal hier, mal dort, oft in Schwierigkeiten mit »meiner« Mutter, die angewidert war von der neuen Affäre … Was war das?! … Ein langhaariger Typ mit fernöstlichen safranfarbigen Roben, der dazu eine Halskette mit dem Foto eines alten indischen Gurus trug?! … Und er sprach immer so langsam – was sie überhaupt nicht begriff!

Die Situation war wirklich kompliziert. Wir »hatten« keinen Platz und wollten die neue Leidenschaft genießen! Er kam also auf die Idee, Adhara für eine Weile zu Toninho zu geben! Ich drehte aber durch bei dem Gedanken, »meine« Prinzessin bei »diesem« Mann zu lassen! … Trotzdem sagte er weiterhin: »Du kannst ihr nicht vorenthalten, ihn kennenzulernen! Ganz egal wie er ist, er ist ihr Vater!«

Und sie flippte oft aus. Immer wenn wir uns liebten, weinte und schrie sie laut, vielleicht weil es eine starke Leidenschaft war – und er interessierte sich weder für Tantra noch für »Esoterisches« … Schließlich »schaffte« er es, mich zu überzeugen, und ich beschloss, sie nach Belô zu bringen, und holte Atman bei Telmo ab, um mit beiden zu trampen, denn das wäre eine »gute« Gelegenheit, wieder mit »meinem« Jungen zusammen zu sein …

Telmo lebte nun mit einem Paar und »ihrem« Kind. Ich hatte sie bereits ein Jahr zuvor getroffen, als sie aus England kamen. Der Typ war ein Engländer, und ich hatte sogar überlegt, mit ihnen jenes Haus nahe dem Strand zu mieten. Aber es war »gut«, dass es nicht passierte – sie waren für »meinen« Geschmack zu ernsthaft! Und jetzt mochten sie es sogar nicht, dass ich auftauchte, um Atman zu sehen oder um mit Telmo zu sprechen, mit dem sie zusammenarbeiteten – in der Produktion von Biobrot. Und da ich keine Wohnung »hatte«, blieb ich manchmal mit Adhara ein paar Tage dort.

Doch dieser John fragte Telmo einmal, ob er sich in irgendeiner Weise für mich verantwortlich fühle – und als Telmo verneinte, sagte er mir einfach, dass ich gehen solle!

Ich bereitete mich bei »meiner« Mutter auf die Reise nach BH vor und erinnere mich daran, weil es das erste – und letzte – Mal war, dass ich eines der Kinder schlug! Ich fühlte mich sehr zittrig, denn ich hasste die Vorstellung, Adhara bei Toninho zu lassen, und Atman durchlief gerade eine von diesen Trotzphasen, was »meine« Mutter in den Wahnsinn trieb! Sie drängte mich dann, ihn zu bestrafen, indem sie andauernd sagte, ich solle die Kinder nicht zu freiheitlich großziehen! Nun verlor auch ich die Kontrolle, legte ihn auf die Knie und schlug ihn auf den Hintern. Er schrie wie am Spieß, ich wurde noch mehr traumatisiert als er und habe nie wieder so etwas getan – selbst wenn sie mich anschrien, schmutzige Wörter benutzten oder was auch immer Kinder, Teenager oder Erwachsene Müttern antun! ...

Wir blieben nur ein paar Tage in Belô ... Toninho schlug vor, Adhara schlafen zu lassen, nachdem ich ihr die Brust gegeben hatte, um dann mit Atman wegzufahren. Weil mir nichts Besseres einfiel, stimmte ich zu, doch ich fühlte, dass ich sie betrogen hatte mit einem »seiner« wohlüberlegten Täuschungsmanöver ... Und während der ganzen Rückreise lastete ein Schuldgefühl auf mir, besonders als die Leute, die uns zuletzt mitnahmen, mir ständig Vorhaltungen machten, weil ich mit einem Kind trampte – und auch noch nachts! Ihnen war nicht klar, wie sehr sich Atman freute, zusammen mit Mama unterwegs zu sein! Aber diese Kamele, die überall in der Welt an nichts anderes als an Sicherheit und moralische Gesetze denken, wissen nichts von der Freude, frei zu sein unter dem Himmel ...

Ungefähr zu der Zeit sprach ich zum letzten Mal mit Elsy und klagte, dass Telmo sich nicht wirklich um Atman kümmerte, ihn beispielsweise nicht regelmäßig zur Schule schickte, zu wenig Verantwortung übernahm und mir kein Geld gab. Er pflegte zu sagen, da Atman zwischen uns hin und her pendle, wer ihn grade »habe«, »solle« sich auch um »seine Bedürfnisse« kümmern ... Und ich verlangte, dass sie wenigstens mit ihm sprach, ohne mich daran zu erinnern, dass das, selbst als wir zusammenlebten, fast »unmöglich« gewesen war – denn er war ihr gegenüber meist verschlossen und beklagte sich immer, wenn sie miteinander sprachen, lediglich über Situationen aus der Kindheit! ...

Heute ist mir klar, dass wir auf die Handlungen »unserer« Kinder keinen Einfluss haben, nicht einmal dann, wenn sie klein sind! Arme Elsy, Liebste! Wie kindisch war ich, wie bedaure ich es und auf welch schmerzhafte Weise hat mir das Leben gezeigt, dass ich im »Unrecht« war, von ihr das zu verlangen – dazu noch am Telefon! ... Es war eine schwere Zeit für mich – und so habe ich es einfach auf sie abgewälzt! ...

☯

Drei Monate später war Ostern, und Toninho brachte Adhara zurück.

»Meine« Mutter war gekommen, um sie zu begrüßen, und freute sich darüber, dass wir jetzt in einem großen Haus in »ihrer« Nähe wohnten, dass das »Instituto Shunnyan« in der Zeitung gewesen war, dass es überquoll von Besuchern und dass wir ein Auto in der Garage »hatten« ... Und für die allermeisten Menschen, sie eingeschlossen, ist es das, was zählt ...

Wir sahen die beiden den Hang, der zum Haus führte, heraufkommen, und Mutter bemerkte, es sei »mein« Ostergeschenk, dass ich »mein« Baby zurückbekäme. Doch ich geriet in Panik, »hatte« Angst davor, mich wieder um ein Kind zu kümmern, da ich jetzt das Center leitete und die Geschichte mit Pradipto immer noch sehr intensiv war!

Adhara war inzwischen sehr still, wie Toninho, der mir sagte, dass sie nur geschlafen habe, wenn er bei ihr war, und dass sie oft weinend aufwachte, nach ihm verlangend – und dass er alles getan hatte, was sie wollte, was sicherlich geholfen hatte, sie zu beruhigen. Doch ich wusste, dass neue Probleme heraufziehen würden!

Wie ich befürchtet hatte, bekam sie ein großes Zimmer, wachte nachts auf und kam dann zu »unserem« ... Pradipto sagte jedoch, sie »solle« sich daran gewöhnen, von mir getrennt zu sein, und ließ sie nicht herein! Ich dachte, weil er gerade aus Pune gekommen war, wüsste er besser als ich, »was zu tun sei«, und erlaubte ihm, uns diesen Albtraum aufzuzwingen! Dann schlief ich nicht mehr – wenn ich sie draußen weinen hörte, was sie tat, bis sie auf dem Fußboden vor der Tür einschlief ...

Bald kam er mit der Idee, sie in den Kindergarten zu schicken. Ich fand, das war zu früh, dachte jedoch, ich sei zu altmodisch, sie »sollte« Teil der Gesellschaft werden, und stimmte zu! All das unterschied sich sehr von dem, was ich mit dem Liebhaber in Paquetá erlebt hatte – der, nachdem er nicht viel später ebenfalls Sannyas genommen hatte, Swami Nito genannt werden »sollte«!

Doch dann gelang es mir, Pradipto davon zu überzeugen, Atman während der Woche bei uns wohnen zu »lassen« und ihn an den Wochenenden nach Paquetá zu bringen, indem ich ihm sagte, ich wolle, dass Atman die Schule, die *wir* für ihn dort in der Nähe von uns endlich organisiert hatten, besuchte. Pradipto wusste, dass Telmo sich darum kaum kümmerte, da er sich wenig mit »der Gesellschaft« herumärgern wollte, aber ich bin mir der Tatsache bewusst, dass man nie ganz aussteigen »kann« – wir waren ja schon weit genug außerhalb – und dass Atman regelmäßig die Schule besuchen »sollte«, stand für mich fest! … In erster Linie wollte ich jedoch, dass er wieder bei mir lebte …

Die sehr geliebte Elsy starb in dieser Zeit, und ich hatte sie nicht einmal mehr gesehen, weil Telmo mir davon abgeraten hatte – er sagte, dass sie sehr schlecht aussehe und dass wir die Menschen, die wir lieben, in guter Erinnerung behalten »sollten« … Wie ich mich damals von Männern beeinflussen ließ! … Jetzt verstehe ich, dass wir es tun, um uns aus der Verantwortung zu stehlen – denn dann »können« wir immer sagen, jemand habe uns gesagt, wir »sollten« dieses oder jenes tun! …

Einige Monate später … und eine neue große Veränderung!

Am Silvesterabend »hatte« ich mit Pradiptos Vater einen dramatischen Streit! Er war ein reicher Anwalt und hatte bisher das Shunnyan finanziell unterstützt. Jetzt »mussten« wir allein klarkommen. Ich fand das in Ordnung! Eigentlich war ich froh, keinen Boss mehr zu »haben« – jemanden überdies, der nur ans Geld dachte und nichts mit Osho oder mit Meditation zu tun »hatte«.

Im Zentrum lief weiterhin alles gut. Ich gab Workshops über Astrologie, Tarot, Tantra und Körpertherapie, die ich, auf Oshos Arbeit basierend entwickelte. Und Pradipto ermutigte ich Shiatsu-Massage, die er in Pune erlernt hatte, zu unterrichten. Doch Geld war immer knapp. Deshalb beschlossen wir ein paar Monate später, in der Sommersaison das Shunnyan zu schließen, das Haus zu vermieten, um etwas Geld zusammenzubringen – und uns zu erholen. Atman würde in Paquetá bleiben, und Toninho war wieder da, um Adhara abzuholen.

»Meine« Mutter besuchte uns und kommentierte, das Haus wäre wie eine Gewerkschaft der Männer von Pyari – denn Telmo hatte ein Zimmer dort gemietet und lebte nun auch mit uns!

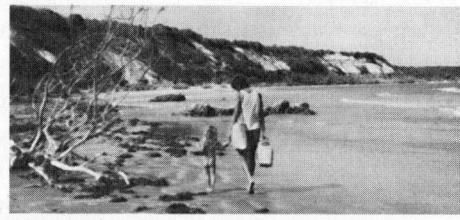

Toninho und Adhara in Canoa Quebrada, Ceará, Brasilien, Sommer 1980/81

Toninho nahm Adhara zu einem schönen Strand im Nordosten des Landes mit, und nach drei Monaten waren wir wieder im Haus. Er blieb über Nacht, als er sie zurückbrachte, und reiste nach BH ab, ohne dass wir uns viel ausgetauscht hatten.

Ein halbes Jahr später gab es das Shunnyan nicht mehr. Es vergingen noch ein paar Monate, und ich war wieder in Belô – um Körperthera-pie- und Tantra-Workshops, die Vimukta organisierte, zu geben. Er war ein viel jüngerer Sannyasin, mit dem ich dann eine wundervolle tantri-sche Liebesaffäre zu genießen begann. Adhara kam später im Flugzeug mit Pradipto, der ein Shiatsu-Training leiten würde und der sie schließ-lich lieb gewonnen hatte. Sie war bei einer Frau namens Yolanda gewe-sen. Yolanda kümmerte sich manchmal um sie, seit »ihr« Sohn einmal Kurse im Shunnyan gegen Babysitting getauscht hatte. Und Yolanda hat sich dann in Adhara verliebt! Für mich war es gut, jemanden zu »ha-ben«, der hin und wieder auf die Prinzessin aufpasste – und für Yolanda war sie die Tochter, die sie nie »gehabt« hatte. Adhara erinnert sich im-mer noch an sie – mit Tränen in den Augen! …

Die Workshops waren schön, weil die Leute in BH sehr empfänglich waren, und Adhara war jetzt wieder oft bei Toninho. Atman blieb bei Telmo, der jetzt Swami Dhyan Punitan – die Reinheit der Meditation – hieß. Er hatte am selben Tag wie Adhara, am 29. Mai 1981, Sannyas ge-nommen.

Erst wollte ich nicht, dass sie Sannyasin wurde – sie war einfach zu klein! Doch sie bestand darauf, fing an, sich immer ganz in Rot zu klei-den, und weinte so viel, dass ich am Ende nachgab! Toninho und ich »mussten« als Eltern eine Einverständniserklärung unterschreiben, und sie hieß nun Ma Prem Madhu – der Wein der Liebe! Sie war jetzt sehr stolz, dass sie endlich wie wir war! Atman hatte ein paar Monate zuvor in Paquetá auch Sannyas genommen und »seinen« Namen, der schon Sanskrit ist, behalten. Lediglich Prem – »Liebe« – wurde vorangestellt.

Pradipto und ich waren dabei, uns zu trennen … Und als er in BH eintraf, war es wirklich aus. Bald darauf gab er Sannyas auf. Die Shiatsu-Kurse zu geben, wozu ich ihn ermuntert hatte, wurde »sein« Beruf, und er nahm seinen bürgerlichen Namen wieder an … Ich habe ihn nicht mehr wiedergesehen, seit ich Brasilien verlassen habe.

Von Belô aus reiste ich durch Brasilien, gab Workshops, »hatte« eine großartige Zeit und neue Liebhaber ...

Ein Jahr zuvor hatte ein brasilianischer »schwuler« Sannyasin, als er das Shunnyan besuchte, mich nach San Francisco eingeladen, wo er in einer Sannyas-Kommune lebte, und ich bereitete mich nun darauf vor, zu gehen! ...

Seit mehr als zehn Jahren »hatte« ich Brasilien verlassen wollen! Zuerst war es nicht »möglich« gewesen, denn in der Diktatur »musste« jeder, der auszureisen wünschte, 10 000 Dollar bezahlen! Als dieses Gesetz außer Kraft getreten war, wollte ich nach Pune, fuhr jedoch nicht – um das Shunnyan zu eröffnen! Der sehnlichste Wunsch während der sechs Monate, die wir in den Bergen von Mauá verbracht hatten, war es gewesen, Oshos Finger auf »meinem« Dritten Auge zu spüren – aber stattdessen hatte ich Pradipto getroffen! ... Daher bekam ich, als Osho Anfang 1981 in die USA ausreiste, ein schreckliches Gefühl, denn Er war in eine Phase der Stille eingetreten und hatte aufgehört, »Darshans« zu geben – was bedeutet, auf die Schüler Energie zu übertragen, indem Er sie auf der Stirn zwischen den Augen berührte ... Das ist ein riesiger Schock für mich gewesen! ... Wie bedauerte ich es, diesen intimen Kontakt mit Ihm verpasst zu haben! Und jetzt wollte ich nichts mehr verschieben! ...

Dem amerikanischen Konsul erzählte ich, ich wolle ein Buch über den Lebensstil von Frauen in den USA schreiben – und bekam ein Visum für mich. Zweifel, ob ich die Kinder mitnähme, waren bald zerstreut – und ich kaufte für sie ein Ticket nach Mexiko. Falls mich die Kontrolleure von der Einwanderungsbehörde etwas fragten, würde ich die Flugtickets vorzeigen und sagen, dass nach einem Monat die Kinder wegfliegen würden, um den Vater in Mexiko zu treffen! Es war ein guter Plan!

Toninho kam nach Rio, um Auf Wiedersehen zu sagen. Er war Vater eines zweiten Kindes – Gabriel – und ich erinnere mich lediglich an den Abschied, als wir an der Haustür der Wohnung »meiner« Mutter auf den Aufzug warteten. Er sah mich an und sagte: »Mein Problem ist, dass ich niemanden wirklich liebe!«

Ich verstand eine solche Aussage nicht! Wir hatten eine wundervolle Liebesaffäre genossen, ich habe nie empfunden, dass er mich nicht liebte oder dass er etwas zurückhielt. Vielleicht meinte er, dass er mir oder Adhara nie etwas hatte zukommen lassen – abgesehen von solch notwendigen Sachen wie Tampons und Windeln, die er brachte, als Adhara geboren war, und die nicht viel gekostet hatten! Sie bekam immer etwas zum Anziehen, wenn sie bei ihm war, doch die Sachen hatten vielleicht »seine« Mutter oder »seine« Schwester gekauft ... Aber mich interessierten jetzt keine Fragen nach dem Warum. Ich war zu aufgeregt – ein Flug ins Unbekannte am nächsten Tag! Und die Geschichte mit uns war vorbei gewesen, als er in Brasília nicht die Wahrheit sagte, mir ein Kind machte – und sich dann um nichts mehr kümmerte, seit ich ihm nicht mehr »gehörte« ...

Punitan hat uns auch nie Geld geschickt. Das einzige Geschenk, das er Atman je machte, war ein indisches Musikinstrument, das er mitbrachte, als er uns 1988 auf dem Rückweg aus Pune in Hamburg besuchte. Und einmal schrieb er Atman einen netten Brief. Aber er hat mir wenigstens das Haus in Sobradinho überlassen – obwohl ich es allein abbezahlt habe ...

Der Anwalt Antônio sagte mir oft, ich »solle« die Väter auf Unterhalt verklagen, aber ich hielt ihm immer entgegen, dass sie ebenfalls arm waren. Natürlich war ich sauer und bat sie mehrere Male, mich zu unterstützen. Jedoch dachte ich auch, dass ich, wenn sie mir nichts geben wollten, keine Zeit, Energie und Emotionen damit verlieren würde. Ich wollte leben! Und dieser Kampf frisst alle Kraft! Wir »haben« nicht genug Zeit – in einem solch kurzen Leben –, um einem Vater, der sich um die Mutter »seiner« Kinder nicht kümmert, hinterherzulaufen!

Sie »sollte« allerdings nicht nur geliebt werden, weil sie die Mutter »seines« Kindes ist, sondern weil sie eine Mutter ist!

Im Mai 1982 verließen wir Brasilien. Ich war dann so glücklich, dass mich die Vergangenheit nicht mehr stören »konnte« – es gab sogar keinen Raum, mich daran zu erinnern!

Heutzutage weiß ich, dass es das Beste ist, wenn sich die Gesellschaft um Mütter und Kinder kümmert ... Und Deutschland ist auf dem Weg dahin! ...

Ich sah Toninho zum letzten Mal in Brasília. Es war Februar 1985, ich würde Brasilien wieder verlassen, diesmal nach Deutschland – mit Avinash und den Kindern – und für immer! Ich war müde und gestresst.

Endlich hatte ich es »geschafft«, das Haus in Sobradinho zu verkaufen, und wir verbrachten diese letzten Tage in der Wohnung einer Freundin. Wieder kam er, um Adhara zu sehen, schenkte ihr eine kleine Puppe und erzählte, dass sie eine Schwester bekommen hatte, Aludra – deren Mutter die Schwester von Gabriels Mutter war! Vor wenigen Wochen sagte Adhara mir, dies sei der Name eines anderen Sterns in der Sirius-konstellation.

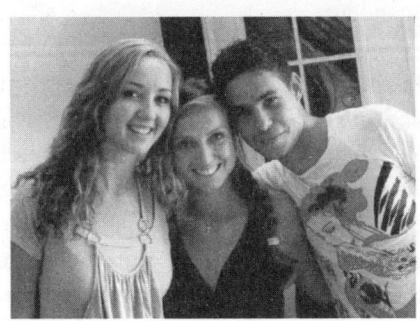

Aludra, Adhara und Gabriel in Belo Horizonte, Brasilien, 2006

1987, als Adhara zehn Jahre alt wurde und wir in Hamburg, Nord-deutschland, wohnten, bekam sie ein Telegramm von Toninho. Es lau-tete: »Viel Freiheit!« Es war das erste und letzte Mal, dass er uns etwas schrieb ...

Kurz danach starb er an Krebs.

Körper-Verstand

SRI

Dies ist eine Übung, die als Vergnügen angesehen werden »soll«. Freunde »können« sich bei einer Party dafür zusammenfinden. Sie ist nicht für Paare. Es »sollten« mehr als drei Personen daran beteiligt sein. Wenn ihr darauf brennt, es zu tun, und nur zu dritt seid – immer nur zu! Doch wird es vielleicht etwas langweilig, denn dann weißt du, wen du gerade berührst – und das Ziel ist, zu streicheln, ohne dadurch je-manden zu identifizieren. An erster Stelle steht die Berührung, die nicht adressiert sein »sollte«, und unabhängig davon, ob du die Person, die du berührst, liebst.

- Ich wende vorher immer kathartische Techniken an, um unerwünschte Emotionen wegschmelzen zu lassen. Diese Art von Emotionen »sollten« nicht geteilt werden. Tanzen ist auch großartig, um sich zu befreien.

- Als Nächstes weise ich an, die Augen zu schließen und einen Striptease zu machen. Das ist »gut«, um das Sichentkleiden in einen »bedeutungsvollen« und spielerischen Akt zu verwandeln. Auch wenn es für manche schockierend sein mag, ist es sehr hilfreich, um Blockaden loszuwerden. Und jeder macht es für sich – niemand »sollte« einem anderen dabei zusehen! Ich stelle Augenbinden zur Verfügung für diejenigen, die Schwierigkeiten »haben«, die Augen geschlossen zu halten. Und ich fordere die Teilnehmer auf, sich vorzustellen, dass sie jemanden, den sie lieben, erregen wollen, oder dass sie auf einer Bühne vor vielen Leuten auftreten. Seit der Entdeckung von Aids im Jahre 1983 weise ich sie auch an, den Slip anzubehalten.

- Nach dem Striptease ermuntere ich sie, sich zu bewegen, zur Musik zu tanzen, wobei die Augen geschlossen bleiben, und die, die sie treffen, tastend zu erkunden – ohne zu versuchen, herauszubekommen, wer es ist. Der Fokus liegt auf dem Berühren und darauf, herauszufinden, welche Berührung sie mögen und welche nicht. Jedoch »sollte« niemand damit fortfahren, jemanden zu berühren, ohne es zu mögen: Wir »können« uns immer wegbewegen oder neue Arten der Berührung erforschen!

- Ich spiele normalerweise ein langes Musikstück – ein etwa 20-minütiges. Jahrelang benutzte ich Miles Davis. Heute empfehle ich die Musik von Shastro – oder andere meditative Stücke. Wir nehmen derzeit auch »unsere« eigene Musik auf ... Falls du dich dafür interessierst ...

- Vorher erkläre ich, dass, wenn die Musik vorbei ist, ich STOPP rufen werde und alle sofort gefrieren »sollen« – wo und wie sie gerade sind! Wenn jemand weitermacht, nähere ich mich und flüstere dann ihm oder ihr ins Ohr, dass er/sie aufhören »sollte«, sich zu bewegen.

- Nach dem Stopp bitte ich sie, den Körper zu beobachten. Dann, die Aufmerksamkeit auf die Energie zu lenken und zu schauen, ob sie fließt oder irgendwo festsitzt. Wenn sie festsitzt, zu beobachten, wo. Dann weise ich sie an, den Verstand zu beobachten, ob sich Gedanken auf der Leinwand des Verstandes bewegen – und wenn ja, welche es sind. Und schließlich fordere ich sie auf, die Gefühle zu beobachten, darauf zu achten, ob sie etwas fühlen. Ich erinnere sie immer daran, sie »sollten« nicht urteilen, nicht sagen, etwas sei *falsch*. Es »sollte« keine Bewertung geben – lediglich beobachten, ohne die Absicht, »besser« zu werden, denn wenn wir urteilen, verwenden wir Energie darauf und sind abgelenkt.

- Zum Schluss weise ich sie an, auseinanderzugehen und zu erfahren, wie es sich jetzt anfühlt, allein zu sein. Und wieder rege ich sie wie oben an, zu beobachten: den Körper, die Energie, den Verstand und die Gefühle. Und immer ohne Urteil – ohne jede Bewertung! ...

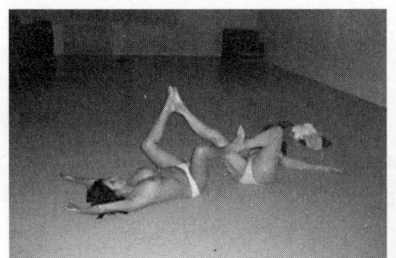
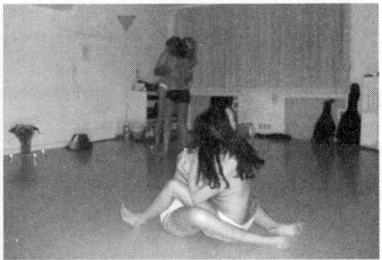
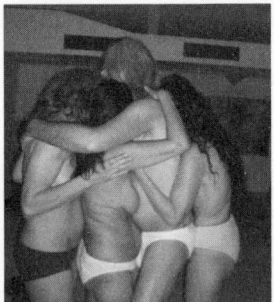

Sri im Osho Tabaan Meditationszentrum, Hamburg, Deutschland, 11. November 2010 (von Atman Shalders Pereira)

Für das Herz

DAS NEURO-TAKTIL

Du »kannst« es zu zweit machen, aber am besten ist es mit so vielen Leuten wie »möglich« – und ich verspreche dir eine unvergessliche Erfahrung!

- Wie vor dem *Sri* wende ich immer eine kathartische Technik an. Sie befreit uns von unerwünschten Emotionen – die nie im Kreis geteilt werden »sollten«.

- Danach gibt es den Striptease. Der Akt des Sichausziehens »sollte« immer mit Kreativität und Verspieltheit verbunden sein – weil es die Nacktheit betreffend immer noch viele Tabus gibt. Wenn die Teilnehmer nackt sind, fordere ich sie auf, den Körper, die Energie, den Verstand und die Gefühle zu beobachten – wie ich es für das Sri erklärt habe. Und ich erinnere sie immer daran, dabei in *Urteilslosigkeit* zu verharren.

- Dann umarme ich nacheinander alle Teilnehmer, die die Augen weiterhin geschlossen halten, und leite ihn oder sie, um einen Kreis zu bilden. Der Erste bleibt regungslos dort stehen, wo der Kreis entstehen »soll«. Nach und nach bringe ich nun die anderen und verbinde ihn oder sie mit dem Kreis, indem ich »seine« oder »ihre« Hand in die Hand eines anderen lege. Die Handfläche der rechten Hand ist nach unten gerichtet und die der linken nach oben. Die rechte Hand gibt Energie, die linke nimmt Energie. Und ich achte immer darauf, wen ich wohin platziere. Das bedeutet, dass jeder von jemandem, von dem ich glaube, dass er oder sie »gut« für ihn oder sie ist, Energie bekommt – und natürlich an jemanden, den ich auch aussuche, weil er oder sie »seine« oder »ihre« Energie »braucht«, weitergibt. Nach »Möglichkeit« steht eine Frau immer neben einem Mann. Sind mehr Frauen da als Männer – oder umgekehrt –, achte ich darauf, wer wessen Energie »benötigt«, und platziere beispielsweise einen sensiblen Mann zwischen zwei Machos … Zum Schluss komme ich in den Kreis und halte die Hände, die ich für mich unverbunden gelassen habe. Ich achte auch darauf, wer neben mir steht …

- Wenn wir im Kreis stehen, verschmelzen wir tanzend noch etwas mehr – und immer noch mit geschlossenen Augen. Dann fordere ich alle auf, den Händen, die sie halten, Auf Wiedersehen zu sagen und jeweils in »seine« oder »ihre« eigene Sphäre zurückzukehren – und zu spüren, wie es sich anfühlt, jetzt wieder allein zu sein. Dann sage ich, sie »sollen« den Körper, die Energie, den Verstand und die Gefühle beobachten. *Ohne zu urteilen, lediglich beobachten.*

- Dann weise ich sie an, sich hinzusetzen – und erst jetzt »können« sie die Augen öffnen. Ich suche immer den Unterdrücktesten heraus, damit er sich als Erster hinlegt – Leute, die verklemmt sind, »brauchen« mehr, und sie »müssen« entspannt sein, bevor sie die anderen berühren. Dafür sorge ich, indem ich die »schlimmsten Fälle« immer zuerst nehme. Männer und Frauen immer abwechselnd.

Wenn zum Beispiel fünf Männer und zwei Frauen da sind, kommen zuerst zwei Männer, dann eine Frau, dann ein Mann, die nächste Frau und am Ende die beiden entspanntesten Männer. Ich bin immer am Schluss dran – wenn es »möglich« ist. Und es ist immer ein Höhepunkt des Rituals, denn ich bin sehr entspannt – und alle wollen mir dann gern etwas zurückgeben!

- Der oder die Empfangende legt sich in die Mitte des Kreises. Es »sollten« Vorkehrungen getroffen werden, damit die betreffende Person sich warm und bequem fühlt. Ich sage ihr, dass sie nichts zurückgeben »soll«, denn es ist genauso wichtig, »fähig« zu sein, zu empfangen: In diesem Moment darf sie lediglich empfangen – sonst nichts, keine Bewegung, kein Zurückstreicheln. Nur Laute sind »erlaubt«.

- Ich frage, welche Farbe die Person empfangen möchte – etwas, das ich ebenfalls dem, was wir von De Rose lernten, hinzufügte: Farben auf die Person zu projizieren, je nachdem, welche sie sich wünscht. Im nächsten Kapitel findest du eine Liste der Farben und »ihrer« Eigenschaften. Die Person entscheidet auch, welche Musik sie hören will.

- Jeder wird 20 oder 30 Minuten lang – sogar bis zu 40 oder 45 Minuten, wenn genug Zeit ist – berührt, aber ihr entscheidet es vorher, denn es

»muss« Einheitlichkeit bestehen. Es »sollte« jeder gleich lange berührt werden. Die Zeitspanne dafür wird gemessen, indem ein entsprechend langes Musikstück oder mehrere abgespielt werden.

- Wir fassen uns wieder an den Händen – die rechte Handfläche immer nach unten, die linke nach oben – und summen – mit geschlossenem Mund – so laut wie »möglich«, es der Luft erlaubend, beim Einatmen in uns einzudringen, den Innenraum öffnend – und weitend. Je nachdem, wie es im Moment passt, summen wir drei- fünf- oder neunmal zusammen.

- Dann fordere ich sie auf, die Hände wieder loszulassen und zu spüren, wie es sich anfühlt, wieder allein zu sein. Noch einmal weise ich sie an, den Körper, die Energie, den Verstand und die Gefühle zu beobachten. Und nun sind wir »bereit«, die Person, die in der Mitte liegt, zu berühren.

- Jeder tut es auf »seine« Art – doch es ist immer schöner, Sanftheit und Zärtlichkeit zu empfinden. Leute sagen, dass »meine« Berührungen köstlich seien: Ich tue es sehr sanft und bewusst ...

- Es ist auch möglich, am Anfang auf dem Bauch zu liegen und sich später umzudrehen. Und nach wenigen Minuten gebe ich dann ohne Worte ein Zeichen ...

- Wir stellen uns vor, dass die gewünschte Farbe von »unseren« Händen in die Person übergeht. Die Augen »können« geöffnet oder geschlossen sein.

- Es »kann« auch Interaktion stattfinden – zum Beispiel wenn dich jemand berührt oder du jemanden, der neben dir oder dir gegenübersitzt, berühren möchtest. Aber eine Hand »muss« immer in Kontakt mit der in der Mitte liegenden Person bleiben. Und die zwei Personen, die in Kontakt kommen, »sollten« sich immer in die Augen schauen – das »hilft«, bewusst zu bleiben.

- Für die Person in der Mitte ist es ein sehr »schlechtes« Gefühl, zu bemerken, dass eine Hand auf »ihrem« Körper sich nicht mehr bewegt, dass sie dort auf dem Körper »festsitzt«! Noch »schlimmer« ist es, wenn keiner mehr die Hand bewegt! Es ist also sehr wichtig, mit der Person in der Mitte in Kontakt zu bleiben.

- Vielleicht möchtest du woanders sitzen. Du streichelst den Kopf und willst nun hinunter zu den Füßen oder einer anderen Stelle ... Du möchtest neben jemandem, den du magst oder zu dem du dich hingezogen fühlst, sitzen ... Das ist »erlaubt«, jedoch mit einer Hand immer in Kontakt mit der Person in der Mitte!

- Wenn die Musik endet, entfernen alle sich langsam von der Person in der Mitte und setzen oder legen sich hin, um auszuruhen. Wer möchte, »kann« fortfahren, einander zu streicheln. Ich stehe auf und berühre die Person in der Mitte dreimal mit einer streichenden Bewegung, vom Kopf schnell hinunter bis zu den Füßen – um eventuelle negative Energie wegzunehmen.

- Ich bestimme den Nächsten, doch »sollte« nichts gesprochen werden, außer wenn ich nach der Musik, die gespielt, oder der Farbe, die projiziert werden »soll«, frage – und um die Antworten zu bekommen.

- Wenn das Neuro-Taktil als Workshop stattfindet, kommen manchmal Meditationstechniken hinzu, bevor der oder die Nächste an die Reihe kommt.

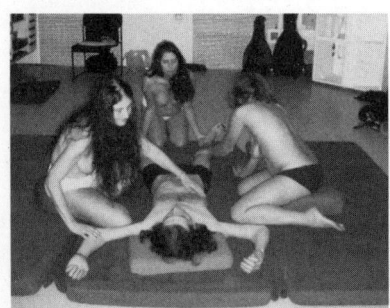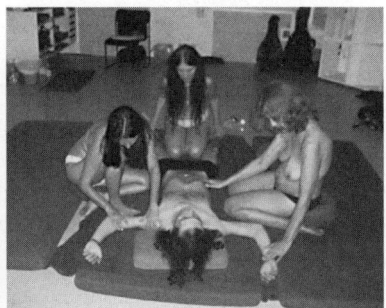

Das Neuro-Taktil, im Osho Tabaan,
Hamburg, 11. November 2010

Für den Buddha

DIE AUGENMEDITATION

Dies ist eine leichte und schöne Technik, die du mit einem Liebhaber, einem Freund, sogar mit jemandem des gleichen Geschlechts, praktizieren »kannst«.

- Ihr setzt euch einander gegenüber hin und fokussiert den Blick auf das linke Auge des anderen.

- Ihr »könnt« euch 45 Minuten auf diese Weise in die Augen sehen und dann 15 Minuten lang die Augen schließen – immer noch sitzend. Beide beobachten dann still, jeder für sich, was im Inneren geschieht.

- Oder ihr »könnt« die Augenmeditation auf eine Stunde ausdehnen.

- Eine gute Variante ist, diese Technik mit Tanzen zu kombinieren! Ihr »könnt« tanzen, wie es euch gefällt, doch die Verbindung »muss« bleiben – im Fokus immer das linke Auge des Partners, die ganze Zeit, ohne Unterbrechung.

- Wieder »könnt« ihr nach 45 Minuten die Augen schließen und die restlichen 15 Minuten mit geschlossenen Augen allein tanzen.

- Oder ihr »könnt« 45 Minuten lang tanzen, während ihr verbunden bleibt durch den Blick in das linke Auge des anderen, und die restlichen 15 Minuten mit geschlossenen Augen allein sitzen.

- Ihr »könnt« diese Tanzvariante auch auf einer Party praktizieren. Ich habe es mit Liebhabern und Freunden getan. Es ist großartig!

- Auf Partys ist eine Armbanduhr mit Wecker ein gutes Mittel, die Zeit zu kontrollieren. Oder ihr bittet jemanden, das für euch zu tun.

- Es ist in jedem Fall gut, sich nach den 60 Minuten auszuruhen.

Dies ist eine der beliebtesten Techniken in den Workshops, die ich anbiete. Für Tanzworkshops habe ich die Tanzvariante kreiert, und sie hat eine erstaunliche Leidenschaft fürs Meditieren hervorgerufen! Und sie hat viele Leute, die sonst nie meditiert hätten, begeistert! ... Also, genieße es!

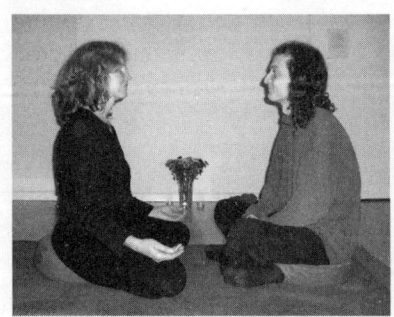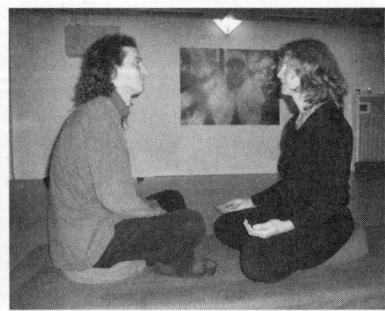

Die Augenmeditation, im Osho Tabaan,
11. November, 2010

4

*R*ajneeshpuram, Oregon, USA – Juli 1982

Devanando war nicht am Flughafen, es war kälter, als wir erwartet hatten, und die Koffer waren beschädigt! Doch ich genoss es, die Menschen, die aus aller Welt kamen und an uns in alle Richtungen vorübergingen, zu beobachten.

Madhu und Atman waren selig – so viele neue Eindrücke! Ich war auch sehr glücklich! Überdies war ich erstaunt, denn ich war wieder hier, in der Stadt, wo ich 1969 und 1970, als Stewardess, nur ein paar Stunden gewesen war! Und da ich nichts von San Francisco verpassen wollte, hatte ich diese beiden Male, sobald ich im Hotel war, Tabletten, die mir »helfen sollten«, nicht zu schlafen, genommen – sodass ich, noch müde vom Flug, zur Berkeley-Universität gehen »könnte«, um an dem andauernden Happening dort teilzunehmen! Aber eigentlich habe ich die wenigen Stunden, die ich, um mich zu erholen, »hatte«, auf dem Rasen des Campus liegend verbracht! Und ohne Zweifel habe ich mich verändert, das Gehirn ist anders geworden – sogar solch ein abstrakter Kontakt mit der Topweltintelligenz jener Zeit reichte aus, jeden zu transformieren!

Jetzt, 1982, erstaunt, denn Frisco war immer noch so, als »gehöre« es nicht zu dieser barbarischen Welt, dachte ich, dass diese Stadt vielleicht noch nicht einmal Teil von Amerika wäre! Und der Traum war jetzt wahr: Ich hatte Brasilien verlassen, mit »meinen« Kindern, 8000 Dollar in der Tasche – und sogar ein Visum für ein Jahr im Pass!

Doch ich »musste« etwas tun, ich »konnte« nicht wie die Kinder bloß dastehen und mir den neuen bunten Film ansehen! … Also sagte ich ihnen, sie »sollten« auf das Gepäck aufpassen, und ging zum Schalter, wo ich eine Frau, die portugiesisch sprach und mir helfen wollte, traf. Sie gab mir einen neuen Koffer und reichte mir das Telefon, damit ich im Valencia House, wo Devanando angeblich wohnte, anrufen »konnte«. Und ich erfuhr, dass er zur »Ranch« gefahren war! So nannten wir »Rajneeshpuram«, jene von Oshos Sannyasins in die Wüste gebaute Stadt –

wo auch Er lebte. Ich war schockiert von den Neuigkeiten, aber zugleich aufgeregt, dass es bereits »möglich« war, zur Ranch zu fahren ... und Osho zu sehen! Und es wurde mir gesagt, dass jemand uns mit dem Auto abholen würde, um uns nach Berkeley zu bringen.

Innerhalb einer Stunde waren wir da und warteten an einer Straße jener Stadt, von der ich schon Jahre geträumt hatte und wo Tausende farbenfroher Menschen »Hi« sagend vorbeikamen!

Madhu fragte: »Pyari, sprechen hier alle englisch?«

Und Atman lernte schnell »seinen« ersten Satz in der neuen Sprache: »May I have a glass of water?«

Jivan, eine ältere, äußerst liebevolle Lady, brachte uns zu dem Ort, wo wir übernachten »konnten« und einige Sannyasins lebten: eine extrem schöne Frau, die am nächsten Tag zur Ranch fuhr; ein Holländer und eine japanische Ma – so nennen wir weibliche Sannyasins – mit einem kleinen Kind; eine wunderbare, fette Dame aus New York City; ein Typ namens David, der Sannyas nehmen wollte und der mit dem deutschen Marpa, den ich am nächsten Tag treffen »sollte«, einen Raum teilte; der 20-jährige Stevie, der auch sehr nett war; und Jaya, ein makrobiotischer Swami, sehr neurotisch! Swami nennen wir die männlichen Sannyasins.

Madhu und Atman schliefen sofort ein, und ich folgte noch einer Einladung zu einer Party, auf der ich den ersten Lover in dem neuen Land traf! Doch da die Zungenküsse und das Streicheln des amerikanischen Swamis für »meinen« Geschmack etwas zu leidenschaftlich waren, ging ich nicht mit ihm ins Bett! ...

Am Tag darauf, als ich ein Konto eröffnen wollte, sah ich auf dem Weg zur Bank einen schönen Mann ein großes Postauto fahren und fragte ihn, ob er uns mitnähme ...

David liebte die Kinder, und wir machten ein Date für den Abend – zusammen mit den beiden! ...

Nachmittags wollte ich die *Nataraj* – Oshos Tanzmeditation – »machen«, und Marpas Zimmer war in dem Moment das einzige, das frei war. Doch bald kam die junge Schönheit zurück und setzte sich ganz still hin. Als die Stunde vorbei war, hüllte er mich ein mit Küssen und Liebe ...

Nun war die Zeit aufgeteilt zwischen zwei wundervollen Liebhabern.

Nach ein paar Tagen war ich sehr beglückt, ein wundervolles Haus mit Swimmingpool in der Nähe eines Naturkostladens gemietet zu haben, wo ich mich dann oft sonnte und die Kinder – und mich selbst – glükklich genoss!

Marpa war zur Ranch gefahren, um sich mit »seiner« Prinzessin zu treffen. David hatte Angst bekommen, mit mir tiefer zu gehen, weil er nicht verstehen »konnte«, wie ich ihn so total genoss, obwohl wir uns erst vor ein paar Tagen getroffen hatten – darüber hinaus war er in Panik geraten, weil ich ihn bat, mich zu heiraten, damit ich in den USA bleiben »durfte«! Er wollte mich nicht mehr penetrieren, aus Angst, dass ich schwanger werden »könnte«, obwohl ich ihm versicherte, dass ich mich absolut um Verhütung kümmerte! Er bemerkte, dass das schon einmal eine Frau zu ihm gesagt habe, trotzdem dann plötzlich mit einem dicken Bauch – und Ansprüchen an ihn – aufgetaucht sei!

Nach einer wundervollen Woche in dem Haus, das ich zur Hälfte gemietet hatte, forderte mich unglücklicherweise der Vermieter auf, es wieder zu verlassen. Das Angebot eines Swamis, mit ihm in ein luxuriöses Haus in der Natur zu ziehen, stellte sich auch als ein Flop heraus. Bei »unserer« Ankunft beunruhigte ihn »meine« nervöse Reaktion auf einen Streit der Kinder – wir waren alle ziemlich erschöpft –, und er entschied anders. Wir brauchten nichts zu bezahlen, »mussten« aber gehen, sagte er zu mir! Ich rief David an und bat ihn, uns zu helfen! Er kam, und wir zogen aus – eine Stunde nachdem wir eingezogen waren!

Weitere seltsame und komplizierte Situationen brachten mich dazu, von einem Swami, der auch zur Ranch fuhr, ein kleines Haus im afroamerikanischen Viertel von Berkeley zu mieten. Das Haus lag nur ein paar Blocks vom Sannyas-Center entfernt, und ich stellte mich der Leiterin Waduda vor. Sie sagte, dass es keinen Platz für mich gäbe, um Workshops – egal welcher Art – anzubieten, bot mir jedoch an, als Arbeitsmeditation das Center gratis sauber zu machen. Begeistert, mit so vielen neuen Menschen – alle Sannyasins von Osho – zusammen zu sein, nahm ich an! Es würde gewiss eine »schöne« Erfahrung werden!

Bald wurde ich auf die Ranch eingeladen. Sie »brauchten« Arbeiter – und ich galt als ein »guter«! Ich war überglücklich! Zum ersten Mal würde ich Osho sehen! …

Ich arbeitete in einem Garten in der Nähe »seines« Hauses, als Er beim »Drive-by«, für uns damals die einzige Gelegenheit, Ihn zu sehen, nach dem Mittagessen vorbeikam. Sannyasins säumten die Straßen – und allein das Auto zu sehen, elektrisierte mich! Er fuhr sehr langsam und sah jedem von uns in die Augen … Als »Seine« »meine« trafen, nur für diesen ganz kurzen Moment, standen »mein« ganzer Körper und »mein« Wesen in Flammen. Es war so ein Schock! Ich weinte und lachte gleichzeitig, wollte Menschen umarmen – manche dachten sogar, ich »hätte« einen hysterischen Anfall!

Ich war nur für das Wochenende auf die Ranch eingeladen worden, aber Osho zu sehen, auf den Feldern zu arbeiten und mit so vielen wunderbaren Menschen zusammen zu sein, war solch eine starke Erfahrung gewesen, dass ich fragte, ob ich noch etwas bleiben »könne«. Den Typ, dem ich ein Zimmer bei mir vermietet hatte, ließ ich benachrichtigen, dass ich vier Tage später käme. Es war mit ihm verabredet worden, dass er sich mit der Nachbarin – einer dicken schwarzen Dame – abwechselnd um Atman und Madhu kümmern würde …

Der Freund, der die Nachricht überbringen »sollte«, vergaß es einfach! Der Mieter, der »mein« Ausbleiben als eine unverantwortliche Tat ansah, beschloss, mich dadurch zu bestrafen, dass er die Kinder allein zurückließ! Die Frau kümmerte sich auch nicht um die beiden und half sogar ein paar jungen Leuten aus der Nachbarschaft, uns auszurauben! Die Kinder erzählten mir, sie seien bei uns eingestiegen und hätten alles mitgenommen, einschließlich »ihrer« Spielsachen! Madhu »schaffte« es aber, eine Halskette mit einem Smaragd, die ich immer noch trage, zu retten! Es machte mich stolz, dass sie keine Angst »gehabt« hatten! Sie waren traurig, doch nicht ängstlich! Auch ich war ziemlich traurig – niemand schien mir Verständnis entgegenzubringen! Sie hätten sich wenigstens um die Kinder kümmern »können«!

»Meinen« Mieter forderte ich sofort zu gehen auf und begann zu denken, dass die Staaten nicht nach »meinem« Geschmack seien …

Einen Monat später dann, Anfang Juli, würde auf der Ranch ein Festival stattfinden. Ich besuchte eine alte Bekannte aus Brasilien in den Bergen in der Nähe und wollte sie bitten, die zehn Tage auf Atman und Madhu aufzupassen … Doch statt das Problem zu lösen, traf ich dort den nächsten David … Und es waren zwei japanische Sannyasins auf der Suche nach einem Platz zum Wohnen, die zustimmten, sich um sie zu kümmern, sodass ich gehen »konnte«!

Später verliebten sich die beiden Mädchen sogar so in die Kinder, dass sie komplett darauf verzichteten, das Festival zu besuchen! Sie hatten an den fünf Haupttagen teilnehmen wollen! Und sie »konnten« sogar kein

Wort mit den Kindern wechseln – sie sprachen nur japanisch und die Kinder, abgesehen von ein paar Bruchstücken Englisch, die sie bereits aufgeschnappt hatten, nur portugiesisch …

Das Festival war einfach überwältigend! Aus allen Erdteilen trafen unaufhörlich Menschen ein! Es waren mehr als 5000, viele alte Freunde eingeschlossen! Das Essen war köstlich, und es gab prächtige Männer, um sie zu lieben – und von ihnen geliebt zu werden! Und »am besten« war es, fünf Tage lang Osho täglich zweimal in der Buddha-Halle zu sehen! Das war ein Auditorium aus Marmor, wo wir bis spät in die Nacht, nachdem wir mit Ihm beim Darshan gesungen hatten, ekstatisch tanzten! Ich meditierte jeden Tag, mich wirklich im Strom des Lebens treiben lassend! Alles passierte so schnell, dass selbst komplizierte Situationen mich nicht störten! Im gleichen Moment kam die Lösung! Es ist der Höhepunkt gewesen, von allem, was mir in diesem Leben passierte!

Nicolas Bruder hatte mir vor einiger Zeit erzählt, dass für mich 1982 eine große Veränderung im Zusammenhang mit dem Venusdurchgang in »meinem« Horoskop stattfinden würde. Das bedeutete eine Öffnung der Frau in mir und eine Explosion von Kreativität! … Und ich »konnte« es spüren!

Der Morgen des ersten *Satsangs* – was »Zusammen in Stille mit dem Meister sein« heißt – war zugleich »mein« Geburtstag! Und zum ersten Mal würde ich in Oshos Gegenwart sitzen!

Bereits Tausende standen Schlange, als ich mit einem Freund, die letzte große Leidenschaft in Brasilien, ankam. Er hatte schließlich alle Schutzmechanismen aufgegeben, war gekommen, um Sannyas zu nehmen, und wurde danach Leeladhar – der Gott der Verspieltheit – genannt …

Punitan, der zu »meiner« großen Freude auch angekommen war, sagte mir, wir würden näher bei Osho sitzen können, wenn wir, sobald die Tore geöffnet wurden, auf »Seine« rechte Seite hinliefen! Nach diesem Ratschlag hielt ich es immer so! Es war eine längere Strecke, denn wir betraten die Halle von «Seiner» Linken, doch weil rechts weniger Leute waren, saßen wir dort tatsächlich näher bei Ihm. Und wenn er uns mit den Armen ein Zeichen zum Näherkommen gab, stürzte ich mich schnell nach vorne und berührte Ihn fast schon! …

Doch wer überhaupt in die Nähe des Podiums kommen wollte, »musste« sowieso lange vor acht vor der Halle angekommen sein – und die Nächte wurden mit Liebe, Musik und Lachen verbracht! Also wurde in der Buddha-Halle angekündigt, wir »sollten«, damit wir nicht krank würden, etwas schlafen … Tatsächlich schlief ich fast gar nicht auf der Ranch! …

Diese Nacht liebte ich einen schönen Schweizer und am nächsten Morgen war ich erschöpft! Mir fielen immer wieder die Augen zu … Ich »konnte« den zweiten Satsang kaum genießen! …

Die nächste Durchsage lautete, wir »sollten« nicht in die Buddha-Halle rennen! Von uns wurde erwartet, dass wir uns buddhagleich verhielten, anmutig hineingingen und nicht wie Kinder schrien oder lachten! Wir versuchten wirklich »unser« Bestes und rannten am nächsten Tag nicht – aber wir gingen sehr schnell, das Lachen zurückhaltend, uns den Anschein von Erwachsenen gebend … Diejenigen von uns, die früh zu kommen pflegten, um in der Nähe des Meisters zu sitzen, waren natürlich trotz allem wie wilde Kinder …

Am Nachmittag dieses zweiten Tages kollabierte ich! Nach diesem endlosen Feiern hatte sich die Blase schon beschwert, und hinzu kam, dass in dieser heißen Wüstenluft viel Körperflüssigkeit verdunstete. Wir wurden andauernd ermahnt, viel zu trinken – und nicht nur Tee oder Kaffee! Doch egal welche Ursache, ich war krank! Und ging jedoch nicht zum Pythagoras, dem medizinischen Zentrum, weil ich wusste, dass ich nur Ruhe »brauchte«! Daher machte ich mich, nachdem ich Osho beim »Drive-by« gesehen hatte, zum Zelt eines Freundes auf, wo ich hoffte, besser schlafen zu »können«. Doch ich fand kaum Schlaf! Blasenschmerzen trieben mich in den Wahnsinn und zwangen mich, fast stündlich zur weit entfernten Toilette zu gehen!

Am Tag darauf ging es mir noch schlechter! Leeladhar nahm jedoch abends Sannyas, und wir tanzten bis spät in die Nacht! Als ich mich schlafen legte, war es furchtbar: Sogar noch häufiger »musste« ich aufstehen, um zu pinkeln … Dann sah ich bei einem dieser Toilettengänge den Morgen grauen und beschloss, mich auf den Weg zur Buddha-Halle zu machen. So früh fuhren keine Busse, ich »musste« zu Fuß gehen und ertrug 45 Minuten lang heftige Schmerzen, bis ich endlich da war! Viele überholten mich, da ich sehr langsam ging. Es war jedoch noch sehr früh. Also setzte ich mich völlig erschöpft etwas abseits der Schlange in die Sonne, an die Seite des Ersten in der Reihe – ein Sannyasin mit längerem Haar, der auch in der Sonne saß, friedlich, in sich ruhend und sehr schön! … Eine Stunde verging, bevor sie anfingen, uns zu riechen, um uns einzulassen. Osho war allergisch gegen Gerüche, und wer irgendwelche benutzte, »durfte« nicht in die Buddha-Halle. Wieder wurden wir ermahnt, nicht zu rennen! Der Swami machte Witze und sagte, sie »sollten« uns eher dazu ermutigen, es zu tun, um dadurch »unsere« große Liebe zu dem Meister zu zeigen … Wir lachten alle, und ich liebte ihn! …

Nach dem Satsang schlug ich alle wundervollen Einladungen aus, wie die, zum See zu fahren – oder zu weiteren Verlockungen –, und »schaffte« es endlich, am Nachmittag zu schlafen. Abends war ich aber noch schwach und kam etwas später zum Darshan. Zum Glück war er wieder der Erste in der Reihe und gab mir ein Zeichen, mich vor ihn zu stellen. Aber die Gelegenheit für eine Romanze ergab sich nicht, da eine Ex aus Pune ankam und sie zusammen in die Buddha-Halle gingen …

Ich saß sehr nahe bei Osho, etwas mehr in der Mitte, und da ich beschlossen hatte, mich zu heilen, atmete ich eine Stunde lang die Krankheit aus und heilende Energie ein …

Und am Schluss, das Wunder: Ich war geheilt!

In der Nacht schlief ich gut und kümmerte mich nicht darum, früh aufzuwachen – ich wusste, dass C wieder vorne in der Schlange stehen und mich zu sich rufen würde …

Zu Tausenden standen sie schon in der Schlange! Er war nicht der Erste, aber er war ziemlich weit vorn und gab mir tatsächlich ein Zeichen! Wir waren wie alte Freunde, obwohl wir noch kein einziges Wort miteinander gewechselt hatten. Ich spürte, dass er auf mich gewartet hatte … Und mich sanft von hinten in den Armen haltend, flüsterte er mir ins Ohr: »Die Frau außer der Reihe« …

Auch wenn ich fühlte, dass es so passieren würde, sagte ich zu ihm, dass wir zusammensitzen »konnten« und dass es an der rechten Seite leichter sei, nahe ans Podium zu kommen.

Alle fragten sich, was Osho wohl an diesem Morgen tun würde! Tags zuvor hatte er uns das »Peace & Love«-Zeichen gegeben und am Abend hatte er uns einen Kuss gesandt! Jemand sagte lachelnd, dass Er vielleicht auf uns springen würde!

C und ich gingen dann schnell in die Halle, und als wir zusammensaßen, liebkoste sofort einer »seiner« Füße den »meinen«! Was für eine starke Empfindung! »Seine« Hände auf »meinen«, »seine« Liebe für mich – und für Osho – zu spüren war auch überwältigend! Ich weinte während des ganzen Satsangs … Und als Osho uns zu sich rief, sprangen wir auf das Podium – doch es war schon zu voll! Leeladhar war der Erste, der sprang, und war direkt vor Ihm! Vimutka berührte »Seine« Füße! … Als Osho abfuhr, liefen C und ich wie Kinder hinter dem Auto her – dann schneller, um vor Ihm zu sein und Ihn noch einmal zu sehen … Diese Ausgelassenheit besiegelte »unsere« Verbindung – und wir verabredeten uns um sieben Uhr abends zum Darshan, auf der rechten Seite der Buddha-Halle …

An diesem Nachmittag, erzählte er mir später, war er zu Oshos Haus gegangen – was absolut verboten war –, auf die Berge geklettert, um den Sicherheitskräften aus dem Wege zu gehen, und hatte stundenlang auf einer Anhöhe gesessen, in der Hoffnung, den Meister zu Gesicht zu bekommen! …

Wilder denn je tanzte ich in dieser Nacht! Auch C war total wild und wollte, im Unterschied zu Leeladhar oder anderen, mit denen ich oft zusammen war und die sich immer lieber an der Peripherie aufhielten, gern inmitten des Geschehens sein! Ich war ekstatisch – er war ein richtiger Mann, älter als ich, präsent und bewusst. Ihm entging nichts von dem, was passierte, und ich »hatte« nicht das Gefühl, abwarten zu »müssen«, bis er sich mir öffnete – wie es vorher bei so vielen gewesen war!

Als in der Buddha-Halle alles vorbei war, fragte er mich, ob ich ihn zum »Zarathustra«, dem Zeltareal, wo er wohnte, begleiten würde, »seine« Sachen abzuholen. Da ich noch schwach war, ging ich direkt zum »Sokrates«, »meinem« Quartier, wo er bald auch auftauchte und geduldig wartete, bis ich mit allen, die ich traf – und das waren viele – gesprochen hatte! …

Als wir endlich allein waren, lernte ich »meinen« ersten deutschen Satz, als er zum Himmel zeigend sagte: »Der Mond ist schön!«

Und wir legten uns in »mein« Zelt … Er war so liebevoll, so ruhig! Lange Zeit streichelten wir uns, alles fühlend und uns in die Augen schauend … Dann streiften wir langsam die Kleider ab. Jeder Augenblick wurde voll ausgekostet! Ich bemerkte, wie sanft und zart die Haut eines älteren Mannes war … Und er wusste wirklich, wie man eine Frau liebt! Neu war für mich, dass *er die Finger anfeuchtete, bevor er die Klitoris oder die Brustspitzen berührte.* Niemand hatte das zuvor getan!

Und er tat es so langsam, so einfühlsam, dass das Glücksgefühl fast unerträglich wurde! Ich explodierte dann, als er, zärtlich und ekstatisch, »meine« Muschi leckte – was er wirklich genoss! Wir ruhten umarmt ein wenig aus, aber schnell wurden wir wieder sehr scharf, und er kam über mich. Ich wurde noch verrückter … Er war, als ob er nichts wolle, als würde er immer nur geben und noch mehr geben! Und ich explodierte noch einmal … Und wieder und wieder …

Ich bat ihn nun, bei mir zu bleiben. Ich wusste, er hatte genug Geld dafür. Doch er sagte, er arbeite an einem wichtigen Fall und wolle danach Urlaub in Frankreich machen – und gab mir ein Foto. Dieser Mann neben einem Wasserfall war lange Zeit dann die einzige Erinnerung an einen »echten« tantrischen Liebhaber, dem ich, wie Syd, nichts beibringen »musste«! … Das Sperma blieb in ihm – er hatte nicht ejakuliert! Und war die ganze Zeit völlig locker geblieben! Nichts hatte auch nur entfernt etwas von ficken »gehabt«! Es gab keine Hast, kein Drängen, keinen Zwang … Und so viel Lachen! … Er sah gewiss aus wie jener Rebell, von dem Osho spricht …

Kurz bevor der Bus abfahren »sollte«, sagte er zu mir: »Wir haben noch zwanzig Minuten …«

Diese Minuten waren schnell vorbei, und wir schliefen plötzlich ein! Wir erwachten genau rechtzeitig, damit er loslaufen »konnte«! Ich fühlte mich schuldig, dass »meine« Lust dies Chaos verursacht hatte, half ihm, so schnell wie »möglich« zu gehen, holte ihm Kaffee und Frühstück – und er stieg in den Bus, der losfuhr …

Ich »hatte« »seine« Telefonnummer in Deutschland, wo er in einem kleinen Ort in der Nähe Münchens lebte – und ich war erfüllt von Liebe, voll von ihm! …

Trotzdem genoss ich auf der Ranch ein kurzes Verhältnis mit einem anderen Deutschen, und als es Zeit war, heimzufahren, war ich froh! Ich »konnte« es kaum erwarten, wieder bei Atman und Madhu zu sein … Und am Flughafen traf ich eine »nette« Sannyasin, die ich einlud, bei uns zu übernachten …

Doch eine seltsame Überraschung wartete auf mich! Im Wohnzimmer schlief ein stinkender schmutziger Typ, der Fieber »hatte« und mir sagte, das Haus »gehöre« ihm! Weiter erzählte er, Punitan und »seine« Freundin hätten die Kinder nach Brasilien mitgenommen! Ich »konnte« nicht fassen, was passiert war! Ich fühlte mich fürchterlich, aber erinnerte mich an die Worte »meines« Vaters, der zu sagen pflegte: »*Wenn ich in große Schwierigkeiten gerate, mich jedoch erschöpft fühle, dann lege ich mich einfach schlafen und vergesse alles, denn am nächsten Tag hat sich das Problem vielleicht von selbst erledigt. Wenn nicht, dann bin ich wenigstens erholt, um mich besser mit der Situation auseinanderzusetzen ...*« Und so machte ich es! Ich bereitete in einer Ecke des überfüllten Hauses einen Schlafplatz für »meinen« Gast und mich auf dem Fußboden – und schlief tief!

Am nächsten Tag nahm sie frühmorgens einen Flug nach London und ich wurde von einer brasilianischen Ma angerufen, die mir sagte, die Kinder seien bei ihr! Punitan und Ana hatten sie mit zum Flughafen genommen und gehofft, mich zu treffen – da sie kein Geld mehr »hatten«, länger in Berkeley zu bleiben, geschweige denn die Flugtickets für Atman und Madhu zu kaufen. Sie hatten damit gerechnet, dass ich es tun würde, wenn ich von der Ranch zurückkam. Doch weil sich »mein« Flug verspätete, waren sie losgeflogen und hatten das ganze Gepäck der Kinder – die Anziehsachen, das Spielzeug und die *Malas* (jene Halskette mit dem Foto von Osho) – mitgenommen!

Ich war so froh und erleichtert, dass es ihnen »gut«ging! Und dass sie noch da waren! Doch ich ließ mich auf das Sofa fallen und fragte mich, was hier los war?! Es stimmte, dass ich auf der Ranch mit Punitan und Ana über die Rückreise der Kinder nach Brasilien gesprochen hatte, darüber, dass sie die beiden vielleicht mitnehmen würden, denn die Situation schien schwierig für uns zu sein. Aber wir hatten nichts wirklich geplant! Und erst recht nichts in der Art! Doch es gab keine Sekunde für Reflexionen! Ich atmete tief durch, ging zu dem stinkenden Typ, der ein Bad nahm, und sagte, dass die Kinder zurückkommen würden ...

»Deshalb«, fuhr ich fort, »ist kein Platz mehr für dich im Haus! Außerdem ist es egal, wer du bist, denn ich habe das Haus gemietet und eine Kaution bezahlt! Und ich bin bereit, bald auszuziehen, aber im Moment habe ich das Recht, hier zu wohnen. Du bist derjenige, der jetzt ausziehen muss!«

Er versuchte, mir Angst einzujagen, indem er schrie, wenn ich Geld verdienen wolle, solle ich arbeiten und nicht Räume in »seinem« Haus vermieten! Ich schrie zurück, sogar noch lauter, dass es mit Kindern nicht viele Möglichkeiten zu arbeiten gebe und dass ich nicht beabsichtigte, mir von anderen Leuten sagen zu lassen, was ich tun »solle«! Ich war bereit, ihm einen »guten« Kampf zu liefern – wenn er es wolle! Auf der Ranch hatte ich genug davon, dass Menschen mir sagen, was ich tun »solle«! Wie es dort zuging, hatte manchmal auf mich faschistisch gewirkt! Es gab so viele Regeln und unfreundliche Bemerkungen von denen, die den Laden am Laufen hielten! Ich weiß, sie »hatten« Angst um Oshos Leben, das andauernd bedroht war, doch ich glaube, dass nichts »Schlechtes« passiert, wenn wir nicht paranoid sind! Heute bezweifele selbst ich dieses Gefühl, denn …

OSHO WURDE TATSÄCHLICH ERMORDET! …

Ich hätte auf der Ranch bleiben »können«, doch ich entschied mich anders, denn ich wollte nicht herumkommandiert werden! Es ist wahr, dass es in einem Ashram Regeln geben »muss« – was »soll« ich jedoch tun, wenn ich allein den Weg finden möchte?! … Außerdem wollte ich Madhu und Atman großziehen – und damals gab es dort keine Einrichtungen für Kinder … Jedenfalls würde ich es auf keinen Fall zulassen, dass Pyari von diesem aus Indien ankommenden dreckigen Sannyasin bedroht werden würde! …

Als er »meine« Entschlossenheit bemerkte, sagte er, ich sei eine klare Person und dass er das wirklich schätze …

»Ich werde gehen, aber du musst das Haus am Ende des Monats räumen«, schloss er – und kam aus der Badewanne! …

Ich »erlaubte« ihm, »seine« Sachen in einer Ecke des Schrankes zu verstauen, und dann war er zu »meiner« großen Erleichterung weg! Ich war *so* dankbar! … Darüber hinaus dafür, dass mir so viel Stärke gegeben worden war! …

Und ich habe es nie mehr zugelassen, dass jemand mich bedroht – zumindest erinnere ich mich nicht daran! …

Ich »hatte« einen anderen Mieter, dem ich ebenfalls sagte, dass er ausziehen »müsse«, denn, was auch immer während »meiner« Abwesenheit passiert war, warum hatte er diese Invasion nicht verhindern »können«? Es hatte schon genug Situationen in diesem Leben gegeben, in denen alles drunter und drüber gegangen war, bloß weil ich etwas Urlaub nahm! Jetzt war es genug gewesen! Auf der Ranch war ich wirklich »stärker« geworden!

An den Wänden fand ich überall kleine Zettel angeklebt! Die Japanerinnen hatten auf ihnen wichtige Begriffe wie »Wasser«, »hungrig«,

»müde« notiert, sodass sie sich mit den Kindern verständigen »konnten«! Es tat mir leid, doch ich bat auch sie zu gehen. Und nach ein paar Stunden, nachdem ich im ganzen Haus sauber gemacht hatte, saß ich entspannt allein am Tisch in der Küche! Welch »schönes« Gefühl! Kein Schmutz und keine Leute mehr! ...

Jedoch stellten sich die USA langsam als ein sonderbares Land heraus: Schwarz und Weiß unaufhörlich im Krieg, in der Sannyasin-Welt dort »hatte« ich keine Chance ... Und da mich ein gut aussehender Liebhaber, den ich vor C auf der Ranch getroffen hatte, einlud, mich einer Kommune in Süddeutschland anzuschließen, überlegte ich, ob ich das nicht einfach tun »sollte«! Außerdem wollte ich C wiedersehen!

Als Dwara mit den Kindern ankam, sagte Madhu, sie wolle nicht mehr zurück nach Brasilien – sie würde bei mir bleiben, ganz gleich, was passierte und wohin wir gingen! Und Dwara bat mich, ihr etwas Geld zu geben, um sie für die Kosten, die sie mit den Kindern »gehabt« hatte, zu entschädigen ...

Als wir sie dann ein paar Tage später besuchten, kam sie mit der Idee, auch nach Deutschland zu fliegen, um mir mit Atman und Madhu zu helfen, damit ich die beiden mitnehmen »konnte«! Ich würde dann »ihr« Ticket bezahlen »müssen«, doch sie würde arbeiten, um mir das Geld zurückzubezahlen. Mir gefiel die Idee! Wau! Ich hasste sowieso die Vorstellung, Atman und Madhu zurück nach Brasilien zu schicken ...

Sie zog zu uns und versuchte, irgendwie mit Essen Geld zu verdienen. Mir wurde jedoch langsam klar, dass, wenn sie arbeitete, kaum Zeit bleiben würde, mir zu helfen – was sie schon nicht tat während der wenigen Tage, die sie mit uns verbrachte! Und sie war eigentlich nie gern mit Atman oder mit Madhu zusammen! ... Stattdessen kritisierte sie mich andauernd, besonders die Art, wie ich die beiden großzog. Und die Kinder waren ihr oft *»zu viel«!* In der Tat haben wir nie etwas zusammen genossen! An jenem Abend bei »ihrem« vorherigen Gastgeber, dachte ich, da wir viel gelacht hatten, es würde lustig sein, sie mitzunehmen – eine lateinamerikanische Gefährtin in Deutschland »könnte« prima sein! Aber vielleicht hatten wir uns nur deswegen amüsiert, weil wir etwas Gras geraucht hatten! ...

Schließlich fand ich, dass sie tatsächlich sehr verklemmt war. Ich schlug ihr sogar vor, sie solle sich etwas weiblicher kleiden, denn, obwohl sie sehr scharf auf Männer war, nie interessierte sich jemand für sie! ...

Bald fing sie an, jedes Mal Geld zu verlangen, wenn ich sie bat, sich um die Kinder zu kümmern! Und da ich nicht einverstanden war, war sie einfach nie bei ihnen! Also: Kein Spaß – und viel Ärger! ...

Jetzt bot ich Übernachtungen an für diejenigen, die von der Ranch kamen oder dorthin gingen. Es gab also ein andauerndes Kommen und Gehen, viele Informationen, Eindrücke – und viel Liebe! Eines Tages tauchte Paritosh, ein deutscher Swami, auf. Er liebte Atman und Madhu! Und als wir am nächsten Morgen kurz zusammen im Bett lagen, uns streichelnd, liebkosend, sagte er mir, dass die beiden Deutschland lieben würden, erst recht Sneha, die Sannyas-Kommune, in die ich eingeladen worden war. Überdies fügte er hinzu, ich »solle« mich nicht schuldig fühlen, wenn ich Dwara nicht mitnahm!

»Du bist kein Geizhals, Pyari«, sagte er. »Hör auf mit dem Mind-Fuck, dich selbst zu kritisieren! Folge dem Gefühl, mit den Kindern allein zu gehen. Nimm diese Last nicht mit dir!«

Leeladhar kam dann, um Auf Wiedersehen zu sagen, und sagte mir das Gleiche.

Schließlich teilte ich es ihr mit – und sie drehte vollkommen durch! Wir hatten geplant, dass sie mit den Kindern am nächsten Tag rausgehen würde, denn ich wollte etwas Zeit mit jenem David, den ich in den Bergen getroffen hatte, verbringen. Sie wusste, wie begierig ich auf dieses Treffen gewartet hatte, doch sie nutzte die Gelegenheit, mich zu schädigen, machte mir eine Szene, sagte, dass ich die Kinder nicht wirklich liebte, und schreiend, ich würde alles, was mir zustieße, verdienen, ging sie! ...

Erst war ich sehr wütend und verzweifelt, aber dann sagte ich mir: »Pyari, du hast dich bisher sowieso allein um Atman und Madhu gekümmert! Es war nicht immer großartig, manchmal gerätst du in schreckliche Situationen, trotzdem ist es immer besser gelaufen, wenn du niemanden um Hilfe gebeten hast! Und Dwara ist überhaupt keine Hilfe! Ohne sie ist es viel einfacher! Außerdem ziehen die Kinder eine ›schlechte‹ Situation *mit dir* einer der sogenannten guten ohne dich vor! Also, nimm die beiden mit!« Und ich wusste, dass, egal was in »meinem« Leben los war, es mir weit mehr gefiel als alles das, was ihr passierte! ...

Sie war Journalistin, intelligent, »könnte« eine schöne Frau sein, aber es war ihr noch nicht gelungen, das Leben einfach zu genießen – anstatt es zu erleiden und diejenigen, die Spaß »haben«, zu kritisieren ...

Dennoch war ich dank ihr auf den Gedanken gekommen, Madhu und Atman nach Deutschland mitzunehmen! Und dieser Entschluss machte mich sehr glücklich! Natürlich musste ich immer noch wissen, ob sie das wollten! Dwara jedoch ertragen zu haben war also nicht umsonst gewesen! Nichts ist jemals nur »schlecht«! …

Für David und mich war dann in der Tat nicht viel Platz, um allein zu sein – und er »hatte« sogar Erektionsprobleme, was für mich ohne Frage »in Ordnung« war, obwohl nicht für ihn! … Doch es stellte sich letztlich als ein Segen heraus, da ich auf ihn nicht mehr scharf war! Die ganze Energie strömte jetzt schon zu C …

David ging am nächsten Tag, und ich war wieder allein mit den Kindern, frei, alles auf »meine« Art zu tun, selbst wenn es »falsch« war! Welch eine Erleichterung! Und ich rief C an, um ihm zu sagen, dass ich nach Deutschland kommen würde. Er sagte, ich solle ihn anrufen, wenn ich da wäre …

Das Herz wollte nicht nach Sneha … Ich »hatte« noch einen Kontakt in Deutschland. Er würde am Zehnten zu Hause sein, doch zum Ersten »musste« ich das Haus räumen, und ich »hatte« keine Energie, eine neue Bleibe zu suchen. Also, als mir ein Charterflug für den Dritten angeboten wurde, entschied ich mich schnell dafür …

Der stinkende Mann kam am Ersten und war sauer, dass wir noch da waren. Wieder stritten wir uns … Schließlich rief ich den Travel-Agent an, der ihm versicherte, dass ich tatsächlich abreisen würde. Endlich glaubte er mir, gab mir die Kaution zurück und sogar Geld für die Tage, die er in dem Haus verbracht hatte! … Er war sowieso nicht der Besitzer, hatte vielleicht das Haus als Erster gemietet, es dann weitervermietet, und so war es bei mir gelandet …

Atman entschied sich im letzten Moment mitzukommen, und nach einigen weiteren Abenteuern landeten wir am 3. August in Frankfurt!

Ich liebte Deutschland, Liebe auf den ersten Blick – deren Flamme in »meinem« Herzen noch immer nicht erloschen ist – für die Stille überall, dass die Frauen so emanzipiert und die Männer so anständig waren – Dinge, die ich immer noch genieße, 29 Jahre später! Heute denke ich daran, wegzugehen, vielleicht nach Spanien oder Portugal, aber ich bin immer noch in jenem Land, das Hegel, Feuerbach, Engels, Marx, Friedrich Nietzsche, Rosa Luxemburg, Albert Einstein, Bertold Brecht, Wilhelm Reich, Rudi Dutschke, Dieter Wedel, Inga Rumpf und Till Schweiger hervorgebracht hat! …

Doch keine Rosen ohne Dornen! Ein türkischer Mann, der kein Englisch sprach, bot an, mir zu »helfen«, und ließ die Schreibmaschine die Treppe hinunterfallen! … Und ich war geschockt, dass alles Geld kostet, selbst den Gepäckwagen auszuleihen oder die Toilette zu benutzen! Ohne Geld »konntest« du nicht einmal pinkeln! Heute hat sich diese kapitalistische Denkweise überall verbreitet, aber damals hatte ich noch nie zuvor etwas Ähnliches gesehen! …

Wir waren erschöpft, es lag noch eine lange Reise vor uns, und wir trafen niemanden, der englisch sprach! Doch im Zug nach Frankfurt kontaktierten Madhu und Atman eine Sannyasin, die uns half, den Bus nach München zu nehmen. Dort würden wir abgeholt werden.

Ich freute mich wie ein Kind! Alles passierte so schnell, dass uns keine einzige Minute zum Nachdenken blieb. Die Reise verbrachten wir dann damit, die schöne grüne Landschaft, alles so nett und sauber, zu genießen! Und wie habe ich mich gefreut, dass alle so höflich waren! Die zwei Sannyasins, die uns nach Sneha brachten, waren auch erstaunlich liebenswürdig! Ich dachte daran, C anzurufen, wie wir geplant hatten – doch dazu blieb keine Zeit …

Die Kommune war auf dem Land, nebenan weideten Kühe, und ich liebte einfach alles, besonders den Raum für die Kinder – wo ich zu Atmans und Madhus Freude übernachten würde, bis die anderen Kinder aus den Ferien zurückkamen …

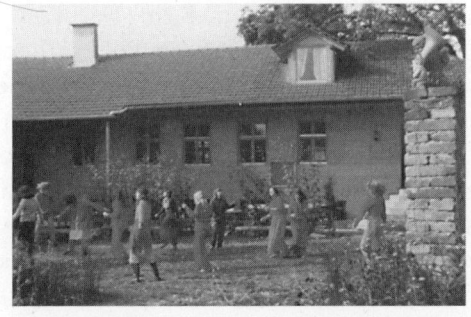

Sneha, als Avinash dort war,
damals Purvodaya genannt, Bayern, 1980

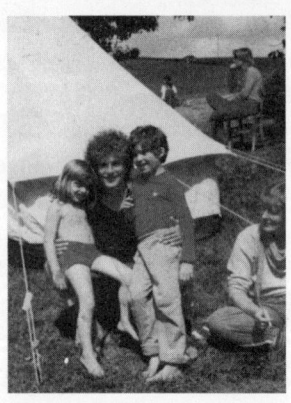

Adhara und Atman mit anderen Sannyasins in Sneha, August 1982

Wegen der Zeitverschiebung von neun Stunden war es schwierig, zu schlafen. Doch wir waren glücklich und völlig begeistert! Auch für Sneha war es ein großes Ereignis, dass aus den Staaten eine südamerikanische Ma mit zwei Kindern ankam!

Ich fühlte mich ein wenig zu dem Leiter der Kommune hingezogen ... Ich hatte ihn schon auf der Ranch getroffen, um mit ihm über die Einladung nach Sneha zu sprechen. Er »musste« einwilligen, was er auch tat ... Und jetzt kam er oft, umarmte mich oder gab mir einen Kuss ...

Die Ma, die in der Küche arbeitete, hatte in Mexiko gelebt, war sehr offen und lud mich ein, mit ihr am nächsten Tag eine brasilianische Mittagsmahlzeit zuzubereiten. Und wir »hatten« viel damit zu tun, die »richtigen« Zutaten für die schwarzen Bohnen zu finden – die alle sehr genossen! ...

Ich rief schließlich C an und hinterließ eine Nachricht, da er nicht zu Hause war. Und ebenso Thomas, den ich 1970 in London getroffen hatte – und nun seit elf Jahren nicht mehr gesehen hatte! Er sagte, ich hätte früher anrufen »sollen«, sodass er uns am Flughafen hätte abholen »können«! Doch wie hätte ich daran denken »können«? Ich wusste nicht einmal, ob er sich an mich erinnern würde! Von einem Wiedersehen nicht zu reden! ... Er kam jedoch sofort, um mich zu besuchen!

Von Thomas war ich damals, 1971, fasziniert gewesen, als ich mit ihm und »seinem« Bruder einen Monat in Europa verbrachte. Diese intensive Zeit hatte ich nicht vergessen! Aber jetzt war alles anders, ich war anders ... Eigentlich ärgerte es mich, dass er mir ständig sagte, wie ich

Atman und Madhu großzuziehen hätte – genau wie Dwara! Es kam mir vor, als ob viele Leute Spaß daran fänden! Heute sehe ich es anders:

Wir alle verurteilen andere gern, mögen es,
Menschen zu sagen, was oder wie sie etwas tun sollen!

Und als C zurückrief – und mich besuchen wollte –, wusste ich nicht, was ich sagen »sollte«, denn obwohl ich kein Interesse mehr an Thomas »hatte«, war er immer noch da!

C beklagte sich ebenfalls darüber, dass ich ihn nicht von Frankfurt aus angerufen hatte, und sagte, dass er keine Zurückweisung akzeptieren würde! »Jetzt oder nie«, scherzte er, auf den Titel »unseres« ersten Satsangs auf der Ranch anspielend! Was »sollte« ich jetzt sagen?! Ich wollte mich im Ozean der sich überstürzenden Ereignisse treiben lassen …

Jedoch war ich durcheinander, als er ankam. Er umarmte mich mit derselben Intensität wie auf dem Festival, und ich war distanziert – oder nicht sehr präsent … Als ob er darin Zuflucht suchte, setzte er sich unter einem Baum und spielte Gitarre … Ich beschäftigte mich weiterhin mit Thomas und den Kindern …

Als es Zeit war, die beiden ins Bett zu bringen, fragte mich Thomas, ob ich wolle, dass er über Nacht blieb. Er war fast den ganzen Tag in Sneha gewesen! Ich wusste nicht, was ich ihm sagen »sollte«, doch ich machte klar, dass C auch da sein würde, und fügte hinzu: »Wir werden zu dritt im Bett sein …«

Das war die Situation vor elf Jahren gewesen! …

»Dann mache ich für ihn, der von so weit hergekommen ist, Platz«, sagte er – und ich war total erleichtert!

Das Leben hatte es für mich geregelt! Und wir gingen zu »seinem« Auto. In der Dunkelheit unter den Sternen, die mir immer wieder Ehrfurcht einflößen, wurde er etwas sanfter. Wir sagten uns zärtlich Auf Wiedersehen, und dann »konnte« ich mich ruhig um die Kinder kümmern. Als sie einschliefen, ging ich zu dem Prinzen, der, ohne ein Wort zu sagen, wahrscheinlich die Qualen spürte, die ich durchgemacht hatte. Es gab von Anfang an ein wunderschönes gegenseitiges Verstehen – nie viele Worte, einfach nur jene Mischung aus Magie und Liebe, die jenseits aller Emotionen, welche es auch sein mögen, ist …

Wir schliefen umarmt neben Atman und Madhu ein …

Am nächsten Morgen war ich offener – aber auch empfängnisbereit. Deshalb leckte er mich nur, überdeckte mich mit Küssen und bereitete mir wieder so viel Vergnügen, wie jemand nur bereiten »kann«! …

Der Leiter der Kommune tauchte plötzlich auf und war überrascht, mich schon mit einem Mann im Bett zu sehen, was ihn veranlasste, mir gegenüber eine sehr reservierte Haltung einzunehmen, beinahe für immer, was ich damals bedauerte, doch heute als ein Segen ansehe – sonst wäre ein noch viel größeres Durcheinander entstanden, weil »seine« Freundin mich nie gemocht hat! Vielleicht war sie einfach nur ein sehr verklemmtes Mädchen …

Seltsam war auch, fand ich, dass er die Mahlzeiten allein mit ihr oder denjenigen, die anreisten, um Workshops zu geben, zu sich zu nehmen pflegte. Es war »besser« als auf der Ranch, doch es gab immer noch diese Trennung, diese Hierarchie, die mich immer geärgert hat!

Heute, als mir Avinash Kaffee ans Bett brachte, erzählte er mir, er habe gestern in der »Osho Times« einen Diskurs von Osho aus dem Jahre 1967 gelesen, in dem Er erkläre, Er wolle, dass die Welt von Ihm erfährt, jedoch nicht als von einer Religion oder einer Sekte, sondern als von einem Zusammenkommen von Freunden, deren Freiheit in keiner Weise eingeschränkt sei – Leute »sollten« dazukommen und wieder gehen »können«, wie sie wollten! … Ich erinnerte mich dann an diese Stelle im Buch, an der wir jetzt gerade sind! Osho betont immer die Freiheit, und ich »hatte« den Eindruck, dass die Sannyasins, die in führenden Positionen waren, das Gegenteil davon praktizierten! Aber was tun?! Osho ist nicht einmal mehr im Körper! …

C befriedigte mich so vollkommen, dass ich mit keinem anderen Mann in Sneha ins Bett ging. Es gab auch genug zu tun – bald kamen die anderen Kinder, »mein« Job war es nun, mich um sie zu kümmern, Madhu war dort nicht wirklich glücklich, und abends, wenn alle im Bett waren, schrieb ich …

Nach einer Woche begann ich, ihn zu vermissen! Doch immer wenn ich anrief, war am Telefon eine Frau, die mir sagte, er sei im Krankenhaus, nachdem er sich beim Baden in einem Fluss vergiftet habe!

Ich gab nun »meine« erste Session, und der alte Mann genoss es so sehr, dass alle anfingen, mich um Sessions zu bitten. Um zu erfahren, wie es mit der Bezahlung stand, ging ich zu Christine, die für die Finanzen zuständig war. Sie sagte schroff, die von der »Familie« würden in der Kommune *nichts* bezahlen. Mir war das unheimlich, denn ich »musste« Geld dafür zahlen, dort zu leben! Dennoch dachte ich, dass ich vielleicht knauserig war … Aber es gefiel mir auch nicht, dass die Kommune sich »die Familie« nannte! Für uns, »seine« Sannyasins, gebraucht Osho nie dieses Wort – im Gegenteil, Er kritisiert unermüdlich das Konzept »Familie«! …

Ich weiß weder genau, warum, noch was sie sagte, doch ich spürte, dass sie begann, Gerüchte über mich zu verbreiten. Ich versuchte, Klarheit zu schaffen und ihr zu sagen, wie ich mich fühlte. Sie öffnete sich jedoch nicht – entschlossen, mich von allen gehasst zu sehen! Jetzt sehe ich es so: Ich gab »mein« Bestes bei der Arbeit, aber ich war nicht daran interessiert, mich nach Feierabend dazuzugesellen, zu klatschen und Bier zu trinken. Auch »respektierte« ich keine »Beziehungen«, da ich an so etwas nicht glaube. Ich umarmte und küsste, wen immer ich wollte – ging jedoch mit niemandem ins Bett, weil ich voll von C war! Daher wurde ich zu einer Bedrohung für die Frauen und frustrierend für die Männer! Keiner verstand mich. Und das machte mich sehr traurig! …

Die Ma, mit der ich arbeitete, war am eifersüchtigsten. Sie war nun die feste Geliebte des Swamis, der mich nach Sneha eingeladen hatte. Ich war nicht mehr scharf auf ihn. Doch es ging das Gerücht um, ich sei seinetwegen gekommen – was in gewisser Weise ja auch stimmte, jedoch nicht, weil er ein Mann war! Er hatte einfach die Tür zu diesem großen Abenteuer, dieser neuen Erfahrung, die damals für mich eine Riesenherausforderung war, aufgestoßen! …

Als »mein« erster Workshop bevorstand, sprach ich endlich mit C, und er sagte, er würde kommen! Doch um dort, wo ich mich nicht auskannte, alles zu organisieren, rannte ich in solcher Eile hierhin und dorthin, die Stockwerke rauf und runter, dass ich mir dabei einen Knöchel verstauchte!

Aber das Schlimmste von allem war, dass er nicht auftauchte!

Nun »musste« ich tagelang das Bett hüten! Zwei nette Frauen, die zu Besuch waren, kümmerten sich liebevoll um mich. Eine wusste viel über Kräuter, und die andere war Krankenschwester. Sie kamen jeden Tag mit Salbe und Kompressen für den geschwollenen Fuß. Deva Prem gab mir auch viel Liebe. Er legte sich nackt neben mich, massierte »meinen«

Fuß, brachte mir Essen, Erfrischungen, und wir »hatten« eine Menge Spaß – es gab jedoch keinen Sex!

An »meinem« ersten Tag in Sneha sah ich ihn in Frauenkleidern, die er für eine Kabarettshow trug – und ich liebte es! »Sein« Name »hat« die gleiche Bedeutung wie »meiner«! Er pflegte zu sagen, dass er Osho nicht in Sneha spürte und dass ihn das auffraß! So reiste er nach vielen inneren Kämpfen eines Tages ab … Und ich war sehr traurig, denn neben Dorothea, der Köchin, schien er der Einzige zu sein, der mich dort liebte! Es war ein großer Verlust! …

Es dauerte einen Monat, bis C mich wieder besuchen kam! An diesem Abend gab es eins dieser schrecklich langweiligen Meetings, bei denen sie nur deutsch sprachen und mir gegenüber nicht das Mitgefühl aufbrachten, wenigstens ein bisschen zu übersetzen … Also erklärte ich ihnen, »mein« Freund werde kommen, nachdem er lange im Krankenhaus gewesen sei, verließ das Meeting, schlüpfte in »mein« bestes Kleid und ging meditieren – und als er kam, bemerkte ich es am Duft eines Räucherstäbchens, welches er an einer Kerze anzündete, bevor er sich neben mich setzte …

Er bekam ein Gästebett im Schlafsaal, wo wir nur durch zwei kleine Wandschirme von den anderen getrennt waren. Wir genossen es dennoch sehr und lachten unaufhörlich … Ich erinnere mich nicht mehr daran, wie wir uns liebten. Was von dieser Nacht geblieben ist, ist das Bild von der Intimität und Komplizenschaft, die wir sehr oft geteilt haben! Und wie immer stellte er sicher, dass ich alles in vollen Zügen genoss! Danach war ich wieder vollkommen befriedigt! Ein wahrhafter Liebhaber! Und Osho war »seine« größte Leidenschaft – obwohl er immer viel über die Organisation, die Osho umgab, zu sagen »hatte«! …

Er erzählte mir, da sei noch eine andere Frau, Anne, und dass sie der Grund gewesen sei, warum er so schnell aus Oregon zurückkehrte. Sie war keine Sannyasin, und die Geschichte zwischen den beiden schien sich dem Ende zu nähern. Ich verstand nun, warum er so lange »gebraucht« hatte, mich wieder zu besuchen! Und ich spürte, dass sie ihm ziemlich wichtig war!

Am nächsten Tag meinten viele, wir seien bestimmt verliebt! … Doch »meine« Gefühle sagten mir, dass sie irgendwie auf »unsere« Intimität – etwas, wonach sich viele sehnen, ohne es je zu erleben – neidisch waren …

Ich bestand dann darauf, mit ihm nach München zu gehen. Widerwillig willigte er ein und nahm beinahe die Kinder mit, weil sie weinten, besonders Atman, als wir losfuhren! …

Es war das erste Mal, dass ich die Kommune verließ, das erste Mal, dass ich einen Blick auf Deutschland werfen »konnte«! Ich fühlte mich wie ein Vogel, der aus dem Käfig entkommen war! Ich war so glücklich! Auch er fühlte sich von einem Ozean von Gefühlen überwältigt – wie ein kleiner Junge! … Die Sonne schien, das Auto fuhr schnell, und ich wurde überflutet von der Liebe zu diesem fantastischen Mann, der mich immer in einer See von Freuden ertrinken ließ, der mich immer dazu brachte, die allerhöchsten Gipfel beim Sex in »seiner« reinsten Form zu erleben – was für mich die kultivierte Art der Deutschen zu lieben, gesteigert durch das meditative Element, das Sannyasins kennen, bedeutet! …

Angekommen in München, ließ er mich im Auto warten, während er sich um geschäftliche Dinge kümmerte. Ich war in Ekstase! Jetzt waren da endlich ein paar Momente des Alleinseins – um mich selbst anzuschauen, mich auszuruhen und das Leben zu kosten, fern von der Geschwindigkeit, die mir geboten wurde! Ich glaube, ich war lange dort, aber es machte mir nichts aus! Nichts machte etwas aus, wenn ich mit ihm war! Oder auf ihn wartete. Und außer Liebe war da das ständige Gefühl von Oshos Gegenwart – was immer das bedeuten mochte, denn es gab keinen Platz fürs Denken, wenn wir zusammen waren … C pflegte genau das Gleiche zu sagen!

Dann fuhren wir nach Emmering. Viele Male bin ich die Strecke gefahren, hin und zurück, mit oder ohne ihn … Ich frage mich, wie es wäre, diese Straße wiederzusehen! … Damals war alles einfach wunderschön! … Und als er am nahe gelegenen Wald stoppte, sagte er zu mir: »Hier ist es, wo ich mich reinige, wo ich mich heile …«

Da sah ich zum ersten Mal das, wovon ich geträumt hatte, als ich Brasilien verließ: ein Paar mit zwei glücklichen Hunden, sie so hübsch, mit langem blondem Haar, Minuten später ein junger Mann, der mich an deutsche Dichtung erinnerte! … Und die Wege so schön, so ländlich! …

C zog sich aus und sprang in den Fluss. Ich ging auch ins Wasser, aber traute mich nicht zu schwimmen – ich erfror beinahe in dem kalten Wasser! … Dann liebten wir uns auf diese so wundervolle Weise … Und er sagte zu mir: »Ich muss arbeiten … Doch ich würde mir wünschen, dass du hier wartest ... Nackt! ... Damit du, wenn ich zurückkomme, warm bist – bereit ...«

So was liebte ich! Zwar fühlte ich mich etwas unsicher, da ich Deutschland nicht kannte, die Sprache nicht verstand und nicht mal wusste, wo ich war! Jedoch »hatte« alles eine solche Energie aus anderen Dimensionen des Lebens, dass es mich nicht kümmerte! Ich wartete nackt auf ihn! Mich in der Natur hinzulegen, nachdem wir uns mit solcher Intensität geliebt hatten, die feuchten Blätter auf »meinem« Körper spürend – was auch köstlich war –, das brachte mich jenseits jeder Schutzbedürftigkeit ...

Der einzige Mensch, den ich sonst sah, war auch nackt: Ein Mann, der angerannt kam und sich überhaupt nicht darum kümmerte, dass ich da war! Diese beiden nackten Wesen begegneten sich in einer Dimension der Stille, jenseits des Bezogenseins. Ich war von solcher Freiheit völlig verblüfft!

Nach einigen Stunden wurde es kalt, ich wickelte mich in »meinen« roten Mantel ein, und »musste« alle Befürchtungen, die versucht hatten, sich einzuschleichen, loslassen ... Unsicherheiten ließ ich keinen Platz ... Doch als Mücken anfingen, hungrig über mich herzufallen, begann ich, mich anzuziehen und mich zu fragen, ob er jemals zurückkommen würde! ... Wirklich kümmern tat es mich jedoch nicht. Nach diesem Tag, dieser Liebe, würde nichts mehr einen Unterschied machen! Ich dachte, wenn er nicht käme, dann würde ich, als glückliche Seele, die die ultimativen Freuden bereits erlebt hat, einfach losgehen, mit unbekanntem Ziel! ...

Doch ich lachte plötzlich auf, denn ich hörte ihn schreien, erst Verrücktes zum Wald, dann, als er näherkam, zu mir herüber! ...

Und da war er, hielt mich in den Armen, überdeckte mich mit Küssen, streichelte mich überall mit diesen samtenen Händen, die mich durchdrehen ließen und Empfindungen, die mich ganz durchdrangen bis in die Tiefe »meiner« Seele, wachriefen – oder was auch immer gesagt werden »kann«, um das Treffen zweier leidenschaftlicher tantrischer Liebhaber zu beschreiben! ...

Er pflegte zu stöhnen und zu genießen, wie ich es vorher noch nie bei einem Mann gesehen hatte! Einem Mann wie ihm bin ich tatsächlich nie begegnet! Weder vorher noch nachher: Er war an die Gesellschaft angepasst und gleichzeitig naturverbunden; er war Osho und zugleich

»seiner eigenen« Seele vollkommen hingegeben … War er der *Neue Mensch*, von dem Osho sprach?

Wir verschmolzen mit dem Wald und dem »schönen« Fluss – und liebten uns, bis uns die Dunkelheit einhüllte …

Als Nächstes überraschte mich »seine« Wohnung! Sie war mit einer erstaunlichen meditativen Energie, Duft von Räucherstäbchen, Osho und einer solchen Stille aufgeladen! Er spielte Gitarre, und wir genossen viel Musik. Zum ersten Mal hörte ich Kitaro. Dort habe ich gelernt, an einem Tisch voller Blumen zu sitzen, langsam Kaffee zu trinken, sich, ohne etwas zu sagen, gegenseitig in die Augen zu sehen oder unsinniges Zeug zu reden – jene »dummen« Sachen, die sich Liebende so sagen … Dort liebte ich wie nie zuvor …

Und er lud mich ein, noch eine Nacht zu bleiben …

»Aber ruf jetzt nicht Sneha an«, fügte er hinzu. »Mach es morgen, damit sie nicht so lange klatschen …«

Ich meldete mich am nächsten Tag, sie waren »einverstanden« – und er nahm mich mit in »sein« Büro, ein altes Haus voll mit Papier, wo eine uralte, schrecklich aussehende Sekretärin mir nicht einmal »Hallo« sagte. Ich wurde in einer Art Wartezimmer, in dem sich ein Klavier befand, zurückgelassen. Alles war dunkel und trübsinnig, ich fühlte mich an Kafka erinnert … Und als ich gerade ein paar Töne gespielt hatte, hörte ich Schreie – und eine Tür wurde zugeschlagen! Er kam dann sofort heraus und sagte knapp: »Lass uns hier abhauen.«

Kurz darauf saßen wir wieder bei ihm am Küchentisch. Ich erfuhr, dass es mit der Sekretärin eine Eifersuchtsszene gegeben habe – und dass er ein Kind mit »ihrer« Tochter »hatte«! Es war klar, dass ich dabei die Rolle der großen Bedrohung »ihrer« Träume, ihn mit »ihrer« Tochter zu verheiraten, gespielt hatte! … Er fuhr fort, er sei von ihr gleich angefaucht worden, er »solle« mich nicht allein lassen, worauf er ihr versicherte, dass ich nicht stehlen würde, aber sie habe zurückgeschrien, sie wisse, welche Art Frau ich sei – und sei weinend in den nächsten Raum gelaufen! Ich fragte ihn, warum er eine solche Frau als Sekretärin behielt! Er antwortete, das sei »seine« Pflicht! Ich verstand nicht, warum … Doch wer weiß? Vielleicht hatte er ein Mädchen verführt – und fühlte sich dann deren Mutter gegenüber verantwortlich!

Noch einen Tag und eine Nacht blieb ich bei »meinem« Prinzen! Er ging, nachdem wir morgens Kaffee getrunken und uns geliebt hatten, dann kam er zum Mittagessen, das wir jedoch ausließen, denn neben dem Sex blieb keine Zeit! Und abends kam er um neun – und wir lieb-, ten uns wieder, endlos! …

Ich traf einen »seiner« Freunde, einen »verrückten« Typ namens Fred, der ihn irre liebte und der sich auch in mich »verliebte« – und der andauernd wollte, dass wir zu dritt ins Bett gingen! Da C selten Nein sagte, wenn Fred anrief, übernahm ich den Part, ihm nachdrücklich – auf dem Fußboden sitzend, den Kopf auf »seinem« Schoß – mit einem Finger »meine« Ablehnung zu signalisieren!

Und als er mich nach Sneha zurückbrachte, »konnte« ich mir nicht mehr vorstellen, wie ich dort, an einem Ort, der mir, nachdem ich so gelebt hatte, tot zu sein schien, sein »sollte«! Wir saßen unter einem Baum, er spielte Gitarre, und ich hob ab in Sphären, die ich jedes Mal erreichte, wenn er Gitarre spielte! Und ich fragte ihn, wann wir uns wiedersehen würden. Er antwortete, er wisse es nicht und wolle keine Pläne machen. Vielleicht werde er nach Sneha ziehen – über das nächste Treffen wollte er aber nichts sagen …

Ich bekam einen neuen Schlafplatz, im Tantra-Raum, wo Deva Prem vorher gelebt hatte. Madhu und Atman schliefen nicht gern ohne mich und kamen oft zu mir, besonders Atman, der meistens lange wach blieb …

Und langsam frustrierte mich die ganze Situation in Sneha … Darüber hinaus schlugen sie mir vor, einen Monat lang in einer »Peepshow« zu arbeiten – und ich stimmte zu. Ich »hatte« jedoch keine Idee, wie ich das »schaffen« »sollte«! …

Marga, eine Ma, die dort auch zu Gast war, sagte mir dann, dass ich Gruppenleiterin sei und so etwas nicht einmal erwägen »solle«. Weiterhin, dass ich mit »meinen« Workshops viel mehr Geld verdienen »könne«! Ich sprach mit dem Leiter der Kommune darüber, er nannte mir drei Adressen, die ich anschrieb – und ich erhielt auch schnell positive Antworten. Aber da es noch ein paar Monate dauerte, bis ich zu diesen Zentren fahren würde, gelang es ihm schließlich, mich davon zu überzeugen, dass es Spaß machen würde, mit Sex zu arbeiten. Ich fand das immer noch ein wenig absurd, sagte jedoch kein Wort, in einer paradoxen Situation feststeckend, denn obwohl ich nicht mehr gern in Sneha lebte, »hatte« ich Angst, hauptsächlich wegen der Kinder, aus der

Kommune rausgeschmissen zu werden! Wohin gehen?! Außerdem wollte ich in einer Sannyas-Kommune leben! …

C war nicht zu Hause, als ich anrief, aber als er sich zurückmeldete und die Neuigkeiten hörte, bat er mich, sofort, bevor ich nach Frankfurt fuhr, für eine Nacht zu ihm zu kommen! In großer Sorge wegen der Kinder, die traurig waren, weil Mutti wieder wegfuhr, sagte ich ihm, dass ich erst am nächsten Tag kommen »könnte«. Jemand, der nach München fahren würde, hatte mir angeboten, mich mitzunehmen. Jedoch wusste ich den Zeitpunkt nicht genau, und wir »konnten« daher keinen Treffpunkt festlegen. So verabredeten wir uns entweder beim Bahnhof oder in einem Café gegenüber dem Gefängnis, wo er sich um einen Klienten kümmerte …

Er ging aber zum Bahnhof … und ich zum Café! Als wir uns schließlich trafen, saß ich in der Sonne, die Liebenswürdigkeit der sehr freundlichen Bedienung – wie es sie oft in München gibt – genießend … Und zum ersten Mal sah ich »seine« »dunkle« Seite! … Es war klar, dass er gestresst war, weil wir uns verpasst hatten … Aber zum Glück dauerte es nicht lange. In dem Moment, als wir uns umarmten und wieder die Magie zwischen uns erlebten, war die »schlechte« Stimmung verschwunden! Und wir gingen zu »seinem« Auto …

Während der Fahrt fing er mit der rechten Hand an, mich sanft zu streicheln – erst zwischen den Schenkeln, dann umspielten die Finger die Muschi … Immer wenn wir vor einer roten Ampel hielten, beugte er sich zu mir herüber, um »meine« Brustwarzen zu streicheln oder mich mit der Zunge in der Ohrmuschel zu kitzeln und zauberhafte Dinge zu murmeln … Manchmal hörte er einfach auf und lenkte wieder das Auto, was mich – plötzlich nicht mehr die Berührung »seiner« Hände spürend – noch verrückter machte! Ich öffnete die Augen, und wir prusteten los! Und er fing wieder an …

In solchem Taumel erreichten wir »unseren« Tempel in Emmering … Bestimmt wollte ich nun am nächsten Morgen nicht wieder abreisen, entschloss mich, noch eine Nacht in dem Liebesnest zu verbringen, und rief Thomas an, um ihn zu fragen, ob er mich nach Frankfurt fahren würde. Er hatte gesagt, dass er uns dort hätte abholen »können« … ich dachte, das wäre jetzt eine Gelegenheit, auf »sein« Angebot zurückzukommen! Als er aber hörte, weshalb ich nach Frankfurt wollte, sagte er schlicht Nein und fragte mich, ob ich wisse, was ich täte!

»Klar, natürlich«, antwortete ich.

Er bemerkte dann, dass er weder verstand, warum ich das machen wollte, noch, warum Sannyasins uns dazu ermutigten – anscheinend glücklich, noch einmal einen Grund gefunden zu haben, mich zu kritisieren!

Dennoch war dieser Abend mit C wieder fantastisch! Er nahm mich zu einem Geschäftsessen mit, und bis die beiden Inder eintrafen, berührte er mich unter dem Tisch – wie im Auto! Ich liebte es, dass er sich etwas traute und er es wie immer genoss, mich in den Wahnsinn zu treiben – was er überall, egal wo wir waren, tat! …

Es war eine wundervolle Nacht! Die Atmosphäre mit den beiden Indern war ebenfalls einzigartig, und später im Bett verloren wir uns wieder ineinander …

Diese Verbindung mit ihm brachte in mir eine Frau an die Oberfläche, die der Gipfel der Weiblichkeit zu sein schien. Ich spürte das Weibliche in »ihren« äußersten leidenschaftlichen Möglichkeiten aufsteigen! Vielleicht weil er auch immer, wenn er einen sensiblen Punkt »meines« Körpers entdeckte, in Ekstase geriet. Er feuchtete dann den Finger an, um ihn zu berühren, und zwar mit solcher Sanftheit, solcher Behutsamkeit, dass es mich irrsinnig werden ließ! Ich wurde wild – und immer wilder … Er wurde auch nun verrückt, schloss die Augen, es schüttelte ihn, er stöhnte und schrie … Wenn ich den Höhepunkt erreichte, war er in Dimensionen, wie ich es nie bei einem Mann gesehen habe! Und es stand außer Frage, dass er ejakulierte! Die größte Freude war es für ihn, dass ich vor Vergnügen und Freude ausflippte. So offenbarte sich Sex in vielen unbekannten Aspekten, und ich entdeckte alle sensiblen Bereiche »meines« Körpers! Auch erlernte ich »seine« raffinierte Art und Weise zu berühren – und dass, *je sanfter die Berührung ist, die Frau umso wilder wird! Oder der Mann!* …

Er war auch sehr meditativ, wie ich es noch nie bei einem Mann vorher gesehen hatte – außer bei einem homosexuellen Brasilianer, der mich selbstverständlich als Mann nicht voll und ganz lieben »konnte« … Und, apropos, kurz nachdem er 1983 Sannyas genommen hatte, wurde dieser Swami heterosexuell – dank Oshos Worten und Anregungen! Daher »kann« ich sagen, dass meditativer Sex mir von C gezeigt worden ist – da nicht einmal Syd so entspannt war! … Und etwas kristallisierte sich in mir – für immer!

Auch hatte ich mich nie vorher zu einem Mann hingezogen gefühlt, der in der Gesellschaft integriert war, mit allem, was ich der materiellen Welt zurechnete – einem Auto, einer wundervollen Wohnung, Geld, Erfolg –, und der zugleich ein Leben voll Poesie führte! So wie ich es oft von Osho hörte:

»Sei in der Welt, gehöre aber nicht zu ihr!«

Ohne Zweifel war C die Vervollständigung »meiner« tantrischen Träume! Punitan und ich hatten die Freundschaft von zwei Wesen, die, was im Sexus verborgen liegt, entdeckten, erlebt – wir hatten zusammen das Geheimnis der Wälder der Lust erforscht! Und Toninho hatte alles unternommen, um mich zu befriedigen – in der Tat eine große romantische Leidenschaft! … Jedoch war C der, der reif für Liebe, für Meditation war, der, der wusste, wie und wozu er die Ejakulation vermied, wie er eine Frau befriedigte, wie er »ihre« Energie in sich aufnahm – und überdies wie er ihr die Energie zurückgab! …

Er pflegte mir auch zu sagen, ich sei vollkommen … Wir glaubten, wir seien füreinander geschaffen und dass wir denselben Weg »hatten« – auch wenn wir Osho sagen hörten, dass *es keinen Weg gibt!* …

In jener Nacht schliefen wir kaum, erwachten, bevor die Sonne aufgegangen war, und am Bahnhof gab er mir fünfzig Mark, bevor er zu mir sagte: »Mach kein Drama!«

Halb scherzte er, halb war es ernst … Die meisten Männer wissen nicht, dass leidenschaftliche Frauen auch sich selbst lieben … Daher war er, sobald der Zug abfuhr, aus »meinem« Film verschwunden. Ich war allein und glückselig! Ein neues Abenteuer lag vor mir – das nächste Kapitel in Deutschland!

Ich suchte ein Abteil für mich allein, schaltete den Kassettenrekorder ein, »machte« die Nataraj und erinnerte mich, dass es in Sneha viele nicht mochten, dass ich immer vor der Arbeit meditierte! Es wurde gesagt, dass wir bei der Arbeit meditativ sein »sollten«, und zu zusätzlichen Techniken wurden wir nicht ermutigt! Ich fühle, dass es eigentlich kritisiert wurde, wenn man allein war … Darum war ich nicht nur darüber glücklich, dass ich neuen Erfahrungen entgegenfuhr – ein besonderes Glück war es jetzt, allein zu sein!

Doch waren die Dornen diesmal größer als die Rosen …

Ich ging ins Rotlichtviertel in Frankfurt, ohne jemals vorher so etwas gesehen zu habe – überall Schwänze und Mösen! Wie ein Kind herumlaufend, das staunend diese Szene zum ersten Mal zu Gesicht bekommt, fühlte ich mich schlicht im »falschen« Film! …

»Meine« erste komplette Sexerfahrung »hatte« ich mit Sérgio – ein wunderschöner romantischer Ausdruck zweier verliebter Menschen! Dann, nach ein paar frustrierenden Treffen, entwickelte sich Sex für mich zu einem heiligen Phänomen! Der orgasmische Höhepunkt, erst recht nach C, würde mich fast zu einem erleuchteten Zustand bringen! Darum sah ich keine Verbindung zwischen dem, was ich erlebte, und dem, was dort in den Shops in Frankfurt angeboten wurde!

»Meine« Augen begannen anzuschwellen, und als ich an »meinem« Ziel ankam, sah ich fürchterlich aus! C hatte mir geraten, Lippenstift zu verwenden und mich sexy anzuziehen, aber ich hatte angemerkt, dass man solche Dinge lediglich auf der »Bühne« trage! Ich hatte gegen Make-up eine solche Aversion entwickelt, nachdem ich es als Miss, als Stewardess und als Model hatte benutzen »müssen«, dass ich mich später als Kommunistin darüber freute, gegenüber einer solchen bourgeoisen Attitüde keine Kompromisse eingehen zu »sollen«! Außerdem hatte ich Osho oft die natürliche Frau, die »ihre« Schönheit nicht hinter Pudern und Lippenstift verberge, preisen gehört!

Jedoch war das hier kein Theater, wo intelligente Leute sich in der Garderobe verkleideten! Das war purer Sexkommerz!

Es hieß, dass jemand aus Sneha und ich zwei Mädchen, die den Job beendeten, ersetzen würden. Doch ich war schockiert, als die Ma aus dem Umkleideraum kam, um mich zu empfangen! Erst von »ihrer« Aufmachung – Nagellack, geschminkte Augen, Lippenstift – und dann, als sie gehässig sagte, man würde mich nicht akzeptieren!

»Fast hätten sie mich auch nicht genommen«, fügte sie hinzu, mich mit jener Arroganz anschauend, mit der Menschen eine große Unsicherheit hinter einer Maske verbergen, und als sei ich geisteskrank oder die dümmste Person auf der Welt!

Ich geriet in Panik! Ich wusste, dass sie mich nie gemocht hatte! Als wir in Sneha zum ersten Mal zusammenarbeiten »sollten«, machte ich, bevor wir anfingen, die *Nataraj* – niemand hatte mir gesagt, dass das »nicht erlaubt« war! Und sie ging sich im Büro beschweren! Das Erstaunlichste war, dass ihr später viel mehr daran gelegen war, die Swamis zu umarmen, als zu arbeiten! Aber pünktlich zu erscheinen war am wichtigsten – wie überall! Was du in der restlichen Zeit machst, ist egal!

Der Boss erschien dann, sprach kein Englisch, und »mein« Herz fing an, wie wild zu schlagen, denn sie würde dolmetschen! Und wie »konnte« ich ihr vertrauen?

Sie redeten und redeten. Schließlich sagte sie mir, er habe bereits zwei Mädchen engagiert – ich könne jedoch später noch einmal kommen, um zu sehen, ob sie eingetroffen wären. Wenn nicht, würde er mich vielleicht einstellen. Ich blieb stur. Mehr Dialog zwischen den beiden. Dann sagte sie, ich hätte eigentlich ein Foto senden »sollen« – da ich es nicht getan hätte, fühle er sich mir auch nicht verpflichtet ... Da war die Geschichte, dass dies die einzige Peepshow sei, wo den Mädchen vom Boss ein gewisser Schutz geboten würde. Doch ich weiß nicht, ob sie das Gespräch ehrlich übersetzt hat!

Sie ließen mich nicht in der Garderobe warten, und ich ging in einen Schnellimbiss. Die Augen machten mir zu schaffen, und ich fühlte mich sehr »schlecht«, aber als ich dort etwas von Osho las, bekam ich Stärke und Klarheit. Ich war jetzt glücklich, wieder frei und allein zu sein! Und ging in der Gegend herum, mir diese schrecklichen Szenen anschauend. Ein alter Mann fing an, mir zu folgen ... Ich »brauchte« neue Stiefel. Die alten waren seit der Arbeit auf der Ranch nicht mehr zu gebrauchen. Doch ich beschloss zu warten, denn es war noch etwas Zeit bis zum Winter – auch wenn die Händler aus den Shops gerannt kamen und mir viele Angebote machten, die es mir erleichtern »sollten«, »ihre« Waren zu kaufen!

Zuletzt sah ich den einzigen Laden, der nichts mit Sex zu tun »hatte«! Während ich mir staunend die schönen traumhaften Spielsachen ansah, dachte ich darüber nach, Atman und Madhu welche von dem ersten Geld, das ich bekommen würde, zu kaufen! Und ich verstand, was für ein gutes Geschäft das war: Frauen, die »ihren« Körper verkauften, »hatten« wahrscheinlich Kinder, die zu Hause warteten, und sie »mussten« Geschenke kaufen, um die Kinder für »ihre« Abwesenheit zu entschädigen – wie ich!

Zwei Stimmen sprachen in mir. Eine war von C und der Ma, der ich begegnet war, als ich von der Ranch zurückkam – diejenige, die, bevor sie nach London flog, bei uns in Berkeley übernachtete ... Beide hatten mir gesagt: »Es ist in Ordnung, Pyari, das zu tun! Vielleicht triffst du sogar jemanden, den du magst, mit dem du guten Sex genießen kannst! Und überdies verdienst du Geld! ...«

Marga war die andere Stimme, die mir sagte, dass das nichts für mich sei, dass ich mit »meinen« Workshops viel mehr verdienen würde! ...

Doch schließlich war mir klar, dass ich diese Erfahrung machen wollte! »Wenn andere es tun ... warum nicht?«, dachte ich. Es war eine Herausforderung! Und ich wollte nicht von mir glauben, ich sei voreingenommen gewesen!

Zwei Stunden später war ich zurück, mir wurde gesagt, es gebe keinen Job für mich und dass ich das Gepäck, das ich im Ankleideraum zurückgelassen hatte, holen »solle«. Jetzt war da noch ein weiterer Kerl, der, sicherstellend, dass der Boss davon nichts erfuhr, mir freundlich »gestattete«, C anzurufen – der nicht zu Hause war. Er gab mir auch noch zwei weitere Adressen, bei denen ich sogleich vorsprach. Aber dort hörte ich die gleiche Geschichte: dass es für mich keine Arbeit gebe, dass ich mich über eine Agentur vermitteln lassen oder dass ich mit dem Geschäftsführer, der später käme, sprechen »müsse« ...

Ich ging wieder zurück zum ersten Laden, der eindeutig der »beste« war, und setzte mich da ganz verwirrt hin. Ich wollte C noch einmal anrufen ... Doch ich war eigentlich vollkommen ratlos! Ich wusste überhaupt nichts mehr ... Und während ich die Menschen beobachtete, um zu sehen, ob ich nicht jemanden, der mir gefiel, treffen würde, wurde mir klar, dass alle, die dort hinkamen, verlorene Seelen waren, in einem noch viel schlimmeren Zustand als die Pyari, die dort saß ... Ich hätte keine Lust, einen von ihnen zu lieben! ...

Stunden später kamen zwei Mas aus der Garderobe. Die Deutsche fand mich alt, hässlich oder verrückt und sagte ohne Umschweife, dass sie mich selbstverständlich nicht einstellen würden! Ich wusste, dass ich schrecklich aussah ... Sie würde nach München fahren, sagte mir aber sofort, dass sie vorher andere Dinge zu erledigen hätte und mich deshalb nicht mitnehmen könne! ... Sie war nicht offen, jedenfalls nicht mir gegenüber. Die andere, eine Engländerin, fragte mich, ob ich irgendetwas »bräuchte«, vielleicht Geld für die Fahrkarte, gab mir welches, zeigte mir, wo ich einen Kaffee bekommen »konnte«, und sprach zuletzt mit Peter, dem Boss, der schließlich sagte, ich könne im Februar wiederkommen. Und sie brach auf, um den Flug nach London zu erwischen. Schließlich entschloss ich mich, auch loszugehen, und hinterließ C eine Nachricht, dass ich nach München kommen würde. Vom Bahnhof rief ich noch mal an, um zu sagen, wann ich dort sein würde – und war enorm erleichtert, wieder frei zu sein! ... Und im Zug sitzend, fragte ich mich: »Wie werde ich jemals in diesem Beruf ›arbeiten‹, wenn Sex für mich etwas Heiliges ist?! Wie werde ich ›fähig‹ sein, die Verklemmtheiten und die Perversionen der Menschen auszubeuten?! Und das, um in einer Osho-Kommune zu leben?! ... Nein, lieber werde ich Leuten beibringen, *Sex zu genießen, ihn in Liebe umzuwandeln und glücklich zu sein, indem sie das tun, was sie gern im Leben tun!*«

Das war nichts Moralisches! Wenn sie mich akzeptiert hätten, hätte ich es getan. Und da ich von »meinem« Vater gelernt habe, dass alles, was es verdient, getan zu werden, es auch verdient, gut getan zu werden, hätte ich es mit Liebe getan – so habe ich sowieso immer gelebt! ... Die geschwollenen Augen jedoch sah ich als Zeichen dafür, dass ich diesen Job nicht machen »sollte«. Und es wurde mir noch einmal klar, dass ich mir nicht die Fingernägel, die Augen oder die Lippen anmalen »musste«, um Leute anzumachen ... Dennoch, obwohl Musiker mir sagen, ich sähe ungeschminkt besser aus, trage ich auf der Bühne immer Make-up – und da ich jetzt weiß, dass das Leben ein großes Drama ist, benutze ich es auch bei anderen Gelegenheiten, denn ich fühle mich manchmal wirklich dadurch beschützt! Für Sex ist Schminke aber unnötig! ... Ich mache Leute an, weil ich selbst angeturnt bin – von Sex, von Vergnügen und überdies von ihnen! Ich mache Leute an, weil ich liebe, und nicht nur Männer: Ich liebe alle, mich selbst eingeschlossen! ...

Ich verstand ebenfalls, dass diese Mädchen dort arbeiteten, weil ihnen einfach nichts Besseres einfiel – vielleicht war dies für sie der einzige Weg, Geld zu verdienen! Doch mir wurde klar, dass ich bereits kreativ genug gewesen war, um eine schöne Art der Arbeit zu entwickeln, durch die ich Menschen unterstütze, sich zum Sex, »ihren« Sinnen und dem Leben zu öffnen! Und ich sah, dass ich dieses wertvollste Geschenk, das ich von der Existenz bekommen hatte, teilen »musste«! Ich »musste« es dem Leben zurückgeben – und dann fühlte ich mich wirklich gesegnet, dass ich weggeschickt worden war! ...

Es gab keinen C auf dem Bahnsteig, und er war auch nicht zu Hause, als ich anrief. Ich suchte jemanden, der englisch sprach, traf einen netten Typ, der in Cs Büro anrief und gesagt bekam, er sei krank. Ich rief wieder bei ihm zu Hause an, und er bestätigte es – fügte aber hinzu, ich »könne« kommen, wenn ich wolle … Der Übersetzer half mir in den nächsten Zug nach Emmering, wo ich eine wundervolle Lady traf, »ihr« Mann kam, um sie abzuholen, und sie fuhren mich zu »meinem« Tempel der Liebe!

Ein ärgerlicher Mann in einem typisch deutschen Nachthemd öffnete die Tür. Ich war wieder entzückt, bei ihm zu sein … Bald schmolz »seine« schlechte Laune unter »meinen« Küssen und Liebkosungen dahin – und er gab sie mir tausendfach zurück, die Krankheit zum Teufel schickend!

Am nächsten Morgen waren wir glücklich wie Kinder … Er schlug vor, nach Antelope, der kleinen Stadt in der Nähe von Rajneeshpuram, zu ziehen, und sagte: »Dort sehen wir Ihn jeden Tag, wenn er vorbeifährt – ohne die Regeln der Ranch ertragen zu müssen …«

Es war wieder eine »seiner« verrückten Ideen, die mich immer zum Lachen brachten!

Wir genossen noch zwei paradiesische Tage, die die letzten in Frieden sein würden, denn er fing an, sich vor zu vielen Verwicklungen zu fürchten und sich zum Beispiel darüber zu beklagen, dass er nicht mehr morgens durch den Wald laufen »könne« – was ihm sehr wichtig war … Ich tat »mein« Bestes, ihn nicht in »seinen« Gewohnheiten zu stören, aber wenn ich ihn morgens wach küsste, begannen wir uns zu lieben und hörten erst dann wieder auf, wenn er, schon spät dran, aus dem Bett springen »musste«! Wenn er zum Mittagessen kam, fingen wir wieder an, »nur ein wenig«, und plötzlich »musste« er sich wieder aus »meiner« Umarmung befreien, um, ohne gegessen zu haben, zum Büro zu fahren! Abends kam er nur für einen Kuss – und wieder »musste« er sich beeilen, um einen Termin mit jemandem, der schon auf ihn wartete, nicht zu verpassen! … Was tun?! …

Am nächsten Abend kam er aus dem Büro und sagte, dass wir draußen, zwischen den Bäumen, schlafen würden.

»Ich brauche eine Revitalisierung«, fügte er hinzu.

Ich war nicht sehr enthusiastisch, lieber hätte ich in der letzten Nacht in dieser wundervollen Wohnung übernachtet. Vielleicht »hatte« ich genug von diesen Nächten unter den Sternen, die ich sehr mit Punitan genossen hatte. Aber ich wusste auch, wie sehr er die Wälder und diesen Fluss liebte! … Also stimmte ich zu.

Wir packten ein, was wir »brauchten«, und fuhren los. Ein langer Weg führte uns tief in den Wald, es hatte geregnet, der Untergrund war schlammig, und plötzlich blieben wir stecken! Er versuchte alles, wurde nervös, doch es war nichts zu machen, wir saßen wirklich fest, mitten in der Nacht! Ich war absolut entspannt! Ich fühlte mich immer so gut mit ihm, so kuschelig, »seine« Arme waren ein solch warmes Nest, »mein« Körper war so befriedigt, dass keine Energie übrig war, um beklommen zu sein! Gleich welche Situation, mit ihm zu sein war mehr, als ich mir vorstellen »konnte«! Daher hat er mich selten beunruhigt gesehen!

»Mein« Schweigen bewirkte, dass er sich beruhigte und beschloss, nach einem Platz zum Übernachten zu suchen. Wir bewegten uns durchs Unterholz und über Steine, bis wir eine Lichtung erreichten, wo sich das Gras perfekt als Bett eignete. Dort liebten wir uns in der Dunkelheit. Und in dieser Nacht, unter freiem Himmel, »unser« Stöhnen mit den Geräuschen der Natur vermischt, schrie ich nicht nur vor Lust, sondern auch aus der Freude der Erkenntnis, wie erstaunlich aufregend – und schön – das Leben sein »konnte«, wenn wir uns nur trauen, mitzufließen, alles für die Freiheit riskierend!

Ich schlief keine Minute! Der ganze Körper vibrierte unentwegt, jede Zelle war ihm und mir dankbar, ich fühlte mich von der Existenz für all diese Sinneslust, für alles, was passierte, gesegnet – mir nicht bewusst, dass das Leben wie der Ozean ist: Je höher die Wellen schlagen, umso tiefer geht es wieder hinab! Toninho pflegte dies zu sagen, aber erst viel später habe ich die Bedeutung dieser Worte wirklich verstanden! …

C hatte gedacht, wir würden am nächsten Tag Hilfe holen »müssen«, dennoch erinnerte ich mich daran, dass Punitan Äste oder feste Erde unter die Räder gelegt hatte, wenn wir während »unserer« vielen Abenteuerreisen auf dem brasilianischen Zentralplateau, wo die Straßen noch viel schlammiger waren, stecken geblieben waren. Jedoch wollte C nicht auf mich hören – er sah vielleicht in mir lediglich eine wundervolle Frau, mit der er die Liebe genoss, oder eine Fremde aus der Dritten Welt, die von anderen Dingen als der Liebe kaum etwas wusste! Trotzdem sammelte ich ein paar Zweige, legte sie unter die Räder und bestand darauf, dass er es wenigstens versuchte. Da er mich nicht verärgern wollte, setzte er sich ans Lenkrad, allerdings ohne mir im Geringsten Glauben zu schenken – während ich ihm von draußen Kommandos gab. Und es funktionierte! Ich war selbst erstaunt, dass ich so ruhig geblieben war, so entspannt die Situation gemeistert hatte, und er, er zeigte danach tatsächlich mehr Respekt für »seine Frau außer der Reihe«, wie er mich zu nennen pflegte – abgesehen davon, dass er sich natürlich riesig freute, dass der Wagen wieder freigekommen war! … Doch wurde ich wieder Zeugin des Zorns, in den er geriet, wenn solche Probleme auftauchten, Dinge, die Punitan, einen wirklichen Abenteurer, der immer noch meistens in der Natur lebt, überhaupt nicht tangiert hätten …

»Jetzt haben wir es uns verdient, uns noch einmal im Wald zu lieben«, sagte er. »Letzte Nacht war ich zu besorgt, um es voll zu genießen!«

Und er begann, »meine« Ohren zu küssen, »meine« Beine zu berühren … Die Muschi wurde ganz feucht, ohne dass er sich ihr auch nur genähert hatte … Er fuhr nun irgendwohin, wo es nicht so schlammig war, und zwischen lauter Küssen hob er mich aus dem Auto. Wir gingen ein bisschen durch den Wald. Er liebte es, mich an einen Baum zu lehnen und mich überall zu liebkosen, besonders die Nippel – ganz zart, wie mit einer Feder … Es machte mich irre! Dann ging er weg. Ich wartete mit geschlossenen Augen darauf, dass er weitermachte. Er war so sanft und leise, dass ich es nicht bemerkte, dass er sich entfernt hatte – bis er mich rief! Dann öffnete ich die Augen und sah ihn irgendwo weiter entfernt im Wald laufen! Ich lachte, schon nicht mehr bei Verstand, der Körper voller Serotonin, und rannte hinter ihm her. Er fing mich wieder ein, lehnte mich an einen anderen Baum, wieder diese mich rasend machenden Liebkosungen – und wieder ließ er mich mit geschlossenen Augen stehen … Bis Vergnügen das Einzige war, was in der Existenz verblieb …

Solcherart spielend, wie Kinder, fanden wir ein wunderschönes Kornfeld und sanken hinein, lachend. »Mein« Körper war wenige Sekunden vor dem Orgasmus, nach so viel Lust – und wir verschwanden! …

Er liebte es, dass ich solche Sachen mochte, und sagte oft, dass ich die einzige Frau sei, mit der er alle »seine« Fantasien ausleben »könne« – wie mich im Auto zu streicheln, mich im Wald zu lieben, mich im Restaurant unter dem Tisch zu erregen, während ich, sterbend vor Lust, mich »normal« verhielt, als ob nichts wäre! …

Wir haben solch eine Art Komplizenschaft genossen! Viele bemerkten, dass wir immer lachen würden, dass wir so viel Vergnügen aneinander hätten, dass wir überall so viel Freude verbreiteten …

Nun war es Zeit, zurück nach Sneha zu gehen … Irgendwie schienen die Augen geheilt, aber beim Staubsaugen, bevor ich die Wohnung verließ, fühlte ich wieder ein Jucken und dachte, es sei wegen des Staubes! Dennoch waren sie bald wieder stark angeschwollen! Ich schrieb es der Tatsache zu, dass mir zu nichts anderem als zum Weinen zumute war, weil ich zur Kommune, die mir jetzt mehr denn je bloß wie ein schöner Friedhof erschien, zurückging! …

C wollte nichts planen … Er brachte mich zu einem schönen kleinen Fluss in der Nähe von Sneha, wo wir uns in die Sonne legten, und sagte mir, ich sei viel zu sehr »im Kopf«, ich »solle« mir keine Sorgen um die Zukunft machen, irgendetwas würde schon passieren, vielleicht komme er nach Sneha, vielleicht würde er für uns ein Haus kaufen oder mieten, dass die Dinge von allein geschähen – ich »solle« mich einfach entspannen! … Ich war mir dessen bewusst, trotzdem kam ich in der Kommune mit zwei dick geschwollenen roten Augen an, als hätte ich zwei Tage und Nächte lang unterbrochen geweint!

Die Leiter waren verärgert, weil ich nicht in der Peepshow gearbeitet hatte, selbst nachdem ich erzählte, was alles passiert war! Und niedergeschlagen setzte ich mich neben C unter den Baum, wo er Gitarre spielte. Jedoch weder die Musik noch Atman und Adhara, die glücklich angerannt kamen, weil Mama wieder da war, munterten mich auf! Christine kam auch, kotzte wütend überall »ihr« Schlangengift aus, alle gegen mich infizierend, und sagte, dass sie daran zweifele, ob der Leiter mir weiterhin »erlauben« würde, dort zu bleiben. Ich wollte auch weg, aber wie? Und wohin?! …

Als C ging, kam der Leiter, um mit mir über »meine« Pläne zu sprechen. Ich sagte ihm, dass ich nach München gehen wolle, um Workshops zu organisieren, und falls sie nicht stattfinden würden, das Geld, das ich in Amerika hätte, sowieso um November herum käme. Er war einverstanden. Ich »durfte« sogar wieder mit den Kindern arbeiten, was für mich offensichtlich das »Beste« war.

Sie alle wussten, dass ich Pädagogik studiert und lange als Lehrerin gearbeitet hatte, jedoch hatten sie kurz nach »unserer« Ankunft gemeint, ich sei zu chaotisch für die Kinder! Doch genau das ist »mein« Erfolg bei ihnen – sie lieben mich, weil Kinder das Chaos lieben! … Aus dem Chaos entsteht sowieso alle Kreativität! …

Aber noch trauriger machte es mich, dass niemand mich nach »mei-

nen« geschwollenen Augen fragte! Die Einzige, die sich darum kümmerte, war eine Ma, die als Gast eingetroffen war. Sie sagte mir, dass sie
Ärztin sei und die verquollenen Augen ein Anzeichen für Gonorrhö
sein »könnten«! Sie würde mich nach München zur Untersuchung mitnehmen.

Ein paar Wochen nachdem wir im August angekommen waren, hatte
der Swami, der mich nach Sneha eingeladen hatte, mir gesagt, dass bei
ihm die Krankheit diagnostiziert worden sei und er nun alle Frauen, mit
denen er geschlafen habe, informierte – damit sie sich checken ließen.
Ich glaubte damals nicht, dass ich mich angesteckt hatte, denn »mein«
Körper ist immer so gesund! Daher hatte ich mich nicht darum gekümmert. Doch jetzt »musste« ich das »ernst« nehmen! Also, zu allem Überfluss auch das noch, dieser wirkliche Mist! …

Während der Fahrt am nächsten Tag war das Thema, die Kommune
verlassen zu wollen, aber ohne zu wissen, wohin! Ich »hatte« das Gefühl,
diesen Film schon gesehen zu haben! …

Die »Möglichkeit«, krank zu sein, bestätigte sich, ich wurde untersucht,
und die Ergebnisse würde ich in ungefähr einer Woche bekommen. In
Panik informierte ich C, der in einen noch schlechteren Zustand als ich
geriet, denn er spürte schon einen Schmerz in der Kehle, was er sofort
als ein Anzeichen dafür deutete, dass er sich angesteckt hatte – nämlich
während er mich leckte!

So begann der Albtraum! … Es ist immer lustig, zuzusehen, wie eine
Liebesaffäre anfängt, sich dem Ende zuzuneigen! …

Es war Anudasi, das Herz der Kommune, die mich nach München
brachte, um die Ergebnisse zu erfahren. Wir kannten uns von der Ranch.
Damals war sie die Freundin von dem Swami, der mich wahrscheinlich
mit dieser verdammten Krankheit angesteckt hatte – und um ein paar
Nächte in »mein« Zelt zu kommen, hatte er sie während des Festivals
zurückgelassen. Danach war ich sehr beeindruckt, dass sie sich überhaupt nicht eifersüchtig gezeigt hatte! Als ich jetzt nach Sneha kam, war
»seine« Geliebte die Ma, die glaubte, ich sei seinetwegen gekommen!
Doch Anudasi war immer freundlich, auch wenn sie mir ab und zu
ebenso »ihre« dunkle Seite des Mondes zeigte. Einmal, zum Beispiel, als
eines »ihrer« Kleidungsstücke eingelaufen war, flippte sie aus und schrie
mich an, ich hätte es nicht in den Wäschetrockner tun »dürfen«! Dabei
hatte ich vorher noch nie so ein Ding gesehen, und als ich zum Arbeiten

in die Wäscherei geschickt worden war, zeigte mir keiner, wie es funktioniert! …

Sie war jedoch sehr nett während der ganzen Fahrt. Ich erzählte ihr von »meinem« weltoffenen Vater und von »meiner« Mutter, einer talentierten Musikerin, die für »ihre« Zeit – verstand ich nun – auch sehr fortschrittlich war. Anudasi schien jetzt zu verstehen, warum ich keine ernsthafte Person war und warum für mich alles in Sneha zu kompliziert aussah!

Der Test war positiv! … Sie lud mich zu einem Kaffee ein und versuchte, mich zu beruhigen, indem sie mir versicherte, dass diese Krankheit gut zu behandeln sei, dass ich schon bald wieder gesund sein würde …

Und wir genossen es, in dieser »schönen« Stadt zu sein …

Als ich ihn anrief, willigte C sehr zögernd ein, uns zu empfangen. Und Anudasi war verblüfft, als sie die Wohnung sah! Sie sagte, dass ich blöd sei, nicht einfach dort, an diesem wundervollen Ort – und bei einem solchen Mann –, zu bleiben! Das wusste ich! Aber was »sollte« ich tun, wenn er immer verneinte, dass wir in dieser Wohnung zusammenleben »könnten«, wenn er immer sagte, sie würde ihn an die Vergangenheit erinnern und dass er mit mir ein neues Leben beginnen wolle?!

Jedes Mal, wenn wir sehr verliebt waren, begann er davon zu sprechen, dass er für uns ein Haus mieten oder kaufen würde. Ich pflegte zu erwidern, dass es am besten wäre, wenn ich zu ihm zöge – dass *wir nicht für irgendwelche Zukunftsträume den jetzigen Augenblick zerstören* »*sollten*«. Doch er sagte immer, für uns sei jene Wohnung nicht der Ort, eine solch schöne Liebe zu teilen!

Und an diesem Nachmittag küsste er mich nicht einmal! Nachdem Anudasi gegangen war, erklärte er, dass er nichts von dieser Krankheit wisse, negativ getestet worden sei und sich nicht anstecken wolle. Und brachte mich zum Bahnhof …

Im Osho-Center in München bot ich jetzt astrologische Körperarbeit an, und langsam fanden sich Teilnehmer ein. C kam eines Abends dazu und war ziemlich erstaunt! Nachdem er es so sehr genossen hatte, sprach er jetzt nicht mehr nur von einem Haus, sondern davon, eine Akademie für »meine« Arbeit zu gründen!

Eines Abends gingen wir zu einem Konzert von Stephan Micus und trafen Deva Prem. Enthusiastisch konzipierten die beiden eine Art Fitnessstudio, in dem ich arbeiten würde ...

C schmiedete viele Pläne, die nie wahr wurden, denn es ist so, wie John Lennon singt: *»Das Leben ist das, was passiert, während wir damit beschäftigt sind, andere Pläne zu machen«* ...

Deva Prem gab mir dann einen Lippenstift und sagte, das wäre der erste Schritt, um professioneller auszusehen! ...

Viele Menschen denken, du *wüsstest* mehr, wenn du den Regeln der Gesellschaft folgst – und eine davon ist, dass Frauen Make-up zu tragen »haben«, damit sie schöner und respekteinflößender aussehen! ... Manchmal mache ich nun dieses Theater mit, um einige Geschäfte voranzubringen – wie ich schon sagte. Doch damals begriff ich nicht, worum es dabei ging! Ich fragte mich, warum ich Lippenstift benutzen »solle«, um »meine« Arbeit in Deutschland zu tun?! ... Und ich fand es einfach absurd, dass ich selbst in der Sannyas-Welt Europas »mein« Gesicht würde anmalen »müssen«! ...

Inzwischen wurde es unerträglich für mich in Sneha! Der Leiter der Kommune forderte mich einmal auf, mich nicht oben ohne zu sonnen – weil die Nachbarn sich schon beschweren würden. Und ich »konnte« nicht fassen, dass dies in einer Osho-Kommune passierte! Sie schickten mich zur Peepshow, aber mir war nicht »erlaubt«, das Leben zu genießen, »meinen« Brüsten zu »erlauben«, sich in Freiheit am Sonnenlicht zu erfreuen! Das war bestimmt nicht das, was ich von Osho gelernt hatte ...

Ich sagte nichts, und vielleicht ist genau das der Fehler gewesen. Mit Christine hatte ich es versucht, und als es nicht klappte, hatte ich es einfach aufgegeben! Wenn ich »meine« Wahrheit ausgesprochen hätte, wieder und immer wieder – ohne mich als Opfer zu fühlen –, dann hätte ich gerade das getan, was ich Osho oft sagen höre:

»Teile das, was du bekommen hast! Je mehr du es teilst, umso mehr wirst du davon haben!«

Aber statt die anderen teilnehmen zu lassen an dem, was ich fühlte, fand ich sie einfach doof – ich verurteilte sie. Es schockierte mich, wie sie waren – und *wir »können« von niemandem verlangen, »unsere« Erwar-*

tungen zu erfüllen. Menschen sind, wie sie sind. Wenn wir »unsere« Gefühle mitteilen, wird vielleicht etwas Harmonie, etwas Wachstum und etwas Liebe daraus entstehen! Wenn wir jedoch denken: »Dieser Mensch wird es nie kapieren, vergiss es«, und nie etwas sagen, dann werden wir unvermeidlich leiden! Und die Möglichkeit für alle Beteiligten zu mehr Verständnis wird vergeudet! ...

Nun beschloss ich, alles zu unternehmen, um Sneha zu meiden, und rief Thomas an, um für eine Woche oder so bei ihm bleiben zu »können«. Er wohnte überdies in der Nähe des Osho-Centers in München.

»Sein« Reich war ebenfalls spitze! Dazu gehörte das Verlagshaus unten und eine luxuriöse, schön dekorierte Wohnung oben, in der er mit »seiner« Frau und »seiner« Tochter lebte. Ich sah die beiden kurz, als ich ankam – sie brachen gerade in den Urlaub auf und kamen an mir vorbei. Es gab auch dem Apartment gegenüber eine Gästewohnung, die ebenfalls als Aufbewahrungsort für Bücher genutzt wurde.

Ich dachte daran, die Verbindung, die einmal zwischen uns bestanden hatte, wieder aufleben zu lassen. Trotzdem, obwohl sehr intelligent, war er für mich damals zu sehr »im Kopf«. Einmal gab ich ihm eine Shiatsu-Massage, er genoss es, und wir landeten in der riesigen Badewanne »seines« fantastischen Badezimmers. Aber wo war die Magie, die ich mit C, diesem Alchimisten der Liebe, immer erlebte?

An einem Abend lud er mich zum Essen ein, nahm mich zu einem sehr schönen Restaurant mit, zeigte mir ein Buch über »Rastafari«, das er gerade veröffentlicht hatte, und zeigte sich etwas offener. Jedoch vermisste ich die sanften Hände von C, die mich unter dem Tisch anfassten, während er wie ein Gentleman tat und die Bestellung aufgab – was uns später im Bett noch mehr zum Lachen brachte!

Als Thomas dann auf eine Geschäftsreise fuhr, blieb ich in der Gästewohnung, in der es kein Telefon gab. Ich »konnte« C also nicht anrufen und litt fürchterlich darunter, denn ich hatte alles getan, um länger in München zu bleiben, nur wegen ihm! Obendrein hatte ich verstanden, dass er an einem Workshop im Center teilnehmen würde, aber ich war für nichts und wieder nichts dorthin gegangen, denn es gab dort weder C noch einen Workshop – und ich wusste nicht, wo er war!

Traurig ging ich zu einer Telefonzelle und rief in »seinem« Büro an. Die Sekretärin verstand kein Englisch – und wollte es auch nicht verstehen! ... Dann waren die Münzen ausgegangen. Im gleichen Moment betrat ein Swami die andere Zelle. Ich machte ihm ein Zeichen, fragend, ob er eine »hätte«, er kramte in den Taschen, kam zu mir in die Zelle und tat mir den Gefallen, sie wieder anzurufen. Sie gab keine Auskunft …

Er war groß, »hatte« braunes Haar, ein nettes Lächeln, und hinter einem Schnurrbart verbarg sich ein unschuldiges Gesicht. Ich fragte, ob er zum Osho-Center ginge. Er sah mich an, lächelte und erwiderte: »Nein, aber jetzt vielleicht doch …«

Ich lächelte auch, wir umarmten uns, und los ging's. Er war so nett, so aufgeschlossen, wollte alles über mich wissen, half mir mit den Postern für die Workshops und sagte mir, dass wir schnell eine Wohnung mieten »könnten«, da er viele Makler kenne! Es war eine »großartige« Gelegenheit, Sneha zu verlassen! Jedoch war »mein« Herz bei C – wie »konnte« ich überhaupt etwas entscheiden, ohne mit ihm gesprochen zu haben?!

Dennoch genoss ich jenen Abend mit Satranga sehr. Er nahm mich mit in ein typisch deutsches Café, wo wir vorzüglichen Kaffee tranken und mit dem märchenhaft schönen Mädchen, das uns bediente, flirteten. Dann liefen wir durch die Stadt, lachten viel – und ich spürte wieder, wie prachtvoll das Leben sein »kann«, wenn wir es nur »zulassen«!

Nach so viel Gaudi nahm ich ihn selbstverständlich mit ins Bett, aber nicht, ohne ihm zu erzählen, dass ich in Behandlung wegen des Trippers war und dass ich ihn nicht anstecken wollte. Er meinte, dass es ihn nicht kümmerte, weil, wenn es Liebe gibt, niemand krank wird! Trotzdem ließ ich mich nicht von ihm penetrieren – wir freuten uns einfach an »unseren« Körpern …

Am nächsten Tag lud er mich zu einem fantastischen Frühstück ein, und dann liefen wir wieder München genießend herum. Alle Stunden rief ich C an. Satranga half mir immer, ließ mir allen Platz und tat alles, damit ich den anderen fand!

Einer der besten Momente war, als wir nebeneinander in der Sonne am Isarufer lagen. Er war, wie immer, liebevoll und behutsam, offen und still … Wir sahen lange in den Himmel und hielten die Hände … Ich vergaß sogar die Qual, C zu vermissen!

Am Montag, als er schließlich kam, um mich abzuholen, war Satranga noch bei mir – er hatte es noch nicht »geschafft«, sich von mir zu verabschieden! Und C wurde rasend eifersüchtig, mich mit einem anderen Mann zu sehen. Keine Umarmung, kein Kuss. Im Auto beklagte er sich darüber, dass wir die Sekretärin angerufen und geschmacklose Sachen gesagt hätten. Und ich wurde sehr wütend!

»Satranga war sehr höflich und nett«, sagte ich ihm. »Diese Frau erfindet offenbar Sachen, um dich gegen mich aufzubringen«, fuhr ich fort. »Und du bist ein Idiot, dich mit so einer Schlange zusammenzutun!«

Er wurde noch zorniger und sagte, ich sei eifersüchtig.

»Eifersüchtig auf eine so schreckliche alte Frau wie die?«, fragte ich empört.

Und forderte ihn auf, mich nach Hause zu bringen.

Während der nächsten Tage versuchte ich »mein« Bestes, mich mit ihm wieder zu versöhnen, und verbrachte auch viel Zeit mit Satranga, der immer zur Verfügung stand – und alles unternahm, um mich zu überzeugen, mit ihm irgendwo zusammenzuziehen. Aber ich fühlte mich nicht wohl dabei, es ihm zu »erlauben«, von mir zu träumen, denn ich »schaffte« es nicht, C zu vergessen! Doch ich bin gern mit Männern, und »seine« entzückende Liebe war wie Balsam auf »meiner« Seele. Daraufhin, auch wenn ich es ihm nicht »gestattete«, in mich einzudringen – damit er nicht krank wurde –, verbrachten wir oft die Nacht miteinander … Er sagte immer, dass ihn nichts kümmerte, er wollte einfach nur mit mir zusammen sein …

Als Thomas zurückkam, überredete ich C, uns zu besuchen. Thomas freute sich über die Gesellschaft von uns zwei Mutanten. Die beiden hatten sich an jenem ersten Tag in Sneha getroffen, kamen jetzt wunderbar miteinander aus und unterhielten sich begeistert über Geschäftliches.

Am Ende der fröhlichen Nacht bot uns Thomas an, in einem chinesischen Bett, das er in dem Wintergarten »hatte« und das er für die größte Attraktion »seines« Anwesens hielt, zu übernachten. C erwähnte danach oft die Einzigartigkeit dieser Nacht. Ich erinnere mich an das Bett, aber an nichts »Spezielles«, das dort stattgefunden hätte. Es war bestimmt noch eine dieser Gelegenheiten, in denen er mich aus Angst vor der Krankheit nicht berühren wollte …

Und langsam wurde mir klar, wie eifersüchtig er sein »konnte« … Einmal, als ich wusste, dass er am Wochenende an einem Workshop teilnahm, ging ich zum Osho-Center, um ihn zu sehen. Alles sprudelte über vor Lebendigkeit, viele kamen und gingen … Ich wartete lange –

um ihn nur für einen kurzen Augenblick zu treffen! Dann wechselte ein Swami – ein sanfter Mensch, wie ich es mag – nette Blicke mit mir, und bald umarmten wir uns. Schließlich gab er mir einen behutsamen Kuss – und C kam genau in diesem Moment! Ich war so glücklich, ihn zu sehen! Aber er wurde zornig! Dieser Kuss war nun das Einzige, was er sah, das Einzige, was für ihn von Bedeutung war! Er sprach kein Wort mit mir und ging zu dem Tantra-Workshop, bei dem er mit vielen anderen Frauen in Kontakt kommen würde … Wie an jenem Wochenende, an dem ich Satranga traf …

Ich fuhr zurück nach Sneha, Satranga kam mit, und ich war froh, mit einem solchen Freund zu sein. In der Nacht davor hatten wir es sogar genossen, uns zu lieben – mit Penetration und allem, da er mir versicherte, dass er nicht krank werden würde. Doch nichts trieb mich dazu, mehr mit ihm zu tun. Außerdem fühlte ich mich nicht gut damit, die starken Gefühle von jemandem, dem ich nicht das Gleiche zurückgeben »konnte«, zu nähren. Heute fühle ich anders – und es macht mich traurig, jetzt, wo ich diese Geschichte erzähle, dass ich ihn nie wiedergetroffen habe …

Als ich C am Montag anrief, antwortete mir am Telefon eine weibliche Stimme – eine Ma namens Navino. Ich war schockiert – nicht eifersüchtig, weil solche Gefühle einfach keine Chance »hatten« bei dem, was ich für jemanden, der mir mehr gegeben hatte, als ich mir je erträumen »könnte«, empfand! Ich hatte mich jedoch sehr »schlecht« gefühlt, nachdem er mich ignoriert hatte! Das Wochenende war die Hölle gewesen! Und jetzt war diese Frau da – und sie sprach genau mit dem lässigen Tonfall, den man in dieser Wohnung automatisch annahm, genau so, wie ich es auch so oft getan hatte! … Ich erinnerte mich dann an eine Nacht, als er mir halb im Schlaf ins Ohr geflüstert hatte: »Navino …«

Am darauffolgenden Morgen beim Kaffeetrinken fragte ich ihn lächelnd, wer diese Navino sei, und er sagte, er wisse es nicht, es sei nicht wahr, dass er mich so genannt habe …

Und nun war *sie* dort, an »meiner« Stelle! Ich war ersetzbar! …

Als wir uns das nächste Mal trafen, erklärte er mir, dass sie während des Workshops ständig so sehr hinter ihm her gewesen sei, dass er zuletzt Mitleid mir ihr »gehabt«, sie mit nach Hause genommen und mit ihr geschlafen habe … Das machte mich traurig, weil es nach Lügen roch – und ich hasste Lügen! … Nun erinnerte ich mich daran, wie wir uns einmal im Zentrum trafen, sie kurz kam, um ihm einen Kuss zu geben, und er versprach, ihr eine alte Gitarre zu schenken. Ich fragte dann, ob er sie nicht mir geben »könnte«, weil es schon immer ein Wunsch tief in »meinem« Herzen gewesen sei, Gitarre zu spielen!

»Aber sie kann schon spielen!«, war »seine« Antwort.

Und ich fing an zu spüren, dass es diese außergewöhnliche Verbindung zwischen uns vielleicht nicht gab, dass ich für ihn lediglich eine weitere »seiner« Affären war – was mich eigentlich nicht kümmerte … Was mich wirklich störte, war, zu sehen, dass er eventuell nicht nur für mich ein »toller« Liebhaber war – und dass ich demnach nicht so »besonders« war, wie er zu sagen pflegte! Und das versetzt dem Ego einen heftigen Schlag, ein schnelles Zurückkommen in die Realität …

Dennoch »schaffte« ich es schließlich, das Eis zwischen uns zum Schmelzen zu bringen … Es war während einer starken, tiefen Erfahrung, die mir eine Klarheit, Stärke und Geduld zeigte, wie ich sie vorher nicht gekannt hatte …

Wir gingen eines Nachts in der Sannyas-Disco tanzen und trafen eine alte Freundin von ihm. Sie sagte mir, er habe so viel von mir erzählt, dass sie sehr neugierig geworden sei. Genauso sei es mir auch ergangen, erwiderte ich – und es stimmte! Doch langsam fand ich mehr und mehr, dass sie unnatürlich, verwirrt, hässlich war, wie jemand, der trinkt – und überdies zu sehr im Kopf für »meinen« Geschmack …

Als die Disco vorbei war, beschloss er, sie nach Hause zu bringen. Und während der Fahrt fragte sie, ob sie mitkommen »könne«, um mit uns zusammen noch ein Paar Stunden zu verbringen. Ich wusste nicht, was ich sagen »sollte« – er berührte mich nicht aus Angst vor einer Ansteckung, und ich dachte, dass es interessant wäre, eine »seiner besten« Freundinnen kennenzulernen. Obendrein wollte ich offen bleiben …

Als wir im Wohnzimmer saßen, war ich mir ununterbrochen bewusst, ihnen Raum zu lassen und mich nicht einzumischen. Es gefiel mir jedoch, dass er mich manchmal zu sich herunterzog und sich beklagte, ich sei zu distanziert. Ich schlang mich dann um »seine« Beine, aber immer auf der Hut vor »seiner« Angst, sich anzustecken … Doch als sie zur Toilette ging, senkte er die Stimme und fragte mich, warum ich sie mitgebracht hatte.

»Wir hätten es genießen können, allein zu sein«, fügte er hinzu.

»Nun, ich dachte, sie sei deine Freundin«, entgegnete ich. »Warum hast du dann nichts gesagt? Es war nicht meine Entscheidung! Es steht dir frei, zu sagen, was du willst! …«

Wir landeten zu dritt im Bett – um zu schlafen. Er fing dann an, mich vorsichtig und ängstlich zu streicheln, während er sie gefühlvoll erregte. Ich verstand nicht, wie er sich zu so einer Frau hingezogen fühlen »konnte«! Und um eine andere Energie zu erzeugen oder sie etwas nach oben zu bringen, schlug ich vor, für sie beide zu tanzen – und legte langsame Musik aus dem Ashram auf. Doch anstatt sich auf »meine« subtilen meditativen Gesten einzustimmen, fielen sie wild über sich her! Ich beschloss, schlafen zu gehen, dunkelte das Licht ab und legte mich mit dem Gesicht zur Wand. »Seine« Hand begann nach »meinem« Körper zu suchen, mich von hinten berührend. Ich machte klar, dass ich nicht mitspielen werde – ich war nicht mehr neugierig, wie es zu dritt im Bett ist, und seit Langem schon! Ich habe es eigentlich nie gemocht! … Darüber hinaus interessierte mich diese Frau nicht! Sie hatte mir nicht einen Augenblick lang in die Augen gesehen! Und da er sich vor der Krankheit fürchtete, wäre es mit Sicherheit auf sie und mich hinausgelaufen! … Das wollte ich unter keinen Umständen!

Ich versuchte zu schlafen. Plötzlich wachte ich jedoch von dem Geräusch einer Ohrfeige auf, und als ich mich umdrehte, sah ich, wie sie sich wütend ansahen – wie ein altes Liebespaar im Streit! Und er sagte hasserfüllt: »Raus hier, ihr beiden verrückten Frauen!«

Ich verstand nicht, was los war! Sie sprachen ein schreckliches Englisch – dasselbe, das ich in anderen Situationen bei ihm so sexy gefunden hatte … Und vielleicht waren sie angetrunken, ich weiß es nicht! Wenn sie sich anschrien, war es auf Deutsch! Sie kehrte aber immer wieder zum Englischen zurück, um sicher zu sein, dass ich sie verstand – und von ihm enttäuscht sein würde! …

Er schrie, sie sei eifersüchtig … »Weshalb?«, fragte ich mich, »wenn sie doch allen Platz für sich ›hatten‹?! …« Sie sagte, sie habe es satt, dass er ständig log, was sie mir dann bestätigen »musste«, etwa, als es hieß, er habe sich beim Baden im Fluss vergiftet und sei ins Krankenhaus eingewiesen worden … Ich »konnte« nicht abstreiten, dass er häufig log … Doch ich sagte nichts. Es war offensichtlich, dass er keinen Dialog wollte – er wollte uns nur noch aus der Wohnung »haben«! … Aber mir wurde plötzlich klar, dass ich diesen Wahnsinn – der mir »meinen« Traum verdarb – beenden und die Situation in den Griff bekommen »musste«, bevor etwas noch Irreres passierte! Ich würde mit Sicherheit nicht um fünf Uhr in der Frühe abhauen – erst recht nicht mit dieser Frau! Auf keinen Fall! ... Und wohin würde ich gehen? Ich war seinetwegen hier! ...

Also bat ich sie, uns einen Augenblick allein zu lassen, da ich mit ihm reden wolle, um ihn zu beruhigen. Sie weigerte sich.

»Er wird nur Lügen über mich erzählen!«

Ich bestand darauf, ruhig, dass ich nicht über sie sprechen wolle, sondern über mich, über ihn und mich ...

»Und danach gehe ich mit dir«, versprach ich ihr.

Sie wollte einfach nicht! »Mein« Gefühl war, dass sie nur daran interessiert war, Chaos zu schaffen und zu verhindern, dass wir zusammenkamen! ... Ich fragte mich wieder, ob sie betrunken war ... Was für eine verrückte Situation! ...

Ich wurde trotzdem so überzeugend, dass sie nicht mehr Nein sagen »konnte«! Widerwillig verließ sie den Raum. Ich schloss hinter ihr die Tür ab, setzte mich zu ihm aufs Bett, hielt »sein« Gesicht zwischen »meinen« Händen und sagte sanft, aber entschlossen: »Komm von diesem Trip runter, C! Sei nicht verrückt! Ich liebe dich! Es macht keinen Unterschied, ob du mich belügst! Ich weiß, dass du es tust! Und wenn du so weitermachen willst, dann ist es ›dein‹ Problem, nicht ›meins‹! Für mich zählt nur, mit dir zu sein! ... Und sei nicht so paranoid, mich nicht zu berühren! Der Arzt sagte, du wirst dich nicht anstecken, es sei denn, du penetrierst mich! Alles andere ›können‹ wir machen: küssen, streicheln, berühren ...«

»Ich begehrte dich, und da wir nichts tun konnten, bin ich zu ihr gegangen«, erklärte er schon ruhig und sich entschuldigend, wie ein kleiner schuldbewusster Junge.

»Und offensichtlich hat sie das gespürt und wurde wütend«, fuhr ich fort. »Aber es ist nun vorbei, du beendest jetzt diese Neurose und küsst mich!«

Wir sahen uns in die Augen, die Münder waren sich sehr nahe – und »seine« Lippen zitterten! Es war ein starker und entscheidender Moment! Er hätte mich wegstoßen »können«, wie viele Male vorher – als ihn die Angst vor einer »möglichen« Infektion überwältigte ... Dennoch war das jetzt »unmöglich«! Wir hatten so viele Entbehrungen durchlitten, waren so ausgehungert, dass die Münder einander einfach entgegensprangen, voller Lust vom Nektar der Liebe trinkend, die Hände auf dem Körper des anderen, in explodierender Leidenschaft …

Sie begann nun, an die Tür zu schlagen, besessen, wie eine rasende Bestie im Versuch, hereinzukommen! Doch das Schloss leistete Widerstand, und wir ließen uns nicht einmal stören! Nichts würde uns mehr zurückhalten … Wir liebten uns bis zur Ohnmacht vor Erschöpfung, die uns am nächsten Tag überfiel.

Diese Nacht werde ich nie vergessen! Zum ersten Mal im Leben urteilte ich über nichts und niemand mehr, ich wollte nicht, dass der Mann sich änderte, dass er etwas anderes wäre, als er schon war: ein Mann mit vielen Fehlern, ein Mann, der viele Irrtümer beging, wie jeder andere auch! Ich wollte einfach »seine« Liebe, »seinen« Körper, das Vergnügen, das er »meinem« bereitete, diese Glückseligkeit für »meine« Seele und »mein« Wesen …

Vielleicht wird, wenn ich sterbe, diese Episode ein Bild sein, das auf der Leinwand »meines« Verstandes als eine »gute« Lehre vorüberzieht – die ich immer noch oft wieder vergesse!

Als wir aufstanden, sah er, dass »seine« Geldbörse leer war! Sie hatte alles genommen! Ich fasste es nicht! Wie »konnte« sie es wagen?! … Er war auch sehr wütend, und als wir nach München fuhren, von wo ich den Zug nach Sneha nehmen würde, hielt er bei ihr, um zu versuchen, das Geld zurückzubekommen. Sie war aber nicht zu Hause …

Ein paar Tage später tischte mir das Leben jedoch die Unseligkeit, dieser Frau zu begegnen, nochmals auf …

Ich brachte die Kinder zu Bett … Wenn sie eingeschlafen waren, pflegte ich ins Büro zu gehen, um zu schreiben … Ich liebte jene stillen Stunden der Nacht – und die Sneha-Schreibmaschine, die einfach wundervoll war! … Dann schrie jemand im Hof »meinen« Namen. Ich rannte nach unten, um zu erfahren, was los war, und noch schneller, als ich hörte, dass es ein Telefonanruf war – denn es »konnte« nur er sein!

»Ich vermisse dich«, sagte er sofort. »Komm. Nur für eine Nacht!«

»Um diese Uhrzeit!? Wie denn?!«

»Nimm ein Taxi. Ich bezahle!«

»Bist du verrückt?! Das ist eine Stunde Fahrt! Das wird dich ein Vermögen kosten!«

»Mach dir keine Sorgen, komm!«

»Und was ›soll‹ ich denen hier erzählen? Sie sind ›meiner‹ Eskapaden überdrüssig.«

»Sag, ich sei krank … nur für eine Nacht, komm!«

Mir wurde »erlaubt« zu gehen. Es war 23 Uhr! Ich genoss einmal mehr dieses Gefühl von Abenteuer, den langen Weg von einer Stadt zur anderen zu so später Stunde, in den Himmel voller Sterne blickend! … Der Taxifahrer war aufgeregt, eine Frau eine solch lange Strecke mitzunehmen, um einen Liebhaber zu treffen! Vielleicht spürte er das Verlangen in mir, die Leidenschaft zweier Menschen, die sich lieben wollten … Wir fingen an, uns zu unterhalten – Taxifahrer sind in Deutschland meistens interessante Menschen –, und wir lachten und waren vergnügt …

Als ich in Emmering ankam, ging er mit mir hoch, um sich das Geld zu holen. C wurde sauer, als er sah, dass wir uns nett lächelnd verabschiedeten, und fragte gehässig, ob ich immer zu jedem so freundlich sein »müsse« … Ich verstand das nicht: Er hatte mich mitten in der Nacht angerufen – und empfing mich jetzt wie »seine« Sklavin! Verdiente ich keinen Respekt?! … Doch so ist Eifersucht! …

Ich sagte ihm, der Taxifahrer sei nicht »jeder«, er sei ein sehr netter Mensch, dass ich »seine« Gesellschaft wirklich geschätzt hatte und dass er mir sogar eines Tages eine Massage geben wollte! … Er wurde jetzt zornig! …

Ich erinnerte ihn daran, wie oft er gelogen hatte, und fügte hinzu, dass ich anders war: »Ich bin eine aufgeschlossene Person, ich liebe Menschen – genau wie du … Doch ich genieße es, aufrichtig zu sein, erst recht dem Mann gegenüber, den ich liebe! Darum »brauchst« du dir nicht auszumalen, wie wir irgendwo zwischendurch angehalten haben, um uns zu lieben, so wie du und ich es oft tun! … Und ich hätte es dir erzählt, wenn es so wäre – einfach weil ich es genieße, ehrlich zu sein!«

Da er mich zu respektieren pflegte und mich sogar oft »die Weise« nannte, beruhigte er sich also langsam wieder. Es dauerte jedoch Stunden, bis er mich wieder liebte! …

Als ich mich in »seinen« Armen ausruhte, nachdem wir uns geliebt hatten, erzählte er mir, dass er am nächsten Abend eine Party gab, und da er den ganzen Tag beschäftigt sei, fragte er mich, ob es mir etwas ausmachen würde, »seine« Wohnung sauber zu machen.

»Das mache ich mit Freude«, antwortete ich fröhlich!

Dann sagte er, er habe auch *sie* gefragt, dass es also für mich nicht so viel Arbeit sei! Ich sprang aus dem Bett.

»Ich glaube nicht, was ich höre!«, schrie ich entrüstet. »Diese Frau hasst mich, hat dich vor ein paar Tagen geschlagen und bestohlen – und du lädst sie wieder hierhin ein!? … Möchtest du, dass ich noch einmal ›ihr‹ Gift schlucke?!«

Er begann, sehr liebevoll zu erklären, dass sie eine sehr alte Freundin von ihm sei, dass sie Liebhaber gewesen waren, dass sie deswegen eifersüchtig geworden sei, denn sie habe sich durch »seine« neue Romanze mit mir verstoßen gefühlt, und das Geld habe sie an jenem Morgen natürlich gebraucht, um nach Hause fahren zu können. »Außerdem«, sagte er, »wollte sie mich bestrafen, weil ich die Tür abgeschlossen habe« …

Schließlich bemerkte er: »Sie ist wie eine Schwester für mich … Und sie ist auch eine Sannyasin – ich möchte mitfühlend sein.«

Er zog mich zärtlich zurück ins Bett, streichelte mich auf jene Art, der ich nicht länger widerstehen »konnte«, und langsam sank ich zurück in »seine« Arme … Ich dachte, das wäre »meine« Lektion darin, andere zu akzeptieren, und beschloss, mich ihr wieder zu öffnen …

Am nächsten Morgen war sie da, sehr energetisch viele Anregungen zu allem gebend. Wir planten, wie wir die Arbeit aufteilen würden, und fingen an, als er ging. Kurz darauf begann sie, in der Küche Briefe zu schreiben. Ich putzte weiter, mich mit der Situation etwas seltsam fühlend. Zeit verstrich. C würde jetzt bald kommen, und sie saß immer noch da – rauchte, trank Kaffee, aß Kekse und schrieb Briefe … Ich wurde nervös, fühlte mich wie eine Hausangestellte, die für die gnädige Frau schuftet, und fragte sie, ob sie nicht endlich mit »ihrem« Part anfangen wollte. Sie geriet sofort in Zorn und sagte mir, ich sei arrogant, würde sie in »ihrer« Sphäre stören. Dann bereitete es ihr große Freude, mir mitzuteilen, dass es keine Party für Geschäftsleute war, wie er mir gesagt hatte, und dass alle bis auf mich – einschließlich Anne, der Sekretärin und ihr – eingeladen waren!

Ich wurde sehr wütend! Und um nicht mehr mit diesem Biest zusammen sein zu »müssen«, ging ich nach unten, um auf ihn zu warten. Bald war er da, und als er mich so voller Zorn sah, ging er sofort nach oben – doch wer weiß, was sie ihm gesagt hat! … Nach ein paar Minuten war er wieder zurück und redete mit mir wie mit einem Kind: »Schatzi, beruhige dich!«

Ich wollte sogar nicht mehr mit ihm zusammen sein! So viele Lügen! Ich fühlte mich so gedemütigt! … Und mir darüber klar werdend, dass dieser Mann, den ich so wundervoll fand, verstrickt war in viele kleine Geheimnisse – von denen sie viele kannte –, dachte ich, dass sie ihm viel wichtiger als ich war, dass er sie meinetwegen nicht verlassen oder aus »seinem« Leben werfen würde – und dass ich im Ozean des Lebens dieser beiden nur ein Sandkorn war … Und neben ihm im Auto sitzend, weinte ich still …

Das Schlimmste kam aber erst noch, als er sich darüber beschwerte, dass wir nicht fertig geworden waren! …

»Beim nächsten Mal engagierst du eine Putzfrau«, sagte ich hasserfüllt.

Ich spürte dann, dass ihm jetzt erst klar war, dass ich herausbekommen hatte, welche Art Party es sein würde! Und er legte eine Kassette mit einem Vortrag von Osho in den Kassettenrekorder. Ich hörte die schöne Stimme des Meisters sagen, dass es *in der Liebe nicht so sei, dass der Mann sich der Frau hingeben »sollte« oder die Frau dem Mann – beide »sollten« sich der Liebe hingeben* … Und ich schmolz wieder dahin … »Meine« Hand suchte nach »seiner« und schweigend, mit hoher Geschwindigkeit, kamen wir bei ihr an. Sie stieg aus. Bei der nächsten Ampel hielt das Auto an, er lehnte sich herüber zu mir, um mich mit Küssen und süßen Worten zu überdecken … Wir fingen an, zu lachen, wieder das Feuer, das zwischen uns brannte, genießend …

»Schatzi, ich kann dich nicht zu dieser Party einladen«, erklärte er. »Anne, die sehr eifersüchtig ist, wird da sein, die Sekretärin, die dich hasst, wird da sein …«

»Und diese Schlampe, die du so sehr liebst …«

»Ich liebe sie nicht, wie ich dich liebe«, bekräftigte er. »Du bist meine ›Frau außer der Reihe‹, die Inspiration, um aus dieser spießigen Welt, in der ich lebe und die ich mit dir vergessen will, herauszukommen! Aber du musst geduldig sein! Ich brauche Zeit, um auszubrechen – und mit dir eine neue Welt zu erschaffen« …

Ich glaubte nie daran, dass er diesem Chaos entkommen würde …

Ein paar Tage später rief er an und beklagte sich wahnsinnig, ich hätte die beiden Fotos, die ich ihm gegeben hatte, gestohlen! … Auf einem lächelte ich Pradipto an – ich hatte gerade Sannyas genommen. Auf dem anderen, von Leeladhar auf der Ranch aufgenommen, war ich mit entblößten Brüsten in der Sonne liegend zu sehen … Sie – oder die Sekretärin – hatte die wahrscheinlich auf der Party gestohlen! …

Doch ich bin dankbar, dass das Leben mir die Marter erspart hat, eine dieser Schnepfen wiederzutreffen! …

Mit Anne war es etwas ganz anderes …

Er hatte mir gesagt, ich »solle« nie ans Telefon gehen. Doch eines Abends, als er arbeitete und ich allein in der Wohnung war, habe ich mich nicht halten »können«, als es klingelte! … Es war Anne – die mich bat, ihm auszurichten, dass sie an diesem Abend in der Sannyas-Disco sei.

Als ich es ihm sagte, schrie er: »Warum bist du ans Telefon gegangen?! Ich habe dir gesagt, du sollst nicht rangehen!«

Ich wusste nicht, warum. Und hatte das Verbot vergessen! Es klang jedenfalls albern – und er hätte es sein »können«!

»Eines Tages werde ich dieser Geschichten überdrüssig sein«, dachte ich, »besonders der von Anne!«

Nach »seiner« Schilderung war sie eine sehr eifersüchtige Frau, die ich auf keinen Fall treffen »sollte«! Er hatte jedoch schon oft gelogen, sogar über Dinge, die überhaupt keiner Lüge wert waren, zum Beispiel, dass sie in Paris lebte – und ich fing langsam an, zu begreifen, dass sie in München wohnte! Deshalb »hatte« ich eine unklare Vorstellung von ihr – und war gespannt, mehr herauszufinden …

Wütend sagte er, wir »könnten« zusammen zur Disco gehen, doch wir »müssten« so tun, als ob wir uns nicht kannten! Und beauftragte mich zu einer Reihe von Spielchen – viel Aufhebens, ein großes Drama entwerfend, das wir als Komplizen aufführen »sollten«!

»Mein« Gefühl war ein ganz anderes – ich würde sie bestimmt gern treffen! Ich glaube, dass, *wenn zwei Frauen denselben Mann lieben, sie sich irgendwie ähneln – sie »haben« etwas gemeinsam, zumindest den gleichen Geschmack, was diese fundamentale Dimension des Lebens angeht.* Deshalb »kann« zwischen ihnen etwas passieren! Ich habe immer die Frauen, die »meine Rivalinnen« waren, geschätzt! Und es spielte keine Rolle, ob die andere oder ich den Mann zuerst kennengelernt hatte: Wenn die Frau intelligent war, entwickelte sich immer eine tiefe Verbindung zwischen uns!

Doch plötzlich spielte ich das Opfer und sagte, dass ich nirgendwohin mehr gehen würde, wahrscheinlich wollend, dass er mich tröstete, was er auch eine Weile tat. Aber es wurde spät, und er liebte diese Dienstagnächte, in denen die Sannyasins die größte *In*-Disco der Stadt mieteten – um den Körper durchzuschütteln und alles herauszulassen … Darum zog er sich plötzlich den Mantel an und rannte los.

»Komm, Pyari!«, hörte ich ihn aus dem Treppenhaus.

»Ich gehe«, rief ich zurück.

Vielleicht verstand er, dass ich nach Hause gehen wollte – und machte sich auf den Weg. Ich hörte die Tür zuschlagen und rannte ihm hinterher das Treppenhaus hinunter, aber die Tür war verschlossen! Ich versuchte sie zu öffnen. Nichts zu machen. Ich hetzte wieder hoch, um ihn vom Fenster aus zurückzurufen – gerade noch rechtzeitig, um das Auto wegfahren zu sehen! … Ich flippte aus. Plötzlich war nichts wichtiger als dieser Mann, den ich liebte.

Ich warf den Mantel über die »verrückten« Kleider, die ich trug – zum Umziehen war keine Zeit –, suchte schnell einen anderen Schlüssel und ging hinaus. Ich dachte nicht – und »hatte« keine Ahnung, wo die Disco war! Aber ich ließ mich so schnell wie »möglich« zum Bahnhof mitnehmen – und bald kam der Zug. Ich nahm die Gelegenheit wahr, nun in den 30 Minuten nach München zu meditieren, was mich beruhigte. Langsam begann eine vage Idee in mir aufzusteigen, welche Station in der Nähe der Disco lag – ich war ein- oder zweimal mit Satranga dort gewesen … Ich bekam einige Auskünfte und war erfreut, zu sehen, dass ich an der »richtigen« Stelle ausgestiegen war, denn ich sah jetzt viele Sannyasins, denen ich nur noch zu folgen »brauchte«! … Und zitternd kam ich an! … Ich hatte es »geschafft«! Und ohne einen einzigen Pfennig in der Tasche! …

An der Tür waren sie zum Glück »nett« und ließen mich rein, als ich ihnen sagte, dass ich, bevor ich entscheiden würde, ob ich blieb, nach einem Freund suchen wolle.

Die Disco war überfüllt! … Diese Nächte waren wirklich fantastisch: Fast alle in Rot, schreiend, tanzend, flirtend … Und ich sah ihn auf der Tanzfläche – wunderschön, stark, das lange Haar umfloss »seinen« sich bewegenden Körper … Ich bekam einen Energiestoß und ging ihn umarmen. Er lächelte, drückte mich auch, aber schaute mich an, als sähe er mich zum ersten Mal – weder wunderte er sich noch fragte er, wie ich, obendrein ohne Geld, hierhergekommen war! … Und mich etwas von sich stoßend, sich aus »meiner« Umarmung befreiend, sagte er mit konspirativ gedämpfter Stimme: »Sei vorsichtig! Sie ist hier!«

Ich war *so* geschockt! … Und schloss die Augen, dem Körper »erlaubend«, sich zu bewegen … Langsam übernahm der Tanz die Kontrolle … Ich vergaß die Enttäuschung darüber, dass er »unfähig« war, mich zu spüren, und beschloss, alles zu akzeptieren. Diese vollkommene Akzeptanz gab mir ungeheure Energie …

Einige Minuten später kam er, wie ein kleiner Junge, um mich zu fragen, ob ich sehen wolle, wer sie war! Und es erstaunte mich – überdies, weil sie sehr einfach und unschuldig war, eine ziemlich normale Deutsche mit blondem kurzem Haar! … In »meiner« Vorstellung hatte sie die Proportionen von einer »Barbarella«, der Supersexbombe angenommen! Wie »konnte« sie sonst »meinen« Prinzen dazu bringen, so sehr zu leiden?! … Sofort fühlte ich mich in die Kindheit zurückversetzt, als der Junge, in den ich verliebt war, zu mir kam und mir die zeigte, in die er verliebt war – jemand, nicht einmal schöner als ich! …

Zum ersten Mal dachte ich daran, die Herzensbande, die mich mit ihm verbanden, durchzuschneiden … Und fühlte mich dann extrem gut, allein zu sein. Wild tanzend flirtete ich hier und da, betrachtete die interessanten Bewegungen Latifas, einer »wichtigen« Sannyasin, irgendwie verantwortlich für die Zentren in Deutschland – und es war mir sogar egal, wie ich später nach Hause kommen würde! Jetzt interessierte mich nichts mehr, außer mich selbst zu genießen! …

Zeit verstrich. Plötzlich sah ich sie, in der Nähe des Tisches, bei dem ich »meine« Sachen liegengelassen hatte, sitzend. Sie lachten, küssten sich und tauschten Zärtlichkeiten aus. Noch ein Schock! Nicht dass ich eifersüchtig war – ich habe mich seinetwegen nie so gefühlt! Was mich wirklich störte, war, mit anzusehen, dass er mit ihr genau so umging wie mit mir! Dieselben Gesten, dieselben Küsse!

Später im Leben habe ich verstanden, dass

wir immer denken, es sei etwas Besonderes zwischen uns
und denjenigen, die wir lieben – was eine große Illusion ist!
Es bleibt dieselbe Person, die sich mit anderen trifft …
Und auch wir sind dieselben – bei allen Liebhabern …

Er war keine Ausnahme! Da war er – genau wie mit mir! Jetzt verstand ich, warum Menschen Eifersuchtsattacken bekommen: Das Ego ist tief gekränkt, wenn es erfährt, dass es nicht »besonders« ist – es will zumindest *eine kleine Sache* »haben«, die nur ihm widerfährt! …

»Meine« Augen versteinerten! Für die Ewigkeit einiger Momente sah ich mir die Szene an – mich wie in einem Film fühlend! Es war, als beobachtete ich etwas, was nicht wirklich passierte, oder als läse ich es in einem Buch oder sähe es im Fernsehen – und gleichzeitig war ich selbst in dem Film …

Dann gab es eine Meinungsverschiedenheit. Er reagierte genau so wie bei mir, ging zur Bar und bestellte einen Drink. Nicht einmal im Ärger war er anders! Alles war das Gleiche!

Sie blieb da sitzen, cool und gesammelt …

Ich schaute immer noch zu – losgelöst und staunend …

Plötzlich, ich weiß nicht, wie, waren wir nebeneinander!

»Du bist doch Pyari, nicht wahr?«, fragte sie mich sehr freundlich.

Ich war vollkommen offen, sagte Ja und liebte sie sofort! Dieses Gefühl hatte ich schon mit Bebel verspürt, als ich mit ihr Punitans Liebe geteilt hatte! Noch ein paarmal entstand auch zwischen mir und der Frau, die denselben Mann liebte wie ich, eine »schöne« Freundschaft …

Und eine große Aufregung erfasste mich dann: Ich würde endlich die so schreckliche und eifersüchtige Anne, die Leidenschaft jenes Mannes, den ich liebte, diejenige, die ihm so viel Leid brachte, kennenlernen! …

»C hat viel von dir gesprochen«, sagte ich. »Ich bin so neugierig geworden! …«

»Ich auch«, gab sie lächelnd zurück.

Und sie nahm »meine« Hand. Ich liebte sie sogar noch mehr – falls das »möglich« ist: jemanden noch mehr zu lieben, als wir bereits tun! … Und wir fingen an zu lachen. Als er uns zwei zusammen sah, wirkte er verunsichert – und nach kurzer Zeit gesellte er sich zu uns. Wir »hatten« Mitgefühl mit »seinen« Spielchen und sahen ihm entgegen wie zwei Freunde, die einen dritten, ebenso geliebten, empfangen. Er begriff wohl, dass wir uns in diesem Moment mehr füreinander als für ihn interessierten, ging wieder zum Tresen zurück und bestellte sich noch einen Drink. Bald flirtete er mit einem Mädchen. Ich »hatte« das Gefühl, er versuchte, uns eifersüchtig zu machen, oder wenigstens, dass wir das Interesse aneinander verloren! Das war jedoch nicht »möglich«, wir »hatten« viel auszutauschen …

Sie erzählte mir von »ihrer« Arbeit, von einem Mann, in den sie verliebt war, und sagte, dass sie schon wisse, was ich tue – C hatte es ihr erzählt, und sie fand es sehr interessant … Sie schien auch glücklich zu sein, als sie feststellte, dass er in »guten« Händen sein würde, wenn sie sich trennten – was wohl bevorstand, da, wie sie sagte, »ihre« neue Liebesaffäre weniger kompliziert sei und mehr im Einklang mit dem, was sie jetzt im Leben wollte. Und es fühlte sich »gut« an für uns beide, zu wissen, dass es »unserem« Geliebten gut ging, wenn er mit der anderen zusammen war! … Schließlich stellte ich schüchtern die entscheidende Frage des ganzen Tages: Ob sie diese Nacht mit ihm schlafen würde! Sie sagte, wahrscheinlich nicht. Ich forderte sie sogar auf, nichts zurückzuhalten und sich in der Entscheidung frei zu fühlen! Aber sie beichtete mir, dass es ihr wichtig sei, sich langsam von ihm zu lösen, da der andere viel erfüllender sei … Ich fühlte mich dann so erleichtert! Besonders weil »mein« Gehirn endlich von dem Geist namens Anne befreit worden war! Mich umgab danach so etwas wie eine klare Aura, und ich genoss es, den restlichen Abend allein zu tanzen – als wäre ich allein im Paradies …

Sie kam, um sich zu verabschieden, wir umarmten uns und wurden für immer Freunde. Wir haben uns nie wiedergesehen, doch das ist nicht wichtig – denn

Liebe ist jenseits von Zeit und Raum.

Ich blieb allein. In Seligkeit.

Als die Disco fast leer war, kam er zu mir mit einer Ma im Arm. Sie lachten viel, gefolgt von einem weiteren Mädchen, und er sagte mir, er wolle beide nach Hause bringen.

Die Erste setzte sich schnell auf den vorderen Sitz. Ich ging still nach hinten. Sie »hatten« Spaß und hielten sich manchmal die Hände … Dennoch blieb ich cool – irgendwie wusste ich, dass ich diejenige war, die sich auf dem Bett in Emmering in dieser Nacht ausruhen würde …

Nachdem wir das Mädchen neben mir abgeliefert hatten, drehte sich die andere zu mir um und sagte: »Am besten bringen wir dich zuerst nach Hause …«

»Es liegt an euch«, sagte ich sanft.

»Ich glaube, das wäre am besten, weil ich ziemlich weit weg wohne«, fügte sie hinzu.

»Aber ich gehe mit zu ihm«, sagte ich sehr gelassen …

Sie sah ihn verstört an. Er schwieg und fuhr los … Es wurde etwas ungemütlich im Auto. Ich ließ mich nicht aus der Ruhe bringen …

Sie flirteten weiter, hielten sich die Hände und umarmten sich manchmal ... Doch es hatte sich schon etwas offenbart – ihr wurde wahrscheinlich klar, dass zwischen ihm und mir mehr da war als ein One-Night-Stand ...

Sie hatte auch mit Satranga was laufen »gehabt«. Wenn ich mit ihm zusammengezogen wäre, wäre sie auch eine derjenigen gewesen, mit denen wir zusammengelebt hätten! Ich lachte in mich hinein. Wieder einmal bestätigte es sich, dass es Frauen gibt, mit denen wir oft den gleichen Mann teilen – weil wir einfach den gleichen Geschmack »haben«!

Dann fuhr C über eine rote Ampel ... Es war spät und niemand auf der Straße, doch Polizeibeamte stoppten uns, schrieben »unsere« Adressen auf – und er wurde sehr nervös!

Wir brachten die Ma zu »ihrem« »weit entfernten« Zuhause, und die Verabschiedung war nicht mehr so heiß – er schien sich bereits ungeduldig darauf zu freuen, in »meinen« Armen auszuruhen. Aber die Atmosphäre blieb nun etwas frostig. Ich vermute, er fürchtete sich vor der Klarheit, die in »sein« Verwirrspiel und Lügen gebracht worden war ...

Das Schweigen wurde jedoch schließlich von mir gebrochen: »Ich fand Anne wirklich nett!«

»Wie ich sah, habt ihr euch sehr gut amüsiert«, sagte er.

»Ich verstehe nicht, warum du es nicht erlaubt hast, dass wir uns vorher treffen! Sie scheint überhaupt nicht eifersüchtig zu sein! Ich glaube, du projizierst!«

Er stimmte zu, bereits lächelnd: »Ja, vielleicht bin *ich* der Neurotische! Vielleicht komme ich einfach nicht ins Reine mit dieser Geschichte mit den Frauen! ... Aber jetzt ist es alles vorbei – komm her, damit ich diesen kostbaren Körper genieße, meine wundervolle Frau außer der Reihe, die ich so sehr liebe! ... Mein liebster Schatz! ... Und schau: Der Mond ist schön! ...«

Er hielt das Auto an, fasste mich, und wieder lösten wir uns auf in dieser verzauberten Welt der Liebe, wie von Sinnen lachend!

Dann, die schönen Straßen in Deutschland genießend, verursachten wir beinahe einen Unfall, als das Vergnügen so groß wurde, dass keine Energie übrig war, ein Auto zu lenken! ...

Er hat selten ejakuliert. Ich erinnere mich jedenfalls nicht daran. Ungefähr zu dieser Zeit »kam« er jedoch einmal über meinem Bauch, damit ich die Krankheit loswürde, die noch da war, trotz der vielen Medikamente, die ich einnahm! …

Das Sperma in »meinen« Körper hineinmassierend und heilende schamanische Worte murmelnd, benahm er sich wie ein Alchimist – und sagte, dies sei »sein« Geschenk an mich, dass danach alles wieder in Ordnung und ich geheilt sein würde. Dann legte er auf wunderschönste Weise den Wert des Samens dar und endete damit, dass *das Sperma ein Geschenk des Mannes an die Frau sei – und dass die Verbindung zwischen ihnen sich in Übereinstimmung mit der Bewusstheit des Mannes entwickele.* Ich hörte das alles verwundert, und mir wurde klar, *welche Ignoranz über die Kraft des Samens – den Saft der Liebe und des Lebens – existiert!* Nicht einmal De Rose hatte dies alles auf diese Weise gesagt!

Am nächsten Morgen – oder ein paar Tage später, ich erinnere mich nicht mehr genau – fuhr er mich zum Arzt, damit ich die Testergebnisse der letzten Untersuchung abholen »könnte«. Er blieb im Auto.

Zehn Tage lang hatte ich eine Naturreisdiät eingehalten, die selbst Toninho vom Krebs geheilt hatte! Ich war deshalb ziemlich sicher, dass sie mich auch von diesem verfluchten Tripper befreien würde! Aber nein! Das Testergebnis war wieder positiv …

Der Arzt riet mir zu einer Injektion in die Vene und sagte, es sei ein starkes Mittel, das jedoch mit Sicherheit die Krankheit beseitigen werde! Ich geriet in Panik! Noch nie hatte ich solch starke Mittel eingenommen – »meine« Mutter hatte zu Hause immer pflanzliche Mittel verwendet, und seit mehr als zehn Jahren ernährte ich mich makrobiotisch! … Doch es war weder Zeit mehr, darüber nachzudenken, noch sich anders zu entscheiden. Außerdem wollte ich diese nicht endende Krankheit endlich loswerden! Sie war schon zu lange da! Deshalb, auch wenn ich ziemliche Angst davor »hatte«, stimmte ich zu! …

Wie befürchtet, erlitt der Körper einen solchen Schock, dass ich fast ohnmächtig wurde, sobald das Mittel in den Blutkreislauf gelangte! Sie legten mich hin. Doch »meine« Hauptsorge galt C, der, während er tausend Sachen zu erledigen hatte, draußen wartete … Und ich bat darum, dass man ihn informierte …

Er kam die Treppe hoch, extrem genervt! Bei den vielen Terminen, die er »hatte«, war es sicherlich nicht »sein« Film, beim Arzt auszuharren wegen einer Frau, die in Ohnmacht fiel! Und es war mir sehr unangenehm, dass ich ihm so viel Ärger bereitete! … Er sagte knapp, ich »solle« mitkommen, ich tat »mein« Bestes, aufzustehen, mich zu »benehmen«, er nahm mich mit zum Auto, wartete einen Augenblick, bis es mir wieder besser ging, und brachte mich zum Bahnhof.

Ich fuhr zurück nach Sneha …

Die Ma, mit der ich die Kinder beaufsichtigte, sagte mir dann, dass sie sie zur Rajneesh-Stadt mitnehmen würde und dass ich mitkommen »könne«. Rajneesh-Stadt war eine größere Kommune – damals nicht nur in der Sannyas-Welt ein bekannter Ort –, in der auf einem Schloss in der Nähe von Kassel, fast an der Grenze zur DDR, circa 200 Menschen zusammenlebten und arbeiteten …

Da die zwei Autos voll sein würden, »solle« ich mit Madhu im Zug fahren. Mir wurde auch gesagt, dass »meine« kleine Prinzessin wegen »meiner« häufigen Ausflüge sehr unausgeglichen sei, oft weinte und mich offensichtlich »brauchte«. Atman war in Ordnung – sie würden sich weiter um ihn kümmern …

Trotz der immensen Liebe, die ich für Madhu empfand, wollte ich die Affäre mit C, die damals für die Frau in mir so sehr wichtig war, nicht aufgeben! … Und so beschloss ich, sie beim nächsten Mal mitzunehmen …

Die beiden liebten sich! Er gab ihr einen kleinen Steinelefanten mit Einlegearbeiten aus kleinen farbigen Steinen, den sie noch Jahre mit sich herumtrug, ohne sich zu erinnern, von wem sie ihn einmal geschenkt bekommen hatte … Und wir drei »hatten« viel Spaß zusammen! Das war alles, was ich mir wünschen »konnte«! …

Er wurde aber wütend, als ich ihm sagte, dass ich nach Rajneesh-Stadt gehen würde und vielleicht nicht mehr zurückkäme, weil ich es nicht mehr in Sneha aushielt! … Halb war es wahr, halb war es Spiel, um ihm einen Anstoß – der sich als der letzte herausstellen »sollte« – zu geben, mich bei ihm bleiben zu lassen …

»Warum bist du so ungeduldig?«, schrie er. »Warte doch, bis ich für uns alles vorbereitet habe!«

»Ich kann nicht mehr warten!«, erklärte ich. »An einem Platz, wo die Leute mich nicht mögen, möchte ich nicht leben!«

Er sagte wieder, dass er ein großes Haus für uns und die Kinder suchen würde, dass er mich fördern wolle, da er fantastisch fände, was ich tat … Wieder all diese Pläne und Versprechen … Aber vielleicht um es mir zu beweisen, erklärte er, dass er in der Wohnung einen Tantra-Workshop, den ich leiten »sollte«, zu organisieren vorhabe …

Wir blieben nicht lange bei ihm. Er war zu sehr beschäftigt und »brauchte« bestimmt noch mehr Zeit, um mich in »seine« andere Art von Leben zu integrieren …

Bevor ich abreiste, erinnerte ich ihn noch mal daran, dass ich keine Frau für Zukunftspläne sei, denn ich ließ mich lieber mit dem Leben treiben – und schloss: »Und ich folge immer dem Herzen! …«

In Sneha war jetzt alles sogar noch seltsamer. Der Leiter kam einmal morgens in »mein« Bett, und ich nahm »seine« Liebkosungen an, denn ich mochte ihn auch! »Seine« Freundin hörte davon und fing, ohne mit mir darüber zu sprechen, an, mich zu hassen. Er war auch frustriert. Da ich immer genug Sex »hatte«, bin ich nie auf der Suche nach einem Fick gewesen – eher war ich an Intimität und an Vergnügen interessiert. Und vielleicht hatte er etwas anderes erwartet …

Er rief mich dann einmal ins Büro und sagte, ich »solle«, wenn ich zu »meinem« Liebhaber ging, wenigstens etwas Geld mitbringen!

»Er ist ein reicher Mann! Er kann dich unterstützen, indem er der Kommune hilft«, fügte er hinzu.

Aber wie »sollte« ich C nach Geld fragen?! … Ich wollte diese Liebe nicht mit Geldsachen vermischen! … Doch beim nächsten Treffen erzählte ich ihm, was der Leiter gesagt hatte, und er gab mir 50 Mark, die ich zu der Kommune brachte … Dennoch fand ich den Leiter nicht »schlecht«! Er wusste wahrscheinlich nicht, wie er es anders machen »sollte«! … Einige Jahre später würde ich Osho sagen hören, dass Sheela, damals »seine« Sekretärin, Geld zu etwas Wichtigerem als alles, was Er pries – Liebe, Freiheit und Meditation –, gemacht habe! Und bedauerlicherweise ist es mit diesem Leiter das Gleiche gewesen … Vielleicht übten auch Christine und »seine« Freundin Druck aus – oder vielleicht sogar jemand anders! …

Da war etwas Fundamentales, was ich auch erst viel später verstand: Ich kam nach Sneha mit dem Verständnis von »freier Liebe«, das ich von Simone de Beauvior gelernt, erst mit Stefan und Thomas erfahren hatte – und dann mit Punitan … Später hatte ich mit »meiner« Arbeit noch mehr Erfahrungen gesammelt – und alles bereits seit mehr als zehn Jahren! Sexuell frei zu sein habe ich nicht durch Osho gelernt – ich hatte »meine« soziale Revolution schon hinter mir, als ich Ihn kennenlernte!

Osho galt immer als der »Sexguru«. Er betont immer das Im-Jetzt-Sein … Ich hatte erwartet, dass das unter Sannyasins schon klar wäre! Aber nein! Was ich stattdessen beobachtete, war, dass viele in Osho den Erleuchteten sahen – denjenigen, der zu solch »höherem« Verhalten »fähig« ist, welches für »Sterbliche« aber nicht, zumindest nicht so schnell, leicht zu erlernen war! … Doch nach »meinem« Empfinden »sollten« sie nicht so zurückbleiben! Auf der anderen Seite kamen sie vielleicht nicht damit klar, dass ich so »weit voraus« war! …

Ich sage allerdings nicht, dass es jemals irgendwie »falsch« war, Sannyasin zu sein – *noch, dass ich die Osho-Kommunen nicht als das »Beste«, was auf diesem Planeten passierte, ansehe! Zu kritisieren »kann« uns jedoch beim Wachsen helfen! Sich alle Seiten einer Sache anzusehen, sich der Fehler bewusst zu werden, mag uns vielleicht davor bewahren, sie nicht immer zu wiederholen. Dann »können« wir »neue begehen«* – wie ich Osho oft sagen höre! …

Ich habe wundervolle Erfahrungen in Oshos Kommunen gemacht. Doch einige Menschen waren süchtig nach Macht – und darum nicht darauf vorbereitet, in Freiheit miteinander zusammenzuleben! … Avinash sagt oft, dies sei die deutsche Denkart. Dem stimme ich nicht zu. *Machtgier ist eine Krankheit der Menschen. Sie ist bei allen Rassen und in allen Kulturen anzutreffen!* Wenn wir uns Verstandesdeformationen ansehen, dann würde ich sagen, die Deutschen wirken auf mich eher ängstlich, gehorsam, wie Schafe, die der Herde folgen und diejenigen kritisieren, die es nicht tun – und sie scheinen sehr empfindlich auf Lärm zu reagieren! Doch gelingt es, sich zu artikulieren, dann, finde ich, sind sie nicht die »schlechtesten« Gesprächspartner! … Wir »sollten« uns daran erinnern, dass Hitler kein Deutscher war, dass er von der Partei engagiert wurde, um der Führer zu sein, und dass Nazismus nicht nur in Deutschland existierte – es war ein weltweiter Kampf gegen den Kommunismus, der immer noch mit Gewalt und Kriegen überall auf der Welt weitergeht!

»Unsere« Kommunen waren und sind immer noch ein Versuch, spirituellen Kommunismus zu verwirklichen – und bei solch einem Experi-

ment begehen wir zwangsläufig Fehler! ... Ich sehe jedenfalls kein anderes soziales System, das eine gesündere Menschheit hervorzubringen »in der Lage« wäre!

Aber in Sneha, wo ich mich oft ungeliebt fühlte, war ich einfach schockiert! Und da ich nie etwas sagte, spielte ich die Rolle des Opfers. Doch, auch wenn es paradox erscheint, habe ich Sneha immer sehr geliebt!

Am Tag der Fahrt nach Rajneesh-Stadt endete »meine« Diät. Das starke Gegenmittel hatte ich bereits bekommen und fortzufahren, nur noch Reis zu essen, »konnte« gefährlich werden. *Man »sollte« nie Medizin zusammen mit makrobiotischer Heilbehandlung einnehmen!* Ich hatte sowieso die zehn Reistage hinter mir. Und am »besten« war, dass der nächste Test negativ war! Ich war frei! Ob es Cs Samen war, die Spritze oder die Reisdiät, ich weiß es nicht! Möglicherweise die Kombination! Und um die Heilung zu feiern, bevor ich Sneha verließ, aß ich eine große Menge Käse – der immer noch eine »meiner« Lieblingsspeisen ist ...

Ich erhielt ein Bahnticket, auf dem, wie mir gesagt wurde, Kinder unter vier gratis mitfahren »konnten«! Und da Madhu bereits vier war, »sollte« ich »ihr« Alter geheim halten ...

Ich war ekstatisch – keine Krankheit mehr, keine Diät und für ein paar Tage kein Sneha, kein C! Außerdem war ich sehr glücklich, allein mit »meinem« kleinen Liebling zu sein! ... In »ihren« ersten Jahren reiste ich viel mit ihr – in Stille ... Sie schaute einfach, mit diesen »ihren« herrlichen blauen Augen ... Manchmal zeigte ich ihr ein paar Dinge, nur kurz mit dem Finger ... Sie würde dann schauen, lange, verloren in der Betrachtung ... Ich habe sowieso nie viel mit den Kindern gesprochen. Ich wollte sie vor jeglicher Prägung bewahren. Ich habe ihnen die Freiheit erhalten – damit sie das sein »können«, was in ihnen steckt ...

Und wieder einmal waren wir in dieser Situation – allein reisend, nur wir beide –, dieses Mal in komfortablen Zügen fast durch das ganze schöne Deutschland mit unbekanntem Ziel! ... Wir haben es so genossen! Welch ein Freiheitsgefühl! ... Und ein unerwarteter, wundervoller Urlaub! ...

Die Reise war dennoch ziemlich kompliziert, weil wir oft umsteigen »mussten«. Endlich fuhren wir mit einer Bummelbahn bis zu der Station, die in der Nähe des Schlosses lag. Von dort würde ich anrufen – und wir würden abgeholt werden …

In diesem letzten kleinen Zug kam ein »Kontrolleur«, ein alter typisch deutscher Mann, der sich hinsetzte und sich fast die ganze Zeit mit uns unterhielt. Er war von Madhu ganz verzaubert und glaubte nicht, dass sie so blond, mit diesen blauen Augen, aus Brasilien kommen »konnte«! Viele Menschen denken, dass alle Südamerikaner »Mulatos« sind! …

Plötzlich fragte er mich, wie alt sie sei. Ich antwortete – und er fuhr hoch, feststellend, dass sie dann zahlen müsste! »Meine« Blase fing an zu schmerzen, und ich dachte von Panik ergriffen: »Scheiße, ich hab es vergessen! Was für ein Fehler! Und war er nur so nett, um herauszufinden, wie alt sie ist?!« Die ganze romantische Reise endete dann in einem Albtraum, in der Angst, in einem fremden Land im Gefängnis zu landen! … Dazu befürchtete ich auch noch, dass sie in Sneha wieder sagen würden, ich sei dumm! …

Doch ich verwendete nun »meine« ganze Energie darauf, ihn zu überzeugen, dass ich kein Geld »hatte«, dass mir die Fahrkarte, um zu einer Kommune zu kommen, bezahlt worden war, und, ziemlich verzweifelt, zeigte ich ihm »meine« leere Geldbörse … Ich glaube, das erweckte »sein« Mitgefühl! … Wir fuhren in den Bahnhof ein, ich rief im Schloss an – und war mordsmäßig erleichtert! …

»Rajneesh-Stadt« war ein prächtiger Ort! So groß, so viele Bäume überall, viele Apfel- und Birnbäume – die ich noch nie gesehen hatte! … Und zum ersten Mal sah ich ein Schloss! Außerdem waren hier viele Kinder, die Madhus Leben erheitern würden!

Trotzdem war ich abends krank – Blasenentzündung und hohes Fieber! Vielleicht kam die Medizin heraus. Damals dachte ich, ich hätte zu viel Käse gegessen! …

Und ich geriet in Panik, wieder einmal! …

Ein sehr liebevoller Sannyasin-Arzt sah nach mir, in einem Schlafsaal mit etwa sieben Betten. Ich fand ihn wundervoll – obwohl er schrecklich aus dem Mund roch! …

»Eine entzündete Blase ist ein Zeichen für Frustration«, sagte er mir!

Ich wusste definitiv, was mich frustrierte! Trotzdem blieb die Frage: Wie Sneha verlassen? … Wohin »sollte« ich gehen? …

Ich habe es oft erlebt, dass die Blase immer dann leidet, wenn ich an etwas, was ich loslassen »muss«, festhalte …

Vor ein paar Tagen »hatte« ich eine Entzündung – und komponierte einen Song ...

In letzter Zeit schreibe ich Lieder, die heilen »sollen« ...

Der Arzt gab mir ein leichtes Medikament – etwas, das ich nach der Diät nehmen »konnte« – und bald fühlte ich mich besser. Ich zog einen Bademantel über das Nachthemd und sah mich ein wenig um. Unten in der Bar saß Joshua am Klavier. Ich stand an der Tür, er lächelte mich an – und »mein« Herz machte »*Bäng!*«. Zum ersten Mal seit C rief ein Mann bei mir solches Herzklopfen hervor! Ich setzte mich still neben ihn, und wir genossen die Musik, die er noch lange spielte ...

Am nächsten Morgen war ich immer noch sehr zerbrechlich, doch er nahm mich mit zu einem Spaziergang zwischen den vielen Bäumen – und er war so liebevoll, so sehr in »seinem« Herzen, einfach unglaublich! Aber komischerweise liebten wir uns nie. Mittendrin würden immer seltsame Sachen passieren! ... Wir verbrachten jedoch schöne Zeiten zusammen, als wir zwischen Apfelbäumen spazierten und Musik, meistens die, die er selbst spielte, hörten ... Er nahm mich auch einmal zu Sannyasins mit, die auf dem Land in der Nähe des Schlosses wohnten, und ich bekam einen Eindruck von den vielen anderen »Orange People«, die nicht in Städten oder in Kommunen über Deutschland verstreut lebten ...

Einer »seiner« letzten Freundinnen – eine schöne Frau namens Prabato – mochte mich sehr und lud mich ein, ins Schloss zu ziehen. Sie würde mit den Leitern darüber sprechen. Viele sagten mir das Gleiche. Ich fühlte mich dort wirklich geliebt ...

Als ich nach Sneha zurückkam, berief der Leiter ein Meeting ein, um mir, wie sie es nannten, »Feedback« zu geben ... Ich fand sie alle ziemlich aggressiv! Sie wollten, dass ich ging, und die Hauptbeschwerde war, ich würde mich nicht sozialisieren ... Dies war tatsächlich nicht »mein« Ding! Ich liebte es, zu arbeiten, allein zu sein – heute noch mehr –, und wenn ich einen »netten« Mann traf, wollte ich mit ihm ins Bett gehen. Die übrige Zeit verbrachte ich an der Schreibmaschine. Bier trinkend herumzusitzen und zu klatschen ist immer noch nicht nach »meinem« Geschmack! ...

Sie sagten mir, ich »solle« Madhu mitnehmen. Atman »könne« bleiben. Das erstaunte mich, denn ich hatte nicht vorgehabt, die beiden dort zu lassen! Doch Atman genoss in der Tat das Leben in Sneha. Da war

Prema, die erste Freundin, acht Jahre alt wie er, und Anna, die »sein« Herz berührte, sowie ein paar andere wilde Kinder …

Ich war traurig, verletzt und vollkommen fertig nach diesem Gespräch! Ich weinte und weinte, ich »konnte« damit nicht aufhören … Einige Gäste kamen zu mir und sagten, dass sie es sehr hart fänden, wie die »Familie« mit mir umgegangen sei … So empfand ich es auch – doch was war zu tun? … Es war einfach an der Zeit, zu gehen! …

Ich rief Rajneesh-Stadt an, deren Leiter Puja und »ihr« Mann Siddharta waren – und sie sagten, ich »könne« kommen! … Welch eine Erleichterung! …

Ich genoss das neue Leben in vollen Zügen! Es war wirklich fantastisch dort! Noch viel mehr Sannyasins, Kinder, Gäste, Besucher, alles unglaublich schön! … Und als die Zeit für den Workshop bei C gekommen war, ließ ich Madhu bei Joshua …

Es war eine kleine Gruppe. Doch ich ließ »meiner« Fantasie Flügel wachsen, und wir »hatten« eine Menge Spaß! Bei der ersten Abendsession legte sich C nackt neben eine Frau nach »ihrem« Neuro-Taktil, und ich ging einfach schlafen. Am nächsten Tag erfuhr sie beim Frühstück irgendwie von »unserer« Liebesgeschichte und »konnte« es zuerst gar nicht glauben! Dann fragte sie uns überrascht, ob wir zusammen seien. Ich antwortete, dass wir uns liebten. Sie fuhr fort, nach diesem und jenem zu fragen – und fühlte sich schließlich sehr beschämt …

»Warum habt ihr vorher nichts gesagt?«, rief sie aus.

»Weil ich nicht glaube, dass er mir gehört«, erklärte ich, »oder dass ich ihm gehöre! Wir lieben uns … Doch wer weiß schon, wie lange? Und ihr ›habt‹ ein Recht darauf, euch voneinander angezogen zu fühlen! Wozu ist sonst dieser Tantra-Workshop da?!«

»Und du bist nicht eifersüchtig?«, frage sie.

»Wenn ich es zulasse, ja«, antwortete ich. »Meistens jedoch werde ich einfach neugierig, überdies auf das, was das Leben als Nächstes bringen wird! Ich weiß, dass die Existenz mir nicht schaden will und dass es auf der Erde Tausende Männer gibt … In diesem Moment liebe ich ihn … Doch für den nächsten Augenblick gibt es keine Gewissheit!«

Alle waren fasziniert. Für mich war das aber nichts Besonderes, denn ich glaube, wenn ich Tantra unterrichten und Menschen dazu ermutigen will, loszulassen, dann »muss« ich als Erste ein Beispiel geben!

Ich habe gesehen, dass selbst manche Tantra-Lehrer es »erlauben«, dass Eifersucht sie leitet, wie einmal, als Avinash und ich für ein Training in erotischer Massage in Bayern kochten – und wir Zeugen einer Wutattacke der Leiterin wurden … Der Workshop war gerade vorbei, wir aßen in einem Restaurant, und kurz zuvor hatte »ihr« sehr gut aussehender brasilianischer Lover sich im Umkleideraum von der schönsten in der Gruppe – einer bildhübschen türkischen Frau – küssen lassen …

»Er kann das nicht tun! Ich bin die Gruppenleiterin, und er muss mich respektieren«, sagte sie wütend zu uns fünf am Tisch!

»Aber es war bloß ein Kuss!«, sagte ich zu ihr, ohne zu begreifen, was das mit Respekt zu tun »hatte«! …

Angenommen, der Brasilianer wäre mit der Schönen ins Bett gegangen, dann hätte die Tantrikerin ihn wahrscheinlich verprügelt! Und sie selbst war mit zwei Männern zusammen: diesem Liebhaber und »ihrem« Partner, einem »sehr berühmten« deutschen Tantra-Lehrer, der auch am Tisch mit uns saß!

Der Brasilianer gab mir mit den Augen ein Zeichen, dass man da nichts machen könne, und wir aßen weiter, während sie fortfuhr, über Respekt und Pflichten zu dozieren! …

Respekt ist aber, sich nicht einzumischen, erst recht nicht, wenn die Person, die wir lieben, Spaß mit jemand anderem »hat«! Das ist Liebe! Andernfalls ist es bloß Besitzgier, Egoismus!

Irgendwo stieg am Abend eine Party, und ich beschloss, mit der Workshopgruppe tanzen zu gehen – doch unter einer Bedingung: Kein Wort »sollte« gesprochen werden! Bei den Workshops sprachen wir sowieso meistens nicht – und dies »konnte« eine Gelegenheit sein, es mitten im Getümmel zu praktizieren … Alle waren von der Idee angetan …

C war die meiste Zeit bei mir … Doch als ein Paar im Nebenraum anfing, sich zu lieben, war er wie gebannt. Alles andere um ihn herum verschwand! Er war wie in einer Peepshow und brach sogar das Schweigen, um mir zu sagen, wie schön die Bewegungen dieser beiden Körper seien! Ich hielt einen Finger vor den Mund, um ihn daran zu erinnern, nicht zu sprechen, und dachte, derartig übermäßige Neugier in Bezug auf Sex »könne« eine Obsession sein! …

Als wir nach dem Workshop darüber sprachen, erfuhr ich, dass er bis zu »seinem« 26. Geburtstag nie etwas mit Frauen »gehabt« hatte, nicht einmal einen Kuss ausgetauscht! Und ich war fassungslos! ...

»Und seit ich vor nicht länger als 13 Jahren damit angefangen habe«, fuhr er fort, »bin ich davon fasziniert.«

Wir liebten uns dann zum letzten Mal ... Da ich geheilt war, genossen wir alles, Penetration eingeschlossen – und es war wieder wunderschön! ... Doch die Gefühle für ihn kühlten langsam ab ... All diese Pläne für die Zukunft ließen keine Glöckchen mehr in »meinem« Herzen klingen, nicht einmal, um ihn daran zu erinnern, dass

wir in der Gegenwart bleiben »sollen«! ...

Und er sagte, er würde mich in der Weihnachtszeit besuchen ...

Er ist wirklich ein wundervoller Liebhaber gewesen, der beste in diesem Leben – was die Vergnügungen des tantrischen Sex betriff. Von ihm habe ich fast alles gelernt, was ich seitdem einer großen Anzahl von Liebhabern und Schülern weitergegeben habe! Und es ist schon erstaunlich, dass diese intensive Liebesgeschichte, die für mich wieder alles veränderte, nur weniger als fünf Monate dauerte! ...

Während der Workshops hatte ich manchmal an Joshua gedacht, allerdings nicht an eine Leidenschaft, sondern eher an eine schöne Freundschaft ...

Ich war dann glücklich, zu ihm und Adhara zurückzukehren, »seine« Musik zu hören, mit ihm zwischen den Bäumen zu lachen, »meinen« Schatz wieder um mich zu »haben« – und sie nachts wieder in den Armen zu halten! ... Joshua berichtete, dass sie viel geweint habe, und da sie nicht im Kinderbereich schlafen wollte, habe er sie mit in »sein« Zimmer genommen, was aber wenig geholfen habe. Daraufhin beschloss ich, sie nie wieder zurückzulassen. Ich würde sie immer überallhin mitnehmen, egal wohin wir gingen und was kommen würde!

Sie beschwert sich immer noch sehr über das Leben in den Sannyas-Kommunen. Doch ich glaube nicht, dass es so schlimm war, wie sie sagt, weil sie eine kluge, starke und schöne Frau geworden ist! Vielleicht wollte sie einfach nur bei der Mutter sein, wie jedes kleine Kind. Oder, sensibel wie sie ist, haben sie vielleicht auch dieselben Dinge, die ich dort nicht mochte, verwirrt ...

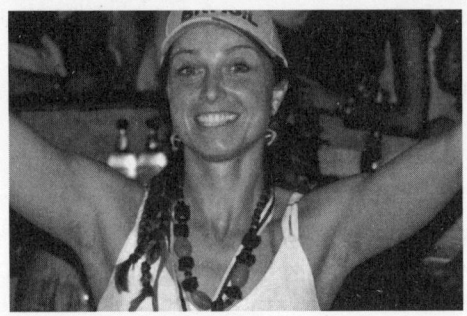

Adhara bei der Fußballweltmeisterschaft, Hamburg, Deutschland, 2006

Komischerweise war Joshua jedoch bald von der Bildfläche verschwunden ... Irgendetwas passierte immer, was uns daran hinderte, uns zu lieben! Als wir es das letzte Mal versuchten, wollte ich duschen, und er sagte, er lege sich schon mal in »mein« Bett – damit nichts dazwischenkam ...

Das Schloss war sehr groß, ein magischer Ort! Auf dem Weg zum Bad traf ich einen hübschen Mann, der auch dorthin wollte. Er war kein Sannyasin, kannte mich irgendwoher – und war nun von mir verzaubert! ... Bald vergnügten wir uns lachend und uns umarmend ... Zum Sex kam es nicht, denn ich wollte die ganze Zeit wieder gehen – um mit Joshua zusammen zu sein! Doch irgendwie »schaffte« ich es nicht! Alles war so köstlich neu und verblüffend mit diesem Fremden, dass wir uns erst wieder voneinander trennten, als wir bemerkten, dass es hell wurde!

Ich legte mich ins Bett, Joshua schlief schon, und ein paar Stunden später standen wir auf, um zu arbeiten! ...

Ich ging mit zwei anderen Typen auf dem Schloss ins Bett, aber nur einmal – und es war mit beiden nichts Besonderes ...

Kurz darauf fuhr ich nach Holland, um einen Workshop zu leiten. Madhu kam mit. Alles war einfach großartig, ich »hatte« sogar ein Zimmer für mich allein, zum ersten Mal in »meinem« Leben!

Ich fuhr nach Stuttgart zum nächsten Workshop mit einem holländischen Lover – und traf Avinash.

In zwei Wochen war Weihnachten ...

C tauchte nicht auf. Ich war beinahe froh! ...

Als ich nach Rajneesh-Stadt für einen weiteren Workshop zurückkam, traf ich ihn wieder. Er war für einen Workshop von Margot Anand, der sogenannten »Queen of Tantra«, gekommen, und hatte Atman von Sneha mitgebracht.

Avinash und ich waren von Anfang an immer sehr offen zueinander – daher erzählte ich ihm, dass C kam und dass ich mit ihm die Nacht verbringen würde … Die Gruppe war sehr intensiv gewesen, alle waren jetzt schlafen gegangen – und ich ging zu Cs Zimmer. Aber als ich im Begriff war, die Tür zu »seinem« Zimmer zu öffnen, drehte ich um, und kehrte in Avinashs Arme zurück! Und wir liebten uns, wieder … Er hatte schon alles gelernt, was ich von C gelernt hatte! …

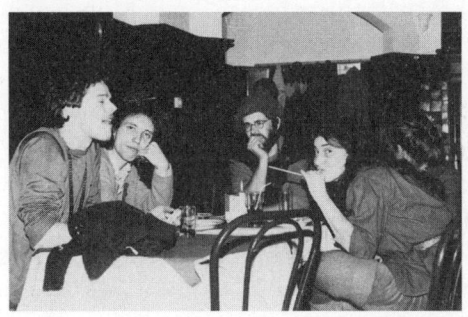

Joshua, Bernd, Avinash, eine Ma und Pyari in Rajneesh-Stadt, 1983

Als ich am nächsten Tag die luxuriöse Treppe des Schlosses hinunterging, sah ich C mit ungefähr zehn Teilnehmern aus »seiner« Gruppe Tee trinken. Als er mich sah, rief er, ich sei die größte Gruppenleiterin, die er je kennengelernt habe, fiel auf die Knie und machte mir eine echte Szene – laut und dramatisch lustig! Alle sahen mich an. Es war mir ein wenig peinlich, und ich forderte ihn auf, sich zu »benehmen« – aber ich lachte auch laut mit ihm, als er mich in die Arme nahm und mir erzählte, er habe ein Haus für uns am Bodensee gesehen … Ich bemerkte, dass ich bereits anderwärts unterwegs war, und er flüsterte mir ins Ohr: »Meine Frau außer der Reihe!«

Ich flüsterte zurück: »Ich war nie dein!«

Die Komplizenschaft war noch da … Leute fragten, ob wir Liebhaber waren, und ich sagte Ja … Was sonst?! …

Wir trafen uns dann beim zweiten Festival in Rajneeshpuram im Juli 1983, wo ich mit Avinash und den Kindern wieder eine wundervolle Zeit erlebte. Plötzlich liefen wir uns über den Weg, waren absolut glücklich und umarmten uns euphorisch! Er sagte, dass er nun bereit für mich sei und dass wir in sein Zelt gehen »konnten«, um uns zu lieben! … Ich war aber nicht scharf auf ihn! Er war nicht mehr schön, war fett und aufgedunsen … Und ich witterte erneut eine gewisse Verwirrung um ihn herum! …

Als wir beim Mittagessen wieder einmal zusammensaßen, kam zu uns eine sichtlich ärgerliche Frau, die ihm etwas auf Deutsch sagte, das ich nicht verstand. Er stellte mich ihr auf Englisch als »seine« Schwester vor, und sie gab ihm eine Ohrfeige! Er stand auf und ging mit ihr weg – sie kochte vor Wut, und er schien beschämt! …

Fünfzehn Jahre später besuchte ich ihn in München in einem kleinen Büro. Sehr fett geworden, mit einem enormen Bauch, schien er verzweifelt. Doch wie immer verließ ihn »sein« Sinn für Humor nicht, den ich so liebte und der, wie ich jetzt weiß, Teil der deutschen Seele ist – der sich besonders bei den deutschen Sannyasins zeigt …

»Es scheint, ich hab's in diesem Leben verpasst«, sagte er lachend, die Arme ausbreitend – und umschloss mich …

»Das ist nicht wahr«, sagte ich, »denn es ist nie zu spät! … Doch was hast du verpasst?«

»Erleuchtung!«, sagte er.

»Erleuchtung *nicht* zu verpassen ist eine noch einfachere Übung«, sagte ich, ebenfalls lachend, »denn du weißt, sie ist immer *hier*! Eigentlich ›können‹ wir sie nicht einmal verpassen, wir ›müssen‹ uns nur daran erinnern! … Aber was ist denn mit dir passiert?«

»Ich bin nun mal romantisch«, fing er an. »Ich habe immer an das Paar geglaubt, an die Liebesgeschichte! … Und jetzt erlebe ich schon wieder eine neue Trennung … Nach dir traf ich eine Frau mit zwei Kindern, die ich adoptierte, machte ihr noch eins und kaufte ein Haus an dem See, wo ich mit dir leben wollte. Ein paar Jahre später traf ich eine andere Frau, trennte mich von der ersten – und mit der neuen habe ich jetzt noch ein Kind! …«

»Das bedeutet, du hast jetzt fünf Kinder?«, fragte ich erstaunt!

»Ja, und viele Schulden«, erklärte er theatralisch. »Ich lebe nun in diesem Büro! Und ich weiß nicht mehr, was ich tun soll!«

Er machte Witze, doch es lag etwas Tragisches in der Luft …

»Flieh nach Brasilien!«, sagte ich. »Da gehen Deutsche hin, wenn sie hier Mist gebaut haben! …«

Tatsächlich! Heute leben Schill und Hartz, die beiden Ungeheuer, die uns die unheimlichsten Gesetze hinterlassen haben, an der Copacabana, vermutlich mit einer »Mulata«, einem großen Auto – und einem enormen Geldbetrag auf dem Konto, das jeden Monat fantastische Zinseinkünfte abwirft! …

Doch ich wollte nicht länger über »seine« Frauen sprechen! Was der »romantische Traum« aus diesem wundervollen tantrischen und rebellischen Geist gemacht hatte, sah ich mit eigenen Augen! … Ich fragte ihn lieber, ob er eine Dusche »habe«. Wir waren unterwegs, kamen gerade von einer Party zurück, und ich sehnte mich danach, unters Wasser zu kommen!

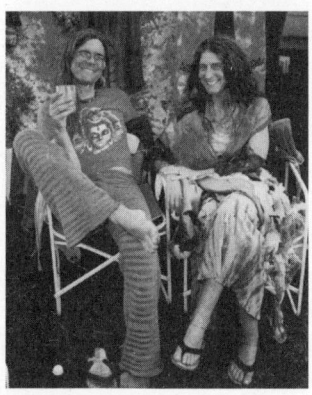

Pyari und Avinash auf dem Love Field Festival,
Deutschland, 2001 (von Carina Poppe)

Er bot mir ein Bad an – er hatte das immer geliebt –, tat etwas Badeseife ins Wasser, und ich stieg hinein. Nach ein paar Minuten kam er, um mir etwas zu sagen. »Meine« Brüste, die er so geliebt hatte, waren zu sehen … Dennoch sah ich eine hässliche Lust in »seinen« Augen! … Wie sehr hatte er sich verändert! Mich erinnernd, dass stete Veränderung das einzig konstant Bleibende der Existenz ist, erlebte ich – live – mit, wie wir wirklich vom Weg abkommen, uns jederzeit in einem Traum verlieren »können« … Und ich war froh, dass mir das nicht passiert war! …

Ein paar Tage später rief ich ihn wieder an. Wir verließen München, und ich wollte mich verabschieden. Es ging niemand ans Telefon. Ich rief wieder und wieder an. Nichts. Wir fuhren hin, der Briefkasten quoll

. Wir sprachen mit einem Nachbarn und erfuhren, er sei seit
nicht aufgetaucht ...
st nach Südamerika gegangen!«, sagte ich zu Avinash.
Seitdem hat niemand in München von ihm gehört ...
Vor einigen Tagen fand ihn Thilo im Netz. Ich schrieb ihm, ob er es
sei. Er antwortete: JA, ICH BIN'S. Ich schickte ihm, aufgeregt, noch eine
Mail ... Keine Antwort ... Ich schrieb wieder ... Und das war es ...
Vielleicht ist er mit der nächsten Frau verstrickt ...

Körper-Verstand

FARBEN PROJIZIEREN

Du kannst Farben auf dich oder andere projizieren – sogar über weite
Distanzen hinweg! Und dies ist eine *Übung*, die ich viele Jahre lang benutzt habe.

- Ich animiere Menschen, zu tanzen und sich bildlich vorzustellen, wie
eine bestimmte Farbe als ein Feuer von kühlen Flammen sie einhüllt.
Dann, wie die Farbe andere umgibt: erst die, die sie lieben, dann Leute,
die ihnen nicht viel bedeuten, und zuletzt diejenigen, die sie hassen.
Dann sage ich ihnen, sie »sollten« die Farbe über den ganzen Raum, in
dem sie tanzen, sich ausbreiten lassen. Der ganze Raum »muss« voll von
dieser Farbe sein – und in diesem kühlen Feuer brennen! Dann breiten
sich die Flammen über das ganze Gebäude aus. Weiter, über die Straße,
dann im ganzen Viertel, in der ganzen Stadt, im ganzen Land, über den
Kontinent und dann überall auf der Erde. Nun bitte ich sie, sich die Erde
vorzustellen, wie sie eingehüllt in diesen Flammen im Raum schwebt.
Als Nächstes fordere ich sie auf, das Gleiche mit dem Sonnensystem zu
tun: es sich im Weltraum vorzustellen, umgeben von dieser Farbe ... Und
schließlich die ganze Galaxie. Dadurch wird sich die Vorstellungskraft
vergrößert haben. Jetzt sage ich, sie mögen sich das ganze Universum innerhalb dieser farbigen Flammen vorstellen! An diesem Punkt bringe ich
zum Ausdruck, dass lediglich diese Farbe noch existiert, das kühle Feuer
dieser Farbe ... Sie tanzen für eine kurze Dauer darin – also eigentlich im
»Nichts« ...

- Und langsam kommen sie zurück, sind im Universum, in der Galaxie – sich dabei immer die Farbe vorstellend –, dann sind sie wieder im Sonnensystem, zurück auf die Erde und so weiter – bis sie wieder in dem Raum sind. Zum Abschluss tanzt jeder allein in den farbigen Flammen ...

- Dann weise ich sie an, anzuhalten, den Körper zu beobachten, die Energie – ob sie irgendwo feststeckt, und wenn ja, zu beobachten, wo sie feststeckt. Ich betone, dass wir nicht beurteilen oder bewerten »sollen« – lediglich registrieren, was da ist. Als Nächstes bitte ich alle, zu beobachten, ob Gedanken auf der Leinwand des Verstandes vorüberziehen. Und danach die Gefühle – ob und was sie fühlen. Immer erinnere ich sie daran, nichts zu bewerten, weil Energie verloren geht, wenn wir etwas, egal was es ist, bewerten ... Die Energie soll in diesen Momenten nur für das Beobachten verwendet werden ...

- Am Schluss lege ich ihnen nahe, sich an die Kraft der Farbe zu erinnern und sie zu nutzen, immer wenn sie sie »brauchen«. In den Workshops habe ich meistens violette und rosa Flammen verwendet.

- Und die ganze Übung ist mit geschlossenen Augen durchzuführen ...

DIE FARBEN

Blau: für die, die Kraft und Selbstachtung »brauchen«, um in der materiellen Welt etwas auf die Beine zu stellen.

Rosa: für Liebe und Zärtlichkeit.

Gold: für Erleuchtung, Leere.

Weiß: für Kunst und Kreativität.

Grün mit Gold: für Heilung.

Bordeaux mit Gold: für Hingabe.

Violett: für Transformation.

Genieße sie!

Für das Herz

Tantrische Meditation: die Gefühle beobachten
aus dem »Vigyana Bhairava Tantra«

»Wenn eine Gefühlsregung,
positiv oder negativ auf jemanden bezogen,
in dir aufsteigt, wirf sie nicht auf diese Person,
sondern bleibe ganz bei dir.«

Diese Technik, aus einer uralten tantrischen Abhandlung, dem Vigyana Bhairava Tantra, stammend, lehrt uns, dass wir, wenn wir jemanden treffen oder an jemanden denken und in uns ein Gefühl aufsteigt, dieses Gefühl zu uns zurückholen »sollten« – und nicht die betreffende Person als jemanden, der es in uns hervorgerufen hat, sehen –, denn

wir sind die Ursache aller »unserer« Gefühle.

Sagen wir besser, wir haben uns für sie geöffnet und ihnen Raum gegeben, denn *Gefühle schweben ständig umher. Darum ist der andere nicht verantwortlich!*

Das heißt nicht, dass wir, wenn sich uns ein wütender Mensch nähert, nicht darauf antworten »sollen«, weil wir keine Pazifisten sind und nichts unterdrücken »sollen« – und Wut oder egal was hochkommt! Doch wir bleiben Beobachtende – bleiben uns bewusst, dass diese Person »unsere« Reaktion nicht erzeugt hat. Jede Antwort kommt von uns! Wenn wir ebenfalls wütend reagieren, dann haben wir dieser Emotion Energie gegeben … Ein Buddha würde zum Beispiel auf einen zornigen Menschen nicht zornig reagieren – da in »Seinem« Herz für solche Emotionen kein Platz mehr ist! Er sagt die Wahrheit, aber nicht wütend!

Menschen treffen uns mit »ihren« Gefühlen, und dabei kommt Unterschiedliches heraus, je nachdem, wie es in uns aussieht. Der gleiche Satz »kann« in einem Traurigkeit, in einem anderen Ärger, in einem Dritten Freude, in einem Vierten Gleichgültigkeit und in einem Fünften Liebe hervorrufen. Sonst würde jeder die gleiche Person hassen oder lieben …

Es gibt ohne Zweifel Menschen, die fast jeder hasst, aber selbst Hitler wurde – und wird immer noch – von vielen geliebt! Mystiker werden immens geliebt, doch auch gehasst und sogar meistens ermordet – von solchen, die unempfänglich sind für Liebe, die nur Emotionen hereinlassen, auf die sie konditioniert worden sind …

Wenn wir jedoch beobachten – zentriert bleibend –, werden wir feststellen, dass jedes Gefühl zu uns kommt, wir ihm vielleicht Ausdruck verleihen und es dann wieder »seiner« Wege geht … Obendrein, wenn wir uns dieses Prozesses bewusst werden, wird »unser« Herz für den anderen offen bleiben, weil wir einsehen, dass er – oder sie – nicht der Urheber »unserer« Stimmungen ist.

Sogar was wir Liebe nennen … Wenn wir sie für jemanden empfinden, »sollten« wir dahin zurückkehren, von wo das Gefühl in uns aufsteigt – zu »unserem« Herzen! Wir werden dann allmählich erkennen, dass es nicht von dem anderen kommt …

Es ist auch weise, sich zu erinnern, dass keiner für eine bestimmte andere Person gemacht ist – denn, wie ich Osho sagen höre, wir sind nicht wie mechanische Teile eines Autos, die gemacht sind, um zusammenzupassen! Wir sind einzigartige Individuen, die sich treffen und sich trennen, wenn die Liebe vorbei ist – oder zusammenbleiben, wenn die Liebe aufgeblüht ist …

Deshalb geht es bei dieser Technik einfach darum, *die Gefühle in uns zu beobachten – und ohne sie zu beurteilen!* Im Grunde »sollten« wir Gefühle – wie alles andere auch – als Gelegenheiten ansehen, um zu beobachten.

Uns als das Zentrum des Universums sehend, alles, was um uns herum passiert, beobachtend, werden wir schließlich zu Zeugen dafür, dass wir diejenigen sind, die alles um uns herum, auch die Gefühle, hervorbringen – und dennoch mögen wir es dann vielleicht einfacher finden, *uns zu entspannen, uns der Existenz hinzugeben, Dinge, wie sie sind, zu erlauben und den Flux des Lebens – und des Todes – zu akzeptieren …*

So werden wir eines Tages mit »unserem« Zentrum verbunden sein,

ZENTRIERT BLEIBEND.

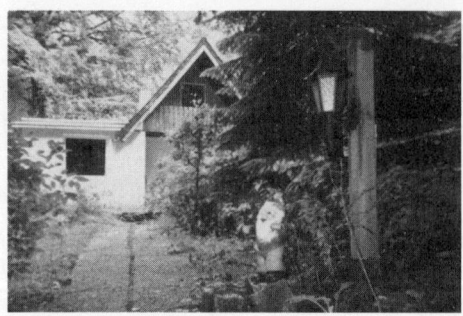

Osho Mani Zentrum für Kunst und Meditation in Iddensen, 2004

Für den Buddha

NADABRAHMA-MEDITATION FÜR PAARE

Diese Technik ist eine tibetische Heilmeditation für die frühen Morgenstunden. In Tibet pflegten die Mönche sie morgens um 3 Uhr zu praktizieren – mit leerem Magen.

● Wir setzen uns nackt gegenüber, in einer für uns angenehmen Position und in ein Tuch gehüllt, sodass ein Energiefeld entsteht ... Vor etwa 10 000 Jahren pflegten Tantriker so zu zweit, in ein Tuch eingewickelt, umherzugehen und praktizierten diese Kommunion 3000 Jahre – bis sie von den hinduistischen Moralisten massakriert wurden!

Erste Phase:

● Wir atmen *leise* so tief wie »möglich« ein, den inneren Raum öffnend, und beim Ausatmen summen wir so laut und so lange, wie es geht. *Diese Phase dauert 30 Minuten.*

Zweite Phase:

● Wir bleiben still und halten die Hände vor den Bauch, auf Höhe des Bauchnabels. Die Handflächen sind nach oben gerichtet, und die Finger berühren sich. Von dort aus strecken wir langsam die Hände so weit wie

»möglich« nach vorne. Dann öffnen wir die Arme seitwärts, jeweils in einer Kreisbewegung – die rechte Hand nach rechts und die linke nach links –, bis sich die Hände wieder vor dem Bauchnabel treffen –, wo die Bewegung angefangen hat. Dann strecken wir die Hände von Neuem nach vorne, formen wieder Kreise und so fort. Wir stellen uns vor, dass wir uns »leer machen«, alles dem Universum zurückgeben ... Die Hände bewegen sich so langsam wie »möglich«, sodass jemand, der ins Zimmer käme, nicht bemerken würde, dass wir sie bewegen. Wenn ich die Hände sehr langsam bewege, »schaffe« ich nur einen Kreis – oder vollende nicht einmal einen –, und wenn ich dabei denke, bewegen sich die Hände schneller ... *Diese zweite Phase dauert siebeneinhalb Minuten.*

Dritte Phase:

- Wir drehen die Handflächen langsam nach unten und von dort, wo sie sich gerade befinden, beginnen wir, mit den Händen in entgegengesetzter Richtung zwei Kreise zu bilden – bis sie sich wieder vor dem Bauchnabel befinden, wobei sich die Finger berühren. Und sie setzen die Bewegung fort, öffnen nun zwei Kreise zu den Seiten – rechts und links nahe des Körpers. Beginnen die Hände mit der neuen Kreisbewegung zum Beispiel in der Nähe des Bauchnabels, nachdem wir sie umgedreht haben, werden sie natürlich zum Bauchnabel zurückkommen und von dort wieder die zwei Kreise beginnen. Die Bewegung bleibt so langsam wie »möglich«, und wir stellen uns vor, dass das Universum uns mit dem, was immer wir »benötigen« mögen, auffüllt! *Diese Phase dauert wieder siebeneinhalb Minuten.*

- Wenn wir mit einem Partner meditieren – in einem Laken –, bewegen wir natürlich die Arme nicht so weit nach außen. Ihr seht, wie ihr mit der Situation umgeht ... Wenn wir allein meditieren, »können« wir sehr große Kreise machen – und es ist ein wundervolles Gefühl!

Vierte Phase:

- Die letzten 15 Minuten sitzen wir still, die Gedanken und die Gefühle – oder was immer innerlich passiert – beobachtend. Wenn nichts geschieht – genau »richtig«!

- Nach diesen 60 Minuten ist es ratsam, sich wenigstens 15 Minuten auszuruhen. Wenn wir mit dem oder der Geliebten praktiziert haben, »können« wir uns umarmt hinlegen.

Es gibt Musik zu dieser Meditation, die ihr in jedem Osho-Center oder in vielen Esoterikbuchläden findet.
Ihr »könnt« sie auch von uns beziehen.

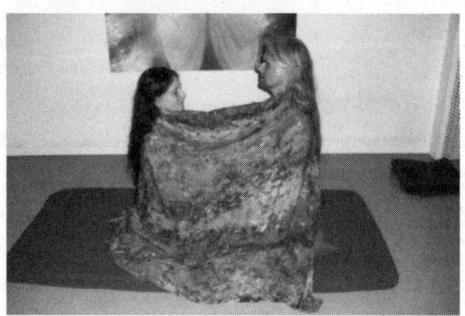

Avinash und Pyari bei der Nadabrahma-Meditation
im Osho Tabaan, Hamburg, 2010 (von Jenny Lubinsky)

5

$\mathcal{M}$ukta RMC, Stuttgart – 28. November 1982

Ich sah Avinash zum ersten Mal beim ersten Festival auf der Ranch …
Was »meine« Aufmerksamkeit erregte, war »seine« Frisur. Ich hatte
noch nie einen Mann mit buntem Haar gesehen! Außerdem war es extrem kurz, mit einem roten Streifen über dem Ohr und einer kleinen
Strähne, die hinten herunterhing! In Brasilien wäre das ein Skandal gewesen, denn damals, aus Angst, für schwul gehalten zu werden, trauten
sich Männer dort kaum, den Körper zu verschönern … Und tatsächlich,
ein schwuler Friseur hatte Avinash dieses Styling verpasst …

Ich wunderte mich auch über die rot-weiß gestreiften Hosen, die er
trug und die hier in gewisser Weise nicht »erlaubt« waren. Wir »sollten«
einfarbige Kleidung in Rot, Orange oder Violett tragen. Obwohl einige
auch Rosa trugen …

Dann sah ich ihn einige Male nachts mit den Brasilianern beim Musikmachen …

Ein paar Monate später kam ich nach Stuttgart für den Workshop,
den ich »Karneval der Sterne« nannte, am Sonntag bot ich eine Einführung an, und an diesem Tag feierte er »seinen« 23. Geburtstag …

Mukta Rajneesh Meditationszentrum war eine Kommune mit ungefähr 20 Sannyasins, einer aus Italien, und sie lebten in einer ehemaligen
Fabrik mitten in der Stadt. Wie in dem Schloss waren sie hier viel groo-
viger als in Sneha – und hatten an jenem Morgen für Avinash einen
Kuchen gebacken! Er wollte gerade in ein Stück beißen, als ich in den
Gruppenraum herunterkam und ihm sagte, dass wir an diesem Tag fasten »sollten«, da viele Übungen, die einen leeren Magen erforderten, be-
vorstanden …

Jetzt lache ich darüber, denn es war die erste in einer Reihe von Episo-
den, in denen die Yogini den Zorba unterdrückt. Wir sind heute manchmal immer noch damit beschäftigt! Dieser Gegensatz hat sich jedoch
jetzt weitgehend aufgelöst, nachdem wir achtundzwanzig Jahre zusammengelebt, -gearbeitet und Musik gemacht haben: Ich trinke mit ihm

Kaffee und manchmal etwas Wein; er hat aufgehört zu rauchen, zu trinken, Zucker oder Schokolade zu essen, wodurch »sein« Körper schön und fit bleibt, selbst wenn er keine Übungen mehr macht, außer als Gärtner zu arbeiten – und mich viele, viele Male am Tag zu küssen ...

Dieser Sonntag war wundervoll. Wir waren nackt, tanzten viel, berührten und massierten uns gegenseitig. Es gab uns wirklich einen Geschmack vom Karneval. Avinash war der »Beste« in allem, und »sein« Körper war prächtig! Ich halte ihn immer noch für den schönsten Mann, den ich kenne ... Und bei jeder Gelegenheit genoss ich es, ihn zu berühren – was ihm, wie ich aber spürte, nicht ganz bewusst war ...

Eine Woche lang gab ich dann Einzelsitzungen. Madhu war sehr glücklich, denn es gab dort viele nette Leute, die sie mochten – und sie fing an, einige Swamis »Daddy« zu nennen. Avinash gefiel ihr am besten. Er liebt Kinder und verbrachte viel Zeit mit ihr – einmal nahm er sie sogar abends mit in die Disco! ...

»Seine« Freundin und ich »hatten« einen guten Draht zueinander – und oft beklagte sie sich, er sei sehr problematisch. Ich pflegte ihr dann zu sagen, was ich allen sage:

*Wenn du mit jemandem unglücklich bist, ist es Zeit
auseinanderzugehen! Halte nicht am Leiden fest!*

In dieser Woche kam er fröhlich lächelnd zu mir, um mir mitzuteilen, dass er an dem Workshop, der am folgenden Wochenende stattfand, teilnehmen würde. Und am Samstag feierten wir Madhus fünften Geburtstag! Die 26 Teilnehmer hatten für uns eine kleine Party organisiert – und auf »seinem« Schoß sitzend, sagte Adhara zu mir: »Mami, ich will, dass er mein Papa ist!«

Avinash und ich lachten – und ich sagte ihr: »So geht das nicht, Liebes« ...

Am nächsten Tag fühlte ich, dass alles festgefahren war. Der Workshop war fast vorbei, und ich »hatte« nicht das Gefühl, das erreicht zu »haben«, was ich im Prinzip wollte: dass sie locker und mit sich selbst glücklich waren.

Anscheinend »unfähig«, an dieser Situation etwas zu ändern, brach ich das Schweigen, um mit den Teilnehmern darüber zu reden. Ich weinte sogar ein bisschen und erzählte als Beispiel dafür, dass sie, wie ich fand, zu sehr »im Kopf« waren, dass ich am Sonntag davor den Eindruck »hatte«, dass Avinash »meine« Berührung nicht einmal bemerkt hatte! Er stand sofort auf, setzte sich neben mich und legte »seine« Hand auf »mein« Knie ... Überrascht schickte ich die Gruppe in eine Teepause ...

Als wir zurückkamen, schauten Avinash und ich uns lange in die Augen – und verfingen uns ineinander! Wir verharrten fast 30 Minuten so, die wie eine Ewigkeit erschienen, während in der Gruppe etwas in Bewegung kam. Diese Liebesenergie zwischen uns beiden war vielleicht auf die anderen übergesprungen. Oder sie waren allein, ohne Leiterin, aufgetaut! Und tanzten, schrien, umarmten sich – alles, was ich mir vorher gewünscht hatte! ...

Als Avinash und ich schließlich wieder zusammen den Raum betraten, hoben sie mich auf die Schultern, trugen mich glücklich schreiend herum und begossen mich mit Champagner! Wir feierten bis in den Morgen! Dann kam jemand von der Leitung, um mir zu sagen, ich solle aufhören, weil die Leute arbeiten müssten. Avinash rief bei »seinem« Job an, informierte sie, dass er nicht kommen würde, und wir gingen ins Bett.

»Du zeigst mir alles, Pyari«, sagte er sofort zu mir.

Ich liebte es, dass ein Mann sich einer Frau hingeben »konnte«! Und ich habe ihm natürlich alles beigebracht, besonders das, was ich von C gelernt hatte. Wir streichelten und liebkosten uns stundenlang! Die Berührungen »seiner« Hände waren die köstlichsten, die ich je gespürt hatte! Sie »schaffen« es heute noch, mich in jeder Situation zu beruhigen. Und ich liebte »seine« Haut. Ich liebe sie immer noch, wie die keines andren!

Madhu war fröhlich. Abends pflegte er ihr vorzulesen, bis sie einschlief, und dann liebten wir uns. Wir haben uns so viel geliebt! Jahrelang! ...

Dennoch ist es für ihn nie so leicht gewesen, den Samen zurückzuhalten. Oft war Chaos – wir »mussten« unterbrechen, ich ihm wieder und wieder sagen, wie es ging – und manchmal war ich auch sauer. Aber in Mukta war es einfach wunderschön! ... Einmal kam jemand, um zu sagen, es sei Zeit für die nächste Sitzung, die ich geben »sollte« – da wir nicht hatten aufhören »können« und uns immer noch liebten! ... Und jetzt sagten sie, ich sei verrückt! ...

Der Holländer wurde sehr wütend. Ich hatte ihn eingeladen mitzukommen, doch ohne das Versprechen, »treu« zu sein – das versprach ich nie, niemandem, da ich an so etwas einfach nicht »glaube«! Stattdessen habe ich bei Workshops und »mein« ganzes Leben hindurch immer gesagt, wir »sollten«:

Dinge und Menschen loslassen und für das Leben
offen bleiben, egal was kommt …

Er hatte ebenfalls etwas mit einer anderen Frau angefangen. Dennoch, als ich ihn bat, in ein anderes Zimmer zu ziehen, weil ich mit Avinash zusammenbleiben wollte, schien er sehr verletzt zu sein, obwohl es in den Kommunen nie schwierig gewesen war, Plätze zu tauschen. Deswegen vermute ich, er schob einen Egofilm. Er war nicht einmal in mich verliebt! In Haarlem war ich es gewesen, die ihn verführt hatte – was ich nur mit viel Mühe »schaffte«! …

Er fuhr jedoch ein paar Tage lang fort, mich wütend eine Egoistin zu nennen, und plötzlich war er verschwunden, sogar ohne Auf Wiedersehen zu sagen! … Nichtsdestotrotz war ich eigentlich erleichtert, als er weg war …

Ein paar Monate später traf ich ihn wieder, als wir eine große bekannte Kommune in Holland besuchten, wo er nun als Therapeut arbeitete. Nachts tanzten wir alle in der Bar, und ich freute mich, ihn zu sehen. Aber er versäumte nicht, mir ein weiteres Mal zu sagen, ich sei eine Egoistin! … »Sein« Stolz war immer noch verletzt …

Der zweite Teil des Workshops fand am folgenden Wochenende statt, und daher nahm ich die Einladung an, für eine Woche nach Hannover zu kommen. Dort offerierte ich der Gastgeberin und den Teilnehmern des »Karnevals der Sterne«, die mitgekommen waren, ein kleines kostenfreies Ritual. Es waren ein Deutscher namens Bernd, ein afroamerikanischer Soldat und zwei holländische Sannyasins, die bereits an dem Workshop in Haarlem teilgenommen hatten: Devayani und »ihr« Liebhaber Srajano. Und jemand »hatte« reines Meskalin dabei. Wir nahmen alle etwas, einschließlich der ein wenig üppigen Dame, die die Gastgeberin eingeladen hatte.

Bei dem Ritual ging es hauptsächlich um die »Farbprojektion« von violetten Flammen. Dann lag Avinash auf dem Fußboden, umarmt von der Dame, und Madhu schlief friedlich neben mir. Devayani und der Soldat liebten sich in der Nähe eines Fensters … Doch plötzlich kam sie zu mir und sagte panisch: »Draußen ist Feuer, Pyari! *Echtes* Feuer!«

Später erzählte sie mir, sie habe gedacht, ich würde ihr vielleicht nicht glauben, ich würde das Feuer für »ihre« Halluzination, hervorgerufen von der Droge, halten! Doch ich weiß, dass, wenn man bewusst ist und nur wenig nimmt, wie wir es getan hatten, man keine Halluzinationen bekommt! Daher der Ratschlag, den ich oft und sogar von Ärzten hörte:

Sei maßvoll in allem – und nichts wird fehlschlagen!

Instinktiv nahm ich Madhu sofort in die Arme, um wegzulaufen. Avinash stand auf und fragte mich in einem fort etwas verloren, ob ich »seine« Brille gesehen hätte! Es herrschte einen Augenblick Panik, da wir obendrein alle nackt waren! Aber der Soldat schaffte es schnell, alle Männer dazu zu bringen, einige Eimer Wasser zu holen, und das Feuer war in wenigen Minuten gelöscht! Das war der Höhepunkt des Abends!

Avinash und ich landeten Champagner trinkend in der Badewanne … Am nächsten Tag kam die Polizei – und wir liebten uns immer noch, miteinander verschmelzend! Und so verblieben wir diese wenigen Tage in Hannover. Wir »hatten« wirklich eine Menge Spaß dort! … Und gewiss liebte ich es, dass er, bei allem, was immer gerade »gebraucht« wurde, so hilfsbereit war …

Nach dem dritten Wochenende in Stuttgart ließ Avinash die Würfel entscheiden, ob er mit mir ging. Einige der Kommunemitglieder sagten, er würde wirklich viel Mut »benötigen«, um mit so einer verrückten Frau zusammen zu sein. Der Leiter gab ihm ein Amulett! … Und noch über Jahre hinweg wurde ich traurig, wenn ich mich selbst mit dem Gedanken quälte, er sei bloß mitgekommen, weil die Würfel so gefallen waren …

Aber auch ich bin ängstlich gewesen! Er ist viel jünger als ich – ich wollte kein drittes Kind bekommen und »sicherlich« keinen Mann unterstützen! Daher sagte ich ihm, dass, wenn er mitkäme, wir alles teilen würden, die Kinder eingeschlossen. Ich war bereits alleine für sie verantwortlich und wollte nicht mit jemandem zusammenleben, der sie manchmal als »deine Kinder« bezeichnete! Dann würde ich, was mir schon in den Staaten klar geworden war, es vorziehen, alleine zu sein …

Er war einverstanden und sagte mir, er »habe« etwas Geld, dass ich mir keine Sorgen zu machen »bräuchte« ... Der entscheidende Faktor war, dass wir die gleiche Lebensweise liebten und dass wir viel gemeinsam genossen. Ich schätzte auch »seinen« Sinn für Humor ... Inzwischen nimmt er fast *gar nichts* mehr ernst! ... Und die beiden hat er immer geliebt, sie immer unterstützt – ich bin diejenige, die ihm manchmal sagt, er »müsse« nicht so viel für die Kinder tun. Und für sie ist er »ihr« Papa. Sie lieben ihn ...

Als ich bezahlt werden »sollte«, sagte mir der Centerleiter, er habe gehört, ich hätte Essen aus dem Vorratsraum gestohlen und deshalb würde ich weniger Geld bekommen! Ich sagte ihm, das sei völlig absurd und dass ich es nicht glauben »könne«, dass er sich mit solchem Geschwätz abgebe! Er blieb kalt und erklärte, es »könne« wahr sein ... Und ich legte mich mit ihm an, denn selbst wenn ich es getan hätte, was dann?! Ich arbeitete dort, und es war selbtsverständlich, dass ich dort auch aß! Aber er fing an, mir vorzuwerfen, ich würde ausflippen. Trotzdem kümmerte ich mich nicht darum, war weder ängstlich noch ließ ich mich von »seiner« Autorität einschüchtern, und schließlich beruhigte sich alles wieder. Doch ich sah, wieder einmal, wie viele Vorurteile gegen einen freien Menschen lebendig werden! ...

Ich hatte Avinash gebeten, mich zu begleiten, als ich zu ihm ging, aber Avinash lehnte es ab. Später wurde uns klar, dass diese Art »Feigheit« von einem Satz herrührte, den er oft in der Kindheit zu Hause gehört hat: »Der Klügere gibt nach!« Offensichtlich ist das wahr! Doch es wurde »seinem« Gehirn auf eine Weise eingeprägt, die noch oft Probleme verursacht hat, denn ich bin diejenige geblieben, die für »unsere Rechte« kämpft. Erst in letzter Zeit hat er gelernt, einige dieser Konditionierungen wieder zu löschen ... Und »seine« Eltern haben sich immer schwergetan, »nachzugeben«! Sie haben ihn zum Beispiel nie als Sannyasin akzeptiert! Deshalb vermute ich, diese Redewendung wurde nur gebraucht, um Streitigkeiten unter »ihren« vier Kindern zu beenden ...

Und da zwei Teilnehmer des Workshops uns dann für eine Art Flitterwochen an Silvester ein Haus in Sizilien boten, blieben wir bis nach Weihnachten ein paar Tage in »ihrer« WG in Stuttgart. Madhu war mit Devayani nach Holland gefahren.

An einem dieser Morgen ging Avinash zum Mukta, um »seine« Sachen abzuholen, und kam mit einer Zahnlücke zurück! Er scherzte, er hätte »zum Frühstück die Freundin vernascht«, wofür die Zahnlücke der Preis gewesen sei!

Geschockt erfuhr ich, dass sie sich ihm freundlich genähert hatte, dass sie ins Bett gegangen waren und sich geliebt hatten, doch als sie hörte, dass er tatsächlich abreiste, hatte sie ihn mit einer Cola-Flasche geschlagen! Und die Hälfte eines Schneidezahns sprang ab! …

Er war bereits Opfer eines solchen Gewaltakts gewesen, als er dieses Mädchen kennenlernte. Ein italienischer »Schwuler«, mit dem er verstrickt gewesen war, wurde eifersüchtig und pflegte in »sein« Zimmer zu kommen, um ihn zu schlagen! Er tat es sogar einmal und wurde dann schließlich aufgefordert, Mukta zu verlassen – zu Avinashs Erleichterung, der deswegen in ständiger Angst gelebt hatte!

In Sizilien verbrachten wir die Tage damit, zu tanzen, Theater zu spielen und einander zu genießen …

Eines Tages, nachdem wir uns geliebt hatten, stand er plötzlich abrupt auf, sagte, er sei nicht »mein« Liebhaber, und verließ den Raum! Verstört saß ich auf dem Bett … Ich hatte ihn weder um irgendetwas gebeten noch glaubte ich, dass er mir »gehörte«. Ich verstand nicht, was los war! …

Zum ersten Mal war etwas »falsch« zwischen uns gelaufen …

Dann sah ich ihn von außen eine Vase mit Blumen in das Fenster stellen und ging hin. Er hatte eine Botschaft hinterlassen: »Ich liebe dich!« Und wir vergeudeten keine Zeit damit, über Probleme zu reden – wir fuhren fort, uns zu lieben und zu vergnügen … So verging der Rest der Woche …

Auf dem Rückweg wollte er den Italiener in Florenz besuchen. Und der Kerl versuchte »sein« Bestes, ihn wieder zu verführen! Erst dachte ich, ich »sollte« besser nicht dazwischenfunken und mich schlafen legen. Aber ich »wollte« Avinash auch, und es gefiel mir gar nicht, was passierte! Schließlich entschloss ich mich, ebenfalls Verführungsspiele zu spielen – zum ersten Mal im Leben! …

Und Avinash ging mit mir ins Bett! …

Wir fuhren zurück auf das Schloss, um den nächsten Workshop zu geben … Am Freitagabend kam jemand in den Gruppenraum und sagte, dass wir nicht nackt sein »durften« – eine neue »Regel« aus Oregon! …

Ich ging zu Puja, um sie zu informieren, dass ich in Oregon mit Arup, die für solche Entscheidungen zuständig war, gesprochen und sie mir Nacktheit »erlaubt« hatte. Ich sollte nur vorsichtig sein, da die Menschen in Europa anders seien …

Puja rief Arup auf der Ranch an, und ihr wurde mitgeteilt, dass es mir eigentlich nicht einmal »erlaubt« war, in europäischen Osho-Zentren zu arbeiten!

Arup arbeitete damals in Sheelas Umkreis. Nachdem Sheela gegangen war, bekam sie einen anderen Namen und ist immer noch der »Boss« in Pune. Ich gebe zu, dass sie heute wenigstens »ihre« Entscheidungen erklärt – doch sie sind immer noch »Gesetz« … Manche lassen nie von »ihrer« Macht!

Puja schätzte es wirklich, wie leicht ich es nahm, dass mir Gruppen »verboten« worden waren, und sagte mir mutig, ich »könne« mit der im Schloss fortfahren – nur »sollten« wir Arup davon nichts wissen lassen!

Und dies war für mich in jener Zeit der letzte Workshop in einem Sannyas-Center! …

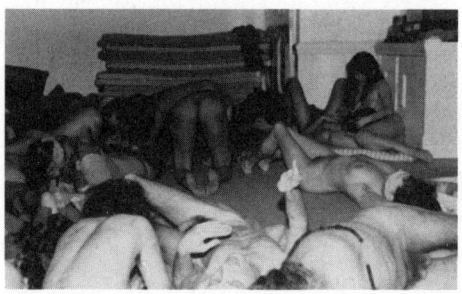

Pyaris Workshop in Rajneesh-Stadt, Schwebda, Deutschland, Januar 1983

Nach weiteren tiefen Erfahrungen beim Workshop am Wochenende fuhren wir zu Devayani, wo wir alles sehr genossen! Avinash verbrachte viel Zeit mit Madhu und Atman spielend, Srajano »hatte« ebenfalls einen großartigen Sinn für Humor – und durch Bernds Gegenwart bekamen wir das Gefühl, dass wir bereits eine kleine Kommune waren, welche wir alle von Neuem ins Leben rufen wollten …

Der Kontakt mit Srajano ist auch einer der Wendepunkte in »unserem« Leben gewesen. Er war Künstler, eine sehr kreative Seele, und die

Zeit mit ihm verbrachten wir ohne Unterbrechung mit Lachen, Tanzen oder damit, »unsere« Liebe zu Osho miteinander zu teilen. Und das »Beste« war, dass wir mit ihm anfingen, Theater zu spielen – was wir wirklich liebten!

Eine in gewisser Weise komplizierte Persönlichkeit, als er zum ersten Mal beim Workshop in Haarlem auftauchte, fand er jedoch »meine« Arbeit inspirierend – die auf Kreativität basiert und für rebellische Menschen wie ihn zugeschnitten ist –, nahm Einzelsessions und besuchte alle Gruppen – er kam wieder zu dem Workshop im Schloss – immer mit einer absurden Totalität! In Stuttgart hatte ich ihn aufgefordert, endlich einmal *wirklich* in Stille zu verharren – oder nach Holland zurückzufahren! Er kapitulierte, hielt den Mund, legte die ganze Zeit die Augenbinde nicht ab und bedankte sich nachher bei mir dafür, dass er transformiert worden sei! Ich freute mich natürlich sehr über diese Veränderung, die ich bei einem solchen starken Ego nicht erwartet hatte! Am Ende sind Schauspieler Schauspieler! Ich weiß es – denn ich bin auch eine von ihnen! …

Doch bald kam es zwischen ihm und Devayani zu Missverständnissen – und er reiste ab. Er hatte die »Paargeschichte« nie sehr genossen. Auch wir blieben dort nicht lange. Die Kinder wurden krank, Bernd und Devayani mochten nicht, wie wir mit Geld umgingen … Obendrein »hatten« Avinash und ich eines Tages eine handgreifliche Auseinandersetzung!

Wir liebten uns, er kam – viel zu früh –, und als er sich einfach umgedreht hatte, um zu schlafen, wie es Männer oft tun, sagte ich ihm, dass das für mich nicht »in Ordnung« war, da ich mich benutzt fühlte … Er sprang auf und fing an, mich zu schlagen! Ich schrie nach Hilfe, er hörte auf, kam wieder zur Vernunft, begann sich zu entschuldigen, ich setzte mich weinend auf einen Stuhl, und Devayani kam ins Zimmer … Es schien das Ende zu sein! Nach einem solchen barbarischen Akt war ich nicht mehr »in der Lage«, mir vorzustellen, wie ich mit ihm zusammen sein »konnte«, und weinte endlos verzweifelt! Er entschuldigte sich tausendfach, er wisse nicht, was passiert sei, er sei nicht er selbst gewesen … »Mein« Gefühl sagte mir, dass er als Kind so unterdrückt worden war, dass der Vulkan ausbrach, als er sich direkt nach dem Akt als Angeklagter fühlte … Oder die Gewalt, die er von den beiden vorigen Liebhabern erfahren hatte, explodierte jetzt einfach! … Wer weiß? …

Es dauerte einen ganzen Tag, bis die Harmonie wieder zurückkehrte! Ich brachte ihn dazu, mir zu versprechen, daran zu arbeiten, und sagte ihm, es gebe kein zweites Mal, dass ich weg wäre, wenn er so etwas noch einmal tun würde …

Wir fingen mit der Dynamischen Meditation von Osho an, praktizierten wirklich monatelang jeden Tag – und später wandten wir diese Technik öfter erneut an … Viel Ärger hat er dabei nie herausgelassen, aber ich bin sehr glücklich, sagen zu »können«, dass er nie mehr ausgeflippt ist, jedenfalls nicht so! … Und wir haben Jahre täglich zusammen meditiert – was uns auf viele Weise »geholfen« hat …

Doch da ich oft von ihm einen gewissen Widerstand gespürt habe, beschloss ich irgendwann, ihn nicht weiter zu drängen – und meditierte alleine weiter … Heute ist er es jedoch, der mich zum Meditieren ruft, wenn wir gestresst sind …

Von Anfang an gaben wir uns auch gegenseitig Shiatsu-Massagen, die er bald ziemlich gut gelernt hatte! …

Als wir uns bei Devayani nicht mehr wohlfühlten, trafen wir uns mit Srajano in Haarlem, wo wir wieder eine großartige Zeit mit viel Sex, Kreativität und Freude verlebten. Srajano liebte die Kinder, teilte sich sogar ein Zimmer mit ihnen, sodass Avinash und ich allein sein »konnten«, um uns zu lieben … Als wir Atmans neunten Geburtstag feierten, sagte er, wir »sollten« nach Amsterdam ziehen, um in einer größeren Wohnung zu leben und um mehr Gelegenheiten zum Arbeiten zu finden. Alles war erstaunlich schnell und schön! Und in Amsterdam zelebrierten wir den ersten Auftritt der »Love Celophane Road Show« – auf einem Hausboot! …

Es war eine wundervolle Zeit! … Und ich war sehr traurig, als Srajano uns für das nächste Abenteuer verließ! Nie hatte es einen Konflikt zwischen uns gegeben – nur Liebe, Theater, Lachen und Meditation! … Er fuhr fort, als Schauspieler und Tänzer aufzutreten – wild und verrückt wie immer …

Und da ich Sex genießen wollte ohne die Angst, schwanger zu werden – eine Abreibung war genug gewesen –, ließ ich mich dann sterilisieren! Aber das war hart! Das Betäubungsmittel wirkte nicht, ich »musste« eine höhere Dosis nehmen … und die Kinder erinnern sich noch daran, wie Mama gebeugt nach Hause kam …

☯

Im Juli fuhren wir zur nächsten »Annual World Celebration« auf der Ranch – mit Atman und Madhu! Um unter Tausenden sich gleichenden Zelten zurückzufinden, schmückten sie den Weg zu »unserem« mit Steinen, Zweigen und anderen kleinen Dingen ...

Es war wieder eine Menge Spaß! Wir trafen viele alte Freunde, gewannen neue und erfreuten uns an Oshos Gegenwart! Störend war, dass ich oft aufgefordert wurde, Madhu irgendwo aufzulesen, und zu hören bekam, ich »müsse« mich um sie kümmern! Weder sie noch Atman gingen gern zum Kinderbereich, und als sie es »mussten«, entwischten sie, um »ihre« eigene Erfahrungen zu machen ...

Madhu trug meist ein Ballerinakleid. Einmal hatte sie sich ziemlich mit Schokolade bekleckert, als Osho beim »Drive-by« vorbeifuhr, und ich sagte aus Witz, sie würde vors Auto springen, um Ihn anzuhalten! Wir liebten es, wenn Er den Wagen stoppte, denn dann »konnten« wir uns etwas länger, als jene kurzen Momente, wenn Er jeden einzeln von uns ansah, an Ihm erfreuen! Alle lachten! Und tatsächlich, ohne dass sie vor »Sein« Auto gesprungen war, hielt Er an, als Er sie sah! Wir waren wahnsinnig glücklich! Er gab ihr dann ein paar Süßigkeiten, die sie später Leuten, denen sie erzählte, sie habe sie von Osho bekommen, verkaufte!

Osho stoppte auch einmal, als er Atman sah, ließ die Fensterscheibe herunter und Atman machte von Ihm ein Foto – leider verlor er die Kamera kurz danach! Als sie gefunden wurde, suchten die Leute – um sie zurückzugeben – nach einem holländischen Jungen! ...

Er war verliebt in ein kleines Mädchen, mit dem er oft spielte, aber er sagte mir, sie dachte, er sei auch ein Mädchen! Ich fragte ihn, warum er ihr nicht gesagt hatte, dass er ein Junge war.

»Weil sie Angst bekommen und weglaufen wird«, antwortete er!

Kurz bevor das Festival zu Ende war, erfuhren wir, dass »unser« besetztes Haus in Amsterdam abgerissen worden war! Alles war weg. Wir entschlossen uns, wie Hunderte, die in Oshos Nähe sein wollten, in Amerika zu bleiben, und eine sehr schöne junge brasilianische Ma, die viel Zeit mit Atman verbracht hatte, schloss sich uns an.

Ich schrieb an David und fragte ihn, ob ich mit ein paar Freunden zu ihm in die Kommune, in der er lebte, kommen »könne«. Obwohl sich die Geschichte zwischen uns im Vorjahr nicht entwickelt hatte, schickte er mir eine Karte: Er würde sich freuen, mich zu treffen, wer immer mich auch begleitete ...

Alle in Davids Kommune genossen es auch, nackt zu sein … Und bald »hatte« er eine Liebesaffäre mit der Brasilianerin. Sie war während »meines« Workshops in BH von der Idee abgekommen, lesbisch zu sein, und nachdem ich mich von Vimukta getrennt hatte, war sie »seine« nächste Geliebte gewesen. Jetzt zeigte sie großes Interesse an Avinash. Ich glaube, dass er sich auch von ihr angezogen fühlte …

Wie auch immer, obwohl sie ihn oft massierte und versuchte, ihn zu verführen, ging er nicht mit ihr ins Bett. Ich spürte dann jedoch, wenn wir uns liebten, eine Abkühlung seinerseits, was mich traurig und unsicher machte … Seit wir uns vor fast einem Jahr getroffen hatten, hatte ich mich zu keinem anderen Man hingezogen gefühlt …

Ich frage mich, ob David immer noch Erektionsprobleme »hatte«!

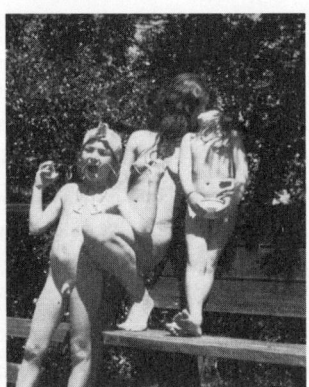 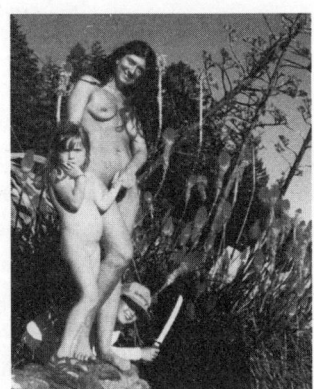

Pyari, Madhu und Atman bei David, Kalifornien, USA, Sommer 1983

Doch bald wurde »seine« Exfrau, mit der er ein Kind »hatte«, auf die ganze Szene eifersüchtig und bat ihn, ihr das Haus zu überlassen, obwohl er es gebaut hatte! Dennoch zog er empört und traurig aus …

Wir fuhren mit der Brasilianerin nach San Francisco, und sie schlug uns vor, mit »Love Acts« in Nachtklubs aufzutreten, womit sie bereits Geld verdient hatte. Sie hatte es auch schon in Japan getan.

Und wieder war ich mit dem Sexbusiness konfrontiert! Es ging hier jedoch nur darum, zu tanzen, zu strippen und so zu tun, als ob wir vögelten – und mit String-Tangas, nicht einmal nackt. Es war, als ob »unsere« Liebe einen Auftritt »hatte« – und daher »konnten« wir es wirklich genießen! Es »hatte« auch viel mit Kreativität zu tun, und in kurzer Zeit schufen wir 14 verschiedene Shows!

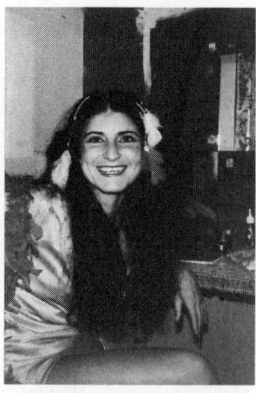

Pyari im Backstage,
San Francisco, Kalifornien, USA, 1983

Einmal führten wir das Musical »Jump Out« – das wir mit Srajano komponiert hatten – in einer anderen Kommune in den Bergen auf, wo wir kurz blieben. Dort schockierte es sie, dass Avinash und ich uns in einem fort liebten, aber trotzdem lud uns eine Frau in »ihre« Wohnung ein …

Nach einer Woche kam »ihr« Liebhaber, sie wollten Sex mit uns »haben«, wir aber nicht mit ihnen … und am nächsten Morgen sagte sie, »ihre« Katze würde sich komisch mit uns fühlen – und forderte uns auf zu gehen! Vielleicht weil wir sehr glücklich waren und uns an den Kindern in einer freien Erziehung erfreuten, was Neid oder Vorurteile hervorruft …

Daher beschlossen wir, Atman zu Punitan und Ana zu schicken. Sie hatten »ihr« Haus in eine Sannyas-Kommune verwandelt, und dort gab es auch Kinder! Es würde in diesem Durcheinander einfacher sein, wenn nur Madhu bei uns war! …

Inzwischen war es September, wir wohnten in einem Hotelzimmer über dem Nachtklub, in dem wir arbeiteten, und fuhren mit ihr zur Ranch zu einer zweitägigen Feier. Als wir spät nachts zurückkamen, wurde uns gesagt, dass wir dort nicht länger leben »konnten«! Es schien, dass der Vermieter scharf auf mich war, und da er keinen Erfolg »hatte« …

Schließlich bekamen wir ein Zimmer in einem großen Haus mit Whirlpool, Orgon-Kabine und Schlagzeug, nachdem wir zuerst für eine Weile als Gäste dort gewesen waren – und wo wir zu dritt dann auftraten ...

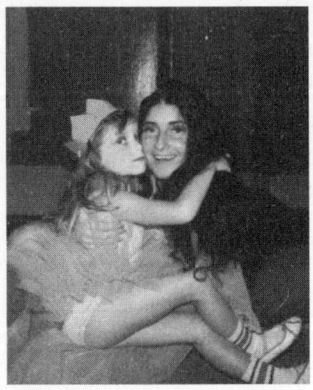 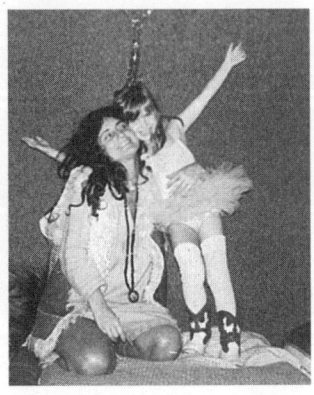

Pyari und Adhara bei einem Auftritt, San Francisco, Kalifornien, 1983

Pyari und Adhara in »ihrem« Zimmer, San Francisco, Kalifornien, 1983

Eines Tages sah ich Avinash Schlagzeug spielen, und er war wirklich wild! Mir wurde plötzlich klar, dass das »sein« Ding war, denn wenn er Schlagzeug spielte, zeigte sich nicht nur »seine« Fähigkeit, allein kreativ zu sein, sondern er schien viele »seiner« Aggressionen herauszulassen, ihnen Ausdruck zu verleihen, was ihm sonst sehr schwerfiel! Er hatte als Kind schon gelernt, Schlagzeug zu spielen – und schließlich hatte ich ihn bei den Percussion-Sessions auf der Ranch zum ersten Mal gesehen!

Ich gab ihm also alle Energie, damit er weitermachte, und dadurch ist neues Licht in »sein« Leben gekommen!

Nicht viel später »hatte« ein Apache, der Sheela hasste, einen Streit mit ihm und kam dann, um Madhu und mich anzugreifen. Wir verließen das Haus. Und auch das nächste! Ich war erschöpft und traurig. Die USA sind nichts für mich – überall Aggressionen und Kämpfe! ... Avinash sprach jetzt davon, nach Brasilien zu gehen ... Atman war bereits dort, wir hatten mit den Shows Geld verdient ... Zur Feier anlässlich Oshos Geburtstag fuhren wir zur Ranch – und flogen anschließend nach

Rio … Doch als ich auf einer Bank am Strand saß, gegenüber der Wohnung »meiner« Mutter, in der ich aufgewachsen war, dachte ich in Panik: »Verdammt! Ich bin wieder hier!« Avinash war von der Copacabana und dem wunderbaren Sonnenuntergang am Horizont entzückt, ich liebte das Meer, die Weite, die sich vor mir ausbreitete … Aber ich war verzweifelt! Die Staaten hatten mich fertiggemacht, in Brasilien herrschte Diktatur … Ich »hatte« nicht die Kraft, mich all dem noch einmal zu stellen …

»Meine« Eltern mochten ihn. Er war der Erste, der von ihnen als »das Beste, was wir uns für unsere Tochter vorgestellt haben«, angesehen wurde – und was mich wirklich erstaunte: Er war viel jünger als ich, »hatte« kein Geld, keinen Beruf! Aber die Liebe, die von ihm ausströmt, hat dort alle erobert! Und bis heute ist es überall so, wohin wir auch gehen! Allerdings erscheint er in Ländern wie Brasilien, die vom Machismus geprägt sind, etwas zu naiv! Manche Männer schlossen aus »seiner« Sanftmut, er »müsse« homosexuell sein! Ich rettete ihn sogar einmal davor, vergewaltigt zu werden: Als er gegriffen wurde, schrie er nach mir – und der Kerl rannte weg! …

Zuerst wohnten wir bei »meinem« Bruder Bill und dessen Frau Mosa in einem winzigen Dienstmädchenzimmer. Und nichts bewegte sich … Das Projekt, das wir gestartet hatten, ging den Bach runter, Madhu mochte Pankaj nicht – die Kommune, die Punitan und Ana leiteten –, wir »hatten« keinen Platz für sie, »mein« Vater erkundigte sich andauernd nach Resultaten und sagte, wir würden Bill ausnutzen! …

Daher zogen wir nach einem Monat zu Abodha, jenem Schwulen, der später Hetero wurde und der in der Nähe von Ipanema in einer Ein-Raum-Wohnung lebte … Kein Witz! …

Ich gab Workshops und Sessions, Avinash half mir, wir traten auf, trotzdem war das Geld immer knapp. Er sagt immer noch, dass die tausend Dollar, die er in Frisco gespart hatte, für eineinhalb Jahre in Brasilien reichten! Doch wohl nur, weil wir nie Miete zahlten! Es war so schwer, eine Wohnung zu bekommen! Wir »schafften« es nie! Und ich war grundtraurig, wollte wieder Teil einer Osho-Kommune sein, mit allen Mängeln, die »beste« Art zu leben! …

Als Shiama, eine reiche jüdische Ma, uns zu sich in »ihre« große Wohnung in der Nähe von Leblon Beach einlud, »konnte« Madhu endlich zu uns ziehen. Sie war meistens bei Iolanda gewesen.

Atman war in Pankaj und besuchte eine Schule bei uns in der Nähe, die Ana bezahlte ...

Vaters Geliebte hörte einmal, wie verzweifelt ich darüber war, kein Geld für die Schule für Madhu zu »haben«, und bot mir an, diese Kosten zu übernehmen! Und da es für Madhu verwirrend war, im Unterricht wieder bei »ihrem« bürgerlichen Namen, den sie bereits hinter sich gelassen hatte, gerufen zu werden, bat sie mich, Osho einen Brief zu schreiben, um Ihn zu bitten, »Adhara« dem Namen Madhu hinzuzufügen. Die Antwort lautete: Ma Prem Adhara ...

Am regelmäßigsten kam zu mir ein Diplomat, dem das Nacktsein während der Session mit mir beglückte. Er erzählte mir, solche Momente seien kostbarer und intimer als das, was er beim Sex erlebte – und gab mir später ein großes Buch über Tantra, das später in Pune gestohlen wurde ...

Die Dynamische Meditation, die wir täglich praktizierten, beinhaltet eine kathartische Phase und ein wiederholtes Hoo-Hoo-Schreien, was beides ziemlich laut ist. Besorgt, die Nachbarn »könnten« ausflippen, machte ich in diesem luxuriösen, zwölfstöckigen Gebäude eine Runde, um allen zu sagen, wir würden täglich eine 20-minütige Theaterübung machen! Und es funktionierte! ...

Avinash »musste« nach drei Monaten das Land verlassen. Wir besuchten Foz do Iguaçu, den großen im Dreiländereck gelegenen Wasserfall – und um Dynamische Meditation auch im Hotel zu praktizieren, erzählten wir die gleiche Geschichte von der Theaterübung. Wir haben sogar um einen Raum gebeten – und er wurde uns zur Verfügung gestellt!

Dann fuhr er kurz nach Paraguay ... und drei Monate später machte er die ganze Reise nochmal allein ...

Diese Reisen waren immer mit so vielen Schwierigkeiten verbunden und außerdem so teuer, dass wir überlegten, ob wir nicht heiraten »sollten«, auch wenn wir das Konzept »Ehe« nicht mögen! Obendrein wollten wir, wie alle Sannyasins, in Oshos Nähe sein – und auf der Ranch wurde nicht geduldet, wer in den USA »illegal« war. Die einzige »Möglichkeit« war daher, einen Amerikaner zu heiraten. Und wenn wir uns jetzt trauen lassen würden, würde diese Tür verschlossen sein ...

Es war wirklich keine leichte Entscheidung für uns! ...

Den letzten Anstoß bekamen wir, als Avinash beinahe an der Einwanderungsstelle in Rio verhaftet worden wäre! Sie hatten gesehen, dass

»sein« letztes Visa ausgegeben worden war, nachdem er sich nur ein paar Stunden in Paraguay aufgehalten hatte – und das genügte, um ihn als »illegal« zu bezeichnen! … Nicht nur in Europa ist es solch ein Horror! …

Die Idee von Nationen hält uns angekettet in großen Gefängnissen, die wir »unser Land« nennen! Und oft »müssen« wir sogar »unser« Leben, das Wertvollste, was uns gegeben wurde, für diese politische Erfindung opfern!

Wir »hatten« kein Geld, um zum dritten Festival zu fliegen. Shiama fuhr, brachte mir ein Set von Oshos Zen-Tarotkarten mit und »hatte« bombastische Neuigkeiten: Alle kleinen Zentren waren geschlossen worden, Sheela organisierte eine zentralisierte riesige Kommune, und da Südamerikaner darüber geklagt hatten, keine Kommunen aufbauen zu »können« – weil nicht genug Geld da war –, lud sie alle ein, sich den aufblühenden in Europa anzuschließen! Wir entschieden uns dafür, und Shiama ging mit »ihren« beiden Kindern nach Bahia. Wir »konnten« in der Wohnung bleiben, »mussten« nur das monatliche Hausgeld zahlen. Welche Hilfe! Allerdings war ich traurig, dass sie weg waren …

Bald darauf zogen wir glücklich nach Brasília, um in einer Osho-Kommune zu leben – und zum ersten Mal in diesen zwei Jahren fühlte ich mich zu einem anderen Mann hingezogen! Er war Chilene, nahm an einem »meiner« Workshops teil, ich mochte »seine« Berührungen, er umgekehrt auch »meine« und kam zu einer Session. Doch als ich an »seinem« Körper »arbeitete«, war alles vorbei! Ich fand Avinashs viel schöner und lockerer. »Sein« hübscher Hintern – das Erste, was »meine« Aufmerksamkeit während der Gruppe in Stuttgart auf ihn zog – ist zum Beispiel immer noch einfach sagenhaft!

Ich war noch nie so lange nur mit einem Mann zusammen gewesen!

Wir warteten auf Papiere aus Deutschland – damit wir heiraten »konnten« – und darauf, dass das Haus in Sobradino verkauft würde. Adhara ging es nicht gut, sie war durch die vielen Wechsel aus dem Gleichgewicht gebracht und weinte immer, wenn ich ihr bei den Hausaufgaben helfen wollte. In der Kommune beklagten sie sich, sie sei zu rebellisch, und nach viel Chaos sagten sie uns plötzlich auf einer Versammlung – bei der Lügen über mich erzählt wurden, schlimmer als in

Sneha –, dass wir gehen »sollten«. Swami Bhaskar, der nicht mehr Sannyasin ist, sagte, ich »hätte« eine sehr dunkle Energie und »solle« mich verteidigen, statt zu heulen!

Nicht dass ich angegriffen wurde, verursachte »meinen« Schmerz, sondern zu sehen, wie viel Unbewusstheit anzutreffen ist, sogar unter Sannyasins von Osho! Und warum »sollte« ich dann irgendjemanden anklagen?! Ich weinte einfach weiter! … Lange nach der Versammlung weinte ich noch irgendwo alleine in der Natur – ich fand das Leben gänzlich unverständlich!

Atman kam dann aus Rio, und bei der Hochzeit am 12. Februar waren wir vier alle in Lila gekleidet! Aber in jener Nacht schliefen Avinash und ich zum ersten Mal getrennt … Die Tatsache der sozialen Ankettung hatte uns so erschreckt, dass »unsere« Hochzeit zugleich der erste Tag ohne Sex war, seitdem wir uns getroffen hatten! Er war schlicht impotent! …

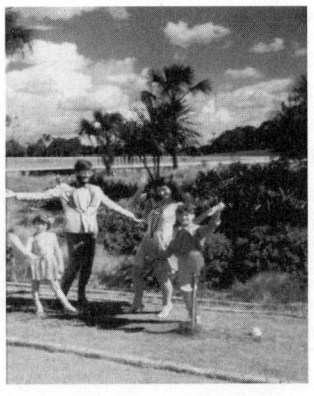

Adhara, Avinash, Pyari und Atman nach der Hochzeit, Brasília, 12.2.85

Nun begann ich mich unsicher zu fühlen und beschloss, mit ihm eine in dem Tantra-Buch beschriebene Atemübung auszuprobieren, durch die, wie es hieß, eine lebenslange Bindung zwischen zwei Menschen entsteht! Doch später befürchtete ich, das Leben manipuliert zu haben, und dachte, dass wir vielleicht nur wegen der Übung zusammengeblieben sind! Aber als ich mit ihm darüber sprach, lachte er und sagte bloß: »Na und?!«

Wir kamen am 2. März in London an, um Atmans Geburtstag mit Joe, Margot und »ihrer« Tochter Sharda zu feiern. Doch wurde es ein Desaster, da sich Joe und Atman in einen langen Konflikt über Aufsässigkeit und Autorität verstrickten!

Von London wurden wir nach Rajneeshschool gefahren, wo man uns sagte, wir »sollten« die Kinder loslassen! Und da uns nicht erlaubt wurde, dort zu bleiben, »musste« ich, innerlich zerrissen, durch das Autofenster beim Wegfahren ansehen, wie der verzweifelten Adhara die Tränen über das Gesicht rannen! …

Allerdings habe ich von Osho nie so etwas gehört! Ich habe Ihn nie uns auffordern gehört, auf irgendetwas zu verzichten! Was ich Ihn sagen höre, ist:

Identifiziere dich nicht mit den Rollen! Trotzdem »müssen«
sie in der Gesellschaft gespielt werden! …

Und ein kleines Kind ohne die Mutter in einem fremden Land zurückzulassen ist wirklich sehr hart! Atman genoss es, doch Adhara litt sehr, hat es nicht verziehen und fast alles, was mit Osho zu tun »hat«, hinter sich gelassen …

Wir fuhren weiter zum zentralen Büro in Köln, wo entschieden wurde, wohin die ankommenden Sannyasins weitergeleitet werden würden. Hamburg war die einzige Stadt, wohin ich nicht wollte, da eine brasilianische Ma, die ich in Brasília getroffen hatte und nicht mochte, dort lebte! … Doch genau dorthin wurden wir geschickt! Glücklicherweise war diese Ma wieder nach Brasilien gegangen, wie viele andere, die nicht mit dem, was sie »Übermaß an Struktur« nannten, zurechtkamen …

Sheela hatte gesagt, »wir« »müssten« von den Deutschen lernen, wie man arbeitet, und diese von »uns«, wie man feiert. So existierte von Anfang an die Vorstellung, Brasilianer verstünden nicht zu arbeiten. Andererseits beklagten sich viele von ihnen ständig und verglichen die Kommune mit einem Konzentrationslager! Wir arbeiteten in der Tat 14 Stunden täglich – genannt »Worship« – und es gab nicht viele Feiern … Es war sogar keine Zeit zum Meditieren!

Dabei sehe ich mich nicht mal als Brasilianerin! Von den Kommunisten hatte ich gelernt, mich als Weltbürgerin zu sehen – und von Osho war ich eingeladen, *allein durch das Existieren, ohne jede Kategorisierung, beglückt zu sein!* ...

Ich hörte jedoch ständig viel Kritik und beschloss, mit dem Leitungsteam darüber zu sprechen – woraufhin eine Versammlung einberufen wurde. Aber alle, die irgendetwas »Schlechtes« über die Kommune gesagt hatten, leugneten nun, dies getan zu haben! Die Enkelin eines brasilianischen Exdiktators, die immer hinter mir her gewesen war und so getan hatte, als wäre sie »meine« Freundin, pflegte zum Beispiel oft zu sagen, es schiene ihr hier alles sehr diktatorisch! Doch bei der Versammlung erklärte sie, ich würde Sachen erfinden! Ich wurde als verrückt hingestellt! ...

Trotzdem habe ich die Kommune immer geliebt! Wir waren ein paar Hundert Sannyasins, die zusammenlebten, mehr als die Hälfte »sicherlich« liebevoll, und Oshos Präsenz war sehr stark! Es gab so viele, die Ihn liebten! Es war auch toll, mit so vielen Leuten zusammenzuarbeiten! Ich habe immer kreative Projekte geliebt und war beglückt, dieses große Ganze in Bewegung zu sehen – ein Experiment nach Oshos Vision, eine neue, große und herausfordernde Erfahrung! Und so viele lächelnde Gesichter, Umarmungen – und Flirts! Ein Paradies!

Ich pflegte, wann immer das »möglich« war, bei der Arbeit Musik zu hören und zu singen, auch wenn das manchmal den Ärger von einigen erregte, die sich dann beschwerten, es würde sie stören. Und die »Mamas« – so wurden die Leiterinnen der verschiedenen Bereiche genannt, wieder einmal die Familienstruktur imitierend – würden oft kommen, um nachzusehen ... Und dann staunten sie, dass ich es genießen »konnte«, eine Toilette zu reinigen!

Meistens wurde ich zum Saubermachen oder Bügeln eingeteilt oder ich arbeitete als Wachkraft. Und bei der Disco-Schicht genoss ich es, mit der »Außenwelt« in Kontakt zu kommen ...

Avinash und ich teilten ein Zimmer mit einem Paar aus Belgien. Sie waren sehr ruhig, distanziert, und wir haben in diesen vier Monaten, die wir zusammenlebten, kaum Worte mit den beiden gewechselt! Und meistens wurden wir unterschiedlichen Schichten zugeteilt: Wenn ich schlafen ging, stand Avinash gerade auf, um zur Arbeit zu gehen – oder umgekehrt! So blieb uns für Sex oder für anderes, egal was wir auch unternehmen wollten, überhaupt keine Zeit!

1983 hatte Osho Instruktionen zur Vermeidung einer Aidsinfektion gegeben. Wir »sollten« Kondome und Gummihandschuhe benutzen, uns nicht küssen, weder Oral- noch Analverkehr »haben«, uns vorher und nachher, ob wir es »getan« hatten oder nicht, duschen … Und diejenigen, die – ohne irgendetwas zu unterdrücken – dazu »fähig« waren, »sollten« Sex ganz hinter sich lassen.

Oft kam es wegen dieser Prozeduren zu keinem Akt – wir blieben dabei, uns zu liebkosen … Und das war mehr als genug …

Einmal gelang es mir, einen Swami, hinter dem ich schon lange her gewesen war, ins Bett zu bekommen – der Erste, seit ich Avinash getroffen hatte! Wir machten alles, wie wir es »sollten«, doch als wir die Handschuhe anziehen »sollten«, war die Erregung weg! Und das war »gut« so!

Aber Avinash und ich scherten uns nicht um Kondome oder Handschuhe oder was auch immer »gebraucht« wurde – wenn es genug Zeit gab, genossen wir es mit allem Drumherum! Wir küssten uns für mehr als zwei Jahre gar nicht – und Zungenküsse waren für immer gedroppt! Jetzt ist es allerdings ein großes Ereignis, wenn ich »seine« Lippen mit »meiner« Zunge liebkose! … Trotzdem hat nichts »unser« Vergnügen gemindert! Der Sex war stärker als jedes materielle Hindernis! Oder war es Liebe?! …

Wer bei einem Regelverstoß erwischt wurde, flog aus der Kommune! Und ich verstand, dass

Sex viele Dimensionen »hat«. Es ist nicht nur Penetration, Ejakulation oder heißes Petting! Manchmal ist ein tiefer Blick in die Augen des anderen genug … Manchmal reicht es, eine Hand zu berühren, und das Verlangen ist verflogen – wir begreifen, dass wir uns etwas vorgestellt hatten, was dieser Mensch nicht ist! Und es ist in Ordnung so! Bleiben wir jedoch neugierig, »müssen« wir es ausprobieren! Das Wichtigste ist, sich daran zu erinnern, dem Körper zu folgen! Er weiß ganz genau, was er will und was nicht! …

Im Juli war die jährliche Feier auf der Ranch – und die Kommune würde für uns alle zahlen. Entweder »konnte« ich an dem Festival teilnehmen oder die Kinder in England sehen. Da ich wusste, dass Adhara sich in der Schule unwohl fühlte und diese vielleicht schon bald würde verlassen »müssen«, entschied ich mich, doch immer noch zweifelnd, für die Ranch ... Das Ticket »musste« ich jedoch selbst bezahlen und wurde sogar gefragt, ob ich auch die Kosten für Avinash übernehmen würde, was ich ablehnte. Ich fand, dass ich für »meins« genug gearbeitet hatte – und es gefiel mir natürlich nicht, dass es nicht bezahlt wurde. Ich war nicht »reich« und »hatte« zwei Kinder zu versorgen! ... Ich weiß, dass wir viele waren, dass viele Flugtickets gekauft werden »mussten«, aber ich vermute, dass es auch genug Geld gab – wovon sowieso viel in Sheelas Taschen später landete! ... Avinash wurde dann gefragt, ob nicht »seine« Eltern »sein« Ticket bezahlen würden, doch da er sie um nichts bat, gab die Kommune es ihm schließlich!

Es war zuerst unklar, ob für uns so gebucht werden würde, dass wir zusammenflogen, und ich war wirklich sehr glücklich, als ich hörte, dass es so war!

Doch auf der Ranch war ich ziemlich verzweifelt und beschloss, mich an Ramateertha, der in der Organisation eine hohe Position »innehatte«, zu wenden. Ich erzählte ihm von den Beschwerden über Adhara und von der Angst, die Kommune verlassen zu »müssen«. Er sagte, ich solle von ihr verlangen, sich zu ändern, und ihr erklären, dass sie andernfalls allein auf der Straße landen würde!

Um nicht rausgeschmissen zu werden, taten wir alles, was uns gesagt wurde! Wir wollten Osho nahe und Teil der Kommune sein, wir wollten an »Seiner« Vision »teilhaben«! Trotzdem würde ich einem Kind so etwas niemals sagen! Darauf meinte er, er sähe nicht, dass ich noch lange in der Kommune bleiben würde ...

Als ich Osho am letzten Abend in der Buddha-Halle sah, wieder diese Energieübertragungen erlebte, dankte ich dennoch all jenen Mamas und Papas dafür, es uns zu ermöglichen, mit dem Meister zu tanzen, solche Seligkeit zu erfahren! Ich wollte weder eine Bürokratin noch ein Arbeitstier sein, trotzdem erkannte ich es an, dass sie uns diesen Raum schufen, um Ihn genießen und in einer Kommune, in der für alles gesorgt war, leben zu »können« ...

Dann wurde ein Textauszug vorgelesen – und ich hörte, dass jedes Zusammensein illusorisch sei! ... Bis dahin hatte ich immer den Traum vom vollkommenen Sichvergessen im anderen geträumt. Ich glaubte an eine vollkommene Vereinigung, an die Verschmelzung zweier Seelen, an das alte Bild von der Seelenverwandtschaft, das von Poeten und

Schriftstellern gepriesen wurde! Und fiel in ein schwarzes Loch! War diese schöne Romanze, die Avinash und ich erlebten, diese ganze »Perfektion« zweier Liebenden nicht wahr? »Konnte« das lediglich eine Illusion sein?! … Und da ich Angst vor einem Rauswurf »hatte«, war diese Liebe jetzt wie ein Anker – das Einzige, woran ich mich festhalten »konnte«! Darum war diese Botschaft, die erste starke Lektion, die ich über das Alleinsein gehört hatte, für mich wie ein Schlag ins Gesicht, um mich aufzuwecken! …

Als wir von der Ranch zurückkamen, wurde ich nach Hannover geschickt. Es war, als »sollte« ich bestraft werden, und ich verzweifelte sogar noch mehr! In den wenigen Momenten, die blieben, um Avinash zu informieren, sagte er, nichts von dem, was ich sähe, sei real, ich sei hysterisch, sie würden uns nicht auseinanderbringen wollen, es sei in Ordnung, wenn wir eine Zeit lang getrennt sein würden – und er lehnte es ab, zu fragen, ob ich in Hamburg bleiben »durfte« …

Heute sieht er es etwas anders und kritisiert ausdrücklich diese Mamas, wenn wir bei Gelegenheit diese Geschichten erzählen. Ich erinnere ihn dann daran, dass er es damals nicht so gesehen hat! …

Wenige bemerkten damals diesen Missbrauch der Macht! …

*Weder Bindung noch irgendetwas anderes »kann« Leuten
mit Gewalt gezeigt werden!*

Die Mamas und Papas »hatten« definitiv kein Recht, die Botschaft von Osho zu hören, um sich dann – wie es Priester und der Papst tun – als »seine« Repräsentanten aufzuspielen – und zum Beispiel Liebende voneinander zu trennen, während sie selbst »ihre« behielten! Einige haben sogar Rivalinnen einfach woanders hingeschickt!

Wir interpretieren alles, was wir hören, entsprechend »unseren« Krankheiten … *Darum »sollten« wir von nichts sprechen, was nicht »unsere« Realität ist.* Aus diesem Grunde schreibe ich nur über Selbsterlebtes – und ohne zu urteilen!

Der Leser »soll« inspiriert, nicht geleitet werden!

Im Übrigen kritisiere ich die Sannyasins nicht als Gruppe! Ich möchte nur etwas Geschichtliches weitergeben – damit wir Machtgier verstehen und es beim nächsten Mal nicht wiederholen! … Interessanterweise waren die Mamas und Papas meist Engländer, Inder, Holländer, Amerikaner, Schweden, Franzosen! Die Deutschen gehorchten! …

Sobald ich fort war, fing Avinash etwas mit einer Ma an. Die englische Mama, die mit der Leitung der Kommune in Hannover betraut war, rief mich dann ins Büro, und während sie, um abzunehmen, Gymnastikübungen machte, erzählte sie mir diese Neuigkeiten – und fügte hinzu, dass er, da ich ihn dominieren würde, jetzt sehr glücklich ohne mich sei!

Dies war einer der schlimmsten Momente in »meinem« Leben! Ich war zwar eifersüchtig, aber noch mehr ekelte es mich an, zu sehen, wie kalt – *und beglückt* – sie war, mir das zu vermelden! Wie ein Nazioffizier! Außerdem war es für mich »unmöglich«, zu verstehen, wie sich so etwas in einer Osho-Kommune abspielen »konnte«! Ich verlor alle Lebensfreude – einmal dachte ich sogar, es wäre »besser«, zu sterben! Doch bei dem Gedanken an Adhara wurde mir klar, dass ich, wenigstens für sie, leben »musste«! …

Avinash schickte mir schöne Liebesbriefe, in denen er betonte, dass es gut sei, wenn wir für eine Weile getrennt seien … Aber nachts in der Disco arbeitend, in einer tiefen Krise steckend, weinte ich oft verzweifelt …

Nach ungefähr zwei Wochen kam er zu Besuch. Es blieb keine Zeit für Eifersucht – wir »hatten« nur eine Nacht! Wir sprachen über die andere Ma, ich »nötigte« ihn, mir alles detailliert zu schildern, und beruhigte mich, als er sich auszog – »sein« Hintern, der erste Grund der ganzen Liebesaffäre, brachte mich zum Dahinschmelzen! … Heute lachen wir immer noch über die Macht dieses Hinterteils! …

Und wir »hatten« wundervollen Sex! Uns kümmerten die 20 Leute im Schlafsaal überhaupt nicht! … Eigentlich taten das die Liebenden oft – allerdings selten in Hannover …

Osho hatte nach drei Jahren der Stille, Ende 1984, angefangen, wieder zu sprechen, und jetzt nahm Er die Diskurse in der Buddha-Halle erneut auf. Und fast jeden Abend sahen wir die Videos …

Dann kam Sanveg nach Hannover. Sie hatte in Haarlem das Center geleitet, als ich dort Workshops gab, und inzwischen war sie in Europa ein »großer Boss«. Sie rief mich eines Nachts an den Tisch in der Disco, wo sie mit drei anderen Mamas saß, sagte, ich sei eine starke Frau, und forderte mich auf, »meine« ganze Energie in die Arbeit zu stecken! Aber das tat ich schon!

Am nächsten Tag machte sie mich zur Chefin der Putzabteilung! Nun war ich selbst eine Mama, setzte glücklich »meine« Ideen in die Praxis um und ließ die Leute unter Gelächter, Pausen – und vielen Umarmungen – arbeiten. Alles wurde viel sauberer, und wir genossen es sehr! …

Doch ein paar Tage später sagte sie mir, dass sie Adhara in der Schule nicht mehr »haben« wollten. Ich »musste« ihr eine Familie geben, weil sie nicht loslassen »könne«, was sie nie zuvor »gehabt« habe … Aber ich hatte so etwas nie von Osho gehört! Was ich höre, ist:

Die Kommune ist eine Alternative zur Familie. Sie kümmert sich um die Kinder – während die Mutter in der Nähe ist!

In der Schule hatte man mich nicht geduldet, und man schickte mich auch jetzt nicht zu ihr, was eine viel glücklichere – und weisere – Lösung für alle gewesen wäre! Sie »brauchte« mich an »ihrer« Seite! Warum also nicht dort?

Und niemand sagte etwas zu Avinash. Es war ein als Wachmann arbeitender Freund, der ihn informierte, dass ich im Hamburger Büro angekommen sei. Avinash kam sofort dorthin und sah, dass ich völlig fertig war – mir wurde gerade gesagt, dass sie mich nach Köln bringen würden, um Adhara abzuholen. Wir umarmten uns, es war ein starker Moment, und er meinte, er würde mitkommen, er würde mich – und Adhara – nicht allein lassen! Doch sie sagten uns, wenn Avinash mich begleitete, sei es »unsere« Sache, wie wir nach Köln kämen! Sie würden uns nicht fahren! Und wie schmerzhaft war jetzt dieser Manipulationsversuch! …

Avinash blieb dabei, und wir trampten nach Köln …

Die Kinder rannten mir entgegen und jubelten, wieder mit mir zusammen zu sein! Aber ich war geschockt, dass Atman auch da war – mir war nichts davon gesagt worden –, und ging zu der französischen Mama, mich immer noch darum bemühend, dass wir in der Kommune bleiben »konnten« … Sie sagte jedoch, ich sei auf dem Opfertrip – und verlangte Geld von uns für die Übernachtung! Ich versprach, zu bezahlen, wenn wir Geld »hätten« – was wir nie taten! Wir fanden, absurder ging es nicht mehr! … Ich »hatte« nur fünfzig Mark in der Tasche! …

Der Mann, der uns auf dem Rückweg mitnahm, brachte uns sogar bis nach Hause. Wir hatten zwei Zimmer im Norden Hamburgs in Ma

Radhas »Regenbogenhaus« gemietet und lebten dort zweieinhalb Monate. Wir hatten gesagt, wir seien ein Paar mit einem Kind, und Radha gefiel es nicht, dass wir mit zwei Kindern gekommen waren – die sich jetzt vor der Dunkelheit fürchteten und sich viel rauften!

Ich wurde mutlos und traurig angesichts dieser Situation … Doch es stellte sich als ein Segen heraus, dass wir geheiratet hatten, denn jetzt »hatte« ich ein Visum, und die beiden »konnten« die Schule besuchen!

Am 14. September machte sich Sheela mit ein paar Freunden und dem Geld, das Sannyasins zum Aufbau der Ranch geschickt hatten, in einem Jet davon. Es war ein Schock für uns alle.

Osho begann, »ihr« kriminelles Handeln und den Despotismus derer, die Er »ihre Bande« zu nennen pflegte, aufzudecken. Er holte sogar das FBI auf die Ranch! »Meine« Gefühle hatten mich nicht getäuscht! Und ich war ungeheuer erleichtert: Es war bewiesen, dass nicht ich der Schurke in der Geschichte gewesen war! …

Drei Sannyasins kamen dann von der Ranch, um zu erklären und zuzuhören. Und in Hamburg wurde eine Versammlung einberufen. Doch ich war erstaunt, dass viele von den Hunderten von Leuten, die dort zusammengekommen waren, Osho beschuldigten, als wäre es »Sein« Fehler, dass auf der Ranch Dinge auf solch faschistische Art und Weise abgelaufen waren! Sie klagten Ihn an, er habe gewusst, was los gewesen sei, oder habe es zugelassen! Andere erklärten, sie seien den Mamas und Papas gefolgt, weil sie gedacht hätten, die Regeln kämen von Ihm! Dennoch, *wo ist die Intelligenz geblieben, wenn wir keine Fragen stellen in dem Moment, in dem uns das Gefühl etwas anderes sagt, als das zu tun, was von uns verlangt wird?* Und ich habe Oshos Botschaft nie so verstanden: »Folge mir, egal, was ich sage!« Ich höre Ihn immer sagen:

> *»Beiß nicht in meinen Finger, er zeigt nur auf den Mond –*
> *schau zum Mond!«*

Das erinnert mich an die Zeit Hitlers, als nur wenige den Mut »hatten«, die Gesetze infrage zu stellen – und Hitler wurde blind gefolgt! Heute wird gesagt bzw. erklärt, die Menschen glaubten, sie würden für Deutschland kämpfen! Doch für welches Deutschland?! Der Faschismus war ein weltweites Phänomen! Ich habe bereits gesagt, dass der Zweite Weltkrieg ein Krieg gegen den Kommunismus war! Hitler wurde gesehen, als er sprach, die Faschisten dachten, dieser Fanatiker wäre perfekt, um eine Partei in Deutschland zu organisieren, und luden ihn ein, es zu tun ... Und eigentlich hat er dann nicht so »gut funktioniert« wie Salazar in Portugal oder Franco in Spanien! Jene beiden Diktatoren waren 20 Jahre länger als er an der Macht, das internationale Kapital und den Handel mit allen Arten von Waren – Waffen, Frauen und Drogen eingeschlossen – unterstützend! ...

Die von der Ranch gaben mir das Mikrofon. Ich erzählte alles, was ich der Mamas wegen erlitten hatte, sagte, dass Osho damit nichts zu tun »habe«, dass er uns zu Freiheit inspiriere und betrogen worden sei, dass wir alle die Freiheit »hätten«, zu handeln oder auf die Situationen zu antworten, aber es nicht getan hatten!

Sheela hatte eigentlich Oshos Raum verwanzt, Ihn fast wie einen Gefangenen gehalten und sogar vergiften wollen!

Sanveg, die englische Mama aus Hannover und die amerikanische aus Hamburg kamen dann zu mir, um sich zu entschuldigen. Ich forderte sie auf, nacheinander zu kommen, und sagte, dass Osho zu uns nie als Gruppe gesprochen habe, dass ich Ihn hätte sagen hören, dass Er immer zu Individuen spreche, dass wir es nicht einmal hören »sollten«, was Er sage, wenn es nicht an uns, sondern an jemand anderen gerichtet war, weil *jeder Mensch einzigartig sei* – und dass die Organisation lediglich etwas Praktisches sei, um Ihn bei der Arbeit zu unterstützen:

Es »sollte« keine Hierarchie geben! ...

Doch die drei blieben beieinander, sich gegenseitig beschützend und sich entschuldigend! Es »konnte« keinen Dialog von Mensch zu Mensch geben! Immerhin wurde ich wenigstens nicht mehr für irgendetwas beschuldigt! Und da mir den größten Schmerz der Gedanke, dass ich »möglicherweise falsch« lag, verursacht hatte, war mir dieses Treffen eine tief greifende Lektion, auf »meine« Intuition zu hören – statt unnötig zu leiden! ...

Viele gaben Sannyas auf. Wir »konnten« in die Kommune zurückkehren, doch sie löste sich auf ... Und bei einem der Videos, die wir regelmäßig im Center sahen, hörte ich Osho vorhersagen, dass er verhaftet werden würde! ...

Am 29. Oktober verließ Er die Ranch! Als der Jet in Charlotte, Süd-Carolina, zum Auftanken landete, *wurde Osho ohne Haftbefehl verhaftet! Und im Gefängnis später vergiftet!* Gebannt verfolgten wir die ganze Geschichte auf dem Bildschirm! Er war jedoch immer ekstatisch, entspannt und lächelte in die Kameras …

Wir zogen in eine Wohnung mit vier Ebenen in der Nähe von Radhas Haus und nannten »unsere« neue Heimat »den Elefanten«! Es gab auch die Wahl, in eine größere in Zentrumsnähe zu ziehen, doch als ich das viele Grün von der Veranda aus sah, fühlte ich mich wie eine Königin, die in »ihre« Gärten blickt!

Der Spielplatz unten gab uns den entscheidenden Kick! Wir lachten, rannten und schrien, als wir uns auf einem Spielgerät, das Atman antrieb, vergnügten … Ich frage mich trotzdem, ob es der »richtige« Entschluss war, denn in der Gegend dort im Norden Hamburgs waren die Menschen ziemlich voreingenommen! …

Wir vermissten deutlich die Kommune, wo wir lediglich einen Job »hatten« und sonst für alles gesorgt war! … Und immer noch davon träumend, luden wir Swami Manaso ein, mit uns zu leben … Er strich die ganze Wohnung, wirklich ein Geschenk für uns, aber ging nach kurzer Zeit wieder. Er war nicht in der Kommune gewesen, wollte ein Zimmer für sich allein und nach zusätzlichen Differenzen, die Temperatur in der Wohnung betreffend, stellte es sich als »unmöglich« heraus, zusammenzuleben … Heute sehe ich ein, dass er »recht hatte«, als er sagte, es sei nicht gesund, die Heizung so hochzudrehen … Ich wollte zu Hause nackt sein!

Atman besuchte die PPS, eine Gesamtschule, und war, wie in Rio, bald einer der »besten« Schüler, sogar in Deutsch. Doch ohne ein »Warum?« folgte er keiner Aufforderung, und über »seine« Fragen verärgert, rastete der Lehrer oft aus! Er »hatte« keine Ahnung, was Freiheit ist! Einmal kam Atman nach Hause und »hatte« überall am Arm blaue Flecken, die von den Fingern dieses Lehrers stammten! Aber Atman wollte nicht, dass ich zur Polizei ging, was »meine« Absicht gewesen war … Und das passierte in Deutschland, mitten in den Achtzigern! …

Avinash erzählte neulich etwas Ähnliches aus »seiner« Kindheit … Der Musiklehrer, der ein Bein im Krieg verloren hatte, zog ihn wütend an einem Ohr, als Avinash sich einmal, als sie Mozart hörten, nicht mehr hatte halten können und angefangen hatte zu lachen! … Vielleicht hasst er deshalb heute klassische Musik! Ich pflegte als Kind für »meinen« Vater und »meine« Brüder zu klassischer Musik zu tanzen – und ich liebe klassische Musik! …

Langsam erstaunte mich ebenfalls das Niveau der Erziehung hier! Das Wichtigste war, sich zu benehmen, sich einzufügen und zu gehorchen! Es gab keinen Raum für ein Verständnis der Individualität der Kinder! Es war die reine Vermassung plus einen eklatanten Mangel an Information!

Adhara ging zur Schule gleich um die Ecke – und litt unter Diskriminierungen! Sie war die einzige Fremde neben einem iranischen Jungen, und die Kinder triezten sie andauernd. Hinzu kam noch, dass »ihre« Mutter nackt auf der Veranda sonnenbadete! Und darum »hat« sie immer noch Probleme mit Nacktheit …

Ebenfalls lebte ich nicht gern in einer solch konservativen Nachbarschaft … Ein paarmal »musste« ich sogar losgehen, um die Kinder, die Atman und Adhara verhauen wollten, aufzuhalten! Ich frage mich allerdings, ob es woanders besser gewesen wäre! …

Wir richteten einen violetten Raum für die Sessions ein, mit denen ich schon bei Radha wieder begonnen hatte. Avinash und ich meditierten jeden Tag, gaben uns gegenseitig Massagen – und liebten uns jeden Morgen! Was Sex angeht, war es für uns der Gipfel. In der Tat war es das Wichtigste des ganzen Tages!

Er war immer begierig und bereit zu lernen – und wir erlebten *alles*, was es mit Sex zu erleben gibt! Nicht dass wir vorhatten, mit »Kamasutra-Positionen« oder irgendetwas in der Art zu experimentieren, doch *die Körper nahmen auch ohne das Positionen ein – von allein! Wir ließen es nur zu – dann ruhten wir meist in diesen Stellungen und genossen, was immer passieren würde, in langen Perioden der Stille … Oder wir lagen einfach umarmt da – wenn jedes Gefühl der Trennung aufgehoben war! Ich hätte nicht mehr sagen »können«, wo »sein« Körper anfing und wo »meiner« endete!* …

Das ist immer eine sehr starke Erfahrung gewesen! …

Er »hatte« oft Schmerzen in den Hoden, wenn er nicht »gekommen« war. Viel später lernte ich, dass *es, abgesehen davon, die Beine hochzulegen, »nötig« ist, die Hoden zu massieren.* Der Schmerz kam eindeutig daher, dass dort zu viel Energie festsaß.

Wir übten uns auch in Bettwrestling. Und wie haben wir diese Körperkämpfe genossen! ... Der Kreislauf kam in Gang, und wir lachten sehr viel. Manchmal tat es ein bischen weh – er war ja stärker –, und ich beschwerte mich! Wir »mussten« sehr aufmerksam sein, um das zu vermeiden – hauptsächlich er, damit er nicht so sehr »seine« Kraft einsetzte!

Wir standen nur auf, wenn die Kinder nach Schulschluss freudig schreiend ins Zimmer kamen. Avinash geriet dann manchmal außer »Kontrolle« – und ejakulierte! Also »mussten« sie langsam lernen anzuklopfen, wie jedes Bürgerkind! ...

Avinash liebt sie beide, ist in der Tat der beste Mann, den sich eine Frau wünschen »kann«, jedoch ein bisschen konservativ im Vergleich zu Punitan und Toninho! Die Kinder so frei groß werden zu lassen, wie ich es von den beiden gelernt hatte, war daher jetzt nicht mehr »möglich« ...

Deutschland ist sowieso nicht so freiheitlich, was Kindererziehung betrifft – und auch nicht in manch anderer Hinsicht ... Sie spielten zum Beispiel gern »Ball gegen die Wand«, und Avinash würde dann ausflippen, denn in »seiner« Kindheit wurde das Vergehen, in der »heiligen« Zeit zwischen ein und drei Uhr, wenn die Eltern am Nachmittag schliefen, laut zu sein, bestraft ...

Gewiss, ich hätte ihnen auch gesagt, dass sie nicht so laut sein »sollen«, allerdings etwas ruhiger, denn ich sehe keine »Sünde« darin, laut zu sein! Brasilien ist laut, da ist der Karneval, die Musik in den Straßen, Partys überall jeden Tag ... Manchmal ist es auch zu viel! ...

Jedenfalls kam nach kurzer Zeit das Paar, das unter uns wohnte, um sich über die Musik zu beschweren. Ich war sehr freundlich, sie waren überrascht, gingen wieder und kamen mit einer Menge Bier zurück. Avinash trank sogar mit!

Spätabends war die Frau betrunken, fing an, mich zu küssen, der Mann staunte und bemerkte, sie sei zu ihm nie so liebevoll gewesen wie jetzt zu mir! Ich mochte es aber überhaupt nicht! Diese Nachbarschaft war nichts für uns! Ich wollte weg ... Doch der Wald in der Nähe war von Anfang an »meine« Zuflucht – ich machte dort lange Spaziergänge und meditierte jeden Tag unter Bäumen, ob es nun Sommer oder Winter war – und sogar wenn es schneite! ...

Unterdessen reiste Osho beinahe unerkannt mit ein paar Sannyasins um die Welt und wurde aus allen Ländern von den jeweiligen Regierungen unter dem Druck der USA herausgeworfen, während Sheela einen Wohnsitz im Schwarzwald fand! Deutschland und England erließen ein Gesetz, wonach es Osho verboten war – und sei es nur, um aufzutanken –, auf »ihren« Flughäfen zu landen! … Und Sheela wurde von der Regierung unterstützt, mit dem Geld, das sie uns gestohlen hatte, ein Altenheim zu eröffnen! Eine seltsame Welt! Sie hat alle möglichen Verbrechen begangen, einschließlich versuchten Mordes, aber nur ein paar Tage in einem luxuriösen Gefängnis mit Swimmingpool verbracht, während Osho, unter der Drohung, er würde sonst Jahre im Gefängnis zu leiden »haben«, genötigt worden war, sich einer beliebigen Straftat, die er aus einer Reihe von Vergehen auszuwählen hatte, schuldig zu bekennen! Die »Möglichkeit«, dass er ermordet werden würde, war »seinen« Anwälten auch schon genannt worden, obwohl sie Osho bereits in einem der Gefängnisse, nachdem sie Ihn mitten in der Nacht bei der Einweisung gezwungen hatten, mit falschem Namen zu unterschreiben, durch mit Thallium versetztes Essen vergiftet hatten – das Gift, das »Seinen« Tod einige Jahre später verursachte!

Am Morgen »meines« 40. Geburtstags brachte Avinash mir 40 rote Rosen und eine Flasche Moët Chandon! Ich erwartete sehnsüchtig einen Swami aus einer anderen Stadt, zu dem ich mich sehr stark hingezogen fühlte, gab ihm eine Session, als er ankam, und wieder, wie in Brasília, verlor ich nach der Session jedes Interesse an ihm! …

Ein paar Tage später kam auch »meine« Mutter und verbrachte mit uns einen Monat! Es war so lustig mit ihr! Sie unterhielt uns mit so vielen lustigen Geschichten! … Und sie half viel, munterte mich auf, indem sie mir oft sagte: »So sind Kinder nun mal, Liebling, sie streiten sich, sie sind garstig!« …

Sie und Avinash verbrachten rauchend zusammen so viel Zeit auf der Veranda, wo sie sich über »ihre« Witze totlachten, dass ich sogar eifersüchtig geworden bin! … Und wir wollten, dass sie blieb, um mit uns zusammenzuleben. Doch sie fuhr zurück, versprach aber, bald wiederzukommen …

Am 29. Juli flog Osho zurück nach Indien. Wir kündigten die Sessions an und nannten die Wohnung »The Lotus Paradise«! Doch ich »hatte« ein seltsames Gefühl, was den Namen betraf, weil Atman und Adhara sich so viel stritten, dass der Ort eigentlich mehr einer Hölle glich! Ich schrieb also an Osho, bat Ihn um Rat und um einen Namen, der passender wäre ... Nach ein paar Wochen kam ein Brief von Hasya, einer freundlichen Amerikanerin, die damals »seine« Sekretärin war. Sie schrieb, sie sei erfreut, uns einen Namen für ein Osho-Zentrum zu senden! Welch eine Überraschung! Und gegen die ständigen Kämpfe zwischen den Kindern wurde uns die Gibberish-Meditation empfohlen, die wir von da an vier Monate lang praktizieren! Atman und Adhara wollten jedoch nicht. Für sie war das einfach zu langweilig!

Und ich bat Avinash dann, sich nicht auf »meine« Seite zu stellen, wenn sie frech zu mir waren. Vielleicht war die Schule die Ursache für »ihre« Aggressionen. Außerdem waren sie klein, von uns abhängig. Und zwei Erwachsene gegen ein Kind ist zu brutal! Ich zog es vor, sie ein bisschen Macht genießen zu »lassen« ...

Wir wussten nicht, wie wir ein Osho-Zentrum in einer Ghettowohnung aufziehen »sollten«, aber wir waren stolz und froh, die »Möglichkeit« zu »haben«, unabhängig mit Ihm zu arbeiten! Also mieteten wir kurz darauf einen großen Raum in einer Sannyas-»Praxis« in der Stadt und kündigten dort einmal in der Woche die »Corpoterapia« an! Das war das erste Event des Osho Mani Zentrum für Kunst und Meditation!

Wie zuvor gab es viel Körperkontakt, Massagen, Meditation, Tanz, Theater und ein starkes Freiheitsgefühl ... Alle liebten es. Einige Frauen fühlten sich zu Avinash hingezogen und ein paar Männer zu mir ... Ein Swami war so verliebt, so durcheinander, rannte hierhin und dorthin, zu mir und wieder weg, dass ich mich schließlich ergab! Und nach vielen Schwierigkeiten jeder Art versuchten wir es zu dritt! ...

Es war ein Fiasko! Zuerst war ich nur mit Avinash und nichts war wie tantrischer Sex – er ejakulierte und verließ das Zimmer. Mit Gyandeva war es auch nichts. Er meditierte viel, schien aber nichts von dem zu begreifen, was sich in der materiellen Welt abspielt! Und seltsamerweise »hatte« ich, als ich mich zu ihm drehte, das Gefühl, als hätten wir uns in einem vergangenen Leben schon geliebt, ich als Jüdin, er als SS-Mann, kurz bevor ich sterben »sollte«!

Als ich mich später zu Avinash im violetten Raum gesellte, weinte er! Irgendwie war ich froh. Zum ersten Mal sah ich ihn weinen, und ich finde, ein paar Tränen zu vergießen ist manchmal gesund.

Aber mehr als zwei Leute zusammen im Bett hatte sich wieder als eine Katastrophe erwiesen! …

Dann bot uns Hanna, eine Workshopteilnehmerin, im November an, bei Adhara und Atman zu bleiben, damit wir für drei Wochen nach Bombay fahren »konnten«, um Osho zu sehen!

Und ich mochte Indien überhaupt nicht! Wie ich fand, war es die größte Lüge in Bezug auf Spiritualität! Außerdem geriet ich in einen Schockzustand, als ich sah, in welcher Lage sich die Frauen dort befanden! Sie wirkten eher wie Vieh! Was für ein Ausdruck des Todes in »ihren« Augen! Und sahen sie eine Frau wie mich, schienen sie es nicht zu glauben! … Heute habe ich auf einer Osho-Kassette Ihn sagen gehört, Indien sei eine verrottete Kastengesellschaft voller Heuchelei, Überheblichkeit, Gewalt, pervertierter Sexualität und Frauenhass! …

Wir erfuhren dann, dass das Hotel, in dem wir wohnten und das lediglich hundert Meter von Oshos Aufenthaltsort lag, ein Bordell war – sowieso schon ziemlich teuer für »unsere« kleine Reisekasse. So zogen wir in ein weit entferntes Sannyas-Camp auf der Madh Island …

Der Ort, an dem Osho jeden Abend Vorträge hielt, war das Wohnzimmer eines großen Hauses, wo er auch zu Gast war. Dort fanden nur ein paar Hundert Leute Platz! Die restlichen sahen die Videos in einer Halle irgendwo in der City. Und es waren so viele Sannyasins nach Bombay gekommen, dass wir nur einmal bei Ihm sitzen »konnten« – und ganz hinten! Um Ihn zu sehen, »musste« ich während des ganzen Diskurses mit den Beinen in einer solch unglücklichen Position verharren, dass ich, als es zu Ende war, eine ganze Weile nicht wieder aufstehen »konnte«!

Doch es war es wert gewesen, denn als »Seine« Augen »meine« trafen, nur ein Mal und für einen kurzen Augenblick, fühlte sich »mein« Körper an wie ein Elektrogerät, das schockartig aufgeladen wird! …

Und nach dem Vortrag war ich in einem Zustand, der nicht zu beschreiben ist. Welche Seligkeit!

Dennoch ziehen Gegensätze sich an! Den weiten Weg zu einer Art Hafen legten wir in einer Riksha zurück. Dort würden wir auf einer Fähre die dreckige, stinkende Bucht überqueren! Und es war so ein schwarzes, schlammiges Wasser, dass mir immer zum Erbrechen zumute war! Würde die Fähre auseinanderbrechen, würde ich schon bei dem Gedanken, in dieses Schmutzwasser hineinzufallen, sterben!

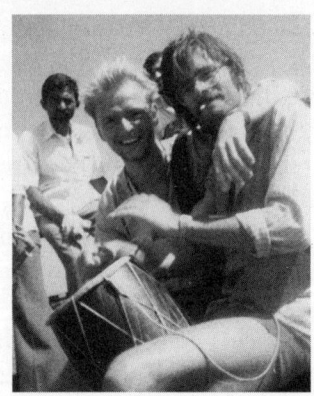

Avinash mit einem Swami auf der Fähre nach Madh Island,
Indien, November 1988

Diese Nacht sahen wir so selig aus, und es war so spät, erst recht für Indien, dass der Fahrer wahrscheinlich dachte, er könne mit uns machen,
was er wollte! Und er verlangte ein Vermögen für die Fahrt! Das riss mich
sofort aus dem magischen Raum, in dem ich schwebte! Wir versuchten
zu diskutieren, was in Indien absolut normal ist, da dort überall Geld
DAS Ding ist! Tatsächlich ist es so, dass, wenn du in Indien nicht han-
delst und sofort bezahlst, was sie verlangen, sie enttäuscht sind! Sie »haben« einen seltsamen Spaß im Handeln!

Jene Nacht war jedoch etwas anderes! Ungefähr 20 Inder umringten
die Rikscha, und wir bekamen wirklich Angst! Es gab kein Licht, Dunkelheit hüllte dieses Nirgendwoland ein, der Bursche sah gewalttätig aus
und sagte, wir alle, »Rajneeshees«, seien reich …

Avinash fand, dass es »besser« war, zu zahlen, was er verlangte, wir
gingen an Bord und wurden von dem Boot, auf dem sich niemand befand, über das schlammige Toilettenwasser gefahren, starr vor Angst …

Und im Camp lebte ein Swami, zu dem ich mich hingezogen fühlte …
Gyandeva war sehr schwierig gewesen, und obwohl er in mich verliebt
zu sein schien, war »guter« Sex mit ihm nie »möglich« … Nun, Gagan
war schön, er kam aus Bremen, spielte Gitarre und war reich gewesen,
bevor er nach einem Satori-Erlebnis bei einer Meditation alles »seiner«
indischen Frau überlassen hatte …

Wir sind uns zuerst beim Meditieren während des Sonnenaufgangs
begegnet und haben nie viel miteinander gesprochen. Alles passierte in

einer magischen Dimension der Blicke, des stillen Zusammensitzens, sanfter und flüchtiger Berührungen ein paarmal … Und er sagte oft, dass er »meinen« Buddha-Bauch liebte … Dann saßen wir eines Abends zusammen in diesem wunderschönen Garten … Ich fühlte mich sehr unsicher, ängstlich und wusste nicht, warum! Es war das erste Mal, seit ich Avinash vor vier Jahren getroffen hatte, dass wirklich etwas mit einem Mann passieren »konnte«! … Aber er sagte mir einige Male, während er sanft »meinen« Bauch berührte: »Das Morgen ist nie gewiss, wir müssen das genießen, was uns gegeben ist!«

Zwischen uns vibrierte eine solche Energie, dass ich sagte, ich würde Avinash, der bereits im Bett war, Bescheid sagen. Doch die Tür zu »unserem« Schlafsaal war verschlossen, und ich fasste es als ein Zeichen auf, dass ich bei Gagan bleiben »sollte« … Wir lachten viel, er freute sich an dem Buddha-Bauch, und bevor wir ins Bett gingen, ließ ich ihn mir versprechen, dass er mich nicht penetrierte, weil wir keine Kondome »hatten« … Er hielt sein Versprechen, und wir genossen eine heiße, schöne Liebesnacht! …

Avinash sagte mir am nächsten Tag eifersüchtig, er würde nicht mit uns »sein« Bett teilen. Er erinnerte sich wahrscheinlich an die Katastrophe in Hamburg! …

Ein zweites Mal hat es jedoch nicht gegeben! Die Inhaber des Camps, zwei indische Swamis, forderten Gagan am nächsten Morgen ohne Erklärung auf, abzureisen!

Viele Jahre später habe ich erfahren, dass der Grund jene Nacht mit mir gewesen ist! Er hätte nicht die Frau eines anderen verführen dürfen! … Ich hatte schon diesen Verdacht »gehabt«, mir aber eigentlich nicht vorstellen »können«, dass sie so vorurteilsbelastet waren – nachdem sie Osho, der immer für die Liebe eingetreten, sich immer wieder gegen Heirat und die Familie gewandt hat, so oft zugehört hatten!

Kurz bevor er uns verlassen würde, lud Gagan mich zum Essen in ein Fünfsternehotel ein. Doch er bat mich, da er wenig Geld »hatte«, »meine« Rechnung selber zu begleichen … Ich »hatte« kein Geld dabei … und vermisste Avinash, den Prinzen der Liebe, der Fürsorge, der immer bereit ist, mir alles, was ich mir vorstellen »kann«, zu geben …

Wenige Tage später besuchten wir Gagan in einer netten Pension am Meer, in der Nähe »seines« neuen Zimmers, und gaben ihm das Geld für das Essen zurück … Den letzten Cent gaben wir, bevor wir abflogen, für eine Nacht in jenem Hotel aus. Und wegen der Klimaanlage holte ich mir, als wir uns liebten, eine Erkältung! ...

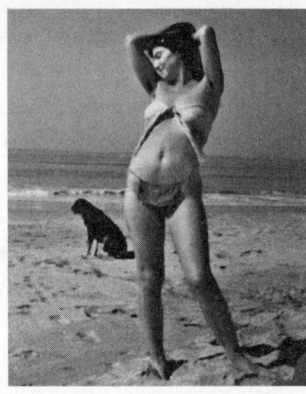

Pyari in Madh Island, Indien, November 1988

Am 4. Januar ging Osho zurück nach Pune. Wir fuhren sofort für weitere vier Wochen hin und »konnten« alle drei Tage bei Ihm im Lao Tse Auditorium – »seinem« Haus – sitzen! An den anderen zwei Tagen sahen wir draußen die Livevideos der Diskurse. Er sprach über Zarathustra, den tanzenden und schaffenden Gott ... Beglückt, die Anwesenheit eines solchen Gottes in mir zu spüren, weinte ich oft ...

Es war auch stark, die Geschichte von Zarathustra zu hören, in der er »seine« Jünger verlässt und sie drängt, sich von ihm zu verabschieden, sich von Ihm zu befreien ...

Avinash und ich liebten uns jeden Tag – und meditierten. Wir durchlebten den viermonatigen Prozess der Nadabrahma in dem winzigen Zimmer, in dem wir lebten. Eines Tages machte eine Ma, eine »unserer« Nachbarn, eine Szene wegen des Summens! Sie kam mit einem Hotelangestellten, und sie klopften laut, nachdrücklich ... Wir öffneten jedoch nicht einmal die Tür ... und summten einfach ungestört weiter ...

In der letzten Nacht in Pune saß ich mit den Musikern sehr dicht bei Osho und sang. Wir spielten viel lustige brasilianische Musik. Ich dachte sogar zuerst, dass dies nicht passend für den Meister sei! Osho genoss es dennoch und tanzte viel! ... Bevor Er ging, sagte ich leise zu Ihm in mir, dass ich Musik machen, nicht mehr nach Indien zurückkehren und wissen wollte, ob es ein Egotrip war oder nicht – und ich fügte hinzu, ich »bräuchte« eine klare Antwort! Exakt in diesem Moment sah er mich an, winkte energetisch mit den Armen, und ich kollabierte! …

Unfähig, mich zu bewegen, lag ich dann auf dem Boden, bis die Ordner kamen, um mich zum Gehen aufzufordern …

Am ersten Tag in Hamburg rief jemand an und bot uns einen Übungsraum an, in dem wir proben »konnten«! … Wir kauften ein Mikrofon, und ich schenkte Avinash ein Schlagzeug. Ich sang nun, Atman lernte Gitarre, und Adhara war auch immer dabei …

Im Dezember spielten wir zum ersten Mal live zur Eröffnung einer Workshopreihe – und wir liebten es! Adhara hatte beim Abendessen vorgeschlagen, die Band »Pyari and the Crazy Colorful Condoms« zu nennen, angeregt von den ständigen Gesprächen über Aids und den Vorsichtsmaßnahmen, die sie auch in der Schule in England kennengelernt hatten. Unter anderen wählte das Publikum nach dem Konzert diesen Namen … Später wurde er verkürzt zu »Pyari and the Colorful Condoms« – und bei den Auftritten warfen wir mit bunten Kondomen …

1988 kam »mein« Vater zu Besuch. Er freute sich, uns Musik machen und auf der Bühne zu sehen! Wir genossen Gelächter und Tränen … Als er uns wieder verließ, kam Punitan auf dem Weg zurück aus Pune, brachte ein indisches Instrument für Atman mit, das letzte der wenigen Geschenke für den Sohn, und etwa zwei Wochen später fuhr er wieder, nach einer wilden Attacke gegen mich wegen der – wie er es nannte – »neurotischen Art«, wie ich die Kinder aufzog …

Und Ana war mit Alice schwanger …

Im Januar 1989 fuhren wir für fünf Wochen wieder nach Pune. Diesmal nahmen wir Adhara mit, denn zwei Jahre zuvor war sie bei einer Ma in Hamburg geblieben, und beide hatten sehr gelitten! Außerdem zahlte sie nur noch die Hälfte des Tickets. Atman, der schon über zwölf war, hätte den vollen Preis bezahlt – für uns zu viel Geld! Darum blieb er bei einem Schulfreund, worüber er sich freute.

1987 hatte Gyandeva bei uns gewohnt, damit Atman nicht allein war, doch genau das sei eingetreten, beschwerte Atman sich später – Gyandeva habe immer nur meditiert! …

Wir saßen jeden Abend mit Osho in der riesigen Buddha-Halle, die für 10 000 Buddhas gebaut wurde, wie Er zu sagen pflegte, und die nun endlich fertig war! Nach dem Diskurs gab es immer ein paar Minuten lang Gibberish. Dann forderte Osho uns auf, tief in uns hineinzugehen, und danach, loszulassen, uns in einen Ozean des Bewusstseins aufzulösen ... In diesem Moment ließen wir uns auf den Boden fallen ... Und es war ein unbeschreibliches Gefühl, ins *Nichts* einzutauchen! ...

Avinash und ich machten manchmal heißen Sex bei jenem heißen Wetter! Ich weiß noch, dass er mich einmal elf Mal zum Orgasmus brachte! Und ich war nicht müde hinterher! Er auch nicht! ... Wir hatten einen schnellen und leichten Weg, zum Höhepunkt zu kommen, gefunden: *Ich war über ihm, während er »meine« beiden Nippel berührte ...*

Ich verliebte mich dann in einen brasilianischen Swami, obgleich es nie zu etwas wie »echtem« Sex kam! Adhara »konnte« es sowieso nicht leiden, wenn ich mit einem anderen Mann zusammen war! Sie wollte, dass Mama nur mit Dad war! ... Einmal hatte ich es endlich »geschafft«, zusammen mit einem Swami, mit dem ich schon lange geflirtet hatte, zu sitzen. Wir betrachteten den Wasserfall im Ashram, und sie kam ... und fragte ihn, ob er wisse, wie alt ich sei! Der Australier war ziemlich jung ... Und wir trafen uns nie wieder!

Am letzten Tag begegnete ich einem anderen jungen Swami, einem Tänzer aus Kanada, der sich in mich verliebte, als er mich auf »meiner« Abschiedsparty Gitarre spielen sah ...

Er nahm Sannyas, als ich bereits wieder in Hamburg war, und hieß nun Rahashya ... Und zum ersten Mal, seit ich Avinash getroffen hatte, erlebte ich eine erfüllende Liebesaffäre! ...

Avinash riet mir jedoch, es zuerst in Pune auszuprobieren, bevor ich Rahashya nach Hamburg brachte, in die Wohnung mit den Kindern und ihm – was ich beabsichtigte ...

»Es ist besser für uns alle«, sagte er ...

Ich hatte gehört, dass Leute nach Pune zurückkehrten wegen einer Liebesgeschichte, die aber schon tot war, als sie ankamen ... Fürchtend, dass mir das auch passieren »konnte«, sagte ich mir: »Dies ist nur ein Trick, den das Leben gefunden hat, um dich zu Osho zurückzubringen! ...« Ich hätte es nie getan, wenn nicht für einen Liebhaber ...

Wir machten die Augenmeditation, ich gab Rahashya eine Session, und mir wurde klar, dass es für ihn aus war. Aber da ich schließlich ja für Osho zurückgekehrt war – was bedeutet, für mich –, war daher alles in Ordnung ... Und nach drei chaotischen Tagen, sogar noch einer frustrierenden Affäre, mietete ich ein Zimmer in einer kleinen, schönen Wohnung – und war dort zum ersten Mal in diesem Leben *ALLEIN*! Wie ich das genoss! …

Osho war jedoch krank, und ich sah Ihn kein einziges Mal! … Diese sechs Wochen waren eine tiefe Lektion in Alleinsein! Doch dann »hatte« ich eine intensive Liebesaffäre mit einem deutschen Swami … Und als ich mir die Tarotkarten legte, fühlte ich, dass Avinash ebenfalls eine andere Frau genoss! …

Er erzählte mir dann fröhlich, als ich vom Frankfurter Flughafen anrief, dass die Wohnung nun eine Kommune war – was wir uns immer erträumt hatten! Und das hieß, dass zwei Sannyasins nun dort lebten: »seine« Geliebte und ein japanischer Swami! …

Und in Hamburg war das Erste, was ich von Adhara hörte, sogar noch bevor ich aus dem Zug ausstieg: »Avinash hat eine neue Freundin!« Doch er schickte sie fort, bevor ich ankam! Zwei Frauen wären zu viel für ihn, bemerkte er … Und ich fand es schade, obwohl ich etwas eifersüchtig war! Ich war neugierig – die Ma war eine Tantra-Lehrerin aus den USA, ich hatte von ihr in Pune gehört, und Avinash hat mir gesagt, sie würde ihn an mich erinnern …

Er brachte mir eine Rose mit und schenkte mir später, zu Hause, eine Gitarre! Dennoch war ich empört, als ich hörte, dass sie es genoss, ihm einen zu blasen, auch wenn er mir erklärte, er habe gedacht, das sei in Ordnung – da ja für uns kein Ansteckungsrisiko bestehen würde. Aber »meiner« Ansicht nach hätten auch sie – weil Osho angeregt hatte, oralen Sex zu meiden – darauf verzichten »sollen«! Ich hatte in Pune immer nur *Safer Sex* praktiziert, obwohl es wirklich mit dem letzten Swami sehr intensiv gewesen war, und erwartete von ihnen, dass sie genauso handelten …

Etwas zu erwarten ist jedoch ein Egotrip!

Zudem wusste ich auch, dass ich ebenfalls deshalb wütend war, weil sie den Samen, den ich, unbewusst besitzergreifend für »meinen« hielt, bekommen hatte! So öffnete sich ein Abgrund zwischen uns – und ich fing mit dem nächsten Swami etwas an! …

Der Japaner war ein großartiger Musiker und spielte bei uns den Bass. Wir »hatten« so viel Spaß! Einmal sagte ich, ich wünschte, ich träfe einen Zen-Meister – und er bemerkte, er sei einer! Ich war so traurig, als er wegging! …

Als der brasilianische Swami aus Pune zurückkam, blieb er eine Woche bei uns ... Dann kam ein anderes Paar ... Die Wohnung war aber kein Ashram, und die Kinder stritten sich viel, eifersüchtig aufeinander ... ich war wirklich froh, als alle gegangen waren! ... Und bekam die Idee, Adhara ein Jahr nach Brasilien zu schicken! Nach einem halben Jahr würde Atman auch gehen, und so würden beide jeweils ein halbes Jahr einzeln bei uns sein – und die ungeteilte Zuwendung von uns erfahren ... Doch wer weiß, ob es eine weise Entscheidung gewesen ist? ... Hätte ich Adhara in die Band integriert, wäre sie vielleicht weniger eifersüchtig gewesen und hätte eventuell auch musikalisches Potenzial entwickelt ... Aber man weiß es nie! ...

Sie flog nach Brasilien mit einer Puppe im Arm, und ich weinte viel, als sie weg war – ich wusste, es würde der letzte Blick auf »meinen« Liebling als kleines Mädchen sein. Sie würde als Frau zurückkommen! ...

Wir machten dann viel Musik! Avinash kutschierte Atman und mich zu den Bars, in denen wir spielten ... Es machte so viel Spaß! Und im Dezember ging Atman nach Brasilien. Ich glaubte, ich würde endlich einmal mit Avinash allein sein und die sechs Monate genießen, doch bald lief es darauf hinaus, dass wir uns um eine Ma kümmerten – die Freundin »unseres« Bassisten, die in der Psychiatrie gelandet war! Wir brachen jedoch dummerweise nach einigen sogar »guten« Resultaten zusammen, und sie ging dorthin zurück! Hanna, die ein Jahr zuvor Sannyas genommen hatte und nun Sangeet hieß, bemerkte, wir »sollten« mal Urlaub davon nehmen, uns um andere zu kümmern! ...

Am 19. Januar 1990 verließ Osho den Körper. Upeksha, eine brasilianische Ma, die eine Zeit lang mit uns zusammenwohnte, behauptete, verzweifelt weinend, wir seien zu Waisen geworden! »Mein« erster Gedanke war jedoch: »Ich ›muss‹ jetzt nicht mehr nach Pune gehen!« Und ich fühlte mich wirklich frei! Aber schuldig! Viel später hörte ich Ihn sagen, dass er in »seinen« Sannyasins aufgelöst sein werde ...

Ist Er jetzt in mir?! ...

Als wir im Sannyas-Center »Seinen« Tod feierten, fühlte sich Peter, ein Nichtsannyasin, zu mir hingezogen – und ich verliebte mich ... Aber es kostete mich viel, ihn dazu zu bringen, sich zu öffnen – und Avinash war ziemlich eifersüchtig! Trotzdem dachte ich, ich »sollte« diese Romanze leben – da es genau in jener Nacht passierte, als Osho »seinen« Körper verließ! ...

Wir gingen ins Bett, nachdem er an einem Workshop teilgenommen hatte, und am Morgen, als er gegangen war, kam Avinash ziemlich wütend zu mir. Ich erklärte ihm, dass ich nie versprochen hatte, treu zu sein. Ich finde nicht einmal, dass das in irgendeiner Weise ein Wert ist! Und noch verärgerter verließ er den Raum …

Zuvor war ich immer hinter ihm hergelaufen, hatte um Verständnis gebeten, geweint, und erst, als er sich abgeregt hatte, »konnte« dann alles für mich wieder in Ordnung sein! Aber nun war ich wie immer verzweifelt, doch statt es auszuleben, beschloss ich, den Schmerz zu beobachten, und blieb im Bett – tiefer und tiefer in mich gehend, um diesen Schmerz zu verstehen … Eine Angst führte mich zur nächsten, und schließlich kam ich an den Punkt, an dem ich sah, dass es eigentlich der Tod ist, wovor wir Angst »haben«!

Die Angst, alleingelassen zu werden,
ist hauptsächlich die Angst zu sterben!

In diesem Moment war die Qual vorbei! Und Avinash kam nackt ins Zimmer mit einem Steifen – bereit für die Liebe! Wir liebten uns und hatten eine großartige Lektion gelernt – Oshos Todesgeschenk an uns!

Die Affäre mit Peter dauerte nicht lange an. Wir liebten uns noch einmal – und machten eine Weile zusammen Musik … Es war aber enorm viel gewonnen, denn ich »hatte« keine Angst mehr, dass Avinash eifersüchtig werden würde! …

Adhara blieb nicht ein Jahr in Brasilien wie geplant, kam im Juli zurück und war jetzt, was ich schon erwartet hatte, eine Heranwachsende. Zudem befand sie sich in jener Phase der Rebellion gegen die Mutter … Ich war ziemlich geschockt von diesem Wandel! »Mein« kleines Kind gab es nicht mehr! …

Nach ein paar Tagen wurden wir zu einer Technoparty eingeladen. Nina, Adharas neunjährige Freundin aus der Nachbarschaft, kam mit uns. Wir mochten die Musik nicht, doch als wir nach Hause fahren wollten, schliefen die beiden im Auto, und wir entschlossen uns, uns auf eine Matratze zu legen … Jemand bot uns Gras an, langsam ergriff die Musik »Besitz« von uns … und wir tanzten bis zum nächsten Abend! …

Eine Woche später erfuhr ich, dass »meine« Mutter sehr krank war. Und wie »hart« es war, den Entschluss zu fassen, loszufahren, um sie zu sehen! Denn wie sehr wollte ich jetzt die Zeit mit Adhara genießen! Was für ein Witz des Lebens! …

Einen Tag vor »meiner« Abreise gingen wir zu der nächsten Party, bei einem Swami, der nach Indien zog, deshalb »sein« Haus verkauft hatte und nun »seinen« Abschied feierte. Und es ist der Beginn einer Zusammenkunft der Tanzenden gewesen, die beinahe für eine Dekade auch »unsere« Lebensform bestimmte! … Wir alle nahmen einen Trip – zuerst lehnte ich es sogar ab … Aber um die Reise nach Brasilien durchzustehen …

»Meine« Mutter was so froh, mich zu sehen, dass sie sich erholte! Ich wusste, dass sie sterben würde – »ihre« Lungen waren durch lebenslanges Rauchen stark geschädigt. Daher war in nur zwei Wochen nicht viel zu tun … Trotzdem schlug ich ihr eine Reisdiät vor, und danach ging es ihr viel besser!

Bill und Mosa hatten sie gegen »ihren« Willen zu sich geholt – sie wohnten ein paar Ecken weiter –, weil es dann für die beiden leichter wäre … Aber sie waren so verzweifelt, obwohl sie eine Haushälterin, die auch kochte, »hatten«, und eine Krankenschwester, die sich um Mama kümmerte! Zudem beklagten sie sich oft über Mutter! Daher sagte ich schließlich zu Bill, dass er sie in ein Altenheim schicken »sollte«, wenn es ihnen keine Freude machte, sich um sie zu kümmern – auch wenn ich wusste, dass Mama das heftig ablehnte! Sie wiederholte immer, sie werde wieder gesund und in »ihre« Wohnung zurückziehen – in der ich aufgewachsen war und wo sie 40 Jahre lang gelebt hatte!

Jetzt wohnten Atman und ich dort … Und jeden Tag mit Bills ständigen Sorgen über »seine« Kosten konfrontiert, beschloss ich, die Wohnung in Ordnung zu bringen, damit er sie vermieten »konnte« … Dann »hatte« ich allerdings weniger Zeit für »meine« arme Mutter! Und ich war nach Brasilien gekommen, um bei ihr zu sein!

Atman und ich musizierten dort manchmal … Er hatte sich in die Tochter der Haushälterin verliebt, doch »ihre« Mutter und Mosa – eine schöne Seele, obgleich konservativ und christlich – waren aufgebracht, da ich das absolut unschuldige (außer für die vorurteilsvolle Mutter und Mosa) Flirten der beiden schützte. Was für ein Film! Und noch »schlimmer«: Ich wusste nicht, wo Atman in Rio bleiben »konnte«! Er wollte nicht nach Bahia, wo Punitan und Ana seit ein paar Jahren lebten.

Und »mein« Vater »hatte« nicht genug Platz für ihn ... Zuerst war er bei Bill gewesen, wie Adhara, und als »meine« Mutter dort einzog, hatte er gehen »müssen«!

Ich sprach dann mit Amito darüber, und er war bereit, Atman unter »seine« Fittiche zu nehmen. Doch da dieser Exlover ein exzentrischer Swami war, waren alle sofort dagegen! Ich »hatte« aber keine andere Wahl! Atman wollte nicht zurück, und ich hatte sowieso geplant, mit Adhara eine Weile allein zu sein! ...

Am letzten Tag stahl die Haushälterin zwei Kassetten von ihm ... Ich erzählte es Mosa, aber sie glaubte mir nicht! Oder sie wollte nicht ... Und als ich mich von »meiner« Mutter verabschiedete, schon verspätet auf dem Weg zum Flughafen, kam sie total gestresst in das Zimmer! »Meine« kranke Mutter stand auf, um mich zu bitten, nicht mit Mosa zu streiten! Ich würde das nie tun! Aber das »sollte« der letzte Eindruck sein, den ich von Mutter »haben« würde! Ich sah sie nie wieder! ...

Und in Hamburg kam ich in einer tiefen Krise an, erschöpft, traurig ...

Zwei Sannyasins, die an »meinen« Workshops teilnahmen, hatten uns für einen Urlaubstrip nach Lanzarote eingeladen, wo die Eltern des Swamis ein Haus »besaßen« ... und ich war nun ohne Zweifel urlaubsreif!

Bald »musste« mir dann dort ein Zahn gezogen werden! Zum ersten Mal verlor ich einen Zahn! Dieser Schock! Mir wurde klar, wie sehr ich mich mit dem Körper identifiziere! Und oft »musste« ich mir sagen, dass das nichts war, dass ich eines Tages den ganzen Körper verlieren werde! In der Tat,

wenn ich ein Buddha »werden will«,
werde ich MICH *selbst* *verlieren* *»müssen«!* ...

Und da Antibiotika ein »Muss« waren, »konnte« ich nicht einmal mehr die Sonne genießen! ... Außerdem, woher weiß ich eigentlich, dass der peruanische Arzt ehrlich gewesen ist?! ...

Das Jahr 1990 lehrte mich das Loslassen! ... Osho war gegangen, Adhara war kein Kind mehr, »meine« Mutter war krank, bald würde sie sterben, ich wusste, dass ich sie nicht wiedersehen würde, Atman war in Brasilien, der Traum von der Zweisamkeit mit Avinash zerbröckelte – auf Lanzarote schliefen wir nicht mehr oft miteinander –, und »unsere« Gastgeberin Sunna, eine langjährige Freundin, war auf einmal seltsam!

Ich fühlte mich sehr schwach – und sie nutzte diese Gelegenheit, um mich ständig zu kritisieren! Ich »hatte« das Gefühl, dass sie für irgendetwas Rache nehmen wollte, und verstand nicht, wofür! Obendrein verletzten mich Adharas übellaunige Bemerkungen, die sie wahrscheinlich in Brasilien aufgeschnappt hatte – und Sunna gab ihr Energie, mich noch mehr fertigzumachen! ...

Ich »hatte« das Gefühl, dass das Leben sich gegen mich wendete! ... Zudem wurde ein Spanier mit langen Haaren, mit dem ich geflirtet hatte, ärgerlich, als er mich mit Avinash sah! Und einer »seiner« Freunde sagte mir sogar eines Nachts, dass es dort üblich wäre, Hexen zu verbrennen, jene, die Dinge dematerialisieren würden, womit er andeutete, ich hätte ihm Geld gestohlen – und dass nun »meine« Bestimmung dieselbe wie die der Hexen sein würde ...

Zwei Wochen später sah dieser Typ mich in einer Bar Gitarre spielen und kam, um sich bei mir zu entschuldigen! Ich sah ihn an, als ob ich einen Geist sehen würde, vollkommen sprachlos, was diese ganze Geschichte anging! Was »hatte« ich auf dieser Reise zu lernen?! ...

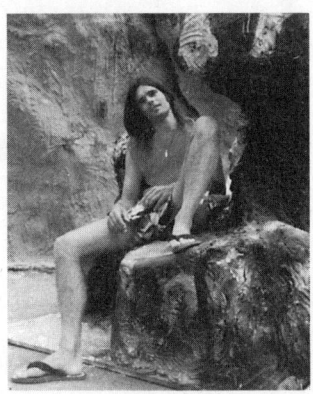

Avinash auf Lanzarote, Kanarische Inseln, August 1990

Adhara verbrachte die meiste Zeit mit einer Freundin, die dort mit »ihrer« Mutter lebte, und wollte mit ihnen auf der Insel bleiben ... Die »Mystic Rose«-Meditation war eindeutig das »Beste« dort! Sunna und Shunnyan machten die Woche des Lachens mit uns zusammen. Die Wochen des Weinens und des Stillsitzens war ich allein mit Avinash ... Ich genoss es auch, frühmorgens ganz allein am Strand zu liegen ...

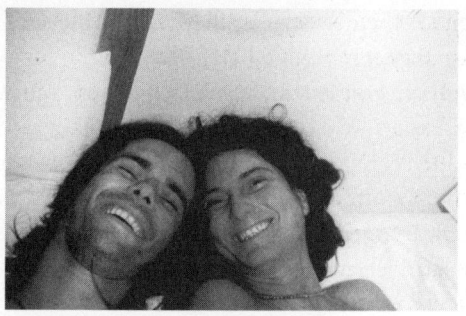

Pyari und Avinash lachen bei der »Mystic Rose«-Meditation,
Lanzarote, 1990

Aber als wir dann wieder in Hamburg waren, ging es mir sogar noch
schlechter als zuvor! ...

Wir verdienten nun Geld auch mit Musik und Theater. Und neben
den Workshops war die Band jetzt für uns die Hauptsache ... Ich hatte
mich in den neuen Gitarristen verliebt, aber er sträubte sich, mich zu
lieben. Er sagte in einem fort, ich sei Avinashs Frau! Es wurde dann klar,
wie schwierig es ist, sich nicht in jenes Muster, das uns die Gesellschaft
aufzwingen will, einsperren zu lassen: dass wir ein Paar sind und einan-
der gehören!

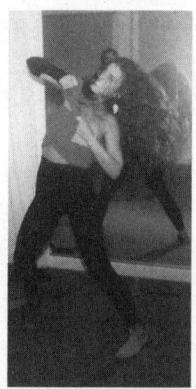

Pyari bei einem Auftritt, Hamburg, Deutschland, 1990

Wir gingen einige Male ins Bett ... Wenn wir endlich allein waren, dann
lachten und genossen wir es sehr ... Überall sonst pflegte er mich ledig-

lich aufzuziehen ... »Seine« exzellente Musik, liebte ich am meisten! Sie hat mich tief berührt ...

Und immer noch kommt er, wenn ich einen »guten« Gitarristen »brauche« ...

Orgasmen jedoch erreichte ich nicht mit ihm! Er ist viel jünger als ich, »hatte« Probleme damit, trank – was ich nie gemocht habe –, und das »Liebemachen« war eigentlich nicht mehr als Ficken ... Aber ich weiß nicht genau, warum ich nicht explodierte ...

Am 14. Dezember verließ »meine« Mutter diesen Planeten. Avinash hatte einen Trip genommen ... Ich ging in den Wald, um zu weinen und um zu meditieren, immer noch sehr verliebt in den Gitarristen. Auf dem Rückweg nach Hause versprach ich ihr, dass ich verwirklichen würde, was ihr nicht »möglich« gewesen war. Sie war eine sehr talentierte Musikerin gewesen, spielte Gitarre und Klavier, liebte es, Theater zu spielen, zu malen, zu schreiben, trotzdem ist sie nur für uns drei Kinder aufgetreten! Als wir nicht mehr bei ihr waren, verbrachte sie das Leben mit Fernsehengucken, Kaffeetrinken, Zigarettenrauchen, Strandbesuchen, Kartenspiel und manchmal damit, zu Gymnastikunterricht Klavier zu spielen ...

Als ich zum letzten Mal mit Olaf im Bett war, »schaffte« ich es, einen Orgasmus zu erreichen ... Ich war nicht mehr so verrückt nach ihm, »hatte« einen neuen Liebhaber auf der zweiten Party von Susi und Wally getroffen – wo wieder viele Leute die Nacht durchtanzten ... Adhara war nicht mitgekommen ... Sie war 13 und ging jetzt »ihren« eigenen Weg ...

Der Mann, den ich auf der Party traf, ist nicht so wichtig als Liebhaber gewesen, doch er veränderte »unser« Leben ... Dann sah ich deutlich, dass früher oder später, was immer man sich wünscht, wahr wird ... Und für uns begann eine neue Phase, ein neues Abenteuer, eine neue Herausforderung ...

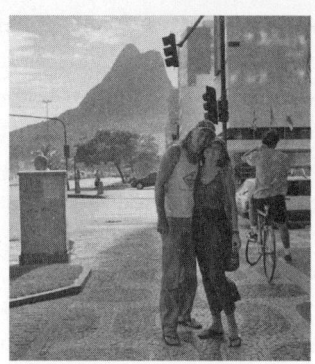

Pyari und Avinash in Rio de Janeiro,
Brasilien, Februar 2005

Körper-Verstand

JENSEITS DER EJAKULATION

Wenn du nicht ejakulierst, werden die starke Energie des Sexus – die
Bioenergie der Schöpfung – und alles, was im Körper während einer
längeren Lustphase produziert wurden einschließlich Hormone wie
Serotonin, in dir erhalten bleiben. Und dieser Zustand erhöhter Energie wird vom Körper genutzt, um das Gehirn zu verfeinern – und um
Intelligenz zu mehren! Und sie steht weiterhin zur Verfügung, ist eine
Kraftquelle für verschiedene Zwecke: für mehr Sex, um mit aufgeweck-
ter Intelligenz zur Arbeit zu gehen, für Kreativität oder um einfach weiter mit dem oder der Geliebten auf eine dann noch aufregendere Art
und Weise zusammen zu sein!

Tantriker nennen es das »Aktivieren der Chakren« – »unserer« Ener-
giezentren – und empfehlen es als Mittel der Bereicherung »unseres«
Lebens. Am Ende, so sagen sie, wenn die Energie das letzte Zentrum, das
im Kopf sitzt, erweckt, werden wir ein Buddha …

Und hier ein paar Tipps, wie das Sperma nicht verloren geht:

- *Benutze ein Kondom!* Lass sie den Penis »anziehen«, was die Aufregung vergrößern, aber die Geschwindigkeit verlangsamen wird – abgesehen davon, dass ein Kondom dich vor sämtlichen Krankheiten schützt! Es verhindert auch, dass mit dem Sperma »deine« Neurosen in die Frau getragen werden. Und die »ihren« werden nicht in dich eindringen. Wenn es für dich absurd klingt, dann experimentiere einmal damit!

Du bist »dein« eigenes Labor! ...

Es ist auch viel sauberer! Außerdem kommen dann keine Kinder! Schließlich *ist es mit einem Kondom viel einfacher, meditativ zu bleiben: du für dich, sie für sich* – lediglich die Lust und die inneren Erfahrungen, die sich einstellen »können«, werden miteinander geteilt, während Komplikationen vorgebeugt worden ist ...

- Bleibe *immer* entspannt ... *Atme stetig aus. Wenn du das Gefühl »hast«, dass du dich anspannst, atme kräftig und laut aus – aber bleibe körperlich entspannt!*

- *Es ist wichtig, dass du beim Akt nicht zweifelst!* Denk nicht darüber nach, ob du ejakulierst oder nicht – *während der Liebe! Diese Entscheidung triffst du vorher,* sonst wirst du es nicht »schaffen«! Außerdem macht es keinen Spaß, wenn du liebst *und* denkst! Du wirst plötzlich ejakulieren – während du gerade an etwas denkst ...

Sich dazu zu entschließen, die Ejakulation zu vermeiden, ist ohnehin so, wie sich für einen bestimmten Lebensstil zu entscheiden ...

- *Sei unter der Frau.* Wenn du während des Aktes meditieren willst – was der Sinn von alldem ist –, ist es einfacher, wenn sie oben ist. Wenn du die Kunst des »Nichtkommens« gemeistert hast, »kannst« du alles machen, wonach dir ist. Wenn aber nicht, ist es viel schwieriger, wenn du über ihr bist, weil sie sich dann weniger bewegen »kann«, und *wenn du dich viel bewegst, wirst du wahrscheinlich ejakulieren!* Lass »ihren« Körper dich führen. Ermutige sie dazu, wild und animalisch zu werden! Es war Frauen seit jeher nicht »erlaubt« – und du wirst sehen, dass es viel mehr Spaß bringt! ...

Einige Männer berichten, dass, wenn die Frau zu wild wird, es nicht möglich sei, »cool« zu bleiben – und die Ejakulation zu vermeiden. Das ist jedoch ein Irrtum. Ich war sehr wild mit Männern, die total entspannt geblieben sind! … Und sie sind nie »gekommen« – jedenfalls nicht nach außen! …

- *Wenn du das Gefühl bekommst, dass du es vermasseln wirst, halte sogleich den Atem an – und stoppe »ihre« Bewegungen.* Wenn sie eine Frau ist, die nicht leicht »kommt«, was bedeutet, dass sie sich weiterbewegen »muss«, *dann press die Muskeln des Anus zusammen,* während sie sich bewegt.

   Mit angehaltenem Atem und den zusammengepressten Gesäßmuskeln wirst du nicht ejakulieren!

   Es gibt auch *einen Punkt zwischen dem Anus und dem Penis,* auf den du *mit dem Finger drücken* »kannst«, um den Samenerguss zu vermeiden. Sie »kann« es auch tun, wenn sie will.

- *Nach dem Akt »sollen« die Beine hochgelegt werden.* Mache den Kopfstand oder das umgekehrte Asana für ein oder zwei Minuten. Wenn du kein Yoga praktizierst, lege die Beine einfach hoch gegen die Wand für etwa 15 bis 20 Minuten. *Massiere die Hoden!* Wenn sie es mag, lass sie es tun. Entspanne dich und erlaube es der Energie aufzusteigen.

»Meine« Erfahrung ist, dass dies die einzige Art Sex ist, die dir Befriedigung verschafft. Du wirst überrascht sein, dass du dich, wenn du die Ejakulation vermeidest, fühlen wirst, als ob du ein paar Tassen starken Kaffee getrunken hast – allerdings ohne die Nebenwirkungen des Koffeins! Und die Liebe zu der Frau hört nie auf! Du wirst dazu »fähig«, den ganzen Tag »scharf« zu sein und es mehrmals zu tun – immer wenn du willst, immer wenn sie besonders schön aussieht oder immer wenn sie mehr will! Wichtig ist, zu verstehen, *dass es ein Gewinn ist – kein Verlust!* Und wenn du dich dafür entscheidest, wirst du es »schaffen«!
Wenn einmal nicht – dann wirst du den Unterschied spüren! …
Eines Tages wird plötzlich ein innerer Orgasmus geschehen.

Alle Männer, mit denen ich solchen Sex erlebt habe, *waren intelligenter als die Masse*! Diejenigen, die normalerweise nicht auf diese Art liebten und es so nur mit mir taten, haben danach mitgeteilt, sie hätten etwas anderes gespürt während »unserer« Treffen – und in sich hinterher! … Und sie haben mich nie wieder vergessen, denn es hat »ihr« Leben verändert – oder zumindest doch die Qualität »ihres« Liebeslebens, was ja schon viel ist! …

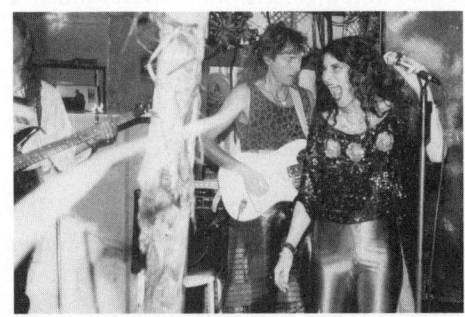

»Pyari and the Colorful Condoms« bei der Show auf dem
Schiff Cap San Diego, Hamburg, Deutschland, 1991

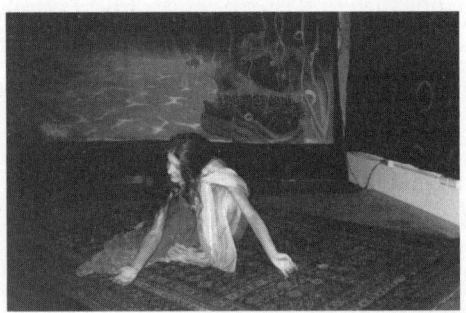

Pyari im «Fools Garden«,
Hamburg, Deutschland, September 2001

Für das *Herz*

DEN ANDEREN IN DIR ENTDECKEN

ist eine Gelegenheit, das andere Geschlecht, das in dir wohnt, zu finden – und auf diese Weise frei davon zu werden, die anderen zu »brauchen«. Das bedeutet nicht, dass du nichts mehr mit Menschen zu tun »haben« wirst! Es wird dich einfach bewusster machen – und dir so eine wahre Möglichkeit für das Gefühl der Erfüllung im Zusammensein bieten!

Die Methode ist, dasjenige herauszufinden, was dich einen bestimmten Menschen »lieben« lässt. Wenn wir uns rückbesinnen und uns an all jene erinnern, die wir »geliebt« haben, sehen wir, dass etwas, was »ihren« Charakter ausmachte, eigentlich immer gleich war.

Finde heraus, was es ist!

Der nächste Schritt ist, diese Qualität zu entwickeln – sie fehlt in uns, und deshalb fühlen wir uns immer zu jenen hingezogen, die diese Eigenschaft »besitzen«! In der Tat ist jede Beziehung dazu verurteilt, früher oder später zu scheitern, denn sie basiert auf einem unbewussten »unmöglichen« Verlangen: sich jene fehlende Qualität, die in der geliebten Person zugänglich ist, »anzueignen«! …

Je mehr wir andererseits dasjenige, was wir im anderen »lieben«, selbst in uns entwickeln, desto mehr werden wir uns davon befreien, sie oder ihn zu »brauchen«. Sich zu beziehen wird dann reines Vergnügen – was wir eigentlich seit Jahrzehnten davon erwarten!

FÜR HOMOSEXUELLE:

Ich habe schon gesagt, dass es keine tantrischen Techniken für Homosexuelle gibt. Dennoch bietet diese hier – als eine Art Vorbereitung auf Tantra – eine Möglichkeit, vorwärts zu kommen: *Wenn du dir bewusst wirst, was dich den Partner »lieben« lässt, an welcher Eigenschaft es dir mangelt,* wirst du plötzlich wahrnehmen, dass, *wenn du einen Mann »liebst« – und du selbst ein Mann bist –, du unbewusst dieser Mann, den* du »liebst«, sein willst! … *Diese Qualitäten in ihm fehlen in dir* – und das heißt, dass *der Mann in dir bisher nicht verwirklicht wurde!*

Also, »mein« Vorschlag, um sich nach vorne zu bewegen, ist:

Sei der Mann, den du »liebst« – denn du hast dich in einen Mann »verliebt«, der symbolisiert, was du unbewusst sein willst!

Ihn somit in dir wachsen zu lassen wird jenen Mann, den du »liebst«, in dir verwirklichen – du wirst *Er sein.*

Es klingt etwas unheimlich und fühlt sich auch so an, doch zu wachsen ist eine solche aufregende Erfahrung, dass du mir den Rest »deines« Lebens dafür danken wirst, »deinen« Mann in dir entdeckt zu »haben«! …

Ich weiß, dass ein männlicher Homosexueller es als merkwürdig empfindet, wenn er sich klar wird, dass er Männer liebt, weil er nicht den Mann in sich verwirklicht hat! … Aber versuche es einfach: Du »hast« nichts zu verlieren! …

»Meiner« Ansicht nach ist es so: *Wenn ein Mann Frauen hasst oder fürchtet, hasst oder fürchtet er in Wirklichkeit den Mann, den er in sich selbst trägt und von dem er denkt, er sei zu zerbrechlich, nicht fähig, eine Frau zu erobern oder zu stark sich der Liebe hinzugeben* – und wie schon erklärt, ist zwischen zwei ähnlichen Energien, wie bei Homosexuellen, nur Sex oder Leidenschaft möglich, niemals Liebe. Ich meine *wirkliche Liebe, spirituelle Liebe* …

In dem Moment dann, in dem du »deinen eigenen« Mann in dir entdeckst und *ihn* verwirklichst, wird *er* sich auf natürliche Weise zu einer Frau – die *»seine«* Frau ist, die die Frau in dir symbolisiert – hingezogen fühlen …

Und wenn du dich schließlich Frauen zuwendest, ist die Zeit gekommen, Tantra zu praktizieren – die Frau in dir zu entdecken!

Du wirst dann bereits *erfahren* sein – denn du bist schon durch diesen »schwierigen« Prozess hindurchgegangen, »deinen« eigenen Mann zu verwirklichen! Die innere Frau nun zu entwickeln wird für dich so leicht wie ein Kinderspiel.

Erinnere dich, dass zwei Männer niemals die innere Frau entdecken werden – auch nicht die äußere –, egal für welche Rolle sie sich auch in der »Beziehung« entschieden haben! …

Dasselbe gilt für Frauen:

Eine Frau, die eine andere Frau »liebt«, würde vielleicht gerne männlich aussehen, damit sie, als Mann, von dieser anderen Frau geliebt wird. Unbewusst sieht sie aber in der anderen die Frau, die sie gerne sein würde! Selbst wenn eine Frau sich sehr feminin fühlt und »ihre« Wahl auf Frauen fällt, weil sie sich vor Männern fürchtet, dann ist die *Angst, die sie »hat«, eigentlich die vor »ihrer« wahren Frau! ...*

Die Aufgabe ist dann, dieses Weibliche im Inneren zu entwickeln, indem sie das Subjekt »ihrer Liebe« beobachtet und es in sich aufnimmt – um es zu *verwirklichen. Und es ist kein schizophrenes Unterfangen, es ist ein spiritueller Prozess, dich mit »deiner« wahren Natur zurückzu-verbinden! ...*

> *Also, beobachte sorgsam mit »deiner« ganzen Kraft die Frau,*
> *die du liebst – und entwickele sie in dir, ohne dich zu*
> *ängstigen, was du entdecken wirst. Sei auf Überraschungen*
> *gefasst! Vielleicht bist du in Wirklichkeit eine sehr wilde,*
> *sexy Frau! ... Wie du damit umgehst, ist eine andere Sache!*

Nach dem Entdecken und Hervorbringen »dieser wahren« Frau – was bedeutet, sie verwirklicht zu haben – steht die Frau plötzlich vor der gro-ßen Überraschung, *keine Angst mehr zu »haben« und sich schließlich zu Männern hingezogen zu fühlen – denn diese spezifische Frau, die ent-deckt wurde, wird sich zu dem Mann, den sie nun in sich entdecken »muss«, hingezogen fühlen!*

Tantra-Techniken mit einem Mann werden sie dann »ihre« männli-che Seite in sich finden lassen – und dieser gefundene innere Mann wird sich vielleicht ziemlich unterscheiden von dem Mann, wie der die Frau gern ausgesehen hätte, um eine andere Frau zu verführen ...

> *Aber vergiss nicht, über nichts zu urteilen, besonders*
> *nicht über dich! Und klebe nicht an irgendwelchen*
> *Erwartungen, denn der Film – mit allen Akteuren – spielt*
> *sich eigentlich ohnehin nur in »unseren« Köpfen ab! ...*

Es ist ein komplexer Vorgang, ich weiß es – *dennoch ein Ausprobieren wert! Und nicht so kompliziert, wie es scheinen mag!* … Du wirst dich später wundern, wie einfach und lustvoll es gewesen ist, »deine« ganze *Gestalt* geändert zu haben!

Selbstverständlich – ich sage es noch mal – »musst« du gar nichts »machen«! Genau so, wie niemand ein Buddha werden »muss« – da wir alle sowieso in irgendeinem Leben dieses Potenzial ausschöpfen werden! Denk daher aber nicht, dass es eine unmögliche Aufgabe ist! Es ist nicht so! Alles Wertvolle im Leben ist immer eine Herausforderung und bestimmt möglich, besonders wenn man wachsen will, denn die Existenz wird dich unterstützen. Sie wird dir sicher helfen bei »deinen« Bemühungen, natürlicher zu werden – um der Krankheit der Gesellschaft und den Perversionen, die von Menschen produziert wurden, zu entkommen! Ich weiß, dass du viel Achtsamkeit »brauchen« wird! Doch sind wir einmal unterwegs auf dem Weg ins Innere, passieren die Dinge von allein – überraschenderweise!

Mut überwindet Gewohnheiten! Erinnere dich daran! Und du »kannst sicher« sein, dass ich es habe passieren sehen! Vielen Homosexuellen habe ich »geholfen«, sich hin zur Heterosexualität zu bewegen – die ihnen von der Natur selbst gegeben wurde! Also wird die Natur ihnen »helfen«, vorwärts zu gehen, sie möchte es so – es ist in »Ihrem« Interesse, sich fortzupflanzen, sich zu erhalten, sich weiterzubewegen!

Und ich glaube, dass die, die mich lesen, ebenso daran interessiert sind, sich vorwärts zu bewegen – und das Bewusstsein zu erweitern! … Darum gebe ich diese Tipps! …

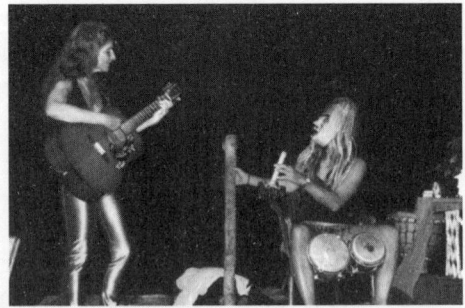

Pyari und Avinash bei einer Show im »Fools Garden«, Hamburg, 2002

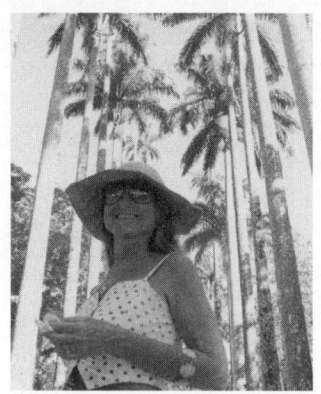

Pyari im botanischen Garten, Rio de Janeiro, Brasilien, 2006

Für den Buddha

»IN DEN SPIEGEL STARREN«-MEDITATION

In dem violetten Raum, den Avinash und ich für die Sessions, Workshops und Meditation gestalteten, brachten wir zwei Spiegel in Sitz-Augenhöhe an den Wänden an, um die In-den-Spiegel-Starren-Methode vier Monate lang zu praktizieren. Und es war erstaunlich!

- Du sitzt bequem vor dem Spiegel, starrst dich an und versuchst nicht zu blinzeln. Du »kannst« dich entweder auf das dritte Auge fokussieren oder in »dein« linkes Auge blicken.

  Unterbricht dich der Verstand, kehre einfach zurück zum Sehen. Verschwende keine Zeit damit, dir irgendetwas vorzuwerfen!

- Wenn das Bild vom Spiegel verschwindet, dann »hast« du es. Schließe nun die Augen für den Rest der Zeit.

  Allerdings ist es nicht gewiss, dass du diesen Punkt – dich selbst verschwinden zu sehen – erleben wirst. Mach dir also keine Sorgen! Und du »solltest« niemals unruhig darauf warten! Übrigens, wenn du es erwartest, wird es sicherlich nicht geschehen! ... Es ist einfach ein Segen, wenn du dich plötzlich nicht mehr in dem Spiegel siehst!

- *Die Übung dauert 60 Minuten.* Stell dir einen Wecker oder lass 60 Minuten lange Musik laufen.

- *Ruh dich immer aus, mindestens 15 Minuten, nachdem du jede Übung beendet hast.*

6

$\mathcal{V}$OOV, Sprötze – Juli 1991

Ungefähr tausend Leute aus aller Welt kamen, um am Wochenende in Sprötze auf der ersten großen Party mit elektronischer Musik in Deutschland – bei freiem Eintritt – zu tanzen! Der Swami, der nach Indien gezogen war, hatte sie organisiert. Er war dort krank geworden und zurückgekehrt …

Avinash und ich tanzten – fasziniert von den im Schwarzlicht fluoreszierenden Farben – von Freitag- bis Sonntagabend, ohne zu schlafen – und ohne die Kinder … Atman war noch in Brasilien und Adhara irgendwo anders mit »ihren« Freunden.

J, der Typ, den ich auf der letzten Party getroffen hatte, war mit »seiner« Freundin gekommen. Deshalb waren wir nicht viel zusammen. Sie war ziemlich eifersüchtig und verwirrt – aber wir sind Freunde geworden. Wir mögen sie. Er ist vor einigen Jahren im Staub der Zeit verloren gegangen …

Auf dieser Party traf ich auch »den Meditationsmann« – wie ich ihn im anderen Buch genannt habe. Und diese Liebesgeschichte hat mehr als zehn Jahre gedauert! Er ist gleichfalls ein Freund geworden, auch von Avinash. Trotzdem treffen wir ihn ebenfalls seit ein paar Jahren nicht mehr … Nach viel Liebe und Meditation weiß ich nicht, ob er ohne mich weitermeditiert hat …

Am Sonntagmorgen gab mir Ernst ein Zeichen. Wir hatten ihn im vergangenen Jahr auf der Party bei dem Swami getroffen. Ihm »gehörte« ein großes Gasthaus namens Waldheim – auch in Sprötze –, das zu einem historischen Ort wurde, weil dort jahrelang Goa-Partys stattfanden, wo Hunderte bunte Menschen zum Tanzen zusammenkamen! …

Und ich sah neben ihm an der Bar einen langhaarigen Typ mit schwarz gefärbtem Haar in schwarzem Leder, der zu mir herüberguckte … T erzählt immer noch gern, dass wir ununterbrochen Blickkontakt »gehabt hätten«, von dem Moment an, als wir uns aus der Entfernung ansahen – was ihm eine ungeheure Menge Energie gab … Ernst stellte uns vor und sagte, T sei Musiker, einer der guten. Wir unterhielten uns ein bisschen, und ich plante mit Ernst ein Konzert im Waldheim.

Drei Wochen später spielten »Pyari and the Colorful Condoms« dort. Viele aus der Tanzszene kamen, der Swami, der die Partys organisierte und T eingeschlossen. Atman war schon wieder zurück und spielte fantastisch Gitarre ... J trat ebenfalls mit uns auf und tanzte im UV-Licht auf einer kleinen Bühne. Und er wusste sich zu bewegen!

Es war ein großartiges, schönes Event! T staunte über die Musik, hörte von den Workshops und, wenn auch in Panik – er zitterte auf den Weg dorthin, wie er mir erzählte – nahm bald an einem teil. Wir »hatten« dann viel Spaß, während wir bei einer Augenmeditation tanzten – und er verlor die Angst, in sich hineinzusehen ...

Doch Atman hatte fast zwei Jahre in Brasilien verbracht und war jetzt sehr verändert, sehr aggressiv. Vielleicht war es nur eine Teenagerkrise gewesen – aber wir wussten nicht, wie wir mit dieser Energie umgehen »sollten«! ...

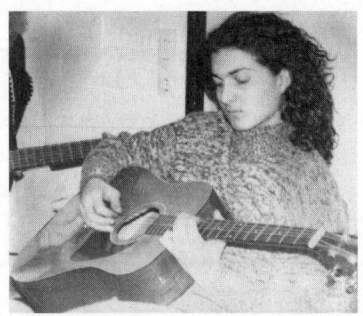

Atman zu Hause in Tegelsbarg,
Hamburg, Deutschland, 1991

Und die Nachbarn waren bereits gegen uns! Eines der kleinen Kinder, das ich sehr liebte und das mich auch sehr gern »hatte«, sagte mir einmal, dass sie nicht mehr mit mir sprechen »dürfe«! ... Und warum?! ...

Später erfuhr ich, dass »ihr« Vater Polizist war! ...

Die Engländerin im Parterre unter uns – die zu trinken pflegte – spielte Klavier, war geschieden und lebte mit einem Deutschen zusammen. Daher erkannte sie sich in mir wieder, da ich ebenfalls Musik

machte, wie sie zwei Kinder »hatte« und mit einem Mann zusammenlebte, der, wie bei ihr, nicht der Vater der Kinder war.

Nach jenem Abend, als sie zu uns hochgekommen waren, hatte sie
uns ein paarmal zu sich eingeladen. Einmal nahmen wir die Einladung
an und besuchten sie kurz. Sie erzählte uns dann, dass sie erst davon geschockt gewesen sei, dass wir Sannyasins waren, es aber schließlich akzeptiert habe …

Silvester 1986 luden sie uns wieder ein, und wir blieben etwas länger.
Ich hatte eine Schallplatte von den Stones mit, die ich gerade geschenkt
bekommen hatte, und da wir immer noch keinen Schallplattenspieler
»besaßen«, sehnte ich mich danach, sie zu hören – und zu der Musik zu
tanzen, was sie vielleicht schockierte … Deutschland ist kein Land, wo
die Menschen ohne Weiteres miteinander tanzen – und das wusste ich
damals nicht! …

Am Ende des Abends lud ich sie ein, mal hochzukommen, um Osho
mit uns zu hören. Das lehnte sie entschieden ab, sagte offensichtlich aufgebracht, wir seien nur Nachbarn und dass das sich auch nicht ändern
sollte! Es war das letzte Mal, dass sie mit uns sprach! Und langsam fing
sie an, mich zu hassen! Ein Freund meinte, sie sei vielleicht eifersüchtig
geworden! Wer weiß?! … Das Verhältnis »ihrer« beiden Töchter zu
Atman und Adhara war weiterhin freundschaftlich … Und dann bekam
sie ein Baby …

Jetzt, 1992, mehr als fünf Jahre später, hatte ich an einem sehr heißen
Sommertag im späten Juni beschlossen, anstatt zur Probe zu gehen, allein zu Hause zu bleiben, da Atman ein paar Stunden zuvor mir gegenüber sehr aggressiv gewesen war. Daher fand ich es »besser«, auf dem
Balkon in der Sonne zu liegen – obwohl es eine schwierige Entscheidung
gewesen war, denn ich hatte nie eine Gelegenheit versäumt, Musik zu
machen! Doch nach dieser schrecklichen Diskussion »hatte« ich keine
Lust mehr, mit ihm zusammen zu sein …

Ungefähr um acht Uhr abends spielte ich Gitarre, und sie fing an, mich
von unten zu verhöhnen. Ich war gewöhnlich in solchen Situationen,
wie sie sie oft kreierte, in die Wohnung gegangen oder hatte sie einfach
ignoriert. Da ich jedoch noch unausgeglichen war, verlor ich die Geduld und gab ihr mit einer Geste zu verstehen, dass sie verrückt sei.

Sie kam hoch, und als ich ihr öffnete, ebenfalls aufgebracht, um sie zu
fragen, was sie wolle, fing sie an, wie wild auf mich einzudreschen!

Es war schwer, mich zu verteidigen, denn ich »hatte« die Gitarre noch vor mir ... Aber sie hörte erst auf, als ich schließlich den Mut »hatte«, sie an Brust und Kehle festzuhalten – und sie nach Luft schnappte. Dann schrie »ihr« Mann, der vor der Tür geblieben war, das Kind im Arm: »Es reicht! Komm!«

Sie verließ die Wohnung, und ich ging auch hinaus, um zu sehen, ob mir jemand half. Doch er schrie mir zu: »Du bleibst drinnen!«

»Mein« Gesicht war blutverschmiert! Dennoch »schaffte« ich es mit allerlei Mühe irgendwie, Avinash und Atman, die im Bunker waren, wo wir probten, zu benachrichtigen. Ich rief auch die Polizei, doch als sie kamen, wollten sie nur »meine« Papiere sehen! Und unternahmen absolut nichts!

Am nächsten Morgen ließ Adhara ihr über die Freundinnen eine Nachricht zukommen, dass sie es ihr beim nächsten Mal heimzahlen würde! Ich war aber sehr wütend, denn ich sah, dass wahrscheinlich nichts passieren würde! Als ich zur Polizei ging, wollten die nichts aufnehmen! Ich rief die »Morgenpost« an, am nächsten Tag kamen zwei Reporter, aber sie schrieben nur, dass es ein Nachbarschaftsstreit zwischen einer Rocksängerin und einer Hausfrau gewesen war!

Ich fühlte mich auch von Avinash, der nichts unternahm, sehr enttäuscht – wieder die Lektion, die er zu Hause gelernt hatte: Der Klügere gibt nach! Also sagte ich ihm, wenn er nicht wenigstens hinunterginge und etwas sagte, würde ich mich von ihm trennen. Widerwillig ging er. Doch der Mann nahm ihn beiseite und sagte, sie sollten das wie Männer klären – nicht wie hysterische Frauen! Und ich war noch wütender, als Avinash es mir erzählte!

Schließlich »hatte« er etwas Mut zusammen, ging zu ihr und sagte, dass er beim nächsten Mal nichts von »ihrem« Gesicht heil lassen würde ...

Ich weiß aber nicht, ob das das »Beste« gewesen ist! ...

Im Horoskop ist »meine« Sonne im achten Haus, was »bedeutet«, dass ich auf der bewussten Ebene durch Sex, durch Geld, das ich teile, und durch Krisen wachse ... Und dies war jetzt die nächste große Krise! Und ein echter Wendepunkt für mich! »Meine« ganze *Gestalt* wandelte sich! Mir wurde klar, dass es im Leben Situationen gibt, in denen wir definitiv kämpfen »müssen«. Wir »dürfen« uns nicht ausliefern, wie es Hindus und Juden immer getan haben! ...

Ich fing dann an rumzuschreien, sprang über »ihrem« Kopf in der Wohnung auf und ab – ich wollte so viel Lärm wie »möglich« machen, um sie zu stören! Was auch immer von einem Pazifisten in mir übrig geblieben war, hatte sich endgültig aufgelöst! … Und sie kam nie mehr, um sich zu beschweren …

Heutzutage lasse ich es nicht mehr zu, dass mich Leute angreifen – egal, in welchem Sinne dieses Wortes – ohne es ihnen heimzuzahlen. Es ist nicht leicht, ich bin immer noch blockiert, wenn ich eine Haltung, die »böse« oder gewalttätig scheint, einnehmen »muss« – vielleicht liegt das an der christlichen Konditionierung oder daran, dass ich in der Kindheit Prügel bezog und von »meiner« Mutter nie respektiert wurde … Doch ich denke, selbst wenn ich zittere, dass *die Existenz nur »unsere« Hände »hat«, um solche »dunklen« Elemente zu »korrigieren«! Und ich tue es, ich diene dem Leben! Es »muss« nicht durch Gewalt passieren, wir »können« Gerichte, Rechtsabteilungen nutzen – aber wir »müssen« die Wahrheit verkünden!* …

Ich erweiterte die Workshops um ein paar Karateübungen, was den Leuten sicherlich nicht gefiel, doch ich erklärte, dass wir mit Gewalt und Aggressionen arbeiten »müssen«, damit wir »in der Lage« sind, uns zu verteidigen!

»Meine« Schüler sammelten Geld für einen Anwalt und wollten vor »ihrer« Wohnung gegen Gewalt demonstrieren. Ich forderte sie jedoch auf, zu warten, bis der Prozess stattfand. Dennoch war ich nicht einmal »fähig«, ein Jahr später vor Gericht zu erscheinen, so geschockt war ich noch! Und der Anwalt, der sogar als einer der besten Hamburgs galt, war nicht so empört wie ich – und verlor den Fall! Das bedeutet, eine Betrunkene dringt in »deine« Wohnung ein, schlägt dich zusammen – und nichts passiert! …

Ein paar Monate später warf sie eine »ihrer« Töchter raus, als das Mädchen – erst dreizehn Jahre alt – ihr sagte, dass es falsch gewesen sei, was sie mir angetan hatte! … Und das Mädchen landete in einem Heim!

Die praktische Veränderung ergab sich fünf Tage nach dem Überfall – »mein« Gesicht immer noch violett –, als wir bei einem der Workshops »meinen« Geburtstag feierten und ein Swami, der regelmäßig teilnahm, mir sagte, er würde mich zu sich in eine andere schöne Stadt namens

Glückstadt mitnehmen … Er »brauchte« auch Unterstützung, denn die Mutter »seiner« zweijährigen Tochter hatte ihn gerade verlassen, nachdem sie sich in »seinen« »besten« Freund verliebt hatte – einen Gitarristen, der auch schon mit uns gespielt hatte …

Ich war in diesen Swami sehr verliebt gewesen, als wir uns 1988 trafen, und erzählte ihm davon, als wir jetzt das Haus wieder betraten. Er sagte, dass er sich damals auch in mich heftig verliebt habe! Ich fragte ihn dann, warum er es nie gesagt hatte, und er antwortete: »Wegen Avinash …«

Wegen »seiner« Frau riet ich ihm, nicht so schockiert zu sein – *denn Menschen verlieben sich immer in den »besten Freund« »ihres« Geliebten. Was sonst?! Er ist derjenige, der einem am nächsten steht, der immer präsent ist, derjenige, der alle Klagen hört und den »Unglücklichen« tröstet! …*

Adhara wollte nicht mit uns kommen. Das verwirrte mich noch mehr! Trotzdem erinnerte ich mich an Gurdjieff, der mit neun Jahren »seine« Eltern verloren hatte und sogar erleuchtet wurde – also stimmte ich zu: Sie blieb in der Wohnung. Das war sehr »hart« für mich, aber es stellte sich später als »richtig« heraus … Dennoch sagt sie heute, es sei sehr schwierig gewesen, allein gelassen worden zu sein! … Solche Dilemmata präsentiert uns das Leben! …

Verursacht durch Erschöpfung und Frustration bekam Avinash dann Nierensteine … Dies waren schwere Zeiten, mit wundervollen Momenten durchsetzt – wie so oft im Leben! …

Als er geheilt war, renovierten wir das Haus, strichen die Wände, richteten es komplett neu ein und schufen einen schönen Raum für Meditation, in dem Workshops stattfanden. Leute kamen und genossen …

Ich beschloss nun, keine Einzelsitzungen mehr zu geben, es sei denn, ich kannte den Betreffenden oder mir würde das Geld ausgehen – was aber bisher nicht passiert ist …

Die sehr neue und »wundervolle« Tatsache war, dass ich mir ein kleines Zimmer im dritten Stock einrichtete – leer und mit einer Tatamimatte als Bett. Avinash schlief in dem großen Wohnzimmer im ersten Stock. Dorthin verlegten wir »unser« Bett. Kleider und Bücher wurden in einem kleinen Durchgang vor »seinem« Zimmer aufbewahrt. Wenn ich mit ihm schlafen wollte, ging ich zu ihm. Es war solch eine Befreiung!

Atman wohnte in einem kleinen Zimmer »meinem« gegenüber und wurde in Glückstadt sehr viel ausgeglichener. Er spielte viel Gitarre, wir machten regelmäßig Shows mit der Band, und er war der Einzige, der mir im Haushalt half, weil Avinash meistens in Hamburg war, wo er arbeitete oder alles am Laufen hielt – während der Swami nur Musik hörte …

Weder Adhara noch Atman hatten es geschafft, in Brasilien wieder eine Schule zu besuchen, da das Schulsystem hier ziemlich zurückgeblieben ist … Und jetzt riefen mich die Lehrer bei Adhara an, um sich über »ihr« Temperament zu beklagen – und wir »mussten« vorgeben, noch zusammenzuleben, damit sie sie nicht in ein Heim steckten! …

Dann traf Avinash Anna auf der VOOV … Als sie zusammen tanzten, hielt er die ganze Zeit Blickkontakt mit ihr. Das hatte sie nie vorher erlebt – und sie verliebte sich in ihn! Die meisten Menschen schauen einander schon sonst nicht in die Augen – tanzend Blickkontakt zu jemandem zu halten ist dann das absolut unerwartete Absurde! …

Als Nächstes organisierten wir in dem Haus eine Goa-Party. Außer ein paar Flaschen »Sekt« gab es keinen Alkohol. Es war ein Erfolg, ein Superereignis – und alle aus der Szene kamen. DJs meldeten sich, boten an, gratis aufzulegen, sogar Antaro, der bereits berühmt war. Viele buntfarbene Leute hingen friedlich in den Straßen der kleinen Stadt herum – ohne Streit, ohne Probleme, frei von Alkohol – und tanzten das ganze Wochenende! … T war mit ein paar Freunden gekommen und sagt heute noch oft, dass er dort beinahe gestorben wäre am Zuviel von Drogen, die er genommen hatte!

Adhara und Atman halfen beim Einlass. Wir alle genossen die Party sehr, abgesehen von der Tatsache, dass der Swami – der der Hauptmieter war – Atmans Sachen zusammenpackte und ihm sagte, bevor die Party losging, er solle das Haus verlassen! Als Erklärung für solche Gewaltanwendung gab er an, er wolle in seinem Haus keine Familienstruktur mehr haben!

Er hatte diese Definition von mir gehört, als ich ihm Energie geben wollte, »seine« Freundin loszulassen, und ihm gesagt hatte, dass *die Familie die Ursache des meisten Unglücks ist* …

Hätten wir Adhara dazu gezwungen mitzukommen, gäbe es nun keine Wohnung, in die Atman hätte einziehen »können« – wir hatten dort zwei Zimmer vermietet, um die Wohnung für sie zu halten … Aber für ihn war es sicherlich ein Schock, dass er wieder dorthin ziehen »musste« – er wollte unbedingt bei uns bleiben!

Ich war sehr wütend auf den Swami! Dies war ein Beweis für »sein« großes Ego, und mir wurde klar, dass es mit ihm keine Kommune geben würde! Er war der Boss, und basta!

Anna war nach Glückstadt zur Party gekommen, doch Avinash nahm ein kleines Stück von dem Ecstasy, das ich geschenkt bekommen hatte, aber nicht wollte – ich habe diese Art Droge nie gemocht –, und es war nicht viel bei ihm.

Er erlebte selige Stunden! Lachend auf dem Hof liegend, fühlte er sich wie erleuchtet – und es sammelte sich eine Menschenmenge um ihn, die von diesem Nektar der Freude, der von ihm ausströmte, kosten wollte!

Am Ende der Party war ich mit Marc, der aus Bielefeld gekommen war, um an einem Workshop teilzunehmen, bei dem wir gemeinsam schöne Momente des Sichberührens erfahren hatten. Und nun waren wir auf der Party noch mehr voneinander angeturnt! Aber im Bett streichelten wir uns lediglich. Ich »hatte« die Periode, und Osho hatte uns empfohlen, während der Blutung keinen Verkehr zu »haben«. Die Penetration genoss ich damals sowieso ausschließlich mit Avinash … Dennoch ist es für Marc eine große Entdeckung gewesen, Lust mit Meditation zu verbinden.

Morgens brachte ich ihn zum Bahnhof, und danach schrieb ich einen Punksong mit dem Satz, den er gesagt hatte, als wir uns liebten – und der in »meinem« Gedächtnis hängen geblieben war: »Ich liebe den Geruch deines Blutes …«

Avinash und Anna waren an diesem Montagmorgen auch ein bisschen zusammen, bevor sie ging. Und der Swami lud jemanden ein, in Atmans Zimmer einzuziehen!

Bald erholte ich mich von diesem neuen Schock, dass Atman hatte gehen »müssen«, und war in verschiedene schöne Liebesaffären verwickelt – alles Tänzer, sanfte Menschen, die diese Partys liebten. Es gab weder viel Penetration noch häufiges Zusammen-ins-Bett-Gehen. Das »Beste« war, zu berühren, berührt zu werden, zu vermitteln, welche Kostbarkeit eine sanfte meditative Liebkosung ist, Menschen für Stille und Meditation zu begeistern – damit es eine Alternative zu Drogen und Alkohol gab. Es war für mich eine sehr kreative Zeit – viele Workshops, Liebhaber und eine Menge Musik! …

Als die nächste Party im Waldheim bevorstand, verabredeten Avinash und Anna, sich in Hamburg zu treffen, aber er sagte mir nichts davon. Den Morgen vor der Party verbrachte ich mit Simone, Marcs Freundin, die gekommen war, um mich zu treffen und am Freitagsworkshop teilzunehmen. Und als an jenem Abend nur noch sie da war, nahmen wir uns die Zeit, uns kennenzulernen – was wir sehr genossen!

Als Anna anrief und ich erfuhr, dass Avinash etwas vor mir verheimlichte, wurde ich sehr wütend. Für mich fühlte es sich wie ein Verrat an, denn ich war in allen Dingen immer ehrlich zu ihm gewesen! Er hatte es jedes Mal als Erster erfahren, wenn ich mich zu einem Mann hingezogen fühlte … Und ich flippte völlig aus, als er dann dazu nichts zu sagen »vermochte«! Doch ich wollte nicht, dass er darauf verzichtete, sie zu treffen. Ich fand, wenn er wollte, »sollte« er es einfach tun, egal, wie ich mich dabei fühlte! Denn, was »soll« ich mit einem Mann anfangen, der mit einer anderen sein will? …

Die beiden Kerle im Haus staunten dann, dass Avinash abhauen »konnte« – während ich weinte und so verzweifelt war! Männer sind immer verlegen, wenn Frauen weinen, und jetzt hielten sie ihn für einen sehr starken Kerl, weil er dazu »fähig« war, zu gehen! Eigentlich bewunderten sie ihn dafür, dass er es überhaupt tat! …

Wir suchten bereits in Hamburg nach einer anderen Wohnung für die Kinder – und eventuell auch für uns. An jenem Tag stand eine Besichtigung bevor, und Atman rief mich deswegen an, um sich mit mir abzusprechen. Als er von dem Vorfall hörte und erfuhr, dass Avinash abgereist war, sagte er mir, dass ich mich wegen einer Lüge nicht so aufregen »sollte«, da jeder ab und zu lügen würde – und fragte mich, ob ich wolle, dass Avinash perfekt sei. Die volle Bedeutung »seiner« Worte wurde mir klar, ich beruhigte mich und beschloss, mit Simone nach Hamburg zu fahren, um ihn zu treffen. Dann würden wir uns mit Avinash und Anna, die, wie Atman von Avinash erfahren hatte, in einem Park auf uns warteten, gemeinsam die Wohnung ansehen …

Anna fühlte sich in »meiner« Gegenwart etwas unbehaglich, aber sie schien bereits Pläne zu machen, mit uns zusammenzuleben … Und nachdem wir die Wohnung gesehen hatten – die kleiner war, als wir gedacht hatten –, fragte ich, ob es sie stören würde, wenn ich mit ihnen zu der Party käme. Sie sagten Nein, ich stieg ins Auto und machte mir klar, dass es das »Beste« wäre, auf dem Weg zu meditieren, denn mich zu un-

terhalten würde jetzt nicht bewirken, dass ich mich »besser« fühlte ...
Und es würde »gut« sein, diese Eifersucht zu beobachten ...

Ich blieb im Auto, als wir im Waldheim ankamen ... Noch meditierend ... Und sank, als alle ausgestiegen waren, sogar noch tiefer in Meditation – in eine andere Dimension des Seins, jenseits aller Gefühle, die nun verschwunden waren ... Als ich schließlich die Augen öffnete, war Avinash da – und wir fielen uns lachend in die Arme! Er sagte, er wolle mit ihr auf der Party Spaß »haben«, und für mich war das jetzt in Ordnung – die Eifersucht war vorüber!

Doch als wir aus dem Auto stiegen, kam sie, ziemlich außer sich und zornig, und wollte mit mir streiten! Ich sagte ihr, ich würde nicht mit ihr kämpfen, jedenfalls nicht physisch, und wenn sie das wolle, dann »hätte« ich andere Mittel, um Wünsche zu verwirklichen – und ich sah einmal mehr, dass es Situationen im Leben gibt, in denen wir den Weg bedauerlicherweise nicht freimachen »sollen«! Besonders wenn der andere weniger bewusst ist ... Seltsame Schlussfolgerung! Aber was »soll« man denn sonst davon halten? Was macht man mit jemandem, der sofort angreift?!

Keiner der Männer, die ich geliebt habe, war je eifersüchtig auf Avinash. Vielleicht weil ich, ohne irgendetwas zurückzuhalten, alles gegeben habe oder vielleicht auch, weil ich von Anfang an immer klar war und immer gesagt habe, dass ich niemandem gehöre – und dass ich mich nicht von Avinash trennen würde ...

Ich ging nun tanzen, Atman kam mit Simone, und ich machte mit ihr tanzend die Augenmeditation ... Am Ende war sie ziemlich verwundert und sagte dann zu mir: »Jetzt weiß ich, warum sich Marc in dich verliebt hat!« ...

Es war mitten in der Nacht, und T kam jetzt auf mich zugetanzt – und wie beim Workshop genossen wir es, Auge in Auge zu tanzen ... Um uns herum wunderten sich die Leute über diese beiden seltsamen, schwarz gekleideten, stundenlang miteinander verbundenen tanzenden Wesen!

Nach der Party wollte Anna mit uns nach Glückstadt kommen. Sie »hatte« sogar einen kleinen Koffer dabei! Avinash wollte es nicht. Ich auch nicht. Und sie war daraufhin ziemlich fertig, die Arme! ...

Ich glaube,

wenn eine Frau die Liebe eines Mannes teilen will und er
mit einer anderen zusammenlebt, »muss« sie »seine« Frau
erobern, nicht mit ihr in Wettstreit treten! Wir »müssen«
uns Menschen anschließen, statt sie zu trennen! …

T lud uns dann in »seine« Wohnung ein … Und als ich Avinashs Füße massierte, sagte er, dass ich eine erstaunlich gute Frau sei, voller Anerkennung, dass ich dem, den er als »meinen Mann« ansah, so viel Zärtlichkeit schenkte! Doch ich wusste, ich war einfach nur froh, dass der ganze Albtraum vorbei war und Avinash es vorzog, mit mir zusammen zu sein!

Und erschöpft legten wir uns später in das einzige Bett in der Wohnung. Avinash schlief ein. Es war Sonntagabend – nach einer Woche voller Abenteuer! Während der Party hatten wir sogar ein Zimmer in der Wohnung der Kinder an eine indische Sannyasin, die mit »ihrem« deutschen Liebhaber nach Hamburg gekommen war, per Telefon vermietet! …

Ich hatte Avinash umarmt … Er lag mit dem Rücken zu mir gewandt, wie fast immer in letzter Zeit – was mich gewöhnlich ärgerte –, und T begann mich zu streicheln. Ich hatte nie gedacht, dass es mir gefallen »würde«, da er für »meinen« Geschmack zu dick und zu »schwarz« aussah. Doch ich liebte es! »Seine« Hände waren sehr sanft, ich genoss es wie nie zuvor – und wunderte mich darüber, wie verrückt das Leben sein »konnte«! …

Als Avinash und ich nach Glückstadt zurückfuhren, beschlossen wir, den Augenkontakt beizubehalten, während wir uns liebten. Und das taten wir auch eine Weile, was dann für uns zu einer Meditation wurde – und was uns wieder zusammenbrachte. Es ist sehr »schwierig« gewesen, miteinander verbunden zu bleiben, bei alldem, was passierte …

Und ich wollte mehr von T … Freunde waren wir bereits, ich fing an, ihn schön zu finden, und in den nächsten Tagen telefonierten wir viel …

Dann, eines Tages kam er schließlich, brachte mir eine große Palme als Geschenk mit, und als ich ihn in das Zimmer im dritten Stock führte, fragte er als Erstes: »Und was ist mit Avinash?«

Er erinnert sich immer noch an »meine« Antwort: »Er macht den Abwasch« …

Ich lehrte ihn alles über tantrischen Sex, er lernte es sehr schnell, intelligent, wie er ist – und sagte, er wolle »meine« Muschi kosten … Ich erklärte ihm, dass wir das eigentlich nicht taten – aber dass, wenn er wollte … Doch sofort erinnerte es mich an das mit Avinash und der amerikanischen Tantra-Lehrerin …

T erwähnt immer noch oft diese Geschichte … Und wir drei lachen viel darüber …

Wir liebten uns dann, und es war sehr schön! Wir erlebten lange Momente der Stille, wie Shiva und Parvati sitzend – er in mir und ich auf seinem Schoß … Und er sagt, es sei ein Wendepunkt in »seinem« Leben gewesen …

Prompt nach dem Orgasmus klingelte das Telefon! Ich nahm ab und es war Anna, die Avinash sprechen wollte!

Sie planten, sich ein paar Tage später zu einem Ritual irgendwo in der Nähe von Hannover zu treffen. Und ich bat Avinash, mich vorher bei T abzusetzen.

Wieder telefonierten wir viel … Das Ritual würde am Freitag stattfinden, Avinash fuhr mich zu T – und brach dann nicht wieder auf! Wir hörten Musik, rauchten, die beiden tranken Bier, und am Montag sagte ich zu Avinash, dass ich mit T nach Hamburg fahren würde – ich wollte endlich mit ihm ins Bett! Es war eine Folter gewesen: Ich war für Sex gekommen, und sie schoben das ganze Wochenende »ihren« Männerfilm mit Rauchen, Trinken, Kiffen, Musikhören! …

Avinash war einverstanden und verabschiedete sich. Ich griff mir T, zog ihn ins Bett, sagte ihm deutlich, was ich wollte, wir »hatten« nicht viel Zeit … und wir taten es.

Es war wieder wunderschön! Dieselbe Ekstase, die gleiche Stille, wir saßen wieder lange in der Lotusstellung – und das war´s. Ich erinnere mich nicht einmal, ob es einen Orgasmus für mich gab …

Ich bin noch einmal nach Jesteburg, wo er lebte, getrampt – aber wir liebten uns nie wieder … Heute sagt er, wir hätten gemeinsam viel Liebe genossen, doch es stimmt nicht, nicht soweit ich mich erinnere … Und ich bin keine, die solche Dinge vergisst! Außerdem war ich von leidenschaftlichem Verlangen erfüllt, war andauernd hinter ihm her – allerdings ohne Ergebnis! Er hat mich immer geliebt, er liebt mich immer noch – war jedoch meist zu betrunken oder zu stoned, um mit einer Frau ins Bett zu gehen! ... Vielleicht in Fantasien, irgendwo in einem mit Alkohol und all dem andern Zeugs vollgedröhnten Gehirn, hat er mich tatsächlich sehr oft geliebt ...

Avinash hatte sich eigentlich »schlecht« dabei gefühlt, bei T zu bleiben, statt Anna zu treffen – und fuhr dann für ein Wochenende nach Hannover. Er ließ Atman und mich bei einer brasilianischen Ma in Bielefeld, wo ich geplant hatte, Marc zu sehen. Doch ich dachte weiter an Avinash – und Marc an Simone! Wir genossen es jedoch, zusammen zu meditieren und offen darüber zu sprechen, was wir fühlten ...

Zwei »Schwule« aus Brasilien waren ebenfalls bei der Ma zu Besuch, und einer von ihnen beschloss nach einem Gespräch mit mir den Gedanken, er sei »schwul, loszulassen. Nur dieses drei Stunden lange Gespräch und am nächsten Tag war er schon mit einer Frau im Bett! Der andere bekam Angst vor mir ...

Avinash blieb länger als geplant in Hannover – und ich rief dort an ... Anna sagte mir, er sei schon losgefahren, und fragte, ob ich eifersüchtig sei. Ich bejahte, fügte jedoch hinzu, sie »brauche« sich darum nicht zu kümmern – denn das sei »mein« Problem ... Und ich fuhr fort, sie »sollte« einfach, wenn sie ihm etwas zu geben »habe«, es mit ihm genießen, was immer sie für ihn empfand – da wir überdies schon fast zehn Jahre zusammen waren, irgendwie aneinanderklebten und es schwierig sei, den Sex so lange lebendig zu halten ...

Avinash traf sehr glücklich ein, und ich beschloss – wenn es auch nicht ganz leicht war –, mich nur an ihm zu erfreuen – ohne irgendwelche Fragen zu stellen ...

Und bald war jene Geschichte mit Anna vorbei ...

T hatte Peter in der Band ersetzt und spielte den Bass bei uns, denn Peter war wieder Vater geworden. Jetzt waren es fünf Kinder! Vier stammten von dem Mädchen, das mit ihm damals zusammenlebte – und die ihn mit den Kindern verließ, nachdem sie jahrelang aufs Muttersein beschränkt gewesen war! Jetzt kritisiert er sie. Zu der Zeit hatte ich ihm gesagt, er »solle« ihr nicht ein Kind nach dem anderen machen! Sie war erst 18! Er lachte und sagte, sie seien anders als wir ...

Als sie ihn nun, 30 Jahre alt, mit einem anderen Mann verließ, warf er alle »ihre« Sachen vor die Tür, sich beklagend, sie sei eine Rabenmutter!

Leute sehen nicht, dass der Traum von der Familie, von der Zweisamkeit, zum Scheitern verurteilt ist! Und Frauen – jedenfalls die in den sogenannten zivilisierten Ländern – wollen sich nicht mehr allein darauf reduziert sehen, nur Mütter zu sein …

Es war ebenfalls in dieser Zeit, dass wir mit einer Frau ins Bett gingen. Sie war eine Freundin von Atman, hatte ein Zimmer bei ihm und Adhara gemietet – und nahm nun an den Workshops teil … Avinash und sie hatten sich während des Sri in jener Nacht lange gestreichelt … Und da manchmal Leute nach den Workshops bei uns in Glückstadt übernachteten, wollte sie jetzt bleiben – und wir drei beschlossen, zusammen zu schlafen. Sie war ein schönes Mädchen, offen und an dem Punkt angelangt, Sannyas zu nehmen. Ich hatte gedacht, es würde mir Spaß bringen, »ihre« herrlichen großen Brüste zu berühren, aber es endete damit, dass ich nur zusah, wo Avinash »seine« Hände hinlegen würde! Ich war von mir selbst schockiert! Eifersucht hatte sich wieder eingeschlichen! … Ich ging dann in »mein« Zimmer schlafen, und am nächsten Morgen sagte ich beim Frühstück nichts, als sie fröhlich fragte: »Es war schön gestern, nicht wahr, Pyari?«

Avinash stimmte zu, und ich überlegte sogar, ihnen zu sagen, wie ich mich gefühlt hatte. Doch ich kam zu dem Schluss, es sei besser, die »nette« Atmosphäre nicht zu stören … Wozu?! …

Ein paar Jahre später – sie war jetzt eine Sannyasin – vergnügten sie sich ein weiteres Mal mit heißem Petting in dem »Liebeszelt«, das wir bei der VOOV für Leute, die sich lieben »wollten«, aufgestellt hatten … Und ich war froh, dass ich nicht eifersüchtig wurde, als ich beim Eintreten beide sehr erregt miteinander sah! … Ich erkannte nicht einmal, wer die nackte Dame war, die ihn in dem »schönen« Bett, das wir hergerichtet hatten, umarmte! … Als sie aus dem Zelt kamen, schien sie etwas unsicher zu sein und versuchte, an »meinen« Augen abzulesen, ob ich O.K. war …

Es ist gewiss »großartig«, nicht eifersüchtig zu werden, wenn wir den Mann, den wir lieben, sich mit einer anderen vergnügen sehen!

Wir sind immer noch »gute Freunde« … Sie erzählt mir oft, dass sie für alles, was sie mit mir gelernt hat, dankbar ist! Ich liebe sie! …

Und Ende Dezember – nach viel Unruhe und konstant lauter Musik – sagte uns der Swami in Glückstadt, dass wir gehen »sollten«! Das machte uns traurig und ziemlich fertig! Zudem wussten wir nicht, wohin! Aber ich war heilfroh, dass wenigstens Adhara und Atman die Wohnung »hatten«!

Karin lud uns darauf in »ihre« Einzimmerwohnung – mit einer Katze – in St. Pauli ein und schlief selbst auf dem Dachboden! Und in diesem winzigen Zimmer fanden ebenfalls die Workshops statt! Wie haben wir das »geschafft?!« … Es waren ohne Zweifel recht außergewöhnliche Zeiten! …

Während einer der Partys wurde ich nun von einem Künstler nach Bochum eingeladen. Ich liebte »seine« Wohnung und lebte dort eine Weile. Zweimal in der Woche genoss ich ebenfalls das Abenteuer, nach Hamburg zu trampen, um mit der Band zu proben! »On the road« zu sein liebe ich immer noch!

Dann bot uns J eine Wohnung in dem Haus an, in dem er lebte, und wir gingen hin, um sie uns anzusehen … Der Fußboden und die Wände waren verbrannt, es gab nur eine kaputte Toilette, die sich draußen befand … eigentlich war alles ein einziger Horror! Wie ich dort leben würde, »konnte« ich mir nicht vorstellen! Doch Avinash sagte, er würde es wieder »schön« machen – und wir würden in St. Pauli, mitten in der Stadt sein, obendrein gratis wohnen, weil J aufgehört hatte, die Miete zu zahlen, denn der Besitzer war ein Trinker, der sich um nichts mehr kümmerte.

T und ein paar andere »Freunde« halfen uns, die Wände zu streichen, Türen und Fenster einzubauen – und Ende April wurde es schließlich eine kleine Wohnung …

Wir haben in diesem Haus zwölf Jahre gelebt!

Im Mai jedoch zogen wir in jenes große besetzte Bürogebäude in der Wendenstraße – einem Gewerbegebiet der Stadt –, das nach einer Party, die dort stattfand, besetzt worden war. Und dort verbrachten wir zwei Monate in einer Atmosphäre der Gegensätze …

Es war zugleich Himmel und Hölle! Leute »hatten« uns gegenüber Vorurteile, da wir keine Drogen nahmen, Sannyasins waren, uns kaum gesellig machten und weil wir, was sie eine »kapitalistische Haltung« nannten, Geld für die Workshops verlangten – die wir in dem schönen Raum anboten, den wir zum Arbeiten, Musikmachen und zum Schlafen in einem riesigen ehemaligen Büro hergerichtet hatten. Die Workshops waren trotzdem fantastisch und wurden sehr gut besucht!

Atman lebte auch dort, in einem kleinen Zimmer im oberen Geschoss. Und ebenso J, der bereits gegen uns war, eventuell weil ich kühler geworden, etwas auf Abstand gegangen war – hauptsächlich, da ich nicht mochte, wie er »seine« Freundin behandelte: immer kritisch, nervös … Vielleicht war das die Folge von zu viel Drogen und Alkohol …

Als wir in »sein Haus« zurückzogen, kam er ebenfalls und fing an, sich wie ein Kind zu benehmen: Immer wollte er etwas – einschließlich Brotscheiben am Morgen! Und langsam ging in »seiner« Wohnung alles zu Bruch, was damit endete, dass er nicht einmal mehr eine Toilette »hatte« – und er kam, um die, die wir im Flur instand gesetzt hatten, zu benutzen! Ich mag es gern sauber und »musste« mich jedes Mal fast übergeben, wenn er sie vorher benutzt hatte! Doch als ich ihm sagte, er »solle« »seine« reparieren, bemerkte er sarkastisch, dass die Toilette, die wir benutzten, für beide Wohnungen bestimmt sei. Was für eine Situation! Darüber hinaus dachte er, ich sei ihm verpflichtet, weil er uns diese Ruine angeboten hatte! Manchmal dankte ich ihm, um nicht alles zu verschlimmern, aber ich »konnte« nicht verstehen, warum solch ein talentierter Mann, der 20 Jahre jünger als ich war, nicht einmal eine Toilette reparieren »konnte«, geschweige denn arbeiten, um sich ein Frühstück selber zu verdienen!

Wie hatte ich gewünscht, als wir uns trafen, in »seiner« Nähe zu leben! Er sagte mir dann, es sei sehr schwer, in dieser Gegend eine Wohnung zu finden! Und da waren wir nun, Nachbarn, Tür an Tür, mit der gleichen Toilette! … Es war solch ein Desaster, dass ich seitdem sehr vorsichtig bin, was Wünsche angeht!

Denn die Existenz braucht manchmal etwas Zeit, um uns zu liefern, was wir begehren – und wenn wir es bekommen, wollen wir es meistens nicht mehr! …

Doch St. Pauli ist ein großartiges Viertel in Hamburg! Ich genoss die Nacht, die Leute, Liebhaber und liebte es, dass ich, wann immer ich wollte, allein ausgehen »konnte«, manchmal sogar um fünf Uhr morgens – um beispielsweise die »Besitzerin« eines brasilianischen Clubs, damals der In-Laden in Hamburg, zu treffen … Sie schloss erst in den frühen Morgenstunden, und ich liebte es, in »ihrem« breiten molligen Schoß zu liegen – zu reden, zu lachen oder zu weinen. Oder es einfach zu genießen, mit ihr zusammen zu sein … Sie hatte ein paar Sessions bei mir genommen, ich hatte sie mit der Liebe zur Meditation infiziert und schließlich war sie nach Pune gegangen, kurz bevor Osho den Körper verließ. Sie hatte dort Sannyas genommen und mir erzählt, dass sie sich dazu entschieden hatte, dorthin zu fahren, als ich ihr sagte: »Stell dir vor, du würdest zu Jesus' Zeit leben und Ihn nicht zu sehen bekommen!« …

Avinash »hatte« dann die Idee, auf Partys Kräuter zu verkaufen. Sie »konnten« als Ersatz für die Drogen dienen … Und bald wurde der Stand zum Treffpunkt für Leute, die Osho lieben, für Menschen, die Ihn kennenlernen wollten … Man »konnte« übrigens alle möglichen Sachen erwerben! Einmal kaufte sogar ein Mädchen eines »meiner« Höschen, nachdem sie »ihres« verloren hatte!

Es gab jedoch in jener Zeit oft lebhafte Diskussionen. Der Hauptgrund war, dass Avinash mir im Bett den Rücken zudrehte – vorher hatten wir immer Arm in Arm geschlafen … Er pflegte zu sagen, alles sei zu intensiv und er sei meistens ziemlich müde. Ich beklagte mich dennoch oft – was ihn verrückt machte … Es kümmerte ihn auch nicht, dass J dauernd da war. Ich hasste das, doch wenn ich zu ihm etwas sagte, ging er zu Avinash, der ihm ein Okay gab! Ein paar andere »Schnorrer« nutzten es ebenfalls aus, dass Avinash nicht Nein sagen »konnte«, und fingen an, ihn als »ihren« Papi zu sehen! Sie kamen zum Beispiel in »unsere« Ein-einhalb-Zimmer-Wohnung, um zu frühstücken! Einer überzeugte Avinash sogar, ein Geschäft aufzumachen – nur damit Avinash ihn einstellte!

Ich fand schließlich, dass ich uns vor diesen Vampiren, die uns aussaugten, schützen »müsse« – und ich tat es! Dennoch stahl dieser Typ sogar »unsere« Lautsprecherboxen, als ich ihm sagte, er »solle« Avinash woanders treffen, da ich »mein« Leben nicht mit ihm teilen wolle! …

Adhara hatte sich in eine schöne junge Frau verwandelt und arbeitete nun in dem brasilianischen Club … »Meine« Freundin, die jetzt Savera hieß, kam dann in Kontakt mit einem spirituellen Meister aus Brasilien und lud Ihn nach Hamburg ein. Wir tanzten und meditierten mit Ihm an mehreren Nachmittagen in dem Laden. Und da er auch Tantriker war, lernten viele, den Samen zurückzuhalten …

1994 gingen Avinash und ich nach Brasilien. Ich wollte etwas Land kaufen, um mit »unseren« Freunden eine Kommune zu gründen. Wir besuchten Punitan und Ana an der Küste von Bahia, wo sie seit Jahren lebten, und ich bekam ein Grundstück angeboten … Alice war ein Schatz, fünf Jahre alt, und wir verbrachten verliebt sehr viel Zeit miteinander!

Mit Punitan jedoch habe ich dann überhaupt nichts genossen! Er rauchte, aß Fleisch, wie die anderen in der Kommune, die eher wie eine Familie war … Einmal kam er auf mich zu, um mit mir ein paar Osho-Songs zu spielen – mich ließ es aber irgendwie kalt! Ich weiß nicht, warum … Und wie schade! Ich bezahlte ein paar Telefongespräche, damit er mit Atman sprechen »konnte«, und Ana schlug vor, dass ich Atman zu ihnen schickte – ich hatte ihr erzählt, dass es ihm nicht gut ging … Ich wollte aber nicht mehr, dass er nach Brasilien kam, geschweige denn, dafür bezahlen »müssen«!

Ich hatte ihr bereits Geld gegeben für das Land, das ich von ihr kaufen wollte, aber da es immer viel Durcheinander gab, sagte Avinash mir schließlich, ich »solle« es lassen. Punitan, der sich darüber ärgerte, dass wir das Vorhaben aufgegeben hatten – vielleicht war er auch frustriert –, wurde sehr aggressiv, schrie uns an, und Anas ältere Tochter Badrena, um die 18 Jahre, forderte uns dann auf, »sein« kleines Haus, in dem wir wohnten – und das von Ana gebaut worden war –, zu verlassen. Das Geld, fügte sie wütend hinzu, würden wir nicht zurückbekommen! Es »sollte« »meine« verlorene Anzahlung sein! Ana behielt die 300 Dollar, und mitten in der Nacht zogen wir in eine »Pousada«. Ich war vollkommen erledigt – und habe sehr viel geweint!

Am nächsten Tag besuchte uns eine Ma, eine Freundin von ihnen … Wegen der Pankaj, »ihrer« Sannyas-Kommune in Rio, waren viele Sannyasins Punitan und Ana gefolgt, als sie nach Cabrália zogen. Nur einige waren übrig geblieben, doch ein paar kamen immer vorbei, um sie zu besuchen …

Alice war mit der Ma gekommen und sagte mir, dass sie nicht mochte, was »ihr« Vater mir angetan hatte. Und die Ma erzählte, Punitan beabsichtige zu kommen, um mich zu umarmen. Es zerriss mich, besonders weil er geschrien hatte, er habe nie ein Kind gewollt … Offensichtlich nicht wahr …

Und ich sagte der Ma: »Besser nicht, ich bin zu erledigt! Es wird mir alles zu viel!«

Ich wollte nicht mehr weinen ... Und am nächsten Tag gingen wir, ohne ihn noch einmal zu sehen. Ich wurde sehr traurig darüber! Wir hatten »sein« ganzes Haus sauber gemacht, in Anas kleinem Laden gearbeitet – aber »ihre« Töchter schienen mir gegenüber oft misstrauisch zu sein ... Sie waren es in der Tat immer gewesen – wie eigentlich die meisten Leute ...

Später fuhren wir jedoch zurück nach Cabrália, um an einem Musikfestival teilzunehmen – und ich gewann bei dem Wettbewerb den vierten Preis! Nach viel Chaos »schaffte« ich es auch, ein 5810 qm großes Stück Land neben Anas zu kaufen – für fast die Hälfte des Preises!

In Rio war es ebenfalls katastrophal! Um zu erklären, warum sie mich am Ende der zwei Wochen, als ich wegen »meiner« Mutter vor vier Jahren gekommen war, so seltsam behandelt hatten, klagten Mosa und Bill, ich hätte bei ihnen eine Orgie veranstaltet an dem Wochenende, das sie in »ihrem« Landhaus verbracht hatten – ich hatte den beiden vorgeschlagen, dorthin zu fahren, um sich auszuruhen, und angeboten, mich um »meine« Mutter zu kümmern ...

Und sie erzählten, dass Mutter es ihnen gesagt hätte!

Natürlich stritt ich so etwas Absurdes ab und wollte wissen, warum sie damals nicht mit mir darüber gesprochen hatten! Mosa war hochschwanger – endlich, nachdem sie schon ein Kind adoptiert hatten –, flippte aus und nutzte die schwierige Schwangerschaft als Vorwand, um sich im Kinderzimmer einzuschließen – und sich des Gesprächs zu entziehen! Und das war's! Und da Mama tot war, gab es sogar keine »Möglichkeit« mehr, dies zu hinterfragen!

Ich »konnte« nicht glauben, was Leute offenbar über mich dachten! Sie nahmen an, dass ich bei ihnen in der Wohnung eine Orgie feierte, während »meine« Mutter dort sterbend im Bett lag! Dabei mag ich Orgien gar nicht! Was doch ein unterdrückter Geist voller Fantasien zu kreieren vermag! ...

»Mein« Vater bot mir dann an, Joe von »seiner« Wohnung aus in Brasília anzurufen – und ich sprach zum letzten Mal mit ihm! ... Ich lud Sharda ein, uns zu besuchen, aber er sagte, das sei nicht realistisch, denn sie hätten dafür nicht genug Geld ... Man hatte sie gezwungen, England zu verlassen, nachdem er »sein« Psychologiestudium beendet hatte, obwohl »unser« Großvater britisch war! Ein weiteres Mal zerstörte die Idee von Nationen das Leben von Individuen! ...

Ich kam völlig schockiert nach Deutschland zurück! Dennoch »besaß« ich ein Stück jungfräuliches Land in Brasilien – in der Nähe eines Strandes, mit einem kleinen Bach und vielen Bäumen! Avinash brachte 34 Kilo Heilkräuter aus Goiânia mit, die er am Stand verkaufen wollte, aber er ruinierte fast »seinen« Rücken, als er das schwere Paket hochhob! …

1995 richteten wir eine neue Wohnung für Adhara und Atman ein. »Seine« Freundin mietete dort ein Zimmer. Und ich »hatte« einen Vertrag für das Buch, an dem ich seit 1990 schrieb! … Zuerst wollte ich eine Zusammenstellung einiger Artikel veröffentlichen, die in einer wundervollen Zeitschrift, der »Good Times«, erschienen waren, aber »mein« Agent sagte, so etwas sei für den Markt zu esoterisch – und wir entschieden uns für ein Buch über Sex …

Im Dezember bat ich Avinash, mit dem Rauchen aufzuhören! Ich »hatte« genug davon, immer wenn ich mich ihm näherte, Nikotin zu riechen! Ich hasse diesen Geruch seit der Zeit in Arembepe, wo ich höllisch gelitten habe, als ich mit dem Zigarettenrauchen aufhörte! Und nach vielen inneren Kämpfen – und Zeit – »schaffte« es Avinash endlich! Heute bekommt er sogar Kopfschmerzen in der Nähe von jemandem, der raucht! …

T traf ich immer wieder auf den Partys … Er nahm nochmals an einem Workshop teil – der von einem TV-Team gefilmt wurde –, wechselte die Freundin, einmal gab ich ihnen Energie, ein Kind abzutreiben, und als die Trennung bevorstand, rief er mich völlig fertig an, um mir alles Neue zu berichten. Das Gespräch endete damit, dass er mich nach Holm-Seppensen, wo er jetzt wohnte, einlud. Und das wurde zu einer wundervollen Zeit für mich! Ich lebte allein in einer kleinen Hütte im Garten des großen, schönen und mitten im Wald gelegenen Hauses mit Sauna, wo drei Kerle wohnten – und viel tranken …

Ich meditierte, schrieb an dem Buch und war sehr in ihn verliebt – aber er war meist betrunken, was mir das Herz zerriss! Wir verbrachten viel Zeit miteinander, lagen zusammen in der Sonne, berührten uns, hörten die Frösche quaken und genossen die Workshops, die ich nun dort gab – und wobei er mich völlig unterstützte! Doch wie blutete »mein« Herz, ihn in solch unbewusstem Zustand zu sehen – unfähig, »mein« Verlangen zu befriedigen … Es war aber immer schön mit ihm! Er war jeden Tag voller Staunen, ganz in Seligkeit wegen mir, Avinash, und den Workshops – die hier, in der Natur, sehr intensiv waren …

Eines Morgens trafen wir uns in der Küche, und ich sah einen seltsamen T ... Ich fragte ihn, was los sei, und er antwortete, er sei trocken! Welch depressiver Mensch war er ohne Alkohol! Arme Seele! ... Und wie »konnte« ich in einen solchen Menschen so verliebt sein?! ...

Atman und Adhara kamen dann eines Tages zu Besuch – und Adhara zeigte mir sofort einen Brief von Bill, den sie, wie sie sagte, nicht ganz verstanden habe. Darin lasen wir, dass Joe verschwunden sei! Vierzig Tage später wurde »sein« verbrannter Körper dann in der Nähe einer Kaserne gefunden! Und nur weil Margot einen Ring, den sie ihm geschenkt hatte, wiedererkannte, war es »möglich«, die Leiche zu identifizieren! Es läuft immer noch ein Prozess ... Und die Behörden vermuten, dass sie ihn getötet hat! So etwas Absurdes! Arme Frauen, armes Brasilien!

Ich schrieb an Punitan, um ihn zu benachrichtigen – und teilte ihm mit, dass ich ihm verzieh ... Ich war so ängstlich geworden! Das Leben ist so vergänglich! Was wäre, wenn auch er sterben würde, ohne dass ich ihm verziehen hätte?! ...

An »meinem« 50. Geburtstag veranstalteten Avinash und ich eine Tanztheater-Show auf einem Boot, auf dem wir vorher Workshops geleitet hatten. Atman, Adhara und viele Freunde kamen zu dieser wundervollen Party! T half uns bei allem ... Und wieder ohne Erfolg versuchte ich gegen Ende des Abends mit einem beinahe kollabierenden Mann Liebe zu machen! ...

Das Buch wurde nun fertig, doch ich »musste« vieles ändern – denn jetzt waren esoterische Themen *in*! »Mein« Titel lautete: »How to get satisfaction, even in Germany« – und sie wollten das Buch »Mein Tantrisches Leben« nennen! Ich habe es jedoch »geschafft«, das »Mein« aus dem Titel zu streichen, wobei »Tantrisches Leben« herauskam ...

Mit dem Extrageld, das ich jetzt »hatte«, wollte ich Urlaub machen. Als ich mit Sangeets Freund Vinay darüber sprach, sagte er, der Ashram sei die »beste« Wahl. Das fand ich auch! Und die Nachbarn ein Stockwerk unter der Eineinhalb-Zimmer-Wohnung, in der Avinash mit Atman – und einer unausgeglichenen Freundin – lebte, zogen aus – und überließen uns »ihre« zwei Wohnungen! Wir »mussten« lediglich ein Klavier und eine »schöne« Schrankwand, die sie nicht mitnehmen wollten, von ihnen kaufen.

Das taten wir, und ich flog nach Pune ...

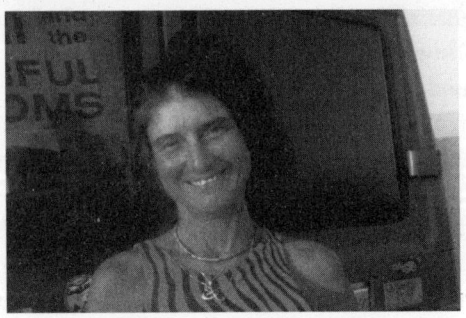

Pyari auf dem »Shiva Moon Festival«,
Zarentin, Deutschland, 1998

1998 lernte T eine neue Freundin kennen und wurde sehr fett. Zwei Jahre später rief er uns an, um mitzuteilen, sie hätten ein Kind bekommen – und sie taten mir sehr leid! … Als wir sie ein Jahr später besuchten, stand das Baby im Mittelpunkt der Aufmerksamkeit. Sie redeten ununterbrochen mit ihm – für Nick selbst blieb kein Platz, kein Moment der Stille …

2003, als ich in Brasilien war, mietete Avinash, vermittelt über Ralph, Ts Schlagzeuger, ein Haus bei ihm in der Nähe – und wir »hatten« wieder öfter Kontakt. Bald begann für ihn eine Phase der schmerzvollen Trennung von Andrea – gefolgt von einer neuen Begeisterung für eine andere Frau … Und obwohl ich sie gemocht habe, bin ich oft eifersüchtig auf sie gewesen – wenngleich scharf auf ihn, wann immer er mich berührte, was er noch häufig tut … Als die beiden sich jedoch trennten, wurde es nicht leicht, mit den beiden zusammen zu sein … Ist die Affäre vorbei, wird jede Frau für ihn zu einem Dämon – wie es allen unbewussten Leuten passiert … Und sie wollte sich dann über ihn beschweren. Ich erklärte ihr, er sei nicht dazu bestimmt, irgendwem zu »gehören« – und war froh, dass sie mich verstanden zu haben schien …

Eines Tages sagte er mir, es hätte ihn schockiert, dass sie »seiner« Familie seltsame Sachen über Avinash und mich erzählt habe – ich »sollte« aber mit ihr nicht darüber sprechen.

Ich bin keine, die verstecken »kann«, was sie fühlt, und irgendwie empört redete ich mit ihr, als wir uns das nächste Mal trafen … Und es war »schön«, mit ihr Dinge zu klären … Es stellte sich heraus, dass er paranoid gewesen war – es stimmte einfach nicht, was er erzählt hatte! Und er entschuldigte sich bei uns. Sie dankte mir, wir umarmten uns, und sie wurde Teil »unseres« Films ...

2006 schlug er vor, wir »sollten« hier in der Gegend Workshops anbieten ... Einige interessante Leute kamen, sogar aus Hamburg, er war immer dabei, nahm am 12. April Sannyas, und wir feierten es an diesem Abend mit einem wundervollen Fest! Er bekam den Namen Swami Neerava Utpal – die Stille des blauen Lotus – und erklärte, er habe zehn Jahre »gebraucht«, um »seinen« Widerstand aufzugeben!

Einmal mehr wurde einer »meiner« Liebhaber hin zu Osho und zur Meditation gezogen! ...

Er rief mich in diesem Monat oft an, und wir genossen es, lange Gespräche übers Wachstum zu führen! ... Komischerweise waren dann die Workshops zu Ende – und Sangeet bemerkte, sie hätten nur stattgefunden, damit er Sannyas nahm!

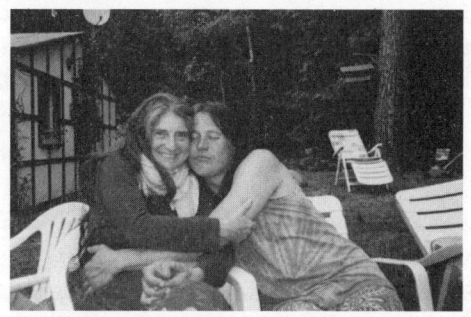

Pyari und Utpal vorm Übungsraum,
Buchholz, Deutschland, 2004

Steffi, die ihm, obwohl nicht mehr »seine Freundin«, bei allem half, kam auch, liebte die Workshops, meditiert jetzt und ist eine der wenigen, mit denen mich zu unterhalten – und zu lachen – ich heute noch schätze ... Manchmal hilft sie uns bei Konzerten, genießt es, zu tanzen, und ist dankbar für Texte, wenn sie neue hört! Ich liebe sie!

Als T »seinen« Führerschein verlor, fuhr sie ihn überallhin, »seinen« Sohn und »ihren« Neffen oft dabei – und ich hatte langsam das immergleiche Rumhängen mit einem Trinker satt ...

Eines Abends fuhren wir ihn nach einer Party nach Hause. Er war sehr betrunken – und redete, wie so oft, davon, dass er sich in eine Frau, die wir auf der Party getroffen hatten, verlieben »könnte« … Im selben Moment berührte er eine »meiner« Hände. Ich genoss es und signalisierte ihm, er »solle« still sein. Er verstand, er versteht immer, was für viele sonst kompliziert ist – aber wie kann ein Betrunkener still sein?! … Er redete also weiter … Und als wir bei ihm anhielten, lud er uns ein, mit zu ihm hochzukommen. Doch es war spät, die Party war langweilig gewesen – eine Saufparty – und ich wollte schlafen … Wahrscheinlich frustrierte ihn das … Dann sagte er, er wolle die AC/DC- und die *ZZ Top*-Schallplatten, die ich mir vor langer Zeit ausgeliehen und nie zurückgegeben hätte, »wiederhaben«. Erstaunt, denn so etwas mache ich nicht – und ich höre mir auch seit Jahren keine Schallplatten mehr an –, versprach ich, mich zwischen den Millionen von Dingen, die wir »haben«, umzusehen … Denn wer wusste es schon? Ich »konnte« mich irren …

Wir haben definitiv keine der Platten gefunden. Ich erinnerte mich, mir während der Zeit in Holm-Seppensen tatsächlich einige ausgeliehen zu haben – die ich zurückgab, nachdem ich mir, was mir gefiel, aufgenommen hatte, denn ich behalte normalerweise keine Sachen von anderen. Ich »habe« sowieso schon viel, viel mehr, als mir lieb ist!

Wir schickten ihm also eine Nachricht, dass er wahrscheinlich konfus sei – ich habe oft genug erlebt, was mit Leuten, die trinken, passiert! Und er rief zurück …

Zuerst sprach er mit Avinash, aber Avinash klärt Situationen nicht auf. Er akzeptiert, was immer es ist. Das ist ein »schöner« Zug an ihm, doch ich will immer Licht bringen – das ist Teil »meiner« Liebe, es ist ein »Muss« für mich, wenn ich mit Leuten zu tun »habe«. Sonst fühle ich mich, wenn irgendetwas in der Luft liegt oder unklar bleibt, schnell sehr komisch! …

Avinash wird sogar heute noch unruhig, wenn ich es tue. Ich habe ihm daher schon oft gesagt, er »soll« lieber gehen, wenn er solchen Gesprächen nicht gern zuhört, statt zu versuchen, sie in andere Bahnen zu lenken … Jetzt geht er manchmal zur Toilette, wenn ich mit Utpal, der es ebenfalls hasst, wenn etwas nach Konflikt riecht, etwas klären möchte … Die meisten Leute handeln so, doch nur oberflächlich mit Leuten zu tun zu »haben« macht für mich keinen Sinn! Dann ziehe ich es vor, allein zu sein …

Darum nahm ich das Telefon, lachte mit ihm, nannte ihn »Liebling«, mit Sicherheit hatte es ihn getroffen, dass wir gesagt hatten, er sei konfus, und er betonte, wir »sollten« wegen dieser Sache »unsere« lange Freundschaft nicht beenden – was wir natürlich nicht tun würden! Und er fügte hinzu, wir hätten wahrscheinlich die Schallplatten irgendwo liegen gelassen – »sein« Hauptaugenmerk lag darauf, die Freundschaft zu erhalten … Schließlich erklärte er, wir »sollten« die ganze Geschichte vergessen … Ich »schaffte« es endlich, ihn dazu zu bringen, mir zuzuhören, erklärte ihm, dass wir normalerweise nicht irgendwo Sachen vergäßen, und erinnerte ihn daran, dass er immer gedacht habe, wir hätten uns viele Male geliebt, obwohl wir es in der Tat nur dreimal getan hatten! Das verstand er!

»Dann lass uns wieder heiß werden!«, rief er sofort aus.

Ich antwortete, diese Zeiten seien vorbei, und wir lachten – wir lachen immer noch viel zusammen …

Als wir uns das nächste Mal trafen, entschuldigte er sich! Er habe die Schallplatten gefunden! Und trank weniger! Auch sah er weniger kaputt aus und war mehr in der Lage, zuzuhören … Oft hat es mich sehr gestört, dass es ihn wenig interessierte, wenn ich etwas von mir erzählte! Aber solches Verhalten ist typisch für Alkoholiker – und ein guter Dämpfer für »unsere« Egos …

Wir machten dann Musik, was uns am besten zusammen gelingt! Wieder wunderte ich mich darüber, dass er es »schafft«, die Wohnung sauber zu halten, sie schön einzurichten und so viel zu arbeiten, trotz eines derartig berauschten Gehirns! Doch das ist die Welt – ein Umstand, den ich satthabe …

Der Alkohol verbraucht fast alle Energie, sodass
für Kreativität nur wenig bleibt! Und das Leben
geht in endloser langweiliger Routine weiter …

Dennoch genießen wir es fast immer, wenn wir drei uns treffen. Wir umarmen uns herzlich, er dankt für den Besuch – da wir immer zu ihm kommen »müssen«! Er »schafft« es selten zu uns! … Heute wirkt er auf mich eher wie ein Kind, jemand, den ich immer schlagen »muss«, damit er aufwacht! Das Gute ist aber, dass er mich immer versteht! …

Oft, wenn wir vorbeikommen, ist er verwirrt, redet Unsinn – wissend, dass er irgendwie Gibberish »praktiziert« … Langsam jedoch dringt dann an »sein« Ohr, was ich schon fast schreien »muss«, und er wird integrierter – besonders wenn ich es »schaffe«, ihn dazu zu bringen, sich den Bass zu greifen, ihn zu stimmen und mit uns zu musizieren … Ich liebe es, mit ihm Musik zu machen! …

Avinash ist auch gern bei ihm – um zu lachen, Musik zu hören oder zu machen … Wenn ich verreise, dann ist es dorthin, wohin er fährt, um sich zu vergnügen. Utpal bewundert ihn fast wie einen Gott, besonders weil Avinash längst das Eifersüchtigsein hinter sich gelassen hat. Viele andere tun es ebenfalls … Menschen wissen es natürlich zu schätzen, wenn jemand nicht verrückt wird, weil die Frau, die er liebt, mit anderen Männern ins Bett geht … Allerdings wissen nur wenige, wie viel wir durchgemacht haben, um dahin zu kommen! …

Utpal sagt mir oft, ich hätte »sein« Leben verändert, er fühle sich heute friedvoller und habe nie mehr in einer Frau ejakuliert … Er hat sich in der Tat sehr verändert. Er trägt kein Leder mehr, kleidet sich farbenfroh, hat gelernt zu meditieren, schreit oft laut *OSHO* – und liebt Ihn! … »Seine« Hingabe zu mir ist stark und schön … Er ist einer der wenigen Liebhaber aus dieser wundervollen Zeit, der immer noch Teil »unseres« Lebens ist … Ach ja, und ich vergaß zu erwähnen, dass er 1962 in New York City geboren wurde und 1973 zusammen mit den Eltern nach Deutschland zurückkehrte …

Jetzt, 2011, hat er gerade die zweite Entgiftungskur durchgemacht – und hat sich wieder verliebt … Mal sehen, ob er trocken bleibt … Wir würden es super finden!

Und wir werden wieder ein Konzert mit ihm spielen, um Pyaris 65 Jahre auf diesem Planeten zu feiern!

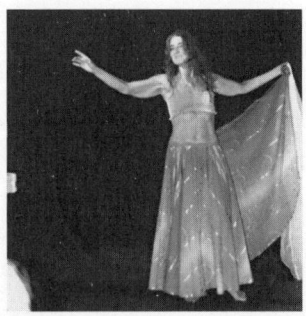

Pyari performt »Liquid Phenomena« im
»Fools Garden«, Hamburg, 2003

Körper-Verstand

»Deine Frau« stärken

Einmal trafen wir bei Utpal einen »seiner« Nachbarn, der Bier gebracht hatte und endlos – mit rollendem Zungenschlag – davon sprach, er sei verzweifelt. Der Grund sei, »seine« thailändische Frau trinke mehr und mehr – und werde aggressiv … Ich fragte ihn, ob sie »guten« Sex hätten, und er anwortete: »Sehr guten!« Ich forschte nach, ob sie zum Orgasmus kam, und er sagte Nein, was mich verwunderte, denn wie »konnte« Sex unter diesen Umständen gut sein? Doch langsam verstand ich, dass die Frau zu verklemmt war, um irgendetwas zu genießen … Ich empfahl ihm dann, »mein« letztes Buch zu lesen … Er kaufte es sogleich und las es dankbar … Und ich beschloss, über dieses Thema zu schreiben!

- Wenn du ejakulierst und die Frau nicht »kommt«, wird sie viel zu viel Energie ansammeln – und sie wird nicht mehr »fähig« sein, damit umzugehen, außer wenn sie viel Sport treibt oder schwer arbeitet! Wenn nicht, scheint ihr, was aber eine Täuschung ist, nichts anderes übrig zu bleiben, als etwa zu trinken. Alkohol und Drogen aber werden keineswegs die überschüssigen Energien in »ihrem« Körper lösen – sie werden lediglich vergessen lassen, was mit ihr los ist! Und dieser Überschuss wird als Aggression freigesetzt! Selbst wenn der Mann nicht in der Frau ejakuliert, wird die Energie »seiner« Erregung – die sich in die Frau hineinbewegt – zu viel sein! Und in der täglichen Routine wird die Frau sie nicht verbrauchen »können«!

- Es gibt auch keine »Möglichkeit«, guten Sex zu »haben«, wenn die Frau keine Orgasmen erlebt. Du magst vielleicht denken, dass dir, wenn du eine »gute« Zeit hast, der Rest egal ist! Doch früher oder später wird alles in die Brüche gehen, denn eines Tages wird das Unbewusste die Frau übermannen, und sie wird dich hassen – manchmal sogar ohne es zu wissen! Du wirst dann zu einem Objekt der Abwehr – und des Ekels … Eigentlich benutzt du sie nur – um dich zu erleichtern! Und das ist sehr hässlich! Sie wird es dir nie vergeben, egal was sie sagt, abgesehen davon, dass »ihre« frustrierten Gefühle dich wie ein Schatten verfolgen werden. Selbst wenn es mit einer Frau passiert, mit der du nur eine Nacht zusammen bist … Nimm dieses Risiko keinesfalls auf dich! Das ist es nicht wert! Du wirst dich ständig seltsam fühlen – ohne zu wissen, warum!

- *Ejakuliere also nie in einer Frau, wenn sie noch nicht »gekommen« ist.* Wenn du es tust, wird sie dich eines Tages verlassen, sogar wenn du sie finaziell oder anderweitig unterstützt – und *wenn sie dich aus Gründen der Sicherheit nicht verlassen »kann«, wird sie vielleicht physisch da sein, aber sich emotional von dir trennen, was noch schlimmer ist!* Ja, du magst sagen, dass es alle tun – doch schau dich um, welche Welt wir geschaffen haben, wie viel Kriege, wie viel Aggression und dunkle Energie, sieh dir die Frau an »deiner« Seite an, wie bitter, wie kritisch, wie unglücklich sie ist! Eine befriedigte Frau sieht ganz anders aus! …

- Unterstütze die Frau dabei, zu explodieren, oder lerne tantrischen Sex und kontrolliere die Ejakulation – oder finde eine, die zum Orgasmus kommt und mit der du »richtig guten« Sex genießen »kannst«!

- Wenn du aber der Frau, die du liebst, »helfen« willst, einen Orgasmus zu erreichen, sodass »eure« Liebe wachsen »kann« und euch beide befriedigt, empfiehl ihr zuerst, das zu tun, was im nächsten Kapitel, »Orgasmus der Frau«, beschrieben wird! Unterstütze sie dabei, an sich zu arbeiten – damit sie Körperblockaden abbaut – und sich zu befreien!

- Im Bett ist es vor allem wichtig, dass *du sie nicht penetrierst, bevor sie nicht mindestens einen Orgasmus bekommen hat!* Ich weiß, wenn sie blockiert ist, ist diese Aufgabe sehr schwierig – denk aber nie, dass du genug getan hast! Du hast es nicht! Sonst würde sie explodieren! … *Und es ist nie zu viel, was du tust, um die Frau, die du liebst, glücklich zu machen – selbst wenn du sie nicht liebst oder wenn es nur fürs Vergnügen oder bei einem One-Night-Stand ist!* Vielleicht denkst du, es sei nicht »dein« Problem, dass sie verklemmt oder nicht offen für Lust ist – aber das ist eine gemeinsame Verantwortung!

Ein Mann, der mit einer Frau ins Bett geht, ist ihr »verpflichtet« und »sollte« sie befriedigen, selbst wenn sie sagt, dass sie es nicht »braucht«. Denn das ist existenziell nicht wahr! Frauen »brauchen« Orgasmen! Andernfalls hätte die Existenz uns nicht mit der »Möglichkeit« multipler Orgasmen geschaffen! Und keine Frau wird ohne dieses Potenzial geboren!

Und es gibt keine Krankheit, die es zerstört! Selbst wenn eine Frau keine Beine hat, ist sie »fähig«, viele, viele Male zu explodieren! Und ich wiederhole:

Wenn du die Frau nicht zum Orgasmus bringst, wird es nur bewirken, dass sich feststeckende Energie in ihr ansammelt – die zu dir in Form negativer Emotionen zurückkommt! Es sei denn, du »kommst« auch nicht.

⦿ Hast du jemals erfahren, wie wundervoll es ist, eine Frau genießen zu lassen und sie dazu zu bringen, dass sie explodiert? »Ihre« Gefühle gehen im Moment des Orgasmus in dich über, und du fühlst dich energetisiert, potent – und glücklich! … Wenn du ein Macho bist, das heißt, dass du dich vor einer »wirklichen« Frau fürchtest, dann hast du es wahrscheinlich noch nicht erlebt … Ich habe ein paar Männer getroffen, die Angst vor mir »hatten« … Und wenn du so bist, empfehle ich dir, den Chauvinismus zu überwinden – und zu lernen, wie du eine Frau genießen »kannst«! … Sei nicht damit zufrieden, eine »kleine Puppe«, die du fickst, ohne sie dahin zu bringen, dass sie explodiert, zu »haben«! Du wirst mit ihr nie wirklich glücklich werden! … Mach dir nichts vor! Und lass es dir gesagt sein, dass du nicht weißt, was ein Orgasmus ist, wenn du nie eine Frau, die explodiert, geliebt hast. Denn:

Ejakulation ist kein Orgasmus, sie ist lediglich ein Verlust von Energie! Der Orgasmus ist eine Explosion. Und dahin kommst du nur, wenn beide Partner sie erleben, wenn sie diese Erfahrung miteinander teilen …

Die meisten Frauen wissen nicht, was das bedeutet – ebenso wenig wie die meisten Männer! … Dennoch, wenn Menschen in Liebe explodieren, bleibt danach keine Energie übrig für Kämpfe, für Kriege, für Gier oder welche »dunklen« Emotionen auch immer! ...

- *Die Klitoris und die Brustwarzen sind Yang – und entsprechen dem Penis des Mannes.* Berühre sie aber sanft, denn Frauen spüren nichts, wenn die Berührung zu stark ist! Vielleicht mögen sie es so, wenn sie beinahe explodieren ... Doch am Anfang umspiele sie langsam, so als ob du überhaupt nichts willst ... Liebkose die Beine, nähere dich der Klitoris, komme dann noch näher und entferne dich wieder, berühre sie nur kurz und liebkose wieder woanders ... *Lass die Frau richtig hungrig darauf werden!* Dann spiele eine ganze Weile mit der Klitoris – bis sie einen Orgasmus erreicht ... Die Scheide wird dann feucht und warm sein, sich für dich öffnen – damit du eindringen »kannst«! ... *Erkunde allerdings zuerst innere Punkte mit den Fingern, bevor es das Glied tut ... Die Brustwarzen sind auch sehr aufregend – sauge jedoch nicht an ihnen wie ein Tier!* Einige Frauen tun vielleicht so, als ob es ihnen gefällt ... Frauen täuschen vieles vor, da sie sich schämen, wenn sie keinen Spaß mit Sex »haben« – sie wollen nicht als frigide gelten! Dennoch wissen die meisten nicht viel über »ihren« eigenen Körper und ebenso wenig, dass der weibliche jede Art von Gewalt hasst! In der Tat mag kein Körper Gewalt – nur kranke Geister ...

- Und selbst wenn die Frau wirklich schon wild genug ist, spiele endlos mit den Brustwarzen weiter – mit Lecken, Reiben, Zupfen, Saugen oder was immer sie will und ihr gefällt ... Du wirst wissen, wodurch »ihr« Körper in immer größere Raserei gerät, aber die Brustwarzen steigern die Lust und »sollten« immer berührt werden bis zum Moment der Explosion. Am wichtigsten ist es sowieso, sich auf die Frau zu konzentrieren! Und erinnere dich immer daran, dass

es kein »richtiger« Sex ist, wenn die Frau es nicht genießt oder nicht »fähig« ist zu »kommen«!

- Nachdem sie einen Orgasmus erreicht hat, experimentiere damit, ihr vaginale Orgasmen zu geben! Am Anfang ist es vielleicht einfacher, wenn du von hinten in sie eindringst – wie es Tiere tun, sie unter dir.

Oder lass sie sich ganz wild über dir bewegen! Es ist sowieso immer besser so!

Berühre sie immer weiter an der Klitoris und den Brustspitzen, während du dich in ihr bewegst. So wird sie mit »Sicherheit« explodieren! Aber vergiss nicht, sie mindestens einen Orgasmus erleben zu »lassen«, bevor du sie penetrierst!

- **Und als Letztes:** Das Wichtigste ist für die meisten Frauen nicht, dass du ein großes Glied »hast«, dass du dabei viele beeindruckende Positionen einnimmst, dass du einen tollen Körper »hast« oder die Erektion lange aufrechterhalten »kannst«! Manchmal weiß sie es selbst nicht, aber am wichtigsten ist, dass sie einen Orgasmus bekommt!

Verschaffe ihr also einen, und du wirst erstaunt sein, wie viel frischer, farbenreicher das Leben wird – und wie leidenschaftlich die Frau dich lieben wird, egal wie du aussiehst, wer du bist oder wie du bist!

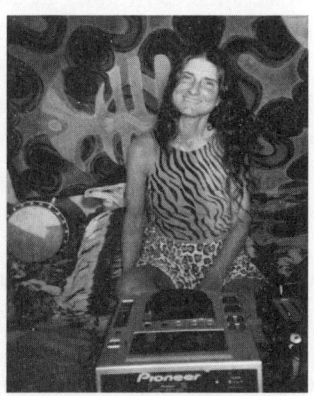

Pyari legt auf der Voov auf,
Putlitz, Deutschland, 2002

Für das Herz

SEGENSSCHAUER

Alle «meine» Workshops beginne ich mit einer *Meditationstechnik* von Osho.

- Ich erkläre die Methode und sage, dass die Teilnehmer, nachdem die Technik beendet ist, still bleiben »müssen«. Sie »sollen« weder aufstehen noch die Augen öffnen noch überhaupt irgendetwas tun – bevor sie von mir hören, was als Nächstes passieren wird.

- Ich teile ihnen auch mit, dass ich dann zu jedem kommen werde, und wenn ich bei ihnen bin, »sollen« sie die Augen geschlossen halten, loslassen – und sich von mir wie von der Existenz führen lassen. Und sie »sollen« mich nicht als eine Person sehen, sondern als die Existenz selbst, die sie in den Arm nimmt. Ich bin für sie nur wie ein leerer Bambus …

- Nach der Meditation sage ich sanft, dass sie so langsam wie »möglich« – wie in Zeitlupe – aufstehen und dabei alle Bewegungen beobachten »sollen«, während sie im Hara zentriert sind. *Das Hara ist ein Punkt zwischen Nabel und Genitalien – und wenn man die Augen geschlossen hält, ist er leicht zu finden, denn die Aufmerksamkeit wird, wenn wir diesen Punkt suchen, sofort auf ihn gelenkt!* Und ich bitte die Teilnehmer, still zu bleiben, nachdem sie aufgestanden sind.

- Danach, wie schon beim Neuro-Taktil beschrieben, komme ich zu jedem, nehme ihn oder sie in die Arme, während die Augen geschlossen bleiben, und geleite sie oder ihn durch den Raum an eine Stelle, sodass die Gruppe einen Kreis bildet – wenn »möglich« Männer und Frauen immer abwechselnd. Und ich bin mir immer bewusst, wer neben wem sitzt …

- Wenn wir am »richtigen Platz« angekommen sind, fordere ich den Teilnehmer auf, sich hinzusetzen – wieder wie in Zeitlupe, so langsam wie »möglich«. Manchmal »muss« ich jemandem zuflüstern, dass er sich etwas bewegen »soll« – oder justiere sie oder ihn sehr vorsichtig und langsam selbst –, denn einige werden nicht dem Kreis zugewandt oder einfach »falsch« sitzen.

● Wenn alle »korrekt« sitzen, bitte ich sie, die Hände auszustrecken – die rechte Handfläche nach unten gerichtet, die linke nach oben – und die Hand des Nachbarn zu suchen. Faule Teilnehmer halten manchmal bloß die Hand hin und warten ab … In diesem Fall sage ich etwas, damit niemand verzweifelt mit der Hand in der Luft herumsucht – doch meist funktioniert es ohne weiteren Kommentar …

● Manche ändern die Handhaltung von selbst, wenn sie nicht die linke Handfläche aufwärts oder die rechte abwärts halten. Doch oft »muss« ich Einzelne daran erinnern, es zu tun …

● Wenn der Kreis fertig ist, fordere ich die Teilnehmer auf, tief und lautlos einzuatmen, um die inneren Räume zu öffnen, und wenn sie ausatmen, »sollen« sie mit geschlossenen Lippen laut summen, so wie vorher beim Neuro-Taktil beschrieben.

● Dann lege ich ihnen nahe, die Energie zu spüren, die durch die Hände fließt – die von der rechten Hand von jemandem kommt und aus »unserer« rechten zur linken »unseres« Nachbarn fließt. Als Nächstes gilt es zu erfahren, dass die Energie sehr schnell fließt …

● Dann bitte ich die Teilnehmer, sich einen Zylinder aus kristaller Energie vorzustellen – der sich unendlich weit nach oben und nach unten erstreckt und dessen Basis wir sind.

● Als Nächstes soll sich die Gruppe vorstellen, dass Rosenblätter auf den Kopf der Person zu »ihrer« Rechten hinunterregnen. Je nach Situation sind es rote, rosa oder weiße Blütenblätter.

● Nun bitte ich alle, sich bei der Person zur Linken mit einem Schauer kleiner silberner oder goldener Sterne zu bedanken …

- Ich weise wieder auf die schnell fließende Energie hin – die von der Linken kommt und sich zur Rechten bewegt …

- Zuletzt fordere ich alle auf, zusammen die Arme in die Luft zu heben, um diese schöne Energie in den Raum zu entlassen – für uns und um mit ihr zu arbeiten.

- Und wenn die Arme oben sind, die Hände sehr langsam loszulassen …

- Normalerweise bitte ich die Gruppe dann, den Körper, die Energie, den Verstand und die Gefühle zu beobachten – wie ich es oft in den Workshops tue …

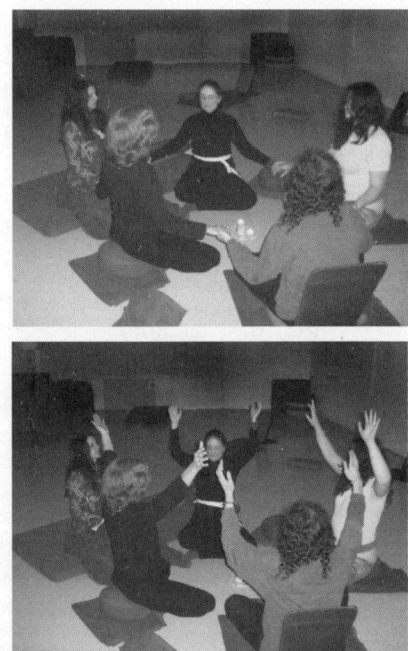

Der Kreis, im Osho Tabaan, Hamburg, Deutschland, 11.11.2010

Für den Buddha

GIBBERISH-MEDITATION

Diese Technik wird immer noch jeden Abend nach der White Robe Brotherhood Meditation in der Buddha-Halle – dem Auditorium in einer schwarzen Pyramide, die vor ein paar Jahren im Ashram in Pune fertiggestellt wurde – praktiziert und von einem Video von Osho angeleitet. Dort dauert die Gibberish insgesamt zehn Minuten. Avinash und ich haben sie mit Osho selbst erlebt ... Und es ist in der Tat die Erfahrung des Sichauflösens in Seligkeit gewesen! ...

Wenn wir in einem viermonatigen Meditationsturnus sind, dann meditieren wir in vier Etappen von jeweils 15 Minuten – wie es uns Osho einmal geraten hat ...

Erste Phase:

- Wir sitzen bequem und sagen Dinge, die nichts bedeuten – vielleicht in einer unbekannten Sprache ... Eigentlich geben wir nichts als Nonsens von uns. Dies mag laut oder leise sein, mit Gesten oder ohne.

  Als vollständige Methode habe ich sie manchmal in den Workshops angeboten: 60 Minuten lang nur das. Die Teilnehmer »durften« während des Brabbelns aufstehen und tun, was sie wollten. Und es ist immer ein erstaunliches Happening gewesen! Einmal rollten sich die Leute sogar auf dem Fußboden, wickelten sich in Toilettenpapier – und machten viele andere »verrückte« Dinge! Und es gab so viel Gelächter! Es war wirklich was los! Sie wollten nach der Stunde gar nicht mehr aufhören! Es wurde zu einer Party!

Zweite Phase:

- Wir schließen die Augen, bleiben dann bewegungslos und beobachten – in Stille. In Pune hören wir Oshos Stimme, die uns auffordert, immer tiefer und tiefer zu gehen – um den Buddha in uns zu entdecken ...

Dritte Phase:

● Dies ist die Phase des »Loslassens«: Wir lassen den Körper fallen, egal wie oder wohin. Oft habe ich Osho sagen gehört, dass wir den Körper im Sturz nicht noch schnell in die »richtige« Position zu bringen versuchen »sollen« – wir bleiben so, wie wir gefallen sind, liegen. Dann gehen wir nach innen – tiefer und tiefer, dabei beobachtend, dass wir weder Körper noch Verstand sind ...

Wir sind nur der Beobachter!

Vierte Phase:

● Wir setzen uns wieder. Wenn wir die Technik, angeleitet von Oshos Stimme, praktizieren, hören wir Ihn, wie er uns auffordert, ins Leben zurückzukehren, und uns dann bittet, den Buddha mitzubringen ... Wir hören, dass der Buddha uns erst ein Schatten sein wird, und dann, mit der Zeit, wird Er uns eines Tages vorausgehen – und schließlich wird Er sich in uns integrieren! ...

Und wir feiern tanzend für den Rest dieser 15 Minuten.

Ein Tape, eine CD oder eine MP3-Audiodatei für diese Meditation »kannst« du bei uns oder irgendeinem Osho-Zentrum auf der Welt bestellen.

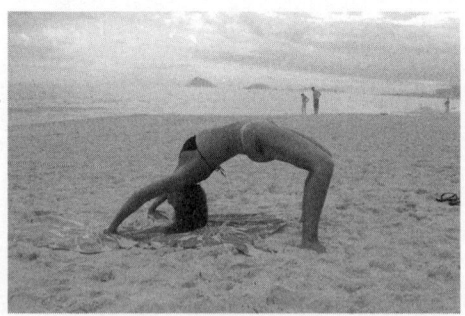

Pyari – die Brücke – in Rio de Janeiro,
Brasilien, 2004

7

Rajneesh-Stadt – Herbst 1982 und

Pune, Indien – März 1997

Ich arbeitete im Kinderhort in den wenigen Monaten, die ich im Schloss zubrachte. Das Saubermachen gehörte dazu, einschließlich der großen Außentreppe zum Kinderhaus …

Der Koordinator war halb deutsch, halb rumänisch und vielleicht deswegen, weil er auch Südländer war, mochte er mich von Anfang an – und freute sich über »meine« Ideen, wie zum Beispiel die, Meditation für Kinder anzubieten.

Als ich ihn zum ersten Mal sah, fand ich ihn gleich sehr schön, und irgendetwas machte in mir »klick«. Dabei passierte sowieso schon so viel! Und verstrickt in die Geschichte mit Joshua, verliebt in C – und voller Begeisterung, mit all den schönen Männern um mich herum zu leben –, ganz aufgeregt, freute ich mich total darauf, mit ihm zusammenzuarbeiten!

»Seine« damalige Freundin koordinierte die Therapieabteilung, und ich rechne es ihr hoch an, dass sie mich kein einziges Mal beschimpfte, obwohl sie wusste, dass wir uns zu einander hingezogen fühlten. Sie verhielt sich, trotz all der Eifersucht, die sie mit dieser Geschichte durchmachte, »ihrer« leitenden Position im Schloss angemessen … Sie sagte sogar Puja, dass ich eine Therapeutin mit Erfahrung in Heilung, sogar von Krebs sei und daher ins Team aufgenommen werden »sollte«! …

An einem Abend brachten wir wie üblich die Kinder ins Bett, und nachdem sie eingeschlafen waren, näherte er sich mir, zog sanft – und langsam – »meine« Bluse herunter und legte »seine« beiden Hände auf »meine« Brüste. Und verharrte so schweigend. Ich war sehr erregt von dieser simplen Handlung, schloss die Augen, seufzte und blieb wie er regungslos … Es war so viel Energie zwischen uns! Und die schlafenden Kinder in diesem großen dunklen Raum, diese Stille um uns herum, schufen den Rahmen für einen zauberhaften Moment …

Ich weiß nicht genau, wie, aber plötzlich war die Freundin da, rief nach ihm, und alles war vorbei. Es war jetzt klar, dass wir uns mochten. Ich liebte »seine« tiefen Augen und die Blicke, die wir unaufhörlich austauschten! Es war auch großartig, die Liebe für das, was wir gemeinsam taten, zu teilen. Doch es gab nur noch einen weiteren Moment, in dem wir physisch in Kontakt kamen.

Nach vielem Hin und Her hatten wir eine Meditation für die Kinder geleitet … Und als wir alle nach ausgiebigem Tanzen im Kreis lagen, war er neben mir – und nahm mich langsam in »seine« Arme. Wieder blieben wir ganz still und genossen diese wunderbaren Augenblicke der Intimität, Minuten, die schnell vergingen – wie immer, wenn wir glücklich sind … In der Tat, es dauerte nicht lange. Sie kam plötzlich wieder angerannt und warf sich zwischen uns! Ich war so geschockt! Und das war's …

Als wir 1985 zur Ranch reisten, traf ich ihn in New York, wo plötzlich Tausende rot gekleideter Leute am selben Flughafen versammelt waren. Er kam lächelnd auf mich zu, schön wie immer, und fragte mich, wie es mir gehe … Ich war mit Avinash, es gab diese ganze Verwirrung wegen der Kommune – seit sie wollten, dass Adhara die Rajneesh-Schule verließ – und deswegen löste nichts bei mir große Begeisterung aus …

Dann sah ich ihn erst wieder, als ich 1997 nach Pune flog …

Die Reise nach Indien ist sehr ermüdend, und die 250 Kilometer lange Strecke von Bombay nach Pune wünsche ich nicht einmal »meinen« ärgsten Feinden! Ich hasse es! Man »kann« nicht schneller als mit 30 Meilen pro Stunde fahren, und es dauert also eine Ewigkeit! Es ist auch zweifelhaft, ob man bei dem vielen Verkehr, dem Lärm und den Leuten, die direkt vor »unserer« Nase an der Straße »ihr« Geschäft erledigen, überhaupt ankommt! … Und ich wagte es nicht, irgendetwas zu essen, während der vielen Stopps! Darüber hinaus lösten die Toiletten bei mir Brechreiz aus!

Ich rief ihn an, als ich dieses Kapitel zu schreiben begann, und er erzählte mir, dass jetzt dort eine sehr »gute« Schnellstraße gebaut worden sei – man »müsse« jedoch eine sehr hohe Maut entrichten, um sie zu benutzen! …

In Pune kam ich daher völlig erschöpft an! Und da ich zum ersten Mal genug Geld »hatte«, um dort »gut« zu leben, mietete ich ein Hotelzimmer direkt neben dem Ashram! Dorthin waren es zu Fuß lediglich ein paar Meter! Ich »hatte« auch viel Privatsphäre, denn ich bekam das hinterste Zimmer der Dependance ... Außerdem würde ich fast keinen Kontakt mit der Stadt »haben« – weder viele Inder noch unterdrückte Frauen treffen ... Lediglich Meditieren und Alleinsein ...

Während des ganzen Tages trank ich viel von diesem starken Tee, den ich mich nicht mehr runterzuschlucken traue, damals jedoch exotisch und köstlich fand – und »konnte« dann nachts nicht einschlafen! Am nächsten Tag blutete ich höllisch!

Vor ein paar Monaten hatten diese starken Blutungen angefangen. Sie haben mich mehr als fünf Jahre gequält und sind bei Frauen in der Menopause »normal«, aber damals »hatte« ich keine Ahnung davon – und ich geriet total in Panik! Und so viel Blut hatte ich noch nie erlebt! ...

Die Hotelangestellten, die ich gerufen hatte, sprachen kein Englisch, aber auf den Stufen vor dem Zimmer sitzend, versuchte ich, ihnen zu verstehen zu geben, dass ich mich sterbenselend fühlte, und bat sie, mir heißes Wasser plus einen Eimer zu bringen. Ich wollte eine Misosuppe zubereiten, die dafür bekannt ist, Blutungen zu stillen ... Den Eimer »brauchte« ich, um das Blut aufzufangen, da Tampons nicht mehr »halfen«. Was sie mir jedoch brachten, war etwas warmes Wasser in einem schmutzigen Eimer!

Kaum fähig, mich zu bewegen, »schaffte« ich es irgendwie, ihnen zu sagen, dass sie jemanden vom Ashram holen »sollten«. Der Eimer füllte sich mit beinahe einem Liter Blut, und ich steckte etwas Miso in die Vagina, wodurch der Blutstrom sich sicherlich verlangsamte ... Bevor ich das Bett erreichte, blickte ich in den Spiegel und sah ein »schreckliches« bleiches Gesicht mit riesigen schwarzen Ringen unter den Augen, die fast bis zum Mund hinunterreichten! Ich dachte, ich würde sterben ...

Schließlich kamen eine Krankenschwester und ein Anwalt vom Ashram, sagten, »mein« Zustand sei nicht sehr bedrohlich, ich sei lediglich erschöpft, solle mich ausruhen, nicht so viel Tee trinken – und dass ich bald wieder O.K. sein würde ...

Ich bin nicht gestorben! Aber seitdem sehe ich den Tod als einen Gefährten an – er ist immer da und sieht mich an ... So erinnere ich mich immer an die Vergänglichkeit des Lebens, daran, dass nichts gewiss ist und dass Pyari im nächsten Moment vielleicht nicht mehr sein wird ...

An »meinem« ersten Tag im Ashram kam mir »sein« Name nicht mehr in den Sinn, als ich ihn in der großen Kantine, die »Magdalena«

heißt, Essen servieren sah. Und ihn schien »mein« spätes Erscheinen zu verärgern, denn sie wollten bereits aufhören zu arbeiten …

Nach der White Robe Brotherhood Meditation ging ich immer schnell zum Hotel, tauschte die weiße Robe gegen normale Kleider und lief zurück, um etwas zu essen. Manchmal war ich spät dran, wenn ich zu tief in Meditation versunken gewesen war, denn danach war es »schwierig«, schnell zu sein … Oft war dann auch nicht viel vom Essen übrig, aber eigentlich war mir das egal, da ich bereits nicht mehr so viel Nahrung »brauchte« – und Vollkornreis bekam ich fast immer.

Ich sagte ihm, dass ich »seinen« Namen vergessen hätte, und er murmelte ernst: »V«. Ich erinnerte mich und lächelte … Doch er räumte die Tabletts ab und ging eilig weg …

Eines Abend, als ich eine Kunstausstellung besuchte, sah ich ihn wieder – mit einer neuen Freundin … Und einmal unterhielten wir uns kurz, als wir ein paar Minuten an einem Tisch saßen. Er erzählte mir dann, dass er, seit die Kommune aufgelöst worden war, eine harte Zeit durchmachte, weil er in Deutschland als Handwerker arbeitete – und es hasste! Er machte dennoch den Job, um dann sechs Monate im Jahr in Pune zu leben. Er tat mir leid, und ich sagte ihm, mitfühlend »seine« Hand haltend, was ihm gefiel, dass ich nichts tue, was mir keine Freude bereitet, selbst wenn es darum gehen würde, mir einen anderen Traum zu erfüllen. *Ich opfere nicht den gegenwärtigen Moment, denn wir wissen nicht, wann das Leben endet!* Und ich fügte hinzu, dass *ich das Leben leben will, statt es auf morgen zu verschieben* … Er hörte mir zu und sagte, ich würde »seine« Situation nicht verstehen, dass es nicht so einfach sei, wie ich glaubte – und ging … Er war sowieso meist am Arbeiten oder rannte von hier nach dort – immer eingebunden in einen knappen Zeitplan …

Wir begegneten uns noch einmal, doch er nahm mich nicht mal in den Arm. Er sagte, er sei krank und wolle mich nicht anstecken …

Ich hatte einen Aufenthalt von sieben Wochen geplant – und erlebte wieder eine wundervolle Zeit in Pune! Die Musik in der Buddha-Halle, dem großen Auditorium, wo die meisten Dinge stattfanden, »konnte« ich von der Terrasse des Hotels hören, wenn ich in der Sonne täglich Übungen machte; der Ashram war größer und besser organisiert, mit vielen neuen Einrichtungen – und alles war viel entspannter. Osho war physisch nicht mehr da, und deshalb gab es keine Konkurrenzkämpfe mehr um kleine Dinge wie zum Beispiel, wer im Diskurs in »seiner« Nähe sitzen oder wer Gruppen leiten »durfte« … Und viele waren nicht mehr da … Ich »hatte« das Gefühl, dass jene, die »geblieben« waren, die waren, die bereits etwas in »ihrem« Inneren gefunden »hatten«, oder diejenigen, für die der Besuch im Ashram etwas war, was sie taten, um sich zu vergnügen, um sich spontan im Strom der Ereignisse, was immer passieren würde, treiben zu lassen … Und ich liebte diesen nicht endenden Strom von Menschen aus aller Welt!

Ich spielte Gitarre, nahm an einigen Meditationen teil, ging zu den täglichen Treffen der White Robe Brotherhood, tanzte viel, flirtete mit diesem und jenem – und traf viele interessante Leute. Im Bett mit jemandem war ich zweimal …

Eines Abends sagte ich gerade einem Typ, der geklagt hatte, wie unglücklich er sei, was Beziehungen betraf, er »müsse« ehrlich, aufgeschlossen und direkt sein. Und ich sah einen gut aussehenden Mann an einem anderen Tisch sitzen. Ich dachte, dass ich nach dem, was ich eben ausgesprochen hatte, jetzt konsequent sein »müsse«, und ging zu dem langhaarigen, prächtigen Mann, um ihm zu sagen, dass ich ihn sehr schön fände. Wir lachten, ich berichtete ihm von dem Gespräch, das mit dem anderen eben stattgefunden hatte, er erzählte mir, er komme aus Griechenland, und später trafen wir uns in der »German Bakery« …

Am Ende nahm er mich mit in »sein« nettes, kleines Häuschen voller tantrischer Bilder von Shiva und Parvati …

Ich erreichte einen »schönen« Orgasmus, als er mich leckte. Es gab keine Penetration, er »vermochte« die Erektion nicht lange aufrechtzuerhalten, typisch für Leute, die Kokain nehmen, vielleicht nahm er es – ich weiß es nicht –, aber ich »brauchte« sowieso nicht mehr als das …

Kurz darauf sah ich ihn mit einem jungen Mädchen, doch es blieb kaum Zeit, mich abgelehnt zu fühlen, denn ein paar Tage später »hatten« sie einen Motorradunfall, und als ich die beiden sah, bandagiert, mit Krücken, schoss mir als Erstes durch den Kopf: »Mei, was ist mir erspart geblieben!«

Wir feierten jedoch zusammen »meinen« Sannyas-Geburtstag mit einer netten Party bei ihm. Ich spielte viel Gitarre, alle sangen und tanzten, er genoss die ganze Sache sehr, umarmte mich herzlich am Schluss – und die Freundin wurde ziemlich eifersüchtig … Ich war froh, als ich zurück zum Hotelzimmer ging – allein! …

Den Nächsten traf ich beim Mittagessen, als ich, nachdem alle weg waren, immer noch in diesem wunderbaren leeren Raum saß … Ein hübscher junger Mann kam dann an den Tisch mir gegenüber, und ich richtete an ihn die in Pune am häufigsten gestellte Frage: »Wo bist du her?«

Er anwortete, er komme aus Israel, und setzte sich zu mir. Wir unterhielten uns lange, er war Student, hatte gerade drei Jahre bei der Armee hinter sich, erzählte, dass in Israel alle, auch die Mädchen, diesen Dienst absolvieren »müssen«, und sagte mir, er wisse eigentlich nicht, was er in Pune tun »solle«, da er nur drei Tage dort sein würde. Und ich riet ihm, länger zu bleiben.

»Dies hier ist nicht ein Ort für einen Kurzurlaub«, sagte ich. »Sei hier. Wenn du in Indien herumfährst, wird mit dir nichts passieren, du wirst bloß ein Tourist sein! Außerdem wirst du nie mitbekommen, worum es hier überhaupt geht! Um dich zu transformieren, ›musst‹ du tiefer gehen. Sei hier nicht bloß ein Zuschauer!« …

Ich schlug ihm vor, bei allen Meditationen in der Buddha-Halle mitzumachen, und sagte, dass das mehr als genug sei, stärker, als an Gruppen teilzunehmen – und zum Weitermachen, fügte ich hinzu, werde er auf diese Weise selbst die für ihn passende Technik finden … Er dankte mir für den Ratschlag, und wir verabredeten ein Treffen nachts bei mir – er war so süß! Doch ich war nicht scharf auf ihn. Ich war in Pune, um mich zu genießen, und manchmal mit einem »netten« Mann ein paar Augenblicke zusammen zu sein war mehr, als ich »brauchte« …

In »meinem« Zimmer legten wir Tarotkarten, davon hatte er noch nie etwas gehört, war von allem begeistert, fing an, mich zu massieren, dann, mich zu streicheln, wurde sehr erregt, er war sehr sanft, und ich sagte ihm, wir »könnten« uns auch lieben, wenn er es tat, wie ich es mochte – das heißt, auf die tantrische Art … Er lernte es sehr schnell, ich genoss einen schönen Orgasmus, er ejakulierte nicht – und blieb, mir dankbar, noch zwei Wochen in Pune …

Ich wollte auch alle, die ich im Ashram bewundert hatte, persönlich kennenlernen. Jayesh, den großen »Boss« der Kommune – zuständig für auswärtige Angelegenheiten, denke ich –, war der Erste, den ich, als ich angekommen war, aufsuchte. Auf den Videos von Oshos Diskursen hatte ich ihn oft gesehen und immer sehr schön – und hingebungsvoll – gefunden … Er umarmte mich dann herzlich, war sehr offen und sagte mir »seinen« Namen. Jetzt realisierte ich, dass *er* derjenige war, der in Oshos letzten Momenten bei Ihm war. Bisher hatte ich lediglich gewußt, dass ein Swami, der aus Kanada stammte und der Jayesh hieß, bei Osho gewesen war, als Er den Körper verließ! ... Und Jayesh sagte, dass wir uns, irgendwann bevor ich abreiste, würden treffen können ...

Neelam war die Nächste, die ich um ein Interview bat. Sie war Oshos »Caretaker« gewesen, immer wenn Nirvano, die Engländerin, die sich sonst um Ihn kümmerte, nicht da war. Neelam ist Inderin und seit Langem Sannyasin ... Und es war sehr bewegend, sie zu treffen! Tränen flossen aus »meinen« Augen! ...

Eine »große« Überraschung war Tyohar, ein Sannyasin aus Israel, von dem man sagte, er sei erleuchtet. Irgendwo in der Nachbarschaft gab er, was er Satsangs nannte. Und jeder, den ich traf, erzählte mir von ihm. Zuerst war ich jedoch überhaupt nicht interessiert – ich wollte nirgends hingehen, und die Satsangs fanden während der White Robe Meditation um 7 Uhr abends statt ... Doch da so viele hingingen und immer sagten, ich »solle« mitkommen, beschloss ich schließlich, es auszuprobieren. Und war dann wirklich beeindruckt! Er war wahnsinnig schön, »seine« Freundin war sogar noch mehr als er von Licht erfüllt, und die, die dort saßen, schienen meditativer als die im Ashram!

Und ich fragte Ihn nach den Umständen »seiner« Erleuchtung. Er sah mir in die Augen und sagte, er werde »meine« Frage nicht beantworten, denn sie sei unwichtig, aber er werde mir helfen, ebenfalls erleuchtet zu werden. Und ich bekam einen Energieschock! Nicht so stark wie bei Osho, dennoch ebenfalls sehr beeindruckend ...

Dort sah ich einen deutschen Sannyasin, den ich sehr attraktiv fand, und ein paar Tage später trafen wir uns zufällig beim Abendessen im Ashram ... Bald saß ich auf »seinem« Schoß im Garten, wir waren beide voneinander verzaubert, er erzählte mir, dass er am nächsten Tag mit Tyohar nach Mahabaleshwar in ein Retreat fuhr, und fügte hinzu, dass er von Pune die Nase voll habe:

»Hier scheinen es alle darauf abgesehen zu haben, zu flirten und zu ficken! Ich möchte mit Leuten zusammen sein, die meditativer, fortgeschrittener sind ... Alte Sannyasins wie wir wollen nicht stehen bleiben, wir wollen weitergehen ...«

Und er forderte mich auf, mitzukommen. Wieder »hatte« ich keine Lust, irgendwo hinzugehen! Ich wollte einfach nur im Ashram sein, stimmte dem nicht zu, was er sagte, und war nicht einmal darauf aus, erleuchtet zu werden! *Oshos Botschaft war für mich immer gewesen, sich zu entspannen und für sich selbst ein Licht zu sein!* Außerdem würde ich bald zurück nach Deutschland fliegen und wollte die letzten Tage in Pune genießen. Und darüber hinaus sehe ich überhaupt kein Problem darin, herumzuflirten – und rumzuvögeln! Eigentlich liebe ich es wirklich, dass es wenigstens einen Ort auf der Welt gibt, wo das nicht verurteilt wird! …

Er blieb dennoch beharrlich und sagte, dass wir uns in Pune sogar nicht lieben »könnten«, denn »seine« Freundin war da – und dass er sie nicht alleinlassen wollte, obwohl zwischen den beiden in letzter Zeit die Dinge komisch gelaufen waren. Und fügte hinzu, wir »können« es jedoch im Retreat tun, weil sie nicht mitkommen würde …

Lustig, sich daran zu erinnern, was er gesagt hatte: Der Ashram war ein Ort zum Flirten und zum Ficken, doch er wollte, dass wir in ein Retreat gingen, um Liebe zu machen! Und er war nicht bereit, die Freundin für eine Nacht zu verlassen, aber sehr wohl, für eine Woche lang wegzufahren!

Wir sind uns wirklich dessen nicht bewusst, was wir denken und was wir sagen!

In Wahrheit verhielt es sich eher so, dass er es vor der Freundin verheimlichen wollte, dass er mit einer anderen Frau ins Bett ging! Und an einem Retreat teilzunehmen schien unverkennbar ziemlich fortgeschritten zu sein! …

Zum damaligen Zeitpunkt sah ich es auch nicht so, dachte, dass ich vielleicht zu faul sei, dass ich etwas mehr riskieren, dem Leben eine Chance geben »sollte«, dass ich vielleicht diese Herausforderung »brauchte« – und stimmte schließlich zu, ihn in zwei Tagen in Mahabaleshwar zu treffen. Ich würde auf diese Weise Zeit »haben«, »meine« Sachen in Ruhe zu packen … dann eine Woche in Mahabaleshwar verbringen und nach Deutschland zurückfliegen … Obwohl ich immer noch fand, dass eine für die Zukunft geplante Affäre nicht nach »meinem« Geschmack war! …

Am nächsten Abend, als ich zur White Robe ging, sah ich V tanzen und fühlte etwas sehr Starkes, was ich nicht beschreiben »kann«, denn es war nicht so etwas wie Anziehung … und gleichzeitig war es das auch!

Er war wohl in einem Zustand des *No-Mind* …

Auf dem Weg zum Hotel, wo ich die Robe schnell wechseln wollte, um zurück zum Essen zu gehen, sah ich »seine« Freundin, die am Tor Leuten Auf Wiedersehen sagte … Er war auch da, umarmte mich, und ich fühlte solch eine Tiefe, solch eine Nähe! … Und ich erzählte ihm kurz, dass auch ich abreisen würde. Er sagte, wir könnten uns vielleicht vorher treffen, und ich schlug vor, dass wir morgens zusammen frühstückten, aber er meinte, dass sie immer noch da sein würde, dass wir uns besser mittags treffen sollten …

Am nächsten Tag kam ich spät und nur, um zu sagen, dass ich noch mit Packen beschäftigt sei – und wir verabredeten uns für zwei Stunden später. Ich »hatte« auch diesen Termin mit Jayesh, auf den ich schon seit Wochen aufgeregt wartete!

Dennoch, nachdem ich endlich aus dem Hotel ausgecheckt hatte und wiederkam, um V zu treffen, wieder spät dran, wieder rennend, lief ich Jayesh über den Weg – und im Gehen sagte er mir nervös, er »habe« eine extrem wichtige Angelegenheit für den Ashram zu klären! Und machte sich eilig davon …

Diese kurze verwirrende Begegnung befreite mich von einer »schwierigen« Entscheidung, und ich war dann erleichtert – da ich V jetzt wirklich treffen wollte! Es blieb nicht mehr viel Zeit, erst recht nicht für zwei Männer! Und ich ließ das ganze Vorhaben, Jayesh zu interviewen, fallen …

V wartete sitzend auf mich, als ich endlich ankam, und sagte, dass er an der White Robe teilnehmen wolle – daher »hätten« wir nur noch eineinhalb Stunden. Also schlug er vor, einen Spaziergang durch den Teerth Park zu machen. Ich hatte es mir so gewünscht, dorthin zu gehen, ohne je die Zeit dafür zu finden! … Und er nahm »meine« Hand …

Hand in Hand betraten wir dieses unglaubliche Kunstwerk, das Sannyasins geschaffen hatten, um Oshos Vision von einem schönen Garten um den Ashram herum wahr werden zu lassen. Unfruchtbare Wüste und verschmutzte Flächen sind in ein üppiges Grün für die Stadt verwandelt worden! Welch ein Luxus! Kleine Bäche, schöne Bäume, Blumen, Tiere, viel Schatten und – ein besonderer Genuss während der heißen Stunden des Tages – erfrischende Kühlung! Ich war sehr dankbar, dort zu sein! Es fühlte sich wie das letzte Geschenk der Existenz während dieser großartigen Zeit in der Osho-Welt an!

Dann nahm er mich mit zu einer Bank und erklärte – ernsthaft und irgendwie aufgebracht –, er »habe« seit Langem eine Freundin, sie sei »seine« Seelenpartnerin, er wolle keine andere Beziehung, aber dass wir nach der White Robe zusammen das Abendessen genießen »könnten«!

Ich war vollkommen überrascht! Einmal, weil es gar keine Zeit für eine Beziehung gab! Ich reiste ab! Und zum Zweiten wirkte er auf mich wie ein Vogel, der sich davor fürchte, in einen Käfig eingesperrt zu werden! Und warum war er so verärgert?!

Ohne richtig zu verstehen, was er meinte, sagte ich, dass wir sehr wohl abends zusammen essen »könnten«, dass ich dann erst am nächsten Morgen abreisen würde, doch vor dem Essen »müsse« ich den Schlüssel für das Haus des Griechen, wo ich übernachten »konnte«, holen und das Gepäck, das ich im Hotel an der Rezeption gelassen hatte, dorthin bringen.

Er bot mir an, das Gepäck in »seine« Wohnung zu bringen und dort zu übernachten – und ich war wieder überrascht! Gewiss freute es mich riesig! Dennoch sagte ich, dass ich unsicher sei, denn wenn er sich plötzlich gestört fühlte, was, wie ich gesehen hatte, bei ihm öfter vorkam, dann würde ich wieder gehen »müssen« – und das mitten in der Nacht! Er lachte und sagte, so neurotisch sei er nicht. Und ich fragte, ob er sicher sei, worauf er antwortete, ich »könne« dann, wenn ich ihn stören »sollte«, im Wohnzimmer schlafen!

Ich war so glücklich! Es war eine großartige Überraschung und ein neues Abenteuer! Und ich liebe Abenteuer, erst recht, wenn ich *Ja* zu ihnen sage! Außerdem war ziemlich klar, dass wir zusammen schlafen würden!

Wir planten, dass er mit dem Motorrad fahren würde und ich mit dem Taxi, um »meine« Sachen zu ihm zu bringen – und wir würden uns beeilen »müssen«, da nicht mehr viel Zeit bis zur Meditation blieb! … Und ich rannte wieder! …

Er war sehr überrascht über die Menge an Gepäck: eine Gitarre, verschiedene Koffer … Ich hatte viele Dinge für Avinash, der exotische indische Kleidung liebt, für »unseren« Stand und für mich selbst gekauft … Wie alle Frauen liebe ich Kleider – verdammt! …

Er half mir, alles hochzutragen, wurde wieder ernst wegen des vielen Durcheinanders, der Menge Sachen, sagte, dass wir uns beeilen »sollten« und dass ich »seinen« Spint benutzen »könne«. Im Ashram mietet man diese Schränke, um Kleider und die Roben, die für die Meditation oder für den Aufenthalt im Ashram benutzt werden, aufzubewahren …

Ich zog mich schnell um, nahm eine weiße Robe und spürte, dass er sich darüber freute, dass ich auch begierig war, an der White Robe teilzunehmen, weil nicht alle dort regelmäßig zu den Meditationen gingen. Ein ganzes Universum umgibt den Ashram, und viele hängen einfach an diesen schönen Orten rum – die von dem ständigen Fluss kommender und gehender Sannyasins leben …

Als ich auf das Motorrad sprang und ihn umarmte, spürte ich wieder fast die gleiche Energie, die ich in Oshos Gegenwart spüre. Und alles wurde weiß, klar … Ich war verzaubert, schloss die Augen und genoss diese kurzen Augenblicke der Ewigkeit …

Wir saßen bei der Meditation zusammen, und es war wieder so stark, so wundervoll! Er war so leer und so präsent! …

Zum Dinner wollte er nicht im Ashram bleiben und brachte mich zu einem sogenannten Zen-Restaurant. Ich genoss »seine« Sanftheit, »seine« Feinheit … Und er zahlte für alles. Ich »hatte« sowieso nicht mehr so viel Geld … Als wir nach Hause kamen, sagte er wieder, dass ich, falls er sich komisch fühlen »sollte«, im Wohnzimmer schlafen »müsse« …

Und er führte mich sanft zu einem wundervollen Bett …

Bei der ersten Berührung war es, als würde ich als Person verschwinden. Er war so zärtlich, so *einfach da*, so sehr in »seinen« Händen und gleichzeitig so leer, dass ich mich in diesem Vergnügen einfach auflöste! Wir streichelten uns stundenlang! Er war sehr sensibel am Glied, wie überall auch, und genoss ohne irgendeinen Zwang, ohne jede Begierde, es zu beenden oder mich zu penetrieren. Wir blieben vollkommen entspannt und präsent …

Ich glaube, wir schliefen nur ein paar Stunden. Als wir aufwachten, wieder dieselbe erstaunliche Berührung, derselbe Zauber miteinander, und es gab keine Worte – nichts als Liebe und Vergnügen …

Nachdem wir einmal mehr viele dieser paradiesischen Freuden genossen hatten, stand er auf und fragte, ob ich nach Mahabaleshwar fahren würde … Das hatte ich vollkommen vergessen! Und ich entgegnete, dass ich überhaupt nichts mehr wisse, dass ich mir nur wünschte, bei ihm zu sein … Falls er es auch wolle …

»Du bleibst«, sagte er.

Er ging nicht arbeiten, lud mich zum Frühstück ein, und ich zog mich so sexy an, wie es nur ging … Dennoch war es nicht so leicht, sich auf den Weg zu machen, denn immer wenn er sich mir näherte, verfingen wir uns wieder ineinander, uns berührend und in Ekstase geratend …

Als wir es endlich doch »schafften«, begleitete ich ihn zu einem idyllischen Ort namens »Swiss Cottage«! Und wie genossen wir es, dort zusammenzusitzen, uns zu unterhalten, uns gegenseitig zu berühren – total begeistert von inander!

Wenn er von dieser wundervollen Zeit spricht, fragt er mich immer noch, ob ich mich an dieses Restaurant erinnere …

Nach dem Frühstück rief ich den Swami in Mahabaleshwar an und teilte ihm mit, ich käme einen Tag später. Und wir gingen wieder ins Bett. Wir standen nicht einmal auf, um zu der White Robe zu gehen!

Noch immer ganz verzaubert, rief ich den Swami am nächsten Morgen wieder an, um zu sagen, dass ich ein paar Tage später kommen würde. Abends rief V die Freundin in den Staaten an. Als er ihr aber erzählte, dass ich plötzlich ohne Zimmer gewesen und jetzt bei ihm in der Wohnung sei, schrie sie: »Dann fick mal schön!« Und legte auf.

Als er »seinen« Freunden erzählte, er sei verliebt, fragten sie schockiert und verwirrt: »Wie hast du denn das geschafft? Sie ist gerade erst vor einem Tag abgefahren!«

Es gab jedoch nichts zu »schaffen«. Es passierte einfach, für beide von uns …

Am nächsten Abend sah ich ihn wieder irritiert. Wir hatten uns gerade zu lieben begonnen, als er sagte, er habe diese Art Teenieliebe satt – er wollte in mich eindringen. Ich wusste nicht, wo dabei das »Problem« war, und fragte ihn nach einem Kondom. Er »hatte« aber keins. Ich war überrascht, und es stellte sich heraus, dass bei ihm die Erektion abklang, wenn er einen Präser anhatte – wie es bei vielen Männern der Fall ist! Damit war ich schon einigermaßen vertraut, denn eineinhalb Jahre zuvor hatte ich eine Affäre mit einem jungen Typ »gehabt«, der in derselben Situation gewesen war. Doch ich »konnte« mir nicht vorstellen, dass es bei V das Gleiche war! Seit fast 20 Jahren war er mit Osho und viel mehr als ich involviert, da er in der Kommune geblieben war, lange auf der Ranch gelebt hatte und jedes Jahr nach Pune kam! Er hatte sogar manchmal als Elektriker in Oshos Zimmer gearbeitet, um Reparaturen durchzuführen! Und einmal ist er, wie er mir erzählte, aufgefordert worden, für Osho die Autotür zu öffnen, was den »speziellen« Schülern vorbehalten war! Er sei aber in eine solche Panik geraten, dass Osho sogar später in dem Diskurs darauf zu sprechen kam. Osho erwähnte zwar »seinen« Namen nicht, trotzdem erkannte V, dass Osho von ihm sprach!

»Benutzt du keine Kondome mit ›deiner‹ Freundin?«, fragte ich ihn dann.

»Nein«, antwortete er, und ich war verblüfft!

Er fragte mich, ob Avinash und ich welche benutzten.

»Natürlich!«, entgegnete ich.

Osho hat uns das nahegelegt, und ich denke immer noch, wenn wir nicht auf Ihn hören, warum dann mit Ihm sein?! ... Es erinnerte mich an die Kommune, in der die Leute nicht machten, was Er sagt, und wo die Überzeugung in der Luft hing, dass wir »menschlich« seien, also nicht das »schafften«, was Er tat, als wenn solche Dinge nur etwas für Erleuchtete wären! ... Dennoch, was um alles in der Welt »machen« wir dann auf dieser Reise mit einem Meister?! ...

Die Situation verwirrte mich ... aber es war nichts zu machen, da er, wenn er einen Präser anzog, die Erektion nicht aufrechterhalten »konnte« – und ohne Kondom tat ich es nicht! Bis heute ... Also genossen wir weiter die Teenieliebe ...

Ich verstand dann, warum er in der ersten Nacht so ablehnend gewesen war! Er erzählte mir, dass die Freundin meist einen leidenschaftlicheren Liebhaber verlangte – Zungenküsse und überhaupt alles, wovon eine Italienerin glaubt, dass es für einen Mann genau das Richtige ist – und dass er Angst »gehabt« hatte, dass ich es so, wie er es tat, nicht mochte, dass ich wie sie einen Macho wollte ... Und er war offensichtlich froh, dass ich anders war, dass ich alles so sanft, wie es nur irgend »möglich« ist, liebe – und dass ich, seit Osho uns riet, sie zu vermeiden, keine Küsse wollte! ... Eigentlich machte er es genau so, wie ich es mir immer nur hatte wünschen »können«! Und natürlich habe ich ihm auch ein paar Sachen gezeigt ...

Und wir genossen und genossen und genossen! ...

Am nächsten Abend gingen wir zur White Robe, und es war wieder fantastisch, mit ihm in Meditation zu sein! Er war reine Stille! ... Als die Meditation vorbei war, legte ich mich auf »seinen« Schoß, und in mir keimte das Verständnis auf, dass tief in Meditation gehen zu »können« nicht bedeutet, dass man versteht, wie mit einer Frau umzugehen!

Und in diesem Bereich war er weder erfahren noch zufrieden! Er »hatte« zum Beispiel ein neurotisches Verhältnis zu der Größe »seines« Penis, der in »seinen« Augen klein war und der im Vergleich mit Avinashs – der schönste, den ich jemals gesehen habe – tatsächlich klein war. Ich würde jedoch für keinen Penis der Welt – oder irgendetwas anderes – darauf verzichten, V zu lieben! Für mich war nichts wichtig, außer ihn zu fühlen – was immer das bedeutete! Die ganze Energie, die ihn umgab, war so wunderschön! Er war fast, als ob Osho in ihm wäre! Und dies war viel wichtiger als ein »guter Macho« im Bett! Ich mag sogar keine Machos! …

Ich »wusste« genug über Sex, dachte ich, dennoch hatte ich es noch nie so sehr genossen! So wurde mir wieder einmal klar, dass *jeder, den wir treffen, mehr Spaß als der Letzte bringt …*

Und deswegen *gibt es uns nichts, uns an Probleme oder an eine tote Romanze festzuklammern!* Es ist »besser«, sich zum Nächsten zu bewegen, es wird immer ein Fortschritt sein, da *das Leben sich immer vorwärts bewegt und neu entsteht …*

»Seine« Wohnung war im Zen-Stil eingerichtet. Ich liebte sie und lobte ihn oft für diese Dekoration. Er bezog das aber nie auf sich, war sehr bescheiden und erzählte mir, er habe das von der Freundin gelernt. Und fügte hinzu, sie habe ihm auch beigebracht, sich elegant zu kleiden – und Whisky mit Kaffee zu trinken, was ich nun auch zum ersten Mal tat!

Durch ihn wurde ich eigentlich wieder zur Kaffeetrinkerin … Sechs Monate zuvor in Berlin war ich direkt vor einer Tanzperformance zusammengebrochen, und der Heilpraktiker, den »mein« Gastgeber anrief, hatte mir empfohlen, auf Kaffee, Gras und Pfefferminze zu verzichten …

Ich habe nie viel geraucht, aber manchmal, wenn ich nervös war, nahm ich lieber einen Zug – allerdings nie mit Tabak gemischt und vorzugsweise aus eigenem Anbau –, anstatt mir Valium zu verabreichen! Dieser Ansicht sind auch viele Heiler! Immerhin verging eine Weile, bis ich wieder rauchte … Und Pfefferminze verwende ich gar nicht mehr, weil »mein« Körper es nicht verträgt!

In der Tat *ist Meditation jetzt »meine beste« Droge!*

Doch mit V »musste« alles genossen werden! Er liebt Kaffee, und Kaffee mit Whisky war wirklich etwas Besonderes! Ich liebte es! Jeden Tag brachte er mich an wundervolle Orte, um köstliche Cappuccinos zu trinken, und langsam kehrte ich zu der liebsten Gewohnheit »meiner« Mutter zurück ...

Im Bett war das Neueste, dass ich »sein« Glied stundenlang streichelte. Er wurde immer verrückter, weil ich es endlos tun »konnte«, was Männer normalerweise, ohne auszuflippen, zu »kommen« oder »deine« Hand wegzuschieben, damit sie nicht ejakulieren, nicht aushalten! Er pflegte jedoch in einen meditativen Zustand einzutreten, und so waren wir in dieser Sphäre, solange die Körper es wollten. Und da er nicht kam, »konnten« wir es wieder und wieder tun ...

Was Mahabaleshwar betraf, wusste ich nicht, was ich tun »sollte«, denn ich wollte nichts anderes, als einfach nur bei ihm zu sein! Doch als wir nach all diesen Tagen zum ersten Mal wieder beim Mittagessen im Ashram saßen, sagte er plötzlich, dass er darüber nachdachte, mit mir zum Retreat zu kommen. »Meine« Augen füllten sich mit Tränen! Er hielt »meine« Hand und fragte mich, was los sei. Ich »konnte« nicht antworten, es gab nichts zu sagen, ich war einfach nur selig, weil ich merkte, dass er diese Liebe genauso genoss wie ich ...

Dennoch dachte ich schließlich und sagte es ihm auch, dass es, wenn er mit mir zusammen sein wollte, nicht »nötig« sei, irgendwohin zu gehen – ich war in dieser Wohnung so glücklich! Als wir jedoch zu Hause waren, nahm er die Tarotkarten und zog fürs Gehen die »Grausamkeit« – die neun Schwerter. »Lust«, eine schöne Frau auf einem Pferd, kam fürs Bleiben ...

Ich war sowieso überrascht, dass er immer noch die Tarotkarten von Aleister Crowley verwendete! Ich hatte sie benutzt, bevor ich Sannyasin wurde, und ersetzt durch das Osho Zen Tarot – das, Geschichten und Ratschläge von Osho beinhaltend, auf der Ranch hergestellt worden ist. Und ich würde es nur für Klienten zurate ziehen, nie für mich. Ich ließ mich mit dem Strom des Lebens treiben ... Und das Leben zeigte sich mir mehr als deutlich ...

Er verstand aber die Karten nicht ... Und ich fragte ihn:

»Weshalb ›sollen‹ wir denn irgendwo hingehen, um Grausamkeit und Schwerter zu erfahren? Es ist doch klar, dass Lust viel ›besser‹ ist!«

Dabei »hatte« er ein seltsames Gefühl! Ich auch! Vielleicht lag es an der christlichen Konditionierung, dass Lust »böse« ist! Dies war aber »unsere« Realität! Warum es also nicht genießen?! Wir taten es ja sowieso schon! Doch wie ich sah, war es trotzdem nicht leicht für ihn, es war irgendwie nicht »erlaubt« ... Eigentlich lag immer ein »Sollte« in der Luft – viele Dinge betreffend! Ein starker Spiegel für mich ... Und witzigerweise ist das die Bedeutung »seines« Namens: ein Spiegel ...

Wir gingen nirgendwohin. Ich rief den Typ im Retreat an, sagte ab und blieb einfach selig in der Wohnung, zumeist nackt, was ihn oft dazu bewegte, aus Angst, die Nachbarn würden sich aufregen, die Vorhänge zu schließen. Dennoch liebte auch er es, nackt zu sein, und wir waren die meiste Zeit unbekleidet, im Bett oder am Tisch im Wohnzimmer beim Essen, beim Löffeln der Misosuppe oder beim Kaffeetrinken ... Ebenso liebte ich es, ihm zuzuhören, wenn er die Sitar oder ein indisches Instrument, das Dilruba genannt wird, spielte ...

Es vergingen zwei weitere Tage, und nachdem wir uns am Morgen geliebt hatten, erinnerte ich mich, dass ich am nächsten Tag würde abreisen »müssen«! Und als ich im Ashram unterwegs war, mich von Leuten verabschiedete, traf ich eine kanadische Ma, die im Hotel »meine« Nachbarin gewesen war. Sie wunderte sich, mich immer noch dort zu sehen, und ich erzählte ihr, was geschehen war. Sie fragte mich dann, warum ich gehen wolle. Ich wusste es selber nicht! Was »sollte« ich sagen?! Ich »hatte« ein Flugticket und nie daran gedacht, dass ich die Rückreise einfach verschieben »konnte«! Aber sie »hatte« recht: Warum »sollte« ich denn gehen? ... Ich dachte an Avinash, an die zwei neuen Wohnungen, an Atman mit der verrückten Freundin ... Doch nichts schien mehr so wichtig zu sein ...

Als ich nach Hause kam, nahm ich eine Karte von Oshos neuem Tarotset – das gerade herausgekommen war – und zog *Mut* – eine kleine Blume, die aus einem Stein herauswächst! Im Wesentlichen stand im Beiheft, dass nichts je sicher ist, dass nichts im Leben gewiss ist, aber dass wir einfach leben »sollten« – wie jene Blume, zerbrechlich, schön, und ebenso bereit für die Sonne wie für die Gefahren des Lebens ... Und ich erkannte, dass ich in der Tat eine Menge Mut »brauchte«, um das zu tun! Ich erinnerte mich an Leute, die sogar ohne Rückfahrkarte in Pune geblieben waren, die alles riskiert hatten ... Und es wurde mir klar, dass ich trotz allem, was ich im Leben getan hatte, irgendwie, ziemlich mit den Kindern involviert – eigentlich mit allem um mich herum –, immer die Kontrolle behalten hatte! ... Ich hatte in Wirklichkeit noch nie genug riskiert! ...

Am Abend gaben wir uns wieder dieser starken und schönen Liebe hin – und er fragte mich, ob ich bleiben wolle! Wieder füllten sich »meine« Augen mit Tränen, und ich antwortete: »Wenn du willst ...«

»Ich will«, sagte er kurz.

Und ich sagte ihm, *er* würde den Flug umbuchen »müssen«, damit ich sicher sei, er wolle wirklich, dass ich blieb ...

Am Morgen, statt dass wir uns liebten wie sonst, stand er auf und kleidete sich an, prächtig wie immer ...

»Wo gehst du hin?«, fragte ich überrascht.

»Das Reisebüro anrufen«, entgegnete er.

Wieder waren »meine« Augen voll von Tränen, wieder überraschte mich das Leben ...

Ich rief Avinash an, und er ermutigte mich zu bleiben. Auch wenn es in den zwei neuen Wohnungen viel zu tun gab, war es für ihn bestimmt eine »gute« Gelegenheit, eine Zeit lang allein zu sein ...

Air India war sehr nett – sie schienen zu wissen, wie sehr uns Sannyasins daran gelegen ist, »unsere« Flüge umzubuchen, um länger in Pune bleiben zu »können« – und gab uns einen Flug fünf Tage später ...

In diesen fünf Tagen gingen wir noch tiefer. Wir waren ganz für uns, nur wir beide, und es passierte nichts, außer dass wir uns liebten – und ohne Unterbrechung voller Staunen füreinander waren! Einmal sagte ich ihm, dass wir, falls wir irgendwo hingehen wollten, uns gegenseitig ignorieren »müssten«! Es gab keinen anderen Weg, denn sonst würden wir uns immer aufs Neue bei jeder Berührung ineinander verfangen, die Augen schließen und die Reise ins Innere antreten – selbst beim Schuheanziehen, im Stehen oder im Sitzen! ...

Inzwischen nahm er die ganze Geschichte mit dem Sex entspannt. Er hatte begriffen, dass für mich *er* wichtig war, nicht die Größe »seines« Penis – oder was auch immer! Wichtig war »seine« Sensibilität, Oshos Gegenwart in uns, »unsere« Hingabe an das Vergnügen und an die Meditation – und dass wir alles vergaßen, wenn wir zusammen waren ... Ich genoss wie nie zuvor ...

Dann, eines Nachts, »schaffte« er es, ein Kondom überzuziehen, ich bewegte mich über ihm, und er drang in mich ein. Plötzlich fing er jedoch, ich weiß nicht, wie oder warum, an zu weinen und zu wiederholen: »Nein, nein!« Ich legte mich neben ihn, ein wenig entfernt … Er war irgendwie wirklich verrückt! Ich dachte, er sei in eine Art neurotische sexuelle Beklemmung geraten. Nach ein paar Minuten aber beruhigte er sich und fragte mich, was passiert war. Ich wusste es auch nicht und versicherte ihm wieder, dass es für mich nicht wichtig war, ob er in mich eindrang oder nicht, dass es absolut in Ordnung war, wenn er es nicht wollte. Doch er sagte, das sei nicht der Fall, und nachdem er eine Weile nachgedacht hatte, erzählte er, er sei plötzlich eine Frau und das Opfer einer Vergewaltigung gewesen! Ich verstand nicht, was er meinte! Er auch nicht! Dann sagte er, es sei vielleicht Empathie gewesen – er hatte wie »seine« Mutter gefühlt –, obwohl es sich eher angefühlt habe, als sei er in ein anderes Leben hineingerutscht … Es war für uns beide verwirrend! Und er fuhr fort, er habe schon einmal eine Art Vision »gehabt«, in der »seine« Mutter, als sie einmal mit ihm durch den Wald gegangen war, missbraucht wurde … Er war etwa ein Jahr alt gewesen, und sie hatte plötzlich »seine« Hand losgelassen, als Soldaten auf sie zukamen …

Wir dachten nach … Während des Krieges hatte es nicht gewesen sein »können« – er wurde erst 1957 geboren! Hätte es irgendwie 1958 passieren »können«? Ich schlug vor, dass er mit ihr darüber sprach, aber er sagte, er würde ihr solch eine Frage nicht stellen! Ich verstand nicht, warum! Natürlich gibt es Themen, über die Menschen ungern mit »ihren« Müttern sprechen, doch solche Gespräche »können« bestimmt vieles aufdecken! Sie mögen beiden, Mutter und Sohn – oder Mutter und Tochter – den Weg erleichtern! … Er sagte jedoch, er sei nicht der Typ dafür, wollte nicht mehr darüber sprechen, und wir kehrten zum Sex zurück …

Bald waren die fünf Tage vorüber, wir waren immer noch nicht bereit, uns zu trennen, wieder rief er Air India an, und wir bekamen einen Flug in neun Tagen. Ich rief Avinash noch mal an, ihm ging es gut, und er ermutigte mich, einfach zu genießen. Atman klagte aber mit trauriger Stimme darüber, dass ich nun fast ein Jahr weg sei! …

Wir blieben die neun Tage weiterhin in einem Retreat der Liebe … Ein Brief der Freundin traf ein, in dem sie sich dafür entschuldigte, am Telefon so »dumm« gewesen zu sein. Er erzählte mir, sie sei auch eine freie Frau und dass er ihretwegen schon oft Eifersucht erlebt habe … Jetzt schien sie an der Reihe zu sein, diese Erfahrung zu machen! Er fügte aber hinzu, sie habe ihm sogar schon einmal geraten, sich mit mir zu treffen, als er ihr sagte, dass er mich schön finde – nur habe er es nicht »geschafft«, solange sie in Pune war! …

Manchmal zog ich eines der beiden Kleider, die sie in der Wohnung zurückgelassen hatte, an. Doch er bat mich einmal, das nicht zu tun, denn es würde ihn an sie erinnern … Und manchmal erwähnte er diese Geschichte von den Seelenverwandten … Ich pflegte darüber zu lachen und zu sagen, dass ich bereits den Schmerz, den es bedeutet, zu erkennen, dass es keine »andere Hälfte« gibt, durchlebt hätte – ich hatte schon erkannt, dass wir nicht wie Autoteile geschaffen worden sind, um zu jemandem zu passen! Und wieder erstaunte es mich, dass er sich dessen nicht bewusst war! Es gab keinen Zweifel, dass er Osho dies oft sagen gehört hatte! … Trotzdem fragte er mich, ob ich mich nicht als Avinashs »andere Hälfte« ansähe. Ich entgegnete, dass ich nicht einmal dachte, Avinash und ich »hätten« eine Beziehung, dass sich so etwas bereits als eine Illusion herausgestellt hatte – und dass es ohne diese Illusion viel leichter sei, ein Leben miteinander zu teilen!

Am Ende, glaube ich, hat er es verstanden. Zumindest sprach er nicht mehr davon – nicht, ohne zu lachen oder Witze darüber zu machen …

Als die neun Tage vorbei waren, fühlten wir beide uns seltsam … Zwei bedrückende Momente hatte es schon gegeben. Beim ersten hatten wir uns nach langem Hin und Her entschlossen, essen zu gehen. Plötzlich war ich mir jedoch beim Schuheanziehen in der Tür wieder unsicher. Als ich ihn ansah, »hatte« ich Lust, einfach zurück ins Bett zu gehen. Ich wollte ihn wieder umarmen, nicht irgendwo hingehen!

»Vielleicht bleiben wir doch zu Hause«, sagte ich …

Wir hatten schon so lange »gebraucht«, uns zu entscheiden …

»Oh nein, nicht das schon wieder«, rief er nervös …

Dass er so mit mir sprach, bohrte sich wie ein Speer durch »mein« Herz! Ich drehte mich um, zog mich aus und ging traurig zurück ins Bett. Er lachte und ging in die Küche. Als er ein »schönes« Essen zubereitet hatte, rief er mich, ich kam, immer noch eingeschnappt wie ein Kind, und wir aßen köstliche Spaghetti, die zu kochen er von der italienischen Freundin gelernt hatte. Ich blieb aber verschlossen – und bald war er auch ärgerlich! Ich wurde noch verzweifelter, ging in das leere Zimmer, wo ich »meine« Koffer und Klamotten aufbewahrte, legte mich hin – und zog die Tür hinter mir zu … Kurz darauf kam er jedoch herein und schrie: »Was machst du hier? Dies ist eine Abstellkammer! Komm raus!«

Ich heulte und weinte nun sogar noch mehr! Ich schluchzte stundenlang! Es fühlte sich wie das Ende der Geschichte an. In »meinem« Film hatte er diese schöne Liebe zwischen uns verraten! Und ich wusste nicht, wie ich mich von diesem schrecklichen Gefühl würde je befreien »können«! Ich erinnere mich bis heute nicht, wie wir es »geschafft« haben! Später sagte er, ich sei vielleicht in einem »primal space«[1] gelandet, denn so schlimm schien alles nicht zu sein – er sei lediglich ein wenig ungeduldig gewesen!

Das zweite Mal war im Ashram. Ich kam zum Treffpunkt, wo wir essen wollten, und er war, wie er sagte, in einer Krise. Ich verstand nicht, warum, und er sagte nichts, wusste es selbst nicht! Ich »konnte« nichts tun, wir aßen schweigend, und ich wurde auch sehr traurig …

Doch im Bett verschmolzen wir wieder miteinander … Nie widerstand ich »seinen« Liebkosungen, und er »konnte« nichts mehr tun, wenn ich »sein« Glied berührte. Er wurde dann total verrückt! Und *es verstrichen dann Stunden, wir beide in diesen regungslosen Stellungen, fast ohne jede Bewegung, einander streichelnd, ganz verzückt vor Vergnügen …*

Die Art, wie ich ihn berührte, ist auch wert, beschrieben zu werden. Ich hatte es so nie getan, es war eine gemeinsame Entdeckung, etwas, was wir in diesem Retreat der Liebe herausfanden …

Ich pflegte die Finger um »seinen« Penis zu schließen, jedoch ohne ihn zu berühren – ein winziger Zwischenraum blieb – und durch die Wärme der Hand stieg die Energie an … Manchmal berührte lediglich ein Finger sanft die Spitze. Er fing dann an zu zittern, zu zucken und pflegte manchmal zu sagen, es sei zu viel für ihn – es ist aber nie zu viel gewesen … *Und die Energie, die dadurch freigesetzt wurde, aufnehmend, gingen wir tiefer, immer tiefer, das Vergnügen erlebend – und beobachtend …* Nach einer Weile feuchtete ich den Finger an, wie von C gelernt, um wieder lediglich die Spitze des Penis zu berühren, immer sehr sanft, so sanft wie »möglich« – wie es C bei mir gemacht hatte … Und er drehte mehr und mehr durch …

---

[1] In der Primärtherapie (Janov) bezeichnet »primal space« einen emotionalen Zustand. (A.d.Ü.)

Gewiss waren wir nach diesen neun Tagen noch nicht dazu bereit, uns zu trennen … Und gingen zusammen zum Reisebüro. Er war so schön! Ich »hatte« solche Angst davor, dass wir uns am nächsten Tag voneinander würden verabschieden »müssen«! Auch er war angespannt …

Sie »hatten« keine Tickets für einen Flug innerhalb der nächsten Wochen, und ich »musste« vor ihm abreisen, denn wo würde ich sonst bleiben? …

Eine Stunde saßen wir dort in Stille …

Schließlich bekam ich ein Ticket für einen Flug in drei Wochen, zwei Tage bevor er fliegen würde! Immer noch schweigend verließen wir das Reisebüro … und ihn auf dem Motorrad umschlingend fühlte ich mich im Himmel! …

Er brachte mich nach Hause und brach still auf zum Zahnarzt … Als er zurückkam, lag ich genüsslich sonnenbadend auf der Terrasse – und er sah aus wie ein in Panik geratenes Kind! Es tat mir so leid, ihn in diesem Zustand zu sehen! …

Es stellte sich heraus, dass er den Rest »seiner« Zeit in Pune nicht nur mit mir verbringen wollte, und ich forderte ihn auf, zu tun, wozu auch immer er Lust hätte, ohne sich um irgendetwas zu kümmern, er »sollte« sich frei fühlen, er »musste« nicht die ganze Zeit mit mir verbringen! …

So fing er an, ein paar Dinge allein zu machen, zum Beispiel im Ashram zu arbeiten und zu meditieren. Ich war meist in der Wohnung, machte Übungen, spielte Gitarre oder lag in der Sonne … Am Abend gingen wir zur White Robe und saßen dann voneinander getrennt … Zuerst fühlte es sich etwas seltsam an, aber langsam lernte ich diese Bewegung zwischen Zusammen- und Alleinsein … Wir genossen nun diese drei Wochen auf eine neue Art – allerdings immer noch mit viel Sex …

Am letzten Abend gingen wir zu einem Schneider, zu dem ich schönen blauen Stoff für ein Kleid gegeben hatte. Und ich erlebte einen Schock, als ich sah, was er damit gemacht hatte! Der Schaden war nicht wiedergutzumachen, was in Indien fast normal ist, aber da ich so etwas zum ersten Mal erlebte, wurde ich ziemlich sauer, und weil es nun sowieso zu spät war, irgendetwas zu unternehmen, wollte ich für solch eine schlechte Arbeit nicht bezahlen …

V sagte mir, ich »solle« nicht so mit dem Schneider reden – und ich wurde auch auf ihn wütend! Ich war so nervös! … Und dann zerriss

»meine« Mala! Die Perlen kullerten über den Fußboden, er half mir, sie einzusammeln, doch wir waren beide sehr verwirrt, und ich sagte ihm, er »solle« allein essen gehen, da ich mit niemandem zusammen sein wollte, der mich kritisieren würde! Es war alles etwas zu viel für mich …

Ich traf ihn dennoch kurz danach wieder, und als wir uns verabschiedeten, deutete er auf das schöne Bett, in dem wir die Liebe genossen hatten … Ich war überrascht, dass er am Ende Gefühle zeigte! Er war meistens cool gewesen – und hatte nie ejakuliert …

Allerdings hatte ich dann genug, war froh, zu Avinash und nach Hamburg zurückzukehren!

Am Flughafen traf ich jedoch einen ziemlich trübseligen Atman, der sich beklagte, ich sei zu lange weg gewesen! Avinash schenkte mir eine Rose, war ziemlich »fett« geworden, und als wir zu Hause ankamen, sagte ich ihm, ich »hätte« mich verliebt …

»Ich auch«, sagte er …

Er hatte für eine Freundin an »ihrem« Stand auf der Hamburger Messe gearbeitet, und da sie für die andere Verkäuferin einen Lover suchte, hatte er sich entschlossen, ihr zu »helfen« …

Ich beschäftigte mich mit Atman, der nicht »in Ordnung« zu sein schien. Die Freundin hatte ihn wieder verlassen, und da wir ihm nicht »erlaubten«, in den Wohnungen zu rauchen, tat er das im Treppenhaus – und dort verbrachte er eigentlich den ganzen Tag! Und trank! Avinash erzählte mir, dass es schon während der Zeit, die ich in Pune verbracht hatte, so gegangen sei. Ich ärgerte mich über ihn, da er es dazu hatte kommen lassen, doch er sagte, er habe nicht gewusst, was er hätte tun »sollen« – und bald merkte ich, dass es wirklich schwierig war, mit dieser Situation fertigzuwerden!

Um ein wenig Druck auszuüben, beschloss ich, Atman zu sagen, ich würde ihn rausschmeißen, wenn er damit nicht aufhören würde. Diese Drohung hätte ich nicht wahr gemacht – aber sie funktionierte! Er hörte mit allem auf! In dem Zustand jedoch, in den er nun geriet, lief er mir, wohin ich auch ging, wie ein Hund hinterher. Er wollte Massagen austauschen, wollte alles mit mir machen, sogar neben »meinem« Bett auf dem Fußboden schlafen, um in »meiner« Nähe zu sein! Es war mir manchmal zu viel, und ich vermisste die schönen Tage in Pune, wo es nichts gab, worüber ich mir Sorgen machen »musste« …

Als V wieder in München war, telefonierten wir viel, und bald nahm er einen Nachtzug – und ich holte ihn um vier Uhr morgens am Hauptbahnhof ab. Als er mich sah, bemerkte er: »Es ist gerade mal zwei Wochen her, seit du Pune verlassen hast, und hier sind wir, wieder zusammen!« …

Wir beschlossen, zu Fuß nach Hause zu gehen, er war noch nie in Hamburg gewesen, und wir saßen auf einer Bank, um den Blick auf die Alster zu genießen … Ich schämte mich, ihn in dieses beinahe in sich zusammenfallende, ausschließlich von seltsamen Menschen bewohnte Haus mitzunehmen …

Doch ich war überrascht, als er ausrief: »Es ist besser, als ich gedacht habe! Es ist eigentlich sehr interessant!«

Und er fragte mich, als wir in der neuen Küche saßen: »Bist du sicher, dass es für Avinash okay ist?« …

Wie ich ihm versichert hatte, mochten sie sich sofort, als sie sich kennenlernten. Sie umarmten sich lange – und sind immer noch Freunde.

Nach einem »netten« Gespräch mit ihm ging Avinash die Freundin treffen, und wir gingen ins Bett, um uns zu lieben … Abends gab ich im Obergeschoss einen Workshop, an dem er nicht teilnehmen wollte. Er erklärte, er sei ziemlich müde … Schließlich war er doch einverstanden, an der White Robe teilzunehmen, blieb auch für den »Kreis« und ging dann ins Bett. Nach dem Workshop kam ich zu ihm, und wir verbrachten das ganze Wochenende damit, uns zu lieben! Die einzige Unterbrechung war ein Bummel über ein Straßenfest am nächsten Nachmittag, für den ich, während er über »meinen Mut« staunte, das demolierte blaue Kleid anzog … Heute benutze ich es lediglich als Kostüm, der schönen Farbe wegen – oder bei Technopartys, bei denen es eigentlich egal ist, was man anzieht …

Avinashs Liebhaberin lud uns sogar zum Essen ein, aber wir wollten nirgends hingehen … Wir »hatten« nur zwei Tage! Und bald würde er in die Staaten fliegen, um die Freundin in Sedona zu treffen … Also einen letzten Sonntagsspaziergang, einen Kaffee und zurück ins Bett. Doch Atman, vielleicht weil er Avinash und mich mit neuen Liebhabern sah, fragte mich in Panik: »Was passiert mit Adhara, wenn ihr euch trennt?«

Ich erkannte, dass er derjenige sein würde, der verzweifelte, wenn es dazu käme, und dass er nicht so »frei« war, wie ich immer geglaubt hatte …

Er verbrachte das Wochenende wieder rauchend und trinkend im Treppenhaus – vermutlich weil ich keine Zeit für ihn »hatte« oder vielleicht auch aus Angst, dass Avinash und ich uns trennen würden!

Am letzten Tag verzweifelte auch ich … Überglücklich und von Gefühlen überwältigt, sagte ich V zärtlich, dass ich ihn liebte … Und er, in Schreck geratend, bemerkte: »Aber ich werde sie treffen!«

Ich hatte nicht an die Zukunft gedacht! Es war genug für mich, in diesem Moment mit ihm zusammen zu sein! Doch dieser in Panik geäußerte Satz haute mich einfach um! Er ließ mich befürchten, das sei das Ende, wenn er die »Seelenpartnerin« treffen würde … Und als er ging, war ich furchtbar traurig …

Es waren »schwere« Zeiten für mich. Ich ließ nicht los, war sehr nervös, unausgeglichen, und außerdem wusste ich überhaupt nicht, was ich mit Atman machen »sollte«!

Als ich erneut für ihn da war, stoppte er wieder mit allem, nahm an den Workshops teil, aber zerbrach bei einem einen großen Spiegel, als er sich dagegen lehnte, und ich bekam es mit der Angst zu tun, weil ich dachte, er sei zu sehr belastet von »schlechten« Schwingungen … Obendrein würde »sein« Visum ablaufen, und er fing an zu sagen, er wolle zurück nach Brasilien – und zog ins Obergeschoss …

Wir hatten die Wohnung gegenüber der von J, in der wir zuerst gewohnt hatten, in einen Meditationsraum umgewandelt und waren allein im Haus, denn J lebte jetzt auf Ibiza. Er kam nur manchmal vorbei, um zu sehen, ob das Arbeitsamt geschrieben hatte, und war dann sehr nett zu uns. Und der Kerl, der unten wohnte, saß jetzt im Gefängnis – wir wussten nicht, warum …

In diesem Chaos um Atman wollte Avinashs Freundin öfter, als es »möglich« war, sich mit ihm treffen. Einmal rief sie inmitten großer Verwirrung an und sagte, sie »müsse« ihn dringend sprechen, weil sie immer das Gefühl »habe«, Energie zu verlieren, nachdem sie sich getroffen hätten … An jenem Tag wollte ich, dass Avinash bei mir blieb, und war ziemlich bestürzt, als er ging …

Es war jedoch das letzte Mal, dass sie sich trafen … Sie praktizierten keinen tantrischen Sex, und ich sehe, dass diese »normalen« Liebesaffären nicht von Dauer sind … Jahre später habe ich außerdem gehört, dass sie sich eine Lebenspartnerschaft wünschte – und darauf wollte er sich nicht einlassen. Er hatte nie vorgehabt, sich von mir zu trennen …

Und obwohl besorgt, dass Atmans Visum nicht verlängert werden würde, da er nicht arbeitete, war es »unserer« Meinung nach keine Lösung, Deutschland zu verlassen! Dennoch pflegte er in einer Ecke zu sitzen und wie ein kleines Kind endlos zu wiederholen, er wolle »seinen« Vater sehen! Völlig erledigt von diesem Drama, kauften wir ihm am Ende trotz aller »meiner« Vorahnungen ein Ticket nach Brasilien. Und in einem zweifelhaften Gesundheitszustand flog er an Punitans Geburtstag, der nach Rio kam, um ihn abzuholen ...

V besuchte mich noch einmal übers Wochenende, und diesmal kam er mit dem Flugzeug, damit er nicht so müde werden würde ... Avinash und ich holten ihn mit dem Auto ab ... Er bezahlte das Knöllchen, das wir wegen »Falsch«-Parkens bekommen hatten – und wieder waren wir die drei Tage nur im Bett, verliebt ...

Während der Busfahrt zum Flughafen am Sonntagabend fürchtete er die ganze Zeit, er »könnte« den Flug verpassen! Ich war verblüfft und ein wenig empört ...

Unterdessen war ich einmal überrascht, als ich beim Hinausgehen J mit Alex die untere Wohnung besetzen sah. Alex war ein Keyboarder, ein netter Typ aus Jugoslawien. Er hatte vor uns im oberen Stockwerk gelebt, und mit ihm war ein harmonisches Zusammenleben immer »möglich«.

Sie waren also aus Ibiza zurück!

Ich sagte J im Vorbeigehen, er habe nun eine Wohnung mehr, und vielleicht weil ich »meine« Empörung hatte spürbar werden lassen, antwortete er, sie wollten das ganze Haus, womit er offensichtlich meinte, er wolle uns »raushaben«!

Ich hatte Avinash schon früher oft aufgefordert, diese Wohnung zu besetzen, doch er hatte Befürchtungen »gehabt«, und jetzt wusste ich, dass J alle Arten von Leuten ins Haus lassen würde – was später auch wirklich passierte! Andauernd lief dann laute Musik, Betrunkene gingen ein und aus – mit denen wir das Haus nun teilen »mussten«!

Alex richtete sich im Kellergeschoss ein Musikstudio ein ...

Die VOOV-Organisation engagierte mich jetzt endlich für einen Auftritt – und ich bot einen »schönen« indischen Tanz an ... Die Party war jedoch ziemlich strapaziös. Es regnete so viel, dass »unser« Stand mehrfach auseinanderfiel, und Adhara kam, um zu helfen, aber sie hatte eine Freundin mit einem Hund mitgebracht, was nur noch mehr Chaos erzeugte! Obendrein sehnte ich mich lediglich nach V … Und Avinash sah zum ersten Mal Jasmin – sie würde »seine« nächste Liebesaffäre werden …

Gerade als ich zur nächsten Party aufbrechen wollte, erhielt ich dann die 400 Seiten starke Übersetzung des Buches – und für die Revision, so erfuhr ich durch einen kleinen Brief, »hatte« ich nur drei Tage! Ich verbrachte die Woche damit, zu versuchen, den Text zu lesen! Aber ich sprach kein Deutsch, und Avinash »half« mir nicht so gerne …

Ich war auch schockiert, dass sie 20 % Prozent des Textes gestrichen hatten!

Als ich wieder zu Hause war, rief ich den Übersetzer an, und er stellte sicher, dass er für dieses Telefonat bezahlt wurde! Ich war von der ganzen Sache ziemlich enttäuscht! Und beklagte mich bei dem Verlag. Sie sagten jetzt, ich »solle«, was immer ich als wichtig empfand, dem Manuskript hinzufügen – und es war, als würde ich das Buch neu schreiben!

Einen Monat später waren wir wieder mit »unserem« Stand auf der nächsten Party, und nach einer Woche mitten im Nirgendwo rief ich V an … Er flog nach Sedona, packte – und war sehr gestresst! Wir redeten nur ein paar Minuten, ich wurde ziemlich traurig und rief ihn noch mal an, als ich die erste Telefonzelle am Straßenrand sah. Er schrie, er »habe« keine Zeit, und legte auf! Als ich zum Auto zurückging, »hatte« ich das Gefühl, ich würde sterben! Und dachte: »Ich ›muss‹ definitiv loslassen« …

Dann kam Tyohar nach Hamburg, und wir saßen eine Woche lang jeden Abend mit ihm. Einmal sagte ich, ich würde mich großartig fühlen, hätte jedoch Angst davor, wie es sein werde, wenn er weg sei! … Im Wesentlichen antwortete er, dass *der Vogel immer zurückkehrt, wenn wir das Fenster offen lassen* … Wie ich es auffasste, sprach er davon, dass wir uns nicht an ihn anklammern »sollten« … Ich litt jedoch wegen V …

Wir wollten nun am nächsten Retreat mit Tyohar in Schweden teilnehmen, und weil wir dafür nicht genug Geld »hatten«, boten wir der Kommune an, im Tausch dort zu arbeiten.

Ein Typ, den wir bei den Satsangs in Hamburg getroffen hatten, kam mit, und als wir in Schweden vom Schiff fuhren, machten sie uns witzigerweise am Zoll das Leben schwer! Sie suchten stundenlang nach Drogen und Alkohol, ungläubig, dass drei Langhaarige wie wir weder das eine noch das andere dabei»hatten« – und lediglich zum Meditieren irgendwo hinfuhren! …

In der Kommune lebten nur vier Personen: ein Paar und ein schönes Mädchen, das eine Affäre mit dem Leiter »hatte«, doch ohne es wirklich zu mögen – nur weil sie nicht wusste, wohin sie gehen »sollte«! Wie überall auf der Welt! …

Avinash »sollte« im Garten arbeiten, und ich kochte …

Tyohar pflegte in die Küche zu kommen und zuzusehen, was ich machte! Und ich wurde so nervös! Nach einer Weile sagte er Chandani, sie »solle« nicht mehr für ihn kochen, denn er wollte nur essen, was ich zubereitet hatte! Und bat mich, bei den Feiern Gitarre zu spielen! …

Ich ging in tiefe Meditation, immer wenn wir mit ihm saßen, aber ich »konnte« danach nicht schlafen … Daher schrieb ich ihm eine Frage diesbezüglich und er lachte – denn eigentlich waren wir ja dort, um aufzuwachen!

»Pyari will schlafen«, sagte er schelmisch lächelnd …

Wir alle lachten – und ich entspannte mich …

Es ist eine großartige Zeit gewesen, besonders wegen Chandani, für die ich eine Art Vertraute wurde. Wir verbrachten viel Zeit miteinander, und es war »schön«, die »Probleme« von jemandem wie ihr zu teilen …

Der Ort war ebenfalls fantastisch! Es gab einen großen See, auf dem Avinash oft im Mondlicht ruderte – und ich liebte es, das frische Gemüse, das ich aus dem Garten holte, zuzubereiten. Nachts tanzten wir alle zur Technomusik, die Tyohar auflegte. Er forderte mich auf, mit nach Brasilien zu kommen, wohin sie als Nächstes fahren würden, um »seine« Vorträge zu übersetzen. Er sagte mir auch, V sei auf einem Egotrip – er hat nie anerkannt, dass Tyohar erleuchtet sei – und dass Atman zu ihm geschickt werden »solle« … Wo war jedoch das Geld dafür?!

Bald gab es Konflikte mit der Struktur am Ort, weil ich morgens gern Übungen mache, während der Leiter wollte, dass wir uns zu dieser frühen Stunde versammelten, um uns auszutauschen und anschließend zu Discomusik – die sich für mich einfach dumm anhörte – zu tanzen … Vielleicht war er auch verärgert, dass ich »seiner« Freundin geraten hatte, alles zu riskieren – und frei zu sein …

Zurück in Hamburg trat ich auf ein paar Partys auf, wonach ich mich schon lange gesehnt hatte, aber sie munterten mich nicht auf, denn ich war sehr traurig, dass V nicht da war … Ohne ihn schien nichts mehr richtig Spaß zu machen!

Ungefähr zwei Monate später, als er aus Sedona zurückkam, rief ich ihn an … Und wir telefonierten wieder oft … Er hatte es nie »geschafft«, für mich ein Zimmer in München zu bekommen, sodass ich ihn hätte besuchen »können«. Doch jetzt war November, er wurde 40, und ich wollte bei ihm sein! Deshalb rief ich einen jungen Freund an, den ich von den Partys her kannte, für Osho begeistert hatte und den wir schon in Pune getroffen hatten – dort erklärte er sogar einmal V gegenüber, ich sei eine »Macho-Frau«! …

Lustigerweise »schaffte« es dieser junge Mann einfach nicht, als er zum ersten Mal in der Buddha Hall bei der White Robe neben mir saß, still zu sein! Ich »musste« ihn jedes Mal zwicken, wenn er anfing, zu reden oder den Diskurs zu kommentieren! Dennoch liebte er Osho, den er einen Geschichtenerzähler nannte, und nahm dann Sannyas …

Er sagte nun, ich »solle« kommen – und ich war so froh, wieder in München zu sein! In den ersten Nächten »musste« ich jedoch das Bett mit ihm teilen – und ich hasste es!

Ich fragte deshalb »seine« Mutter, eine sehr liebevolle Frau, ob ich im Wohnzimmer schlafen »könne« … »Sein« Vater kam aus dem Iran, sie war daher anderen Kulturen gegenüber sehr aufgeschlossen, und bald entstand zwischen uns ein sehr freundschaftliches Verhältnis. Sie nahm bei mir sogar eine Session, bei der ich ihr die Osho Dynamische Meditation empfahl. Es lief dann darauf hinaus, dass wir, bevor sie arbeiten ging, morgens zu dritt die Dynamische praktizierten! Und das war das »Beste«, was wir zusammen machten! …

Die Tage verbrachte ich mit Osho-Lektüre, den Fünf Tibetern, Yoga, Meditieren, Spaziergängen oder Einkäufen im Supermarkt – und Telefonaten mit V, wobei ich stets erklärte, dass er nicht verpflichtet sei, mich zu treffen, dass er es nur tun »solle«, wenn er damit Spaß »hätte«, denn ich würde mich selbst sehr genießen, mich allein ganz gut fühlen …

Ein- oder zweimal nahm »mein« Gastgeber mich mit raus. Ich mochte die Szene jedoch nicht, in der er sich bewegte. Vielleicht war er einfach zu jung für mich … Und er wurde auf V – der arbeitete, gestresst war, der sich gestört fühlte und zugleich freute, dass ich gekommen war – eifersüchtig. Manchmal wurde der junge Swami so aggressiv! Vielleicht rauchte er zu viel, und *wir kommen aus dem Gleichgewicht, wenn wir es mit irgendetwas übertreiben* – oder er »brauchte« es einfach, ein bisschen Wut abzulassen ...

An »seinem« Geburtstag entschloss V sich endlich, mich abzuholen. Und es dauerte so lange, bis wir ein Lokal für einen Drink ausgewählt hatten! Dann setzten wir uns, und er zog »seine« Hände zurück, als ich sie berühren wollte! Ich war völlig bestürzt!

An einem anderen Abend fuhr er mich in den Nymphenburger Park, doch als wir dort angekommen waren und ich ihn berühren wollte, passierte es wieder! Er sagte, er sei nicht der Typ, der es im Auto machen würde! Ich wollte ihn etwas halten, ihm näher sein, da waren keine Gedanken an Sex! Doch als er nun davon sprach, sagte ich, wir »könnten« ein Hotelzimmer mieten! Er rief aus, das komme nicht infrage! Und an das Haus, in dem er mit »seiner« Mutter lebte, »durfte« ich nicht mal denken!

Trotzdem bestand ich darauf, sagte, ich »könne« kommen, wenn sie bereits schlafe, sodass sie nichts bemerken würde ...

Ich »hatte« jedoch keine Chance! Es war nichts zu machen! ...

Ich verzweifelte mehr und mehr! Um ihn zu sehen, hatte ich mehrfach gesagt, ich wolle weder »seine« Freundin noch »seine« Liebhaberin oder Ähnliches sein, ich wolle bloß eine Freundin sein! Für ihn aber fassen sich Freunde nicht an! Alles war so eingegrenzt, fixiert, kategorisiert – und die Ma in Sedona wieder die Einzige ...

Ich akzeptierte, was auch immer passierte, trotzdem »schaffte« ich es schließlich, ein Treffen übers Wochenende bei einer Ma, die die Shiva Moon Partys organisierte, zu arrangieren. Sie lebte mit ein paar Leuten in einem großen Haus auf dem Land und wusste bereits von uns ...

Er nahm die Einladung an, und wir fuhren los. Ich war extrem glücklich, obwohl ich nicht wusste, ob er noch einmal mit mir ins Bett gehen würde ... Dann war ich wieder völlig fertig, als wir einen Spaziergang in dieser idyllischen Umgebung machten und er sagte, er sei sehr in die Freundin verliebt ... Aber was hatte ich denn erwartet? Ich wusste es ja von Anfang an und hätte es akzeptieren »sollen«!

Es gefällt uns jedoch immer, uns selbst zu quälen! ...

Das Ganze war gewiss ein Erlebnis! Zunächst war das Haus zu primitiv und entschieden zu kalt für mich! Es war eine Kommune für Sannyasins

und Nichtsannyasins namens »Einberg« … Jetzt feiern sie »ihr« 33-jäh-
riges Bestehen … Damals waren sie gerade mit Umbau- und Renovie-
rungsarbeiten beschäftigt. Doch V liebte dieses Chaos und das eigenar-
tige Zimmer, in dem wir einquartiert waren! …

Als wir endlich im Bett lagen und er mich schließlich berührte, fühlte
ich mich infolge des langen Wartens, des großen Verlangens oder weshalb auch immer, als würde ich sterben! Lust überflutete »meinen« ganzen Körper! Es war so heftig, dass ich das Hara festhielt, denn die Empfindung war, als würde ich explodieren – von dort aus!

»Ja, töte mich, töte mich«, murmelte ich immer wieder!

Auf dem Höhepunkt fing auch er an, sich in Zuckungen zu schütteln,
und so verharrten wir lange …

Später fragte ich ihn, ob er auch gekommen sei. Er sagte, er habe einen
Orgasmus »gehabt«, der jedoch nicht in den Genitalien, sondern im
Hara stattgefunden habe! Und er hatte natürlich nicht ejakuliert! …

Inzwischen war er imstande, ein Kondom überzuziehen, aber er war
immer noch unentspannt wegen der Tatsache, dass der Sex mit der
»Seelenpartnerin« keinen Spaß machte – da sie »seine« sanfte Art nicht
mochte –, während er mit mir dieses bewusstseinserweiternde Vergnügen erlebte!

Am letzten Tag in München lud ich ihn zum Abendessen ein – und
»meine« Gastgeberin wurde eifersüchtig! Sie beschwerte sich darüber,
dass ich nie für »ihren« Sohn etwas gekocht hatte – der Sohn, der 25 Jahre
jünger als ich und nicht wirklich scharf auf mich war, ebenso wenig wie
ich auf ihn, was wir alle von Anfang an wussten! Ich war daher erstaunt,
zu erkennen, dass *wir Gefallen daran finden, eifersüchtig zu werden!
Wir sehen nicht, dass Gefühle sich einschleichen – auch dann, wenn wir
keinen Grund für und in der Tat keine »Rechte« auf sie »haben«! Und
wir »müssen« aufmerksam sein, damit sie nicht alle um uns herum stören!* …

Zurück in Hamburg fing ich an, mit der Idee zu spielen, wieder nach
Pune zu gehen. Alle Anstrengungen, in Brasilien Workshops zu organisieren, durch die ich »meinen« Trip mit Tyohar hätte finanzieren können, waren ohne Erfolg. Und V war erneut offen mir gegenüber, vielleicht aufgrund dieser Todeserfahrung beim Sex … Er erzählte, die
Freundin würde möglicherweise dieses Jahr nicht nach Pune fliegen,

und wenn es so wäre, könnte ich kommen – es würde ihm zu viel sein, wenn wir beide dort wären! Ich »konnte« es verstehen ... Die ganze Geschichte war eine große Lektion darin, alles zu akzeptieren, egal was kommt ...

Ende Dezember rief er mich in einer kalten Winternacht von Pune aus an und sagte, sie würde nicht kommen. Ich beschloss zu fahren. Und da er gesagt hatte, dass er allein sein wolle, bat ich ihn, für mich ein Hotelzimmer zu buchen. In diesem Jahr »durfte« es nicht so teuer sein, weil ich nicht so viel Geld »hatte« ...

Doch ich wusste wieder nicht, ob es zwischen uns überhaupt noch mal zu etwas kommen würde! Ich »hatte« keine Lust mehr auf so viele »Neins« und darauf, dass ich es war, die immer anrief, begehrte, verführte ... Auf der anderen Seite erinnerte ich mich oft daran, Osho sagen gehört zu haben, dass, *wenn wir verliebt sind, wir uns der Liebe hingeben »müssen«, da niemand uns verpflichtet ist! Tatsächlich sind wir jenen gegenüber, die die Liebe von uns annehmen, verpflichtet!* Und da ich sowieso eine starke Kraft spürte, die mich wieder nach Pune zog, dachte ich, als ich beschloss zu fliegen, ich würde es für mich tun, nicht seinetwegen – wie zuletzt, als ich nach München gefahren war ...

Als ich in Pune ankam, wartete er auf mich im Hotel. Das hatte ich nicht erwartet! Ich fühlte mich wegen der ganzen Geschichte sehr zerbrechlich, »hatte« mit dem Fahrer Schwierigkeiten gehabt – der Typ hatte mehr berechnet, als vereinbart gewesen war, was oft in Indien passiert – und war wirklich überrascht, ihn dort zu sehen ...

Da lag er prächtig anzuschauen auf dem Bett und sagte, dass er mich zum Mittagessen abholen würde. Ich kam zu ihm, fing jedoch an, mich über vieles zu beklagen, auf irgend so einem Ablehnungstrip ... Und er sagte mir sehr ernst: »Wenn du mich nicht willst, so wie ich bin ...«

Es gab nichts mehr zu sagen! Überwältigt von Begierde sah ich ihn an und fand ihn unwiderstehlich ... Wir umarmten uns und begannen von Neuem ... Dennoch sagte er plötzlich, er »müsse« gehen, wir würden uns später zum Mittagessen treffen – und ließ mich dort in dieser Art Fieber zurück ...

Er holte mich wirklich zum Mittag- und zum Abendessen ab – und brachte mich dann in »seine« Wohnung, die wieder sehr schön war ... Wir redeten lange, und als es spät war, sagte ich, ich würde zum Hotel gehen. Er lächelte, hielt mich und brachte mich ganz sanft zum Bett ...

»Ich dachte, du wolltest nicht, dass ich hier schlafe«, äußerte ich.

Er lachte, ich widerstand ihm nicht, und wir verschmolzen nochmals in Liebe … Am nächsten Tag das Gleiche. Jetzt fragte ich ihn, welche Art Witz das sei, denn ich bezahlte ein Hotelzimmer, nur damit ich dort »mein« Gepäck aufbewahrte! Er sagte, er fand es besser so, dass er sich dann wohler fühlen würde und dass er es mit der Freundin genauso machte, weil sie schon gelernt hatten, dass es besser sei, wenn jeder seinen eigenen Bereich hat … Ganz verstand ich es damals nicht – ich wollte einfach nur mit ihm sein! Und da ich keine Millionärstochter war wie sie, »hatte« ich nicht so viel Geld, um ein Hotelzimmer nur fürs Gepäck zu halten! Ich beschloss, mich nach etwas anderem umzusehen …

Der indische Makler erzählte mir von einem »billigen« Zimmer in einem Haus, das ein israelischer Guru gemietet habe, und bald war klar, dass es sich um Tyohars Domizil handelte! Er leitete gerade ein Retreat und würde erst in ein paar Wochen zurückkommen! … Es fühlte sich wieder an wie ein Witz der Existenz: Ich würde ihn nicht nach Brasilien begleiten und landete nun bei ihm in Pune!

Den nächsten Abend, den letzten im Hotel, verbrachte ich mit Gitarrespielen – und dies waren Momente der Seligkeit! V hatte mir gesagt, wir »sollten« vielleicht einmal, nur zur Abwechslung, jeder allein schlafen! Und es stellte sich tatsächlich als die »richtige« Entscheidung heraus! Ich genoss mich in vollen Zügen!

Und der Umzug zu Tyohar brachte eine große Veränderung! Ich liebte es, in einem solchen großen schönen Haus zu sein, in dem zu diesem Zeitpunkt lediglich eine japanische Ma lebte. Wir kamen sehr gut miteinander aus, sie war sehr meditativ, sehr freundlich, wir tranken oft gemeinsam Tee, aßen zusammen Reis und ich legte mich jeden Morgen nackt auf der Terrasse in die Sonne! Außerdem gab ich, bevor sie aus dem Retreat zurückkamen, einigen Brasilianern Sessions, lud zu Festen mit brasilianischer Musik ein und feierte »meinen« Sannyas-Geburtstag, alles in diesem riesigen Wohnzimmer, das so wundeschön dekoriert worden war, vermutlich von Chandani!

Als sie mich sah, bat sie Tyohar fröhlich zu raten, wer dort nun lebte! Er sagte kein Wort, ich fühlte mich abgelehnt und von dieser Menge Leute – Israelis, junge und »schöne« Frauen – sehr gestört! Dennoch war ich entzückt, als ich ihm einmal nach einer Sitzung die Füße massierte!

Eines Morgens sah ich ihn fast nackt, als ich gerade von der Terrasse kam! Chandani kleidete ihn an, war etwas beunruhigt, als ich hinsah, es gab viele Tätowierungen auf »seinem« Körper – und er lächelte mich an …

Eines Abends gaben sie ein Essen für Sandarji, der mit »seinen« Schülern kam, mich sehr intensiv ansah, als er eintrat, und lächelte … Ich nahm es als Zeichen, dass etwas *Licht* in mir war …

Inspiriert von dem indischen Freund der Japanerin, der nach dem Essen rechts neben Sandarji Platz nahm und die Augen schloss, setzte ich mich auf die linke Seite … Tyohar setzte sich ebenfalls auf »seinen« Stuhl. Allmählich taten es uns alle gleich, und wir verschmolzen für lange Zeit in Stille … Das war das »Beste« an jenem Abend … Ich fühlte dann, dass ich mich auch ohne einen äußeren Meister bereits in diesen Raum hineinbewegen »konnte« …

Und da ich probieren wollte, wie ich Pune ohne V genießen »könnte«, ohne all die »Komplikationen« dieser verrückten Liebesaffäre, hatte ich geplant, eine Woche nach ihm abzureisen … Er würde von Deutschland aus gleich weiter nach Sedona fliegen, und in »meiner« Seele wurde dies nun zu solch einem Gespenst, dass ich »mein Bestes« versuchte, ihn zu vergessen, andere Dinge zu machen, mit anderen Männern zu flirten. Doch immer wenn ich ihn sah, spielte »mein« Herz verrückt, und jedes Mal, wenn er bei mir sein wollte, stimmte ich freudig zu …

Einmal aß ich abends allein, als er vorbeikam und sich eine Weile zu mir setzte. Ich sprach über andere Swamis, die ich getroffen hatte, um ihn glauben zu machen, dass ich nicht auf ihn fokussiert war … Plötzlich stand er auf und entschuldigte sich. Ich sagte, er »solle« unbesorgt sein, da ich schon eine andere Verabredung »hätte« – und er machte sich auf den Nachhauseweg, »schön«, wie immer! Aber überraschenderweise drehte er sich plötzlich wieder um und kam zurück! Ich dachte, er habe etwas vergessen …

»Ich habe beschlossen, spontan zu handeln … Wenigstens einmal in meinem Leben …«, sagte er.

Ich verstand nicht, was er meinte. Er forderte mich jedoch auf, mit ihm zu kommen … und ich war wieder überglücklich, einmal mehr in »seinem« Bett zu liegen, »seine« Hände und »sein« Stöhnen entzückt genießend, was wie das Paradies für mich war!

Wahrscheinlich von mir beeinflusst, »hatte« er jetzt zwei Verabredun-

gen … Ich wusste, dass er sich öffnen und mit anderen Frauen Erfah-
rungen machen wollte, dass die Geschichte mit der Italienerin in erster
Linie frustrierend war, aber als ich ihn mit der ersten sah, fiel ich fast in
Ohnmacht!

Ich war auf dem Weg zum Abendessen, sie kamen an mir vorbei – sich
an der Hand haltend, so wie er mit mir zu gehen pflegte –, er sah mir
kurz in die Augen, und ich bekam einen Stoß von Ich-weiß-nicht-ge-
nau-Was! Ich sagte mir, dass ich mit einem anderen Mann lebte, Liebhaber »hatte« … trotzdem blieb doch das dunkle Gefühl! Ich »konnte«
lediglich beobachten – und schluckte beim Dinner die Bissen runter,
mich völlig erschöpft fühlend! …

Das Haus lag etwas weiter entfernt vom Ashram, und ich genoss es,
zu dieser späten Stunde allein zu Fuß heimzugehen. Es war auf jeden
Fall »besser«, als eine Rikscha zu nehmen und durchgeschüttelt zu werden, zusätzlich am Ende der Fahrt über den Preis oder was auch immer
zu diskutieren!

Plötzlich aber hielt er neben mir mit dem Roller! Ich war total überrascht! Und das Herz fing wild an zu pochen … Dennoch verschloss ich
mich ihm und versuchte, keine Gefühle zu zeigen … Er fragte mich, ob
ich mitfahren wolle. Natürlich wollte ich, nie würde ich »sein« Angebot
ablehnen, nie eine Gelegenheit verpassen, hinter ihm auf dem Motorrad
mich an ihm festzuhalten – was ich absolut liebte! Einmal bat er mich
sogar, es nicht zu tun, um die Inder nicht zu schockieren – was, wie ich
fand, gegen Osho war! Ich hatte Ihn immer sagen gehört, dass *Er die
Inder schocken wollte! Er wollte sie wachrütteln! Dafür hat Er sogar mit
»seinem« Leben bezahlt!* Da ich jedoch weiß, dass wir Sannyasins noch
nicht erleuchtet sind und deshalb noch nicht »fähig«, »unser« Leben
herzugeben, verhielt ich mich manchmal doch wie eine Dame, »meine«
Begierde zügelnd – und vermied es, mich an ihm festzuhalten …

Ich fragte ihn dann, was mit der Ma passiert sei. Er antwortete, sie habe
auf ihn zu verklemmt gewirkt, und daher habe er zu nichts anderem als
dem Essen Lust »gehabt« … Ich dachte und hoffte, dass er mit zu mir
kommen oder mich mit zu sich nehmen würde, aber er brachte mich
nur nach Hause, lachend! … Und fragte, ob ich mit ihm am nächsten
Tag Tennis spielen wolle. Stinksauer sagte ich Nein. Dennoch wollte er
noch reden und fragte mich, ob ich es mit ihm an irgendeinem anderen
Tag machen würde … Ich blieb sauer … »Mein« ganzes Verlangen war

darauf gerichtet, mit ihm ins Bett zu gehen – alles andere schien mir zu langweilig … Eigentlich fand ich nie, dass ich genug von dieser Köstlichkeit »gehabt« hätte! …

Er wollte mich in jenem Haus sowieso nie besuchen! Nur einmal kam er nachmittags kurz vorbei. Übernachten tat er dort kein einziges Mal – ich ging immer zu ihm … »Mein« Zimmer war sowieso ziemlich klein.

Und er ließ auch keine Gelegenheit aus, mich zu fragen, ob ich sicher sei, dass Tyohar erleuchtet war. Ich glaube aber nicht, dass es »mein« Job ist, zu entscheiden, wer erleuchtet ist und wer nicht. Wer bin ich denn, das zu beurteilen?! …

In Brasilien sagte mir einmal eine Sannyasin ironisch, Tyohar sei lediglich ein schöner Mann, den sie gern abgeschleppt hätte! Ich finde ihn auch äußerst attraktiv, doch diese Bemerkung klang so dumm! Wir hatten beispielsweise nach Schweden mit ihm in Amsterdam gesessen und gehört, wie er einer Frau antwortete: Sie erklärte, sie sei in ihn verliebt und eifersüchtig auf Chandani, worauf er uns sagte, dass er kein Rockstar sei, dass er hier sei, um »seine« Erfahrung mit uns zu teilen, um uns herauszufordern, erleuchtet zu werden – und nicht, damit wir uns mit dem aufhielten, was wir für ihn empfänden! Er hatte irgendwie das Gleiche zu mir in Pune gesagt, als ich mit ihm zum ersten Mal saß. Und ich hörte ihn oft hervorheben, dass er weder sich noch uns als existierend, als getrennte Entitäten betrachtete, dass es allein das Ego sei, dem es so scheine – und daher fortfahren würde, so viel Wirbel zu machen!

Was also die brasilianische Ma sagte, wahrscheinlich um alles, was von ihm kam, in Misskredit zu bringen, war einfach »lächerlich«! Sie ist nicht einmal schön – wenn ich an Chandani denke, eine großartige Frau, und an all die »Schönheiten«, die ihn umgeben, jederzeit zu allem bereit, »sollte« er einen Wunsch »haben«! … Und außerdem hat Osho so viel »getan«, damit wir erleuchtet werden, dass Er wahrscheinlich sehr traurig sein wird, wenn keiner von uns sich selbst verwirklicht – wo immer Er jetzt auch ist! …

Dennoch, obwohl ich Osho oft sagen höre, dass wir nach einem lebenden Meister Ausschau halten »sollten« – für uns eine Unterstützung, um erleuchtet zu werden –, fühle ich mich nicht bereit, mich einem neuen Meister hinzugeben, wenigstens noch nicht, da ich verstand, dass Er für mich nicht ersetzbar ist – wie auch nicht für V! Osho lebt in mir jetzt! Überdies, was für eine Qual, noch einmal diese ganze Geschichte mit anderen Schülern durchzumachen! Noch einmal der gleiche Wettbewerb, derselbe Klatsch, dieselben Probleme … Ich bin froh, dass es in Pune, seit Osho den Körper verlassen hat, entspannter zugeht, und will in keinerlei neues Durcheinander verstrickt werden!

Doch frage ich mich, ob es nicht »mein« Ego ist, das sich hier zu Wort meldet, weil ich Ihn sagen hörte, es werde nach Seinem Tod im Ashram weniger Energie als vorher verfügbar sein … Und dann wird es entschieden einfacher …

Wie auch immer, ich erkenne es an, was um Tyohar herum geschieht. Junge Leute und jene, die nie die Wirkung von Oshos physischer Gegenwart erlebt haben, »brauchen« die Erfahrung jener Energieübertragung, die in der Nähe eines lebenden Mystikers geschieht. Abgesehen davon, dass es in jedem Fall »besser« ist, an einem Satsang teilzunehmen, als ins Kino zu gehen oder vorm Fernseher zu sitzen – oder Wein und Bier zu trinken …

Und ein echter Schüler wird erleuchtet sogar durch einen falschen Meister – denn auf dem spirituellen Weg ist es das Vertrauen, das zählt! …

Vs zweite Verabredung war eine italienische Ma, und als er am nächsten Morgen mit dem Motorrad neben mir hielt, war ich wirklich verärgert, eifersüchtig – und alles, was noch möglich ist … Er erzählte, er würde für ein paar Wochen nach Goa fahren. Ich fragte, ob sie mitkäme, und er sagte Nein … Ich wollte dann wissen, wie es war, und er antwortete, dass sie Sex »gehabt« hatten, aber dass es nichts im Vergleich zu uns gewesen sei. Ich fühlte mich enorm erleichtert … Und er gab mir den Schlüssel zu »seinem« Spind, in dem er für mich ein paar Töpfe aufbewahrte …

Als ich sie abholte, war ich ganz benommen von dem Geruch »seiner« Kleider, schloss für eine Weile die Augen, um mich von ihm durchdringen zu lassen – und nun ging ich fast jeden Tag dorthin, um den Spind zu öffnen, »seinen« Geruch zu spüren, mich daran zu berauschen …

Eigentlich gefiel es ihm nicht, dass ich einen Spind in der Nähe »seines« gewählt hatte. Ich weiß nicht, ob er sich kontrolliert fühlte oder ob er es nicht mochte, mich sehen zu müssen, wenn er dorthin ging, um sich umzuziehen. Ich genoss es jedoch immer, dort über ihn zu stolpern … Oder ihn einfach nur zu sehen …

Dies waren erholsame Tage … als er in Goa war … Das Herz machte keine Hüpfer, fing nicht jedes Mal an zu rasen, wenn ich ihn sah, es gab keine Ängste, keine Eifersucht, kein Ausschauhalten nach ihm, kein Suchen an Orten, von denen ich wusste, dass er sich zu bestimmten Zeiten dort aufhielt, keine Verrücktheit … Ich genoss »seine« Abwesenheit! …

Eines Nachmittags sah ich ihn auf mich zukommen und »musste« die Augen schließen, vorgebend, dass ich ihn nicht gesehen hatte – denn viele Gefühle überfluteten mich wieder!

»Er ist also zurück«, dachte ich …

Er überreichte mir ein kleines Geschenk … In der Tat schenkte er mir viele kleine entzückende Dinge während der Romanze … Dennoch bekam mich in diesem Moment eine Gefühlsmischung aus Liebe und Hass zu fassen – und es blieb mir nichts übrig, als dieses Chaos zu beobachten …

Er erzählte mir einmal von einem Film, der während eines der Workshops, an dem er im Ashram teilgenommen hatte, gezeigt worden war. Der Film handelte von einem verheirateten Mann, der mit einem Mädchen ins Bett ging. Später wurde sie von Begierde besessen und fing an, »sein Privatleben« zu stören … Ich fand allerdings nicht, dass das auf mich passte! Im Gegenteil, es schien, dass ich ihn dazu inspirierte, sich vorwärts auf ein offeneres Leben hin zu bewegen, sich aus der festgefahrenen Situation, in der er mit der »Seelenfreundin« steckte, zu befreien – selbst wenn ich ihn ungern mit anderen Frauen sah! Vielleicht war ich »besessen«, doch ich fuhr fort, mich zu beobachten, immer! Ich wollte mit ihm zusammen sein, jedoch nur, wenn er es auch wollte, denn was »soll« ich mit einem Mann, der sich nicht danach sehnt, mit mir zusammen zu sein? Ich werde gern begehrt!

Ich bin mir niemals irgendeiner Sache vollkommen sicher – *eigentlich ist hundertprozentige Gewissheit das Merkmal eines Idioten!* Ich »kann« aber sagen, dass ich immer darauf achtete, nie etwas zu forcieren! Ich ärgerte mich eher über mich selbst … da ich mir mehr wünschte, als zur Verfügung stand …

In der letzten Nacht wollte er nicht mit mir schlafen … Ich kam am Morgen … Und als alles endlich gepackt war, saßen wir nebeneinander auf dem Fußboden … Ich war traurig, wünschte mir etwas Liebe, Liebkosungen … und er fing an, zu erzählen, dass die italienische Ma, die zweite Verabredung, von der er mir nie hatte sagen wollen, wer sie war – »um Konflikte zu vermeiden« –, ihm gesagt habe, ich sei *zu sehr* hinter ihm her … Und er wollte wissen, was ich dazu zu sagen hätte.

Ich entgegnete, ich würde mich nicht für solche Sachen interessieren, und da er weiterbohrte, bemerkte ich, dass sie vermutlich eifersüchtig sei, aber dass das für mich nicht wichtig sei, dass ich mit ihr überhaupt nichts zu tun hätte, dass ich nicht einmal wisse, wer sie sei … Ich wollte einfach den Moment genießen, der der letzte sein »könnte«! Er »hatte« vor, in Sedona zu bleiben! Und im Jahr zuvor, als er dort gewesen war, hatte ich so lange »gebraucht«, bis er sich mir gegenüber wieder öffnete! Überdies war für mich dieses Gespräch sowieso nur eine große Hirnwichserei! …

Dennoch fuhr er fort, dass »sein« Mitbewohner – ein Swami, der nicht einmal imstande war, sich mit einer Frau zu verabreden – dasselbe gesagt habe! …

Dieser Mann war eines Tages wegen etwas wütend geworden, was mir gar nichts Besonderes zu sein schien: Ich hatte ihm in einer kleinen Nachricht geschrieben, dass eine Freundin von mir ihn attraktiv gefunden habe … Und am nächsten Tag fanden wir das Stück Papier zusammengeknüllt vor Vs Zimmer auf dem Fußboden!

»Es gefiel ihm wahrscheinlich nicht, dass ich dir von seinem Problem erzählt habe, er hat es als eine Einmischung empfunden«, hatte V dann kommentiert.

Aber weder »meine« Freundin noch ich betrachteten das als Problem! Wir nehmen Sachen wie Flirten nicht so wichtig und dachten, der Swami sei vielleicht einfach ein bisschen schüchtern, was sich mit einer Frau im Bett schnell legen würde …

Alle Freunde von V waren sowieso für »meinen« Geschmack zu sehr »im Kopf«. Und ich habe es nie gemocht, mit Freunden von Liebhabern zu tun zu »haben«, mit ihnen essen zu gehen oder mit ihnen über Beziehungen – welche ich nicht einmal als real ansehe – zu philosophieren! Wenn ich einen Mann liebe, will ich mit ihm ins Bett! Es ist eine Liebesaffäre, keine gesellschaftliche Unterhaltung! Die übrige Zeit möchte ich etwas erschaffen …

Das Leben ist sowieso zu kurz für all das, was ich gern verwirklichen möchte! Und da ich Osho sagen gehört habe, dass *es »unsere«* unerfüll-

ten Wünsche sind, die uns zurück in ein neues Leben bringen, bleibe ich dabei erwartungslos ...

Witzigerweise war das Auto, das diesem Swami »gehörte«, drei Jahre »unseres«! V hatte es von ihm gekauft und es 2006 an uns weiter verkauft. Es gibt Leute, die immer wieder in »unserem« Film eine Rolle spielen ...

Warum aber »sollten« wir uns an diesem Morgen über irgendwelchen Klatsch unterhalten, erst recht, wenn es die letzten gemeinsamen Augenblicke waren? ...

Es ärgerte mich auch, dass er die »Möglichkeit« in Erwägung ziehen »konnte«, ich würde einer Frau Schwierigkeiten machen! Wie schon erwähnt, wenn ein Mann nicht mit mir zusammen sein will, will ich es auch nicht! Und ich würde nie zu einer Frau gehen, um mit ihr um irgendeinen Mann zu kämpfen! In dem Moment, in dem er es vorzieht, bei jemand anderem zu sein, dann war es das! Ich mag eine Zeit lang eifersüchtig sein, aber es ist gegen »meine« Würde, Konflikte zu schaffen! Ich lasse die ganze Geschichte einfach sausen! Ich »kann« verführen, das ist etwas anderes, jedoch in Wettbewerb zu treten kommt nicht infrage! *Ich entscheide mich immer fürs Vergnügen, nie für Schmerz!*

Ich weiß, dass es Neurosen zwischen Liebenden gibt, es gab sie ebenfalls bei uns, und sie haben uns oft viel Leid gebracht, dennoch ist das eine andere Art Schmerz – und immer wenn wir diese Zustände erlebten, pflegte ich ihm zu sagen, dass dieser Schmerz, den wir dann erlitten, die Kompensation für das überstarke Vergnügen war, welches wir erfuhren, denn *in dieser Welt »hat« alles zwei Seiten – bis wir diese Dualität überwinden* ...

Ich wollte dann wissen, was er der Ma und dem Mitbewohner geantwortet hatte – und er sagte: »Nichts!« Es empörte mich, dass er mich nicht verteidigt hatte, ich stand auf – und kündigte an, dass ich nun gehen würde ... Zornig fing er an, wutbesessen herumzulaufen und zu schreien, dass ich so sei, ich »hätte« kein Gefühl für die schöne Geschichte, die uns passiert war! ...

Ich wusste nicht mehr, was ich tun »sollte«! Tränen begannen zu fließen, und ich kollabierte in einer verzweifelten Katharsis – einer Mischung aus Schmerz, weil er abreiste, und der Zerrissenheit zwischen Dableiben und Gehen! ... Und ich ging in die Toilette, setzte mich auf den Fußboden – und heulte mir die Seele aus dem Leib ...

Als die Tränen endlich versiegten, machte ich mich mit großen roten Augen auf den Weg zur Wohnungstür. Er kam nun, stellte sich vor mich hin mit geöffneten Armen, um den Weg zu versperren, beruhigte sich und sagte etwas »Schönes«. Wir fielen uns in die Arme ... und das Taxi traf ein!

Wir gingen die Treppe hinunter, sagten uns schnell Auf Wiedersehen – vielleicht würden wir uns nie wiedertreffen – und mir in die Augen schauend, sagte er sanft, bevor er ins Auto sprang: »Vielleicht wieder in Deutschland ...«, und wurde davongefahren ...

Sie würden eine Ma abholen, und ich wollte ihn noch einmal sehen, wenn sie zurückkamen. Also ging ich zur Hauptstraße, setzte mich hin und fing an, auf »meiner« Gitarre zu spielen ... Doch dann saß neben ihm die Frau, er unterhielt sich lachend mit ihr – und bemerkte mich nicht einmal! ... Er hatte bereits losgelassen ... Und ich weinte wieder viel, gleich dort, wo ich war – bis der Schmerz verschwunden war ...

Am selben Abend traf ich einen Swami aus Holland ... »Sein« Vater kam aus Fernost, und er war wirklich schön – asiatisch und zugleich europäisch. Und war vom ersten Moment an von mir fasziniert gewesen, als er mich einmal in der German Bakery Gitarre spielen sah. Wir hatten bereits schöne Stunden gemeinsam verbracht, manchmal im Garten des Ashrams sitzend oder zusammen essend.

Nun wollte ich V mit ihm vergessen, und nach dem Abendessen machten wir einen Spaziergang ... Als wir gerade irgendwo auf der Straße saßen, fernab von allem, kam eine »gute Freundin« von V an uns vorbei und war erstaunt, mich schon wieder mit einem Mann zu sehen. Es war ein schönes Gefühl, weil ich glaubte, dass sie jetzt endlich aufhören würde, sich mit mir zu beschäftigen ...

Diese Ma war andauernd hinter V her gewesen und hatte sogar einmal versucht, mit mir über »meine Beziehung« mit ihm zu diskutieren. Ich sprach mit ihr schon seit einer Weile nicht mehr, denn obwohl sie Therapeutin und bereits seit Jahren Sannyasin war, schien sie mir einfach zu verrückt zu sein – egal worum es ging, immer endete es damit, dass sie mich kritisierte und anschrie! Witzigerweise sagte sie, als sie später eine Zeit lang in Hamburg in Sangeets Wohnung lebte, dass sie, auch wenn sie eifersüchtig sei, nicht leugnen könne, dass V und ich ein wundervolles Paar abgegeben hätten! ...

Im Bett jedoch hörten der Holländer und ich mittendrin auf! Wir waren nicht scharf aufeinander! Wir hatten es genossen, zusammen zu sein, aber das war alles ... Er saß nun traurig auf dem Bett und sagte, dass er »seinem« Gefühl, nicht mit zu mir zu kommen, hätte folgen »sollen« ...

Ich erwiderte, dass da nichts sei, weswegen er sich Sorgen zu machen oder was er sich zu Herzen nehmen »bräuchte« – wir hatten einander schön gefunden und wollten es ausprobieren! Nur ein nettes Experiment! ...

Er war mehr als 20 Jahre jünger als ich, als Kind scheinbar missbraucht worden, und daher war Sex immer noch nicht so einfach für ihn! Dennoch, wenn ich scharf auf ihn gewesen wäre, hätten wir es »hinbekommen«! Er war fantastisch! Aber *Sex ist eine Sache des Körpers, er entzieht sich »unserer« Kontrolle! Wir »können« sogar sehr viel Spaß mit jemandem »haben«, den wir hässlich finden!*

Ich bin zum Beispiel mit einem Mann regelmäßig über mehr als drei Jahre ins Bett gegangen und habe immer die Augen schließen »müssen« – damit ich »sein« Gesicht nicht sah! Doch sobald er mich berührte, löste ich mich in nichts auf!

Die nächsten Tage vergnügte ich mich allein ... Am vorletzten Morgen traf ich jedoch einen Swami aus Kasachstan, der in Israel lebte und Ingenieurwesen studierte. Zuerst sah ich ihn bei der Vipassana-Meditation auf Oshos überdachtem Weg und fand, dass er sehr schön war! Ich fühle mich immer zu stillen Männern hingezogen, vielleicht, weil ich immer noch auf dem Weg bin, selbst einmal so zu sein ...

Erinnerst du dich an die Geschichte mit dem anderen, den es in dir zu finden gilt? ...

Als ich ihn wiedersah, hatte er gerade eine Art Schwächeanfall und hielt sich in der Café-Bar an einer Säule fest. Und da im Ashram meistens alle mit sich selbst beschäftigt sind, schien es niemand in der Nähe zu bemerken, obwohl er mitten in der Menge stand! Vielleicht weckte er »meine« Aufmerksamkeit, weil ich mich zu ihm bereits hingezogen fühlte ... Und ich näherte mich ihm, um zu fragen, ob alles okay war. Eben noch ein ernster und verschlossener Mensch, zeigte er sofort ein herrliches Lächeln. Dankbar, dass ich mich an ihn gewendet hatte, erzählte er mir dann, dass er gerade vom »Whirling« – dem Wirbeltanz der Derwische – komme und noch nicht ganz wieder bei sich sei ...

Und wir verbrachten voneinander begeistert den Rest des Tages zusammen …

Als wir abends den Ashram verlassen hatten, um nach Hause zu gehen, erloschen die Lichter der Stadt, und um uns war alles dunkel. V wäre paranoid geworden … Er nahm mich in den Arm und flüsterte mir ins Ohr: »Lass uns einfach stehen bleiben und die Dunkelheit genießen! Es ist so selten, das in einer Stadt erleben zu können!«

Dann, ein paar Augenblicke später, fing er zu schreien an und nahm mich an der Hand, um mit mir loszurennen! Wir lachten, wirbelten herum, umarmten uns wieder – wie zwei kleine Kinder, die in der Dunkelheit spielen …

Er war ein »armer« Kerl, und »seine« Unterkunft bestand aus lediglich einem Bett, das er im Haus einer indischen Familie mietete. Nachdem ich Vs alles umfassenden Luxus an Schönheit und Veredelung genossen hatte, war ich etwas schockiert – und ging allein nach Hause. Es war für den Tag sowieso genug gewesen …

Am nächsten Morgen buchte ich einen anderen Rückflug. Ich wollte länger mit ihm zusammen sein! … Diesmal flog ich mit Lufthansa, und das war nicht gerade einfach … Beim Ticketkauf hatte ich nicht daran gedacht, dass später eine Umbuchung nötig werden »könnte«, denn V würde vor mir losfliegen, und ich hatte nicht damit gerechnet, dass mich, wenn er weg wäre, eine neue Leidenschaft erfassen würde …

Es hat mich tatsächlich ein kleines Vermögen gekostet, doch anders als im Jahr zuvor »hatte« ich keine Angst, empfand keinen Widerwillen, dachte nicht an die Zukunft oder an Konsequenzen. Atman war in Brasilien, es gab nichts, worüber ich mir Sorgen machen »musste« – und ich folgte einfach dem Herzen … Das Leben »gehörte« mir, nur mir! …

Das »Beste« an der Zeit mit ihm war allerdings, dass ich die Angst vor dem »Whirling« verlor. Ich hatte es vor Jahren ausprobiert, und mir war so schwindelig geworden, dass ich es nie wieder versucht hatte. Dies war aber »seine« Meditation! Er praktizierte sie jeden Tag und pflegte dabei in solche glückseligen Zustände zu geraten, dass ich beschloss, es zu riskieren und mich ihm anzuschließen! Es war bei ihm sowieso nicht »möglich«, Nein zu sagen! Wir kamen kaum voneinander los, und er war ein leidenschaftlicher Typ – ganz anders als V … Er würde mir zum Beispiel endlos lange mit diesen tiefen dunklen Augen in »meine« schauen, mich lange ruhig und still in »seinen« Armen halten – und fantastische Geschichten aus Kasachstan erzählen … Alles war so neu und so magisch! Ich liebte es!

Und ich lernte von dem schönen älteren Swami, der mittags vor dem Essen das »Whirling« in der Buddha-Halle leitet,

dass man sich beim Drehen nicht mit den Füßen oder den Händen beschäftigt. Man bewegt einfach die Hüften – und die Füße folgen. Und dabei eine Hand anzuvisieren »hat« nur den Zweck, nicht durcheinanderzukommen. Aber eigentlich ist es nicht so wichtig …

»Whirling« wurde zu einer »meiner« Lieblingsmeditationen: Ich drehte und drehte mich – und geriet in solch wundervolle Zustände der Seligkeit! Ich »hatte« sogar *ein »Satori« – ein Erlebnis des Sichauflösens –*, als ich wenige Monate später bei einem Auftritt »whirlte«! …

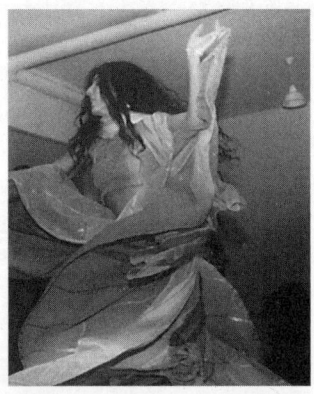

Pyari whirlt bei einem Auftritt, Hamburg, Deutschland

Am nächsten Abend nahm ich den Russen mit zu mir … Tyohar war mit »seinen« Schülern nach Brasilien gegangen, und Chandani hatte mir gesagt, ich »könne« im Haus bleiben, bis der Vertrag auslief … Ich war nach oben umgezogen, in den großen Raum, in dem Tyohar gelebt hatte – was wirklich ein besonderes Erlebnis war! Ich spürte »seine« starken Schwingungen und genoss es umso mehr, weil ich jetzt ganz allein in diesem riesengroßen Haus war! Leute fragten mich oft, ob ich mich nicht davor fürchtete, dort alleine zu wohnen! Doch diese Ängste »habe« ich nicht! Ich liebte es! …

Die »schlechte« Seite war, dass ich irgendwann von einer der vielen dort herumlaufenden Katzen die Krätze bekam und sie sogar auf ein paar Leute übertrug – bevor ich wusste, dass es nicht die Moskitos waren, die mich aufaßen! Vimukta massierte ein paar Minuten »meine« Füße – und steckte sich an! Das ist Indien! … Ein Horror! … Ich versuche immer noch, mich von einer Art Pilz, der »mein« Knie wahrscheinlich im Jahr zuvor infizierte, zu befreien – und die Ärzte in Deutschland wissen immer noch nicht, was es ist! …

Wenn du also nach Indien reisen willst, dann kümmere dich ernsthaft um »deinen« Körper! …

Der Russe war ziemlich beeindruckt, als er in dieses große luxuriöse Haus eintrat! Ich wollte ihm tantrischen Sex zeigen, sagte ihm ein paar Sachen, massierte ihn, ließ ihn das Gleiche bei mir machen und erklärte ihm, wie ich es mag, berührt zu werden. Dennoch verlor er ein wenig die Fassung, als ich einen Orgasmus bekam. Vielleicht hatte er dies noch nie mit einer Frau erlebt … Er war um die 30, doch nicht sehr erfahren, wie er mir gesagt hatte …

Dann wollte er in mich eindringen, und ich gab ihm ein Kondom, ihn zärtlich daran erinnernd, nicht in mir zu ejakulieren. Aber das war einfach zu viel für ihn! Er sagte, dass er sauber sei, eben erst einen Aidstest gemacht habe und der negativ gewesen sei …

»Also, warum brauchen wir dann Kondome?«, fragte er mich.

Ich lachte und sagte, dass ich Oshos Ratschlag folgte, nahm ihn in den Arm und erklärte ihm alles noch einmal … Doch plötzlich stand er auf, fing an, wie ein Löwe umherzugehen, grimmig, wunderbar in einem russischen Englisch schreiend und mit einem potenten, prächtigen, harten Penis! Er sah einfach wundervoll aus! Ich wusste aber nicht, ob ich losprusten »konnte«, ohne ihn zu verletzen! Was für eine Situation!

»Und was ist mit mir?«, brüllte er. »Ich will auch befriedigt werden!«

Ich sagte ihm, dass das noch nicht alles gewesen sei, dass wir weitermachen »konnten«, es jedoch auf diese Art tun »müssten«, sonst wäre ich nicht interessiert … Das fasste er aber als eine Beleidigung auf! …

Als er sich dann schließlich beruhigte, brachte ich ihn, wie ein kleines Kind, nach Hause. Auf dem Weg sagte er, dass er besser nach einer jüngeren Frau suche, nach einer, die an Leidenschaft, an normalem Sex interessiert sei, und dass er sich so dann langsam für mich vorbereiten würde …

Dem stimmte ich zu. Ich war natürlich etwas traurig, doch mir war auch zum Lachen zumute über die Absurdität des Lebens: Ich würde noch fünf Wochen in Pune sein und hatte fast das ganze Geld ausgegeben wegen einer Liebesaffäre, die, kaum angefangen, schon wieder vorbei war!

Und ich ging V anrufen … Er würde am nächsten Tag nach Sedona fliegen – und freute sich, mit mir zu sprechen! Ich empfand so viel Liebe für ihn!

Etwa eine Woche später schickte er mir ein Fax. Er genieße es, mit ihr zu sein, schrieb er, doch sehe er, dass dort nicht »sein« Platz sei … Ich hätte mich darüber freuen »sollen«! Und er hatte an mich gedacht! Aber es machte mich traurig, kein Wort über uns zu lesen! Ich wollte immer mehr …

Wir wollen immer mehr, mehr als das, was ist …

Unterdessen tauchte der Swami, den ich ein Jahr zuvor beinahe in Mahabaleshwar getroffen hatte, plötzlich allein auf … Er wollte tantrischen Sex praktizieren, und wir verbrachten eine Nacht zusammen. Doch ich fand, dass er zu sehr »im Kopf« war, und mochte auch nicht all diese Haare überall auf »seinem« Körper. Ich war einfach nicht scharf auf ihn! Ihm ging es wahrscheinlich ähnlich, und er drang nicht in mich ein. Ich kam jedoch in den Genuss eines Orgasmus und des schönen Bettes mit Moskitonetz, das er auf der Terrasse aufgebaut hatte. Er war Musiker, spielte Gitarre, Sitar, und nach dem Frühstück am nächsten Morgen musizierten wir ein bisschen zusammen. Dennoch, als er abends in der Bar des Ashrams saß und ich mich ihm näherte, war er kalt wie Eis! Er dachte vielleicht, ich wolle mehr Sex, was nicht der Fall war … Verrückt!

Etwa zu dieser Zeit kam eine brasilianische Ma auf mich zu, um bei mir einen therapeutischen Prozess zu durchlaufen. Der Grund war, dass sie mit »ihrem« indischen Freund noch keine Orgasmen erlebt hatte. Kein

Wunder: Er war so verklemmt! Für ihn war alles »verboten«! Der Swami wusste eigentlich überhaupt nichts über Sex! Nie berührte er »ihre« Brustwarzen und schien noch nichts von der Klitoris gehört zu haben! ... Und sie unterstützte ihn und »seine« ganze Familie finanziell! Eine seltsame Geschichte, wie viele! ...

Während einer Sitzung »hatte« ich das Gefühl, als zöge ich ihr eine große Mangofrucht aus dem Uterus heraus! Wir waren beide sehr irritiert!

Und da sie bald auf Reisen gehen wollten, bot sie mir an, während der zwei Wochen, die sie weg sein würden, gratis in »ihrer« schönen Wohnung zu leben!

Dann eines Abends, obwohl Chandani mir gesagt hatte, sie habe für diesen Monat die Miete schon bezahlt, war, als ich nach Hause kam, die Haustür abgeschlossen! Ich geriet in Panik! Und stand zu dieser späten Stunde auf der Straße! In Pune! Zum Glück traf ich kurz darauf einen Swami, den ich aus Hamburg kannte und der sich auf dem Heimweg befand. Er wohnte in einem großen Haus in derselben Straße, und ich übernachtete dort im Wohnzimmer ...

Am nächsten Tag machte ich ausfindig, wer der Vermieter war und wo er wohnte ... »Seine« Frau war so fett! Sie wissen wahrscheinlich nicht, was Liebe ist, und »ihre« Heirat ist bestimmt, wie in Indien üblich, arrangiert worden. Sie schienen sich lediglich dafür zu interessieren, zu essen und Dinge anzuhäufen!

Ich »durfte« noch ein paar Tage in dem Haus bleiben ... Doch einige Abende später, kurz bevor ich in die Wohnung der Brasilianerin ziehen würde, kam ich heim und war schockiert, als ich das Haus leer vorfand! Und ich hörte, dass es die Besitzerin war, die alle Matten, Regale, überhaupt alles, was Sannyasins dagelassen hatten, einkassiert hatte! Ich wollte das ein oder andere noch benutzen, wenn ich woanders wohnte, und stellte wieder einmal fest: »Reiche« Menschen lassen die Gier tatsächlich von sich Besitz ergreifen! ...

Unterdessen traf ich einen interessanten jungen Swami aus Israel. Er war Tänzer, erzählte mir von Kunstprojekten dort, von einer Stadt, die nur für Künstler errichtet worden sei, und von Kibbuzim. Er war in einem aufgewachsen ...

Es ist so schön und aufregend mit ihm gewesen! Trotzdem »schafften« wir es nie, ins Bett zu gehen ...

Und der Arzt, ein sehr sanfter Swami, den ich kennenlernte, als ich in der Vipassana-Gruppe »half«, lud mich jetzt ein, in der medizinischen Praxis des Ashrams zu »arbeiten« …

Dieses »Worship« machte mir nun wirklich großen Spaß! Doch die wenigen Male, die ich mit ihm im Bett verbrachte, waren leider sehr frustrierend! Ich bekam keinmal einen Orgasmus! Er war so taktvoll! Selbst wenn er im Begriff war, mich zu penetrieren, kündigte er es an, als wenn er mit einem Kind redete!

Dann kam er einmal zum Mittagessen dazu, als ich mit der Freundin, der der Mitbewohner von V gefallen hatte, zusammensaß, und ich bemerkte, dass die beiden sich füreinander interessierten. Ich bestärkte sie, sich an ihn ranzumachen …

Am nächsten Tag aber, als ich sie fragte, wie es gewesen war, sagte sie mir gegenüber verschlossen, sie wolle nicht darüber sprechen! Ich fühlte mich seltsam … Ich war offen gewesen, hatte daran gedacht, »seine« Liebe mit ihr zu teilen, und jetzt empfand sie »meine« Frage als Einmischung?! … Und sie war »meine« Klientin gewesen, ich wusste schon viel über sie – und über »ihre« Affären! …

Deswegen traurig und verletzt – weil sie nichts mit mir teilen wollte, was, wie ich dachte, für uns drei eine »gute« Erfahrung hätte sein »können« –, verschloss ich mich langsam auch ihr gegenüber. Ich brach jeden Kontakt ab – aber nahm die Gelegenheit wahr, die Eifersucht zu beobachten und zuzuschauen, wie sie genau in einen eindringt! Und war nun immer völlig bewusst, wenn ich sie zusammen sah – und Schmerz spürte! So erkannte ich, dass

Eifersucht wirklich ein Handeln des Ego ist! …

Er ging mit ihr im Ashram umher, nahm sie mit zum Abendessen, sie fuhren nach Goa, doch in der Praxis war er oft in »meiner« Nähe, mich »Schnucki« nennend … Außerdem wollte er nicht, wenn er bei mir war, dass sie es erfuhr!

Das hat mich sehr gestört. Deshalb freute ich mich darüber, dass sie uns, als wir uns einmal verabredet hatten und Kokosnusswasser tranken, zusammen sah … So funktioniert das Ego! … Ich wusste nicht einmal mehr, ob ich nur mit ihm zusammen sein wollte, um sie zu provozieren, denn als ich sehr genau darauf achtete, was die Ursache des Leides war, beobachtete ich, dass das, was ich mir wünschte, eigentlich war, »besser« als sie zu sein, mehr Sex-Appeal zu »haben« – all diese Ego-trips! Verrückter war die Tatsache, dass er weder ein guter Liebhaber noch ich in ihn verliebt war!

Und doch tat es mir so weh, ihn mit ihr zu sehen! …

Zwischenzeitlich lud mich der Swami der Mahabaleshwar-Geschichte zu einer Party bei einer deutschen Ma ein, die in Deutschland in derselben Kommune lebte wie er. Sie »hatte« einen Raum mit einer Veranda in einem großen Haus voller Sannyasins und schlief selbst draußen unter freiem Himmel …

Wir mochten uns, und es war dort so schön, so voller Sonnenlicht, dass ich anfing, morgens dorthin zu gehen, um »meine« Übungen zu machen, denn bei der Brasilianerin gab es keine Terrasse. Und da sie bald zurückkehren würde, lud mich die deutsche Ma ein, zu ihr zu ziehen. Das Zimmer wurde nicht genutzt, und darüber hinaus würde sie in wenigen Tagen für zwei Wochen nach Goa fahren. Es war »perfekt« für mich! Und wieder würde ich keinen Pfennig bezahlen »müssen«!

Wir kamen sehr gut miteinander aus, und ich brachte sie sogar mit zur Musikabteilung, als ich singen wollte. Sie »erlaubten« es mir jedoch nicht, aber sie mochten sie – und sie hat »ihr« Talent entdeckt! Sie singt immer noch! …

Der Arzt verließ Pune dann, und eines Abends legte ich Musik auf bei der brasilianischen Nacht, die ich im Ashram organisiert hatte. Als die Leute wild tanzten, kam die brasilianische Ma fröhlich auf mich zu … Doch ich sprach kein Wort mit ihr … Ich war immer noch verletzt …

Am letzten Tag traf ich plötzlich beim Essen einen Australier, den ich schon oft gesehen und extrem attraktiv gefunden hatte! Er war ein großer, blonder, langhaariger Swami, sehr offen, Kaffeespezialist und lud mich zu einem in der Cappuccino-Bar ein, in der er arbeitete … Nachdem »seine« Schicht zu Ende war, gingen wir zu mir. Als er sich jedoch auszog, war ich total geschockt: »Sein« ganzer Körper war mit Tätowierungen bedeckt! Und die Begeisterung war sofort verflogen – nichts zu machen! Wir schliefen ein paar Stunden, und um halb sechs ging er zu der Dynamischen Meditation …

Dieser Tag war von morgens bis abends reiner Stress! Und die letzten Augenblicke waren sogar noch »schlimmer«! …

»Meine« Gastgeberin, die in der Nacht zurückgekommen war, bat mich, als ich gerade gehen wollte, ein Geschenk für »ihre« Tochter in

Deutschland mitzunehmen. »Meine« Koffer waren mehr als voll, und ich sagte ihr, ich zöge es vor, wenn sie jemand anderes fragte – in Pune fährt sowieso immer wer gerade nach Deutschland! Aber sie regte sich auf!

Ich befürchtete, dass der Mahabaleshwar-Swami vielleicht etwas gesagt hatte, das sie gegen mich aufbrachte! …

Schließlich quetschte ich das Paket in den vollgestopften Koffer, der fast auseinanderplatzte, das Taxi kam nicht, ich verpasste fast den Bus nach Bombay, und als ich endlich einstieg, saß die brasilianische Ma, mit der ich nicht sprach, genau hinter mir! Nicht genug, auf dem Flughafen »hatte« ich zu viel Gepäck – wie immer! Welch ein Wirrwarr! …

Dann »hatte« ich das Gefühl, als ich die Brasilianerin im selben Flugzeug nach Frankfurt sah, dass dies ein Trick der Existenz war, und als die Maschine abhob, dachte ich, ich »sollte« die Gelegenheit nutzen, die Situation zu klären! Und ging zu ihr … Wir unterhielten uns, weinten, umarmten uns schließlich und genossen es, einen ganzen Tag zusammen zu reisen – und, wie zuvor, zu klatschen! Sie erzählte mir, dass auch sie den Arzt im Bett langweilig gefunden hatte! …

Und so viel Verwirrung, so viel Eifersucht wegen eines Mannes, der uns nicht einmal befriedigte! Es war uns nur um den Wettstreit gegangen! Doch ich wusste jetzt wenigstens, was uns eifersüchtig macht!

Es war nun April, ich war wieder in Hamburg, und bald gingen die Partys los … Ich tanzte, trat auf und flirtete …

Im Sommer fuhr Vs Mutter in den Urlaub, und er lud mich ein, zwei Wochen mit ihm zu verbringen! Ich war außer mir vor Glück! Ich würde ihn wiedersehen! Dazu war ich stolz, dass ich eine Art Liebestournee machen würde.

Ich hatte auf den Partys zwei nette Männer kennengelernt, und bevor ich nach München fuhr, wollte ich mich mit dem einen in Hannover treffen – und danach irgendwo südlich von Frankfurt mit dem Nächsten! Der in Hannover war sehr schön, »hatte« jedoch Erektionsprobleme, was die Folge davon war, dass er Kokain nahm, wie ich später erfuhr. Und da er, wenn er mit mir war, keins nahm, war er oft ziemlich nervös …

Ich wollte nur ein bisschen Spaß »haben«, doch, als ich ihm erzählte, dass ich mit Avinash zusammenlebte, begriff er gar nichts mehr! Ich fragte, ob er eifersüchtig sei, aber nun war er vollends durcheinander!

Männer »dürfen« sich vergnügen, doch von Frauen wird
erwartet, dass sie eine Beziehung eingehen, wenn sie Sex wollen!

Außerdem nahm er mich mit zu einem Kollegen, stellte mich allen als »seine« Freundin vor und erwartete, dass ich mich dazusetzte, schwatzte und trank – und ich hasse diese sehr gewöhnliche Sitte in Deutschland!

Das Ganze war so langweilig, dass ich die nächste Tourneestation aus-ließ. V war definitiv der »Beste«, selbst mit allen »seinen« Widerständen, sich hinzugeben! Vielleicht weil wir beide Sannyasins sind und dieselbe leidenschaftliche Liebe zu Osho genießen. Und wie liebte ich es, dass er mich oft zum Meditieren einlud!

Eigentlich blieb nun hinter ihm jeder andere Mann zurück …

Und ich fühlte mich absolut frei in dem Café, in das mich die Reise nach München per Anhalter geführt hatte und wo ich auf ihn wartete …

Als er kam, bemerkte ich, dass er sich bemühte, »gut« auszusehen, da er sofort in den Spiegel guckte und sich die Haare ordnete. Und ich dachte fröhlich: »Es wird nicht, wie wir am Telefon ausgemacht hatten, nur als Freunde sein!« …

Es waren wundervolle Tage! Wir verbrachten viel Zeit mit Sex, und ich lernte, dass *man nach dem Akt, wenn man nicht ejakuliert, die Hoden massieren »muss«, um dort festsitzende Energien freizulassen.* Dies tat er dann immer, mit den Beinen an der Wand hochgestreckt, nachdem wir uns geliebt hatten. Und wie schwindelig war uns oft! …

Manchmal ging er arbeiten, und ich blieb allein, was ich ebenso genoss, denn ich liebte das schöne Haus, in dem er mit »seiner« Mutter lebte! Und es erstaunte ihn, dass ich nie rausgehen wollte! Wofür aber?! …

Nach draußen gingen wir nur ein paarmal zum Schwimmen und um an schönen Seen nackt in der Sonne zu liegen …

Und eine neue Entwicklung ergab sich auch für mich, als er wissen wollte, ob ich glaubte, in diesem Leben erleuchtet zu werden … Ich hatte das noch nie in Betracht gezogen und erkannte nun, dass ich mit Osho aus Liebe verbunden war, dass da jedoch noch viel mehr enthalten ist! Ich fing dann an, darauf achtzugeben – und realisierte, dass es »mög-lich« ist … Warum nicht?!

Die dunkle Seite des Mondes war, dass Avinash seltsam war, als ich ihn einmal anrief … Während wir sprachen, erfuhr ich, dass er sich mit Jasmin getroffen hatte, und ich fühlte mich wieder betrogen, weil er mir gegenüber nicht ehrlich gewesen war … Trotzdem gab ich ihm Energie, sich mit ihr wieder zu treffen – er war unschlüssig, was er tun »sollte« …

V fragte mich nun, warum ich eifersüchtig sein »sollte«, wenn ich doch mit ihm dort in München war! Ich antwortete, dass ich Lügen hasste … Er half mir aber zu verstehen, dass Avinash sich lediglich unsicher gefühlt hatte …

Unterdessen nutzte ich die Chance, dass ich in München war, Aquarius zu besuchen. Ich wollte, dass sie »unsere« CD produzierten. Doch obwohl mich der Chef – ein Swami, mit dem ich in Sneha zusammengearbeitet hatte – freundlich begrüßte, »hatte« ich keinen Erfolg. Der Typ, mit dem ich sprechen »musste«, gab mir lediglich ein paar Tipps! Er interessierte sich jedoch für mich und lud mich zu einem großen Ereignis in ein paar Monaten ein. Avinash und ich würden »unseren« Kräuterstand präsentieren. Und das Buch, das vor ein paar Monaten herausgekommen war, als ich in Pune war, würden wir auch verkaufen »können«. Er überzeugte uns davon, dass es für uns eine gute Gelegenheit war, mit Leuten aus der elektronischen Musikszene aus aller Welt zusammenzutreffen, denn alle würden kommen, um »ihre« Arbeit dort zu präsentieren. Und er versprach, die Benzinkosten für die Anfahrt zu übernehmen. Ich dachte, dass es eine super Möglichkeit wäre, V wiederzusehen, und stimmte zu …

Wir sagten eine TV-Show ab, bei der wir »gutes« Geld verdient hätten, fuhren nach München und bekamen einen Schock, als wir sahen, dass der Organisator größenwahnsinnig zu sein schien, denn die Location war nicht »exquisit«, wie er gesagte hatte – und es gab mehr Stände als Besucher! … Offensichtlich wollte er damit Geld verdienen, dass die Szene gerade *in* war! Oder er war einfach durchgeknallt! …

Aber V kam! Er war zum ersten Mal auf so einer Party! Doch ich war etwas beschämt, denn das hier war ein Fiasko und hatte nichts mit den »echten« Goa-Partys zu tun!

Allerdings wollte ich gern mit ihm allein sein und fand einen Weg, ihn mit in »unseren« Bus zu nehmen … Als wir eingestiegen waren, berührte er sofort »meine« Brüste auf jene sanfte Art, die ich an ihm so mochte!

Ich schloss die Tür und zog ihn aufs Bett. Dennoch rief er sofort panisch: »Nein, nicht im Auto!«

Ich lachte, ließ nicht locker, er lachte auch und sagte, dass er es noch nie im Auto getan habe, dass das nichts für ihn sei! Ich bemerkte, dass es doch absurd sei, so etwas Einfaches nicht tun zu können, fragte, was falsch daran sei, und zog mich aus. Er lachte wieder und fügte hinzu, dass die Leute, die uns von draußen hörten, denken würden, *er* sei die Frau, die vergewaltigt wurde!

Eigentlich hörte sich selbst »seine« Stimme feminin an! ...

Wir gaben uns jedoch wieder dieser wunderschönen Liebe hin ... Er »konnte« weder »meiner« Hand auf »seinem« Glied noch den Berührungen »meines« Körpers oder denen »meiner« Lippen widerstehen ...

Der Organisator trat auf, es war eine tolle Performance, dafür war er bekannt, aber das Benzin »konnte« er nun, wie er mir sagte, nicht bezahlen! Und ich »brauchte« Jahre, um dieses Geld zu bekommen! Ich rief ihn Tausende Male an! Und erfuhr dann, dass er es mit vielen Leuten genauso gemacht hatte! Also rief ich wieder an und hinterließ auf dem Anrufbeantworter eine Nachricht, dass ich Voodoo anwenden würde, wenn er nicht bezahlte ... Ich würde es nicht tun, ich weiß nicht einmal, wie man so etwas macht, aber wie gesagt:

Einige Leute verdienen es, dass wir es ihnen heimzahlen,
da die Existenz nur »unsere« Hände »hat«, um sich um
solche Leute zu »kümmern« ...

Doch es war nichts zu machen, er meldete sich nicht zurück ...

Eines Tages – er arbeitete nicht mehr für Aquarius – stellte ich mich, als er mit »seiner berühmten« Band auf einer Party spielte, direkt vor die Bühne, sodass er mich nicht übersehen »konnte«, und konzentrierte mich, ohne mich zu bewegen, auf »sein« Hara, während ich ihm tief in die Augen sah ... Er fing an zu schwitzen ... Ich weiß nicht, wie er es »schaffte« zu spielen!

Als die Show vorbei war, bat ich einen Ordner – einen Sannyasin, den ich schon lange kannte und der auch schon bei einem Auftritt von mir verantwortlich gewesen war –, mich hinter die Bühne zu lassen. Und ich ging direkt zum großen Auto des »Stars« ... Als er mich sah, sagte er mir sofort, er würde mir das Geld geben, sobald er die Gage bekäme – was er auch tat! Es war nicht viel, nur das Benzingeld – und der Trip hatte uns sehr viel gekostet, abgesehen von dem, was uns entgangen war, weil wir nicht im Fernsehen aufgetreten waren! Und er war weder »nett« zu uns gewesen noch hatte er in der Situation mit Liebe gehandelt. Er war auch nicht arm!

Avinash »konnte« es nicht glauben, als ich ihm das Geld gab! Darauf sagte ich ihm, ich würde einen Film mit dem Titel »Stadt-Guerilla« machen – um zu zeigen, wie man mit solchen Charakteren umgeht … Unglücklicherweise hat jemand bereits diesen Titel verwendet! …

Und es war nach dieser Party in München, dass wir C zum letzten Mal sahen … Wir nutzten auch die Gelegenheit, jetzt schon in Süddeutschland zu sein, und besuchten einen Verlag in Niederbayern, zu dem wir auf der Frankfurter Buchmesse eingeladen worden waren. Er war zugleich eine Kommune, und wir liebten den Ort! Der Leiter lud uns ein zu kochen, wir mochten die riesige Küche und beschlossen, auf »sein« Angebot, dort zu leben, einzugehen. Wir würden auf das Haus aufpassen, denn der Swami war dafür meist zu beschäftigt … Avinash würde als Hausmeister arbeiten, ich würde kochen und mich um den Haushalt kümmern. Es schien perfekt, da ich V nahe sein und in einer Kommune leben würde, was immer noch »unser« Traum ist …

Wir fuhren nach Hamburg zurück, packten »unsere« Sachen, und los ging's Richtung Süden! Adhara zog in die Wohnungen. Sie wollte Geld sparen, um nach »ihrer« Ausbildung ein Jahr nach Brasilien zu gehen. Sie war schon im Jahr zuvor einen Monat mit Atman in Cabrália gewesen.

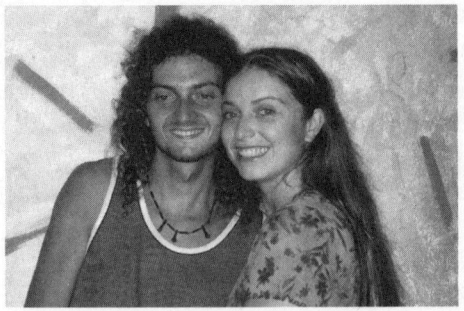

Atman und Adhara in Cabrália,
Bahia, Brasilien, Dezember 1997

V und ich telefonierten dann viel, und schließlich war er einverstanden, mich zu besuchen. An diesem Tag war ich selig von dem Moment an, als ich aufwachte, zog »mein« bestes Kleid an, und nachdem wir uns geliebt hatten, schlug ich ihm bei einem Spaziergang vor, auch dorthin zu ziehen. Ich hatte schon immer gewollt, dass er mit uns zusammenlebte, und dachte, nun wäre es einfacher, da wir in der Nähe von München wohnten. Für ihn war es sowieso unbefriedigend, immer noch bei »seiner« Mutter zu leben. Doch er sagte, dass er am Bau dieses Hauses beteiligt gewesen sei und es nicht mochte, weil dort niemand einen Privatbereich »habe«. Und es »sollte« sich herausstellen, dass er »recht« »hatte« …

Ich liebte es, wieder im Süden Deutschlands zu sein, es war eine Freude, vom Fenster aus die Alpen zu erblicken, manchmal hinzufahren und die frische Luft zu atmen, aber bald war klar, dass dies keine Kommune war! Es ging um den Betrieb, und es war nicht einmal ein moderner, denn was der Boss sagte, war Gesetz! Die Angestellten »hatten« nichts zu sagen – die Arbeit wurde nicht einmal vergütet, weil alle ein Praktikum absolvierten! Und im Dezember nahm der Verleger sogar daran Anstoß, dass wir nach Hamburg fuhren, um Adharas Geburtstag zu feiern! … Traurig sah ich also langsam, dass dieser Ort nichts für mich war! … Und ohne Geld zu verdienen?! Nur Unterkunft und Essen?! …

V kam noch einmal zu Besuch, und es war großartig, zu dritt mit ihm Musik zu machen. Der Sex war wieder sehr intensiv. Und ich dachte, dass ich es vielleicht etwas zu genau nehmen würde mit dem tantrischen Sex … und bat ihn, zu ejakulieren. Ich glaubte, das würde ihn weniger resistent gegen »unsere« Verbindung und Liebe machen – und dass es mir dann vielleicht leichterfallen würde, ihn loszulassen.

Es erwies sich jedoch als merkwürdig … Ich hörte auf, verzaubert zu sein, und »seine« Kommentare, immer schon sehr spießig, fingen an, mich zu nerven … Und wir kehrten zum tantrischen Sex zurück, der wirklich viel »besser« ist!

Dennoch wollte ich etwas Neues probieren und begann, »seinen« Anus zu massieren, während wir uns liebten. Er sagte mir allerdings auf sehr höfliche Art und Weise, dass er es nicht mochte … und ich hörte damit auf …

Eines Abends offenbarte sich plötzlich der Verleger, als er versuchte, mich davon zu überzeugen, Sheelas Buch zu lesen. Ich sagte ihm, dass ich nicht interessiert sei. Ich habe genug unter »ihrer« Macht gelitten! Außerdem wollte ich keinen Mist über Osho lesen – »meinen« geliebten Meister! …

Der Swami fing dann mit all den verrückten Geschichten an, von denen ich schon in Zusammenhang mit Sheelas Buch gehört hatte – zum Beispiel, Osho habe Drogen genommen –, und bestand darauf, ich solle offener sein. Ich blieb dabei, das Buch nicht lesen zu wollen … und er wurde plötzlich cholerisch! Er schrie, haute auf den Tisch, und ich war völlig schockiert! Und ging weinend ins Bett. Es war mir einfach unbegreiflich, warum er sich so aufgeführt hatte!

Hinzu kam, dass Avinash und ich geplant hatten, am nächsten Tag loszufahren, um »mein« ganzes Geld zu holen, um es ihm zu leihen. Er hatte mir sehr hohe Zinsen angeboten, da er beinahe bankrott war …

Doch nach einer schweren Nacht und vielen Qualen sah ich zuletzt diesen »schrecklichen« Vorfall als Werk der Existenz – die mich beschützte und mir riet, ihm besser kein Geld zu leihen. Was ich daraufhin auch nicht tat.

Im November hatte Avinash die Zusage auf die Bewerbung um einen Job im Ashram bekommen. Er »könnte« dort einen Monat arbeiten. Und wir beschlossen nun, zu fahren. V war schon da und schickte mir ein Fax, in dem ich las, dass er die Freundin vermisste! Ich wurde einmal mehr enttäuscht …

Und bald war ich wieder in Pune! Ich würde ein paar Tage bei ihm sein, da sie nicht kam. Und Avinash würde einen Monat später eintreffen … Ich war so glücklich, ihn wiederzusehen! Doch er umarmte mich nicht mal und empfing mich, auch wenn er mir half, das Gepäck vom Taxi zu holen, sehr reserviert. Dann zeigte er mir ein Regal für »meine« Sachen, ich streichelte ihm sanft den Rücken, und er wich aus … Ich war so geschockt! … Aber ich dachte, wenigstens war ich in Pune, hatte es endlich »geschafft«, zur Feier anlässlich des Todestages von Osho zu kommen – in den Jahren zuvor war ich immer nach dem 19. Januar angekommen –, und würde außerdem bald einen Platz für mich finden … Und als er mir anbot, mich zum Ashram zu fahren, wagte ich es nicht einmal, mich auf dem Motorrad an ihm festzuhalten …

Als ich eincheckte, kam er, bereits in der dunkelroten Robe, die bei den Meditationen getragen wurde, berührte mich sacht und entschuldigte sich. Ich schmolz dahin. Glücklich lächelnd saß ich jetzt irgendwo mit ihm zusammen, darauf wartend, dass der erforderliche Aidstest und ein Foto für den Ashram-Ausweis gemacht wurden … Und er begann, sich zu erklären … Er sei zwar damit einverstanden gewesen, äußerte er, dass ich am Anfang bei ihm wohnte, weil wir im Westen eine sehr gute Zeit miteinander verbracht hätten, aber dass er sich trotzdem in »seiner« Privatsphäre bedroht fühle …

Er sprach nicht leise, ein paar Leute hörten zu, und ich fühlte mich ein wenig gedemütigt. Gleichzeitig war ich auf mich selbst wütend, denn ich begehrte immer noch einen Mann, der sich nicht darüber freute, dass ich da war! Und ich schwor ihm – und mir selbst –, dass ich noch in dieser Nacht einen anderen Schlafplatz für mich organisieren würde! Er sagte, so habe er es nicht gemeint, dass er sich freue, dass ich da sei, und dass er nur etwas ängstlich sei … Dennoch verschloss ich mich. Und er ging, lächelnd …

Osho hatte neun Jahre zuvor den Körper verlassen, und ich war zum ersten Mal im Ashram bei der großen Feier zu »Seinem« Todestag. Doch ich »konnte« erst nachts an der Party teilnehmen, denn ich »musste« das Ergebnis des Aidstests abwarten. Und er würde den ganzen Tag im Ashram sein. Also ging ich allein in die Wohnung zurück …

Nachdem ich mich etwas ausgeruht hatte, stylte ich mich so schön und sexy, wie es nur irgend »ging« – und weit entfernt von ihm nahm ich in der Buddha-Halle an der White Robe Meditation teil. Auf der Party suchte ich den Platz, wo Technomusik lief. Und tanzte mir die Seele aus dem Leib! Ich war wahnsinnig glücklich, in Pune zu sein, wollte einfach nur genießen und ihn ganz vergessen – und scherte mich den Teufel darum, dass mir viele zusahen, größtenteils Inder, die es nicht gewohnt sind, eine freie Frau zu sehen …

Ungefähr um Mitternacht tauchte er auf.

»Ah, hier bist du!«, rief er aus.

Ich tanzte weiter, er setzte sich auf eine Bank in der Nähe und sah verdammt gut aus! Ich fühlte, dass er sich mehr und mehr wunderte – über mich, über das Tanzen, über die Leute, die mir zusahen … Ein paar Minuten vergingen, und er rief mich, um mir Bescheid zu sagen, dass er nach Hause gehen – und nicht mehr warten wolle. Ich entgegnete, er könne das tun, da ich einen Schlafplatz finden würde. Er lächelte und machte sich auf den Weg …

Dann fing ein außergewöhnlich schöner Inder neben mir an zu tanzen – doch ohne zu versuchen, wie die anderen, »meinen« Blick zu erhaschen … Ich bemerkte ihn jedoch sofort, denn er war ein wahrer Tänzer!

Wir tanzten und tanzten … Mit der Zeit bewegten wir uns langsam aufeinander zu und schließlich sahen wir uns in die Augen, begeistert von dem Tanz des anderen, verbunden durch die Energien »unserer« sich bewegenden Körper … Und wir waren immer noch in dieser Verzückung, als die Party, Stunden später, vorbei war … Er faltete dann die Hände, sank auf die Knie und küsste »meine« Füße – was in Indien normal ist … Ich geriet aber in Ekstase, war vollkommen aus dem Häuschen!

Er erzählte mir, er käme aus Rajasthan – vielleicht aus einer königlichen Familie oder etwas in der Art, denn »sein« Aussehen war alles andere als das eines »gewöhnlichen« Mannes –, und er küsste »meine« Hand … Geschmeichelt und verwundert hörte ich ihn sagen, dass er gern mit mir weitertanzen wollte. Und er lud mich auf eine kleine Party in dem Hotel, in dem er wohnte, ein …

Ich fühlte mich siegreich! Strahlend nahm ich die Einladung an und sagte, ich würde nur noch schnell »meine« Sachen holen. Und staunend, wie das Leben spielte, glücklich, dass ich von V frei war – und wahrscheinlich einen Schlafplatz gefunden hatte –, kam ich vom Spind zurück, bereit für ein neues Abenteuer!

Er war aber nicht am Tor! Vermutlich hatte ich zu lange »gebraucht«, ich weiß es nicht … Ich fragte jetzt ein paar Leute ob sie wussten, wo es eine Party gäbe, und mir wurde gesagt, ich »könne« mit ihnen mitkommen. Ich tat es. Dort war er jedoch auch nicht! Es lief nicht einmal mehr Musik. Nur ein paar Figuren saßen lachend und rauchend um ein Feuer im Garten … Nichts für mich. Dennoch wollte ich nicht zurück zu V. Aber wohin »sollte« ich gehen?! …

Verwirrt und traurig fragte ich Gäste, die die Party verließen, nach einer Mitfahrgelegenheit. Ich wollte nicht mitten in der Nacht in sexy leuchtenden Kleidern diese lange Fahrt in Pune allein in einer Riksha zurücklegen! Und nachdem mich schließlich jemand auf dem Motorrad mitgenommen hatte, war ich bei V abgesetzt worden. Er wohnte dieses Jahr etwas weiter weg.

Frustriert, da ich doch zurückgekommen war, öffnete ich behutsam die Tür, damit ich ihn nicht aufweckte – und suchte nach einem Schlafplatz. Es gab nur »sein« Bett. Diesmal war es eine kleine Wohnung, nur für ihn … Ich schlüpfte also vorsichtig und leise unter das Moskitonetz – und legte mich in die kleine Ecke, wo noch etwas Platz war … Er liebte es, im Bett die Beine von sich zu strecken …

Als ich still ausatmete und versuchte, mich zu entspannen, legte er ein Bein über »meins«. Ein Energieschock durchschoss »meinen« ganzen Körper! Ich fing an zu zittern, zu zucken, und bereits eine weitere Berührung von ihm war genug: Ich war kurz davor, in einem Orgasmus zu explodieren! Alles war so extrem, dass ich schrie und mich wieder fühlte, als würde ich sterben! Vielleicht war ich nach der Reise angespannt oder hatte mich beim Tanzen weit geöffnet – oder war wegen des Ergebnisses des Abends frustriert … Wer weiß?! …

Wir liebten uns bis zum Morgengrauen …

Wie »konnte« ich so eine Sache loslassen?! … Dies war immer »sein« Kommentar gewesen: dass ich nicht loslassen würde, wenn es Zeit war, sich zu trennen …

Und ich blieb länger als geplant bei ihm … Zweimal, als ich ein Zimmer gefunden hatte und wir es uns ansahen, war es für ihn nicht gut genug … Er bemerkte, ich »sollte« nicht unter solchen Bedingungen leben! Zudem liebte ich es sowieso, mit ihm zusammen zu sein! Eigentlich »hatte« ich nicht im Geringsten Lust, ausziehen zu »müssen«, und weil er es wollte, fühlte ich mich abgelehnt …

Daher, um ihn nicht weiter zu stören, versuchte ich, ins Wohnzimmer umzuziehen, aber da war weder ein Bett noch Platz – und das Chaos wurde nur noch größer! Außerdem würde Avinash bald kommen, worüber er oft lachte – einmal sagte er scherzhaft, Avinash würde in der Küche schlafen »müssen« …

Ich verbrachte viel Zeit allein, spielte Gitarre und genoss die Wohnung, die er wieder so schön eingerichtet hatte, sowie die langen Wege, die ich von dort aus oder dorthin nehmen »musste«. Diese Spaziergänge waren fantastisch! Und ich brachte oft das Essen vom Ashram mit nach Hause.

Er war immer in Eile, immer mit tausend Sachen beschäftigt, und wir trafen uns meist nur zum Essen, was auch sehr selten geschah. Doch dann redete er meist über den Verleger in Niederbayern! Und ich wollte Sex, nicht tratschen – erst recht nicht über Leute, die mich traurig »machten«!

Aber obwohl wir beide stets begeistert von der Schönheit des anderen waren, liebten wir uns nur noch einmal, als wir uns eines Abends beinahe stritten …

Oft war ich wütend auf ihn, hauptsächlich weil er mir erzählt hatte, dass die Italienerin angekommen sei, und ich nichts von ihr hören wollte, es sei denn, er sagte mir endlich, wer sie war, was er allerdings nicht tun wollte! Es schien ihm jedoch zu gefallen, mich verwirrt zu sehen!

Eines Tages zitierte er die Meinung eines berühmten Therapeuten: Der »beste« Sex käme zustande, wenn die Frau geweint habe und der Mann wütend gewesen sei. Und ich war sehr aufgebracht wegen dieses Unsinns! Ihn daran erinnernd, wie schön der Sex immer zwischen uns gewesen war, fügte ich hinzu, diese Philosophie sei schlicht machistisch und dass ich in keinster Weise damit einverstanden war!

Manchmal entschuldigte er sich und sagte, er sei ein ungenießbarer Typ, weil er Skorpion sei. Aber ich finde,

Astrologie »soll« transzendiert und nicht hingenommen werden als ein Monstrum, das uns beherrscht …

Allerdings beobachtete ich traurig, dass er in die Falle getapst war, uns als so gut wie verheiratet anzusehen – wie mit der »Seelenpartnerin«!

Eines Abends nahm er mich nochmals mit zum Essen mit einem Pärchen. Sie waren von allen »seinen« Freunden die Einzigen, mit denen für mich ein wenig Kommunikation »möglich« war.

Wir hatten vor zwei Jahren schon einmal zusammen gegessen, kurz nachdem wir uns verliebt hatten. Frisch in diese leidenschaftliche Liebe eingetaucht, hatte ich zugestimmt, mit ihnen essen zu gehen. Aber ein paar Tage zuvor hatte dieser Swami mich während der Nataraj-Meditation in der Buddha-Halle weggestoßen, als ich wild neben ihm tanzte, und ich fragte ihn dann am Tisch, warum er das getan habe. Er wurde aggressiv, sagte, alle bräuchten Platz in der Buddha-Halle, und bestand darauf, ich hätte zu dicht bei ihm getanzt! Doch ich höre Osho nie etwas in der Art erwähnen! Ich höre immer, dass *wir miteinander verschmelzen und uns nicht um die anderen kümmern* »sollen«!

Und daher verschloss ich mich dem Swami gegenüber!

Als wir das Restaurant verließen, wurde ihm jedoch irgendwie bewusst, was er getan und gesagt hatte – schließlich ist er ein Sannyasin und meditiert! Und er entschuldigte sich. Er erklärte, er habe mit Vs Freundin gefühlt, mit der sie oft zu viert zu Abend gegessen hätten, und fügte hinzu, er habe sie einfach vermisst! Aber war er sich nicht des unaufhörlichen Wandels des Lebens bewusst? Und wie »soll« man eine solche Gesellschaft genießen?! Zudem wurde ich sauer auf V, weil er nichts dazu sagte und einen komischen Kommentar machte: Südamerikaner sind Gruppenwesen!

Nach diesem Vorfall wurde der Swami mir gegenüber sehr freundlich. »Seine« Freundin hat mich immer gemocht … Ich mag sie auch, obwohl sie manchmal so verschlossen war, dass ich dachte, ich hätte sie irgendwomit verletzt! Einmal sprach ich mit V darüber, und er kam mit der Nachricht zurück, sie mache schwere Zeiten durch, und es »habe« nichts mit mir zu tun …

Wir saßen jetzt also wieder zusammen, in den zwei Jahren war viel Wasser unter der Brücke hindurchgeflossen, und sie fragten mich, ob ich mich amüsierte.

»Besonders wenn er nicht zu Hause ist«, entgegnete ich.

Sie sahen alle etwas verwirrt aus, er sah mich verdutzt an, und ich fühlte mich ebenfalls komisch! Das war aber die Wahrheit! Und wahrscheinlich vermissten sie wieder »seine Seelenpartnerin«, die mit Sicherheit einfacher ist, als diese seltsame Frau namens Pyari, die mehr auf Gefühle, Stille oder Meditation steht, die keinen Alkohol mag, weder Pizza noch Spaghetti isst und nicht über andere spricht …

Dies war eines der wenigen Male, die V und ich in jenem Jahr in Pune etwas zusammen unternahmen …

Dann gab es ein paar Komplikationen, da wir in Pune nicht arbeiten dürfen und den Ashram nicht mehr betreten »können«, wenn wir es tun – sie wollen keine Probleme mit den örtlichen Autoritäten … Und der indische Swami, der gekommen war, als ich vor zwei Jahren im Hotelzimmer zu sterben glaubte, rief mich zu sich, um mir zu sagen, ich »müsse« mit Arup sprechen, weil sie erfahren hätten, ich würde außerhalb des Ashrams Workshops geben … Arup hieß nun Garimo und war Chefkoordinatorin des Ashrams … Und jetzt war ich geschockt! Woher wussten sie das? … Sie schienen schon so effizient zu arbeiten wie das CIA oder das FBI! …

Ich besprach die Angelegenheit mit einem indischen Freund aus der Zeit auf Madh Island. Er war Osho lange Zeit sehr nahe gewesen, hatte als Security und in der Öffentlichkeitsarbeit für »Seine« in Hindi veröffentlichten Bücher gearbeitet – und er war es, der mir gesagt hatte, warum Gagan damals von dem Campus geflogen war … Jetzt riet der Swami mir, alles abzustreiten! Ich war so verwirrt! Und erstaunt fragte ich mich: »Soll ich hier wirklich lügen?« …

V flehte mich an, mit den Sessions aufzuhören, und fügte hinzu, es würde mir sonst nicht mehr möglich sein, in den Ashram zu gehen! Ich erwiderte, dass, wenn es wegen ein paar Sessions für einige wenige Leute dazu kommen »sollte«, das dann bedeutete, dass die Existenz mich dort nicht wollte!

Dennoch »hatte« ich ziemliche Angst davor, Garimo zu treffen! … Sie nahm mich dann mit in den Garten, wir setzten uns dort hin, sie schien ebenfalls angespannt zu sein und schlug mir vor, im Ashram zu »arbeiten« … Ich beklagte mich darüber, dass mir vor 15 Jahren verboten worden war, in der Osho-Welt Workshops zu geben, und sie entschuldigte sich dafür – sie schien offener zu sein …

Es war jedoch ziemlich kompliziert, »meine« Avantgardegruppen, die ich frei von zeitlichen Vorgaben realisiere, dem Terminplan des Ashrams anzupassen. Leute bekamen dennoch einen Eindruck von Pyari beim »Ausdruck und Stille«-Workshop, den ich organisierte – mit Goa-Trance-Sound, viel Tanz und einem »berühmten« DJ aus Hamburg, der allerdings die Musik nicht stoppen wollte, als ich im wichtigsten Moment das Zeichen gab! Dabei hatte ich mich vorher lange mit ihm zusammengesetzt, um ihm zu erklären, was ich vorhatte! Also »musste« ich hingehen und es selbst tun … Und verärgert verließ der dann den Workshop! So ist es, das Ego …

V ging täglich um drei Uhr nachmittags zum Meditieren ins »Samadhi« und oft noch einmal um neun Uhr abends – manchmal ging er auch dreimal am Tag …

Das Samadhi ist eine große Halle, die »Lao Tsu Auditorium« geheißen hatte und in der Osho die Diskurse abhielt, bevor die Buddha-Halle fertig war. »Seine« Asche wird jetzt hier aufbewahrt.

Und es ist ein erstaunlicher Ort mit marmornem Fußboden, eingefasst von verglasten Seiten – und mitten in dem Garten gelegen, in dem Er zu wandeln pflegte. Dreimal am Tag sitzen Leute dort eine Stunde in Stille.

Die »*Mysic Rose*« findet ebenfalls hier statt. Das *ist eine Meditation, die sich bei täglich drei Stunden über drei Wochen hinzieht. In der ersten Woche lachen wir während dieser drei Stunden; in der zweiten Woche weinen wir und in der dritten sind wir still, lediglich beobachtend, was im Inneren geschieht.*

Ich nahm einmal daran teil, als Übersetzerin für eine Brasilianerin – und liebte es, zu lachen! In der Woche, in der wir weinten, reichte es, an Atman zu denken, um für lange Zeit in Tränen auszubrechen! ... Und die Woche der Stille war sehr schön! Erst saßen wir 45 Minuten und dann *gingen wir 15 Minuten lang sehr langsam, was Zen Walking genannt wird.* Dann wiederholten wir dieses Sitzen und Gehen zweimal. Und fast 15 Personen nahmen teil – ein ziemlicher Unterschied zu »unserer« Gruppe in Lanzarote!

V sagte mir eines Nachmittags, kurz bevor er meditieren ging, wir saßen am Tor des Samadhi, dass ich die Richtung meiner Energie besser änderte. »Seiner« Meinung nach solle ich sie in die Arbeit stecken, denn ich würde ihn dann weniger vermissen! Und er berührte mich sacht mit dem Zeigefinger ... »Mein« ganzer Körper stand in Flammen! ...

Ich habe dann beobachtet und weiß heute, dass Arbeit mich wirklich vor Depressionen oder anderen seltsamen Gefühlen rettet!

Kreative Arbeit ist auf jeden Fall ein machtvolles Mittel, uns zu schützen, sogar vor Alkohol und Drogen. Man braucht nichts anderes, auch keine Unterhaltung – denn Kreativität ist die beste Nahrung! ...

Nun mietete eine ältere Ma, die an »meinen« Workshops teilnahm, eine Wohnung und lud mich ein, mit ihr zusammenzuziehen. Als ich mir die Wohnung ansah, erkannte ich, dass ich im Wohnzimmer würde schlafen »müssen«. Und die Ma bekam dauernd indischen Besuch! Ich würde also gesellig sein »müssen«, und das mit Indern! Die meisten von ihnen versuchen immerzu, mit den westlichen Frauen ins Bett zu gehen – und ich mag diese Energie nicht! ... Sie fing danach tatsächlich mit einem Inder eine Affäre an – und gewiss sah sie sehr verändert aus, sie war ziemlich glücklich damit ...

So fragte ich V, ob ich bei ihm bleiben »könne«, bis sie nach Deutschland fuhr. Er war natürlich einverstanden, und nachdem wir einen

Monat das Bett fast ohne Sex geteilt hatten, zog ich in diese Wohnung, in der ich alle Momente des Alleinseins unendlich genoss!

Die einzige dunkle Seite war, dass ich in der ersten Nacht Ratten in der Küche hörte! Zum Glück hatte ich ein paar Stunden zuvor Osho sagen gehört, dass *jene »dumme« Haltung der Gewaltlosigkeit in Indien eine schreckliche Situation zur Folge hat: Es gibt mehr Ratten als Menschen im Land!*

Deshalb zögerte ich keinen Moment, den Besitzer aufzufordern, sie zu vergiften! Ich weiß nicht, wie ich gehandelt hätte, wenn ich Osho dies nicht sagen gehört hätte! Doch es dauerte einige Tage, bis wir uns von diesen Elementen befreit hatten, weil ich nicht wusste, dass man jede Art Flüssigkeit wegräumen »muss«! Das Gift wirkt nicht, wenn sie etwas trinken! Sie »müssen« dehydriert werden! …

Bald ergab sich auch dort ein schöner Tagesrhythmus, wie immer, wenn ich allein bin. Ich wurde morgens um sechs wach, trank Bancha-Tee, während ich Osho las, machte nackt in der Sonne Übungen, trank nach dem Mittagessen Kaffee, spielte am Nachmittag Gitarre und ging dann zur White Robe …

Avinash kam ein paar Tage später. Ich fühlte mich dadurch gestört, denn ich wollte endlich allein schlafen, und es war nicht viel Platz in der Wohnung! Genau aus diesem Grund war ich vorher nicht bei der Ma eingezogen! … Trotzdem blieb er zwei Nächte im Wohnzimmer … Es freute mich, dass er da war, aber mehr noch, als er ein schönes Zimmer im Ashram bekam und wir uns nur dann trafen, wenn wir es wollten – worauf V immer bestanden hatte! Ich lernte es in der Tat zu schätzen, einen Raum für mich selbst zu »haben«! …

Avinash fühlte sich ziemlich wohl im Ashram, »arbeitete« im »Celebration Department« – und ich fing wieder in der Praxis an. Und als ihm klar wurde, dass vier Wochen schnell vorbei sind, wollte er wiederkommen, um eventuell in Pune zu leben. Also planten wir nächstes Jahr, fünf Monate zu bleiben und am Festival zur Jahrtausendwende mitzuwirken! …

Ich ging oft zu Avinash, um mich zu duschen, die Roben zu wechseln, manchmal sogar, um mich auszuruhen. Nachts jedoch ging ich in »meine« Wohnung. Zweimal vielleicht habe ich mit ihm geschlafen und oft bedauert, es nicht öfter getan zu haben … Das Leben bewegte sich aber nun in andere Richtungen …

Es ist schlicht unmöglich, das Leben dorthin zu zwingen,
wohin wir es wünschen ...

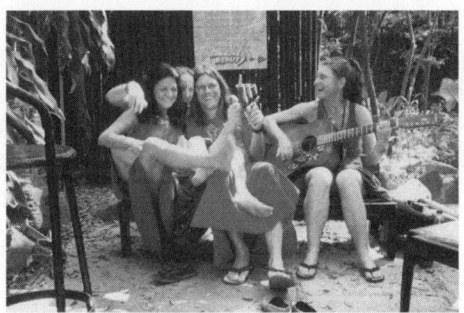

Ma Abba, Ma Samiti, Avinash und Pyari,
im Ashram, Pune, Indien, 1999

Einmal nahm ich einen Swami, einen Musiker aus Berlin, mit in Avinashs Zimmer. Er war ein sehr schöner Mann, seit langem Sannyasin, und ich freute mich sehr, mit ihm zu sein ... Doch im Bett gefiel es mir nicht! Glücklicherweise wusste er zumindest über tantrischen Sex Bescheid und wollte nichts, was auch ich nicht wollte ... Und wir sind »Freunde« geblieben ...

Wenn V Avinash zufällig im Ashram traf, »hatten« die beiden viel Spaß zusammen. In »meiner« Wohnung besuchte er mich aber nur einmal ... Er legte sich dann sogleich auf die Matratze im Wohnzimmer, doch als ich ihm näher kam, um ihn zu berühren, wurde er unruhig und sagte, er »habe« keine Zeit für so etwas – und ging verstimmt wieder. Nach diesem Ereignis verschloss ich mich ihm, woran sich nichts änderte, selbst als er kam, um sich zu verabschieden – er fuhr wieder, um die Freundin zu treffen, diesmal in Italien ...

Für mich war es aus ...

Eine ältere brasilianische Ma, die Psychiaterin war, fragte mich einmal, wie es mit »meiner« Dreiecksbeziehung stehe. Ich war erstaunt, dass eine Sannyasin Namen für lebendige Situationen verwendete, und erwiderte, dass ich nicht verstand, wovon sie redete. Sie fragte darauf, wie ich definieren würde, was ich durchmachte. Ich antwortete, dass ich überhaupt nichts durchmachte … Sie war noch verwirrter. Dann erklärte ich ihr, dass ich nichts im Leben rationalisieren wolle und mich jedes Mal darüber freue, wenn ich dies »schaffe«! …

Die Geschichte mit Jasmin war für uns schon traumatisch genug gewesen, besonders als ich versuchte, es zu »verstehen« … Ich hatte mir zum Beispiel gewünscht, dass sie auch mit mir verbunden sei und Avinash oft vorgeschlagen, dass er sie zu den Workshops einlud. Gekommen ist sie jedoch nie. Und er sagte manchmal nicht die Wahrheit, während sie ununterbrochen anrief, Nachrichten an der Tür hinterließ, ihm Postkarten schrieb – und mit mir, außer um nach ihm zu fragen, nie ein Wort sprach!

Einmal, als sie anrief, versuchte ich, mich mit ihr zu unterhalten. Ich fragte, was sie für ihn empfinde, und dachte, dass wir offen miteinander reden »könnten«. Aber wie schwierig ist es, über solche Dinge zu sprechen! Sie sagte bloß sehr kühl, dass das »ihre« Sache mit ihm sei, dass sie mit mir nicht darüber reden wolle. Es erinnerte mich an die brasilianische Ma in Pune … Und ich fühlte mich einmal mehr verletzt – und traurig, dass wir nicht aufhören, uns auf das Niveau des Sichmessens herabzubegeben, wann immer wir das erfahren, was wir Liebe nennen!

Ich versuchte, jetzt wirklich bewusst zu sein, um das nicht zu wiederholen!

Aber ich verzweifelte mehr und mehr. Es kam sogar ein Punkt, an dem ich ihm sagte, er »habe« sich zwischen ihr und mir zu entscheiden! Das hatte ich noch nie zu einem Mann gesagt! Und ich hasste es, dies getan zu haben! Für mich bedeutet es einen Mangel an Respekt demjenigen gegenüber, den wir lieben! Und ich wollte, dass er glücklich ist! Doch wir »hatten« nun kein Privatleben mehr, da obendrein die Ma, die ihnen »geholfen« hatte, zusammenzukommen, manchmal anrief, um auf dem Laufenden gehalten zu werden!

Um das Chaos vollständig zu machen, sagte er mir, dass sie ihm bei »ihrem« allererstem Treffen erzählt hatte, dass sie sich von »ihrem« vorigen Liebhaber ein Baby gewünscht habe! Und ich erschrak bei der Vorstellung, dass sie eines Tages mit dickem Bauch vor der Tür stehen würde – er auch!

Es war schon schwer genug für uns gewesen, uns in einer solchen gestörten Welt um zwei Kinder zu kümmern! Beide waren endlich erwachsen – und Atman schien sogar noch nicht ausgeglichen zu sein! Daher war weder ein Baby noch eine Mutter voller Erwartungen etwas, was wir uns jetzt wünschten! Und ich weiß, dass, wenn eine Frau Mutter werden möchte, es »bestimmt« passiert! Darum bat ich Avinash, sehr darauf achtzugeben, nicht zu ejakulieren! …

Oft höre ich Osho uns raten, keine Kinder zu zeugen, um die Wiederholung der Katastrophe, die die Familie ist, zu vermeiden! *Zuerst »müssen« wir lernen, frei zu sein, uns in neue Richtungen zu bewegen, und erst dann, wenn wir bewusst genug sind, »fähig«, den Kindern etwas zu »geben«, vielleicht …* Viele Sannyasins haben sich aus diesem Grund sterilisieren lassen, und ich schlug schließlich vor, dass Avinash es auch tat. Er ging sogar zum Arzt, der sagte, er »brauche« »meine« Zustimmung, da ich »seine« Frau sei. Doch er traute sich dann nicht …

Eines Tages rief Jasmin wieder an, als wir gerade im Begriff waren, gemeinsam ein Abendessen zu genießen – und das Chaos begann von Neuem … Dann, nach einem Drama zwischen Avinash und mir, rief die Ma auch noch an …

Er war erschöpft und fertig, doch an jenem Abend sagte er ihr schließlich nach ein paar angespannten Augenblicken, dass es, wenn ich da sei, keinen Raum für eine Affäre gebe, denn wir lebten zu eng zusammen!

»Mein« Gefühl war, dass beide Frauen gegen mich waren! Sie waren eifersüchtig oder was auch immer … Aber warum genau, »habe« ich nicht wirklich verstanden …

Allerdings habe ich ihm nie gesagt, er »solle« sie nicht treffen! Im Gegenteil habe ich ihn immer ermuntert, es zu tun, selbst wenn wir beide manchmal deswegen ein seltsames Gefühl »hatten« – denn ich hasste die Vorstellung, ihn von irgendetwas abzuhalten! … Und wie schon gesagt, ich mag es nicht, wenn ein Mann bei mir ist und an eine andere Frau denkt! Ich treffe jemanden nur, wenn wir es beide wollen. Sonst bringt es nur Leid!

Niemand »sollte« nur aus Pflicht mit jemandem sein!
Dafür ist das Leben zu kurz!

Ich vergoss viele verzweifelte Tränen wegen dieser Geschichte, weil mich der Gedanke nicht losließ, dass es besser für ihn sei, mit ihr zu gehen, dass wir uns vielleicht lediglich aneinanderklammerten – hauptsächlich weil sexuell nicht mehr viel zwischen uns lief! Dazu kam, dass er so glücklich zu sein schien, wenn sie sich trafen!

Oft sagte er, sie sei nur eine Freundin, wie V für mich, und dass er dann glücklich sei, einfach weil es etwas Neues sei ... Dennoch unterschied sich diese Geschichte ziemlich von der zwischen mir und V! Nicht nur weil ich diejenige war, die V immer überzeugte oder verführte – denn spontan wollte er sich nie mit mir treffen –, aber auch weil er woanders lebte! Außerdem war er immer sehr freundlich zu Avinash. Jasmin im Gegenteil wohnte um die Ecke, tauchte andauernd nach ihm verlangend auf und ignorierte mich schlichtweg! ...

Keiner der Männer, mit denen ich zusammen war, hatte je beabsichtigt, Avinash und mich auseinanderzubringen. Vielleicht weil ich ihnen von Anfang an gesagt hatte, dass es nicht infrage käme ... Er hatte ihr im Grunde das Gleiche gesagt ... Sie bemerkte dann, dass sie das wusste und dass wir beide beinahe eine Institution seien ... Wir verstanden diese Bemerkung nicht einmal, und sie löste in ihm seltsame Gefühle aus, weil es schien, als ob sie uns auch nur als zwei Personen, die sich lediglich aneinanderklammerten, ansah ... Er hätte fragen »können«, was sie damit meinte, aber Avinash ist nicht der Typ, der etwas abklärt. Er sagte jedoch immer und sagt es heute noch, dass er sich nicht von mir trennen wolle – aus welchem Grund auch immer wir zusammen seien! ...

Wieder und wieder sagte er es, aber ich dachte, *sie* sei besser für ihn – selbst wenn ich diese Vorstellung nicht mochte! Ich befürchtete, dass ich mich nur einmischte – und gewiss tat ich das: Wenn ich nicht da wäre, würden sie zusammen sein! Doch ich war da – und schlief immer noch mit ihm im selben Bett! ... Die ganze Sache wurde zu solch einer ermüdenden Gehirnwichserei!

Als ich einmal mit dem »Meditationsmann« darüber sprach, rief er in kritisierendem Tonfall aus: »Warum bist du eifersüchtig, wenn du dasselbe tust?«

Ich weiß auch nicht, ob ich eifersüchtig war. Aber auf jedem Fall war ich geschockt von allem, was sich in mir abspielte!

Doch ich finde, dass, *wenn zwei Frauen den gleichen Mann lieben, sie freundlich zueinander sein »müssen«, sonst gibt es zu viele »dunkle« Emotionen untereinander, und alle werden einfach verrückt ... Das Gleiche gilt für eine Frau, die ebenfalls überschnappen wird, wenn zwei Männer sie lieben und nichts miteinander zu tun »haben«!* Ich sehe keine andere Möglichkeit!

Es »muss« Harmonie statt Konkurrenz geben, und wir
»müssen« wenigstens offen dafür sein, hinzuzulernen!
Anderenfalls ist es nur eine Krankheit …
Immerhin ist es wirklich schade, dass wir noch nicht
»in der Lage« sind, uns in Bezug auf Liebe und Sex frei zu fühlen …

Und was ich aus dieser Geschichte gelernt habe, ist:

Es ist nicht der Sex, der bewirkt, dass zwei Menschen zusammen-
bleiben – und dass die Liebe mit Sex beginnt, aber nicht dort endet!

Als wir nach Niederbayern fuhren, schickte sie ihm eine Postkarte mit einem großen Herz darauf. Er antwortete nicht, war dieses ganzen Schlamassels müde … Ich fühlte mich weiterhin schuldig, weil ich glaubte, dass ich die Affäre zerstört hatte und es für ihn vielleicht »besser« gewesen wäre, bei ihr geblieben zu sein … Ihn machte es traurig, dass ich ihm nicht glaubte – und oft verdarb uns das den Tag! …

Viel später, als ich »in der Lage« war, ohne emotional zu werden, darüber zu sprechen, lachte er und sagte, er habe sich nicht mehr mit ihr getroffen, denn er wollte keine Kinder … Heute sagt er, sie sei »dumm«. Ist das wahr? …

Es war sehr schwierig, die Balance zurückzugewinnen, und es dauerte lange, bis ich diese Geschichte vergaß! Ich tat es erst, als ich es aufgab, den Prozess des Lebens erklären zu wollen, als ich begriff, dass *»mein« Gehirn zu klein ist, die Unermesslichkeit des Universums zu verstehen* – wie ich es von Osho und Diogenes, dem griechischen Weisen, immer wieder höre …

Vor drei Jahren sah ich eine Frau mit zwei Kindern auf einem Hoffest, dachte mir, das »könnte« sie sein, und bat Avinash, herüberzuschauen, um es zu bestätigen. Er tat es und sagte, dass sie es sei. Sie grüßte uns jedoch nicht. »Lass uns mit ihr sprechen«, schlug ich trotzdem vor.

Er wollte es später tun, doch als ich sie nochmals suchte, war sie nicht mehr da … Und welche Erleichterung, dass er nicht der Vater dieser Kinder war! Sie hatte sie tatsächlich gewollt! Dennoch, wenn ich zurückblicke, sehe ich, dass ich viel Lärm um eigentlich nichts gemacht habe, denn er hatte sie nicht einmal penetriert, und sie haben sich lediglich ein paarmal getroffen …

Aus Pune zurückgekommen, organisierten wir im Verlag eine Goa-Party mit Theaterperformance und Musikshow. Der Herausgeber und eine Praktikantin nahmen an den ersten Proben teil, aber bald gaben sie wieder auf … Das machte mich traurig, doch ich fühlte mich auch erleichtert, denn es gab keinen Weg, zu bewirken, dass sie sich öffneten – abgesehen davon, dass beständig eine komische Energie zwischen mir und dem Swami in der Luft lag …

V kam mit einer Freundin zur Party … Ich zog mich um, extra für ihn, und überprüfte das Equipment in der Meditationshalle, als er zu mir kam, allein … Ich sagte ihm, wie schön er sei … Er bedankte sich …

»Und ich?«, fragte ich dann.

»Sehr schön, wie immer«, erwiderte er …

Wir tanzten ein wenig zusammen, nur wir beide in diesem großen Raum – und verliebten uns wieder. Nach dem Auftritt bemerkte er, die Performance sei für alle sehr kraftvoll gewesen und dass er einmal, als ich geschrien hatte, es so empfunden habe, als dringe etwas in das Hara ein. Und er fügte hinzu, dass er sehr müde sei … So sah er auch aus …

Wir »hatten« jetzt im oberen Stockwerk ein Zimmer, doch in dieser Nacht schlief Avinash in der Meditationshalle – und V bei mir. Und wir gaben uns wieder jener starken schönen Liebe hin …

Am nächsten Morgen machten wir zusammen Musik, er spielte die Dilruba, ich war an der Gitarre, Avinash an der Percussion – und wie sehr haben wir es genossen! Ich spürte, dass er sich uns irgendwie anschließen wollte – aber nicht wusste, wie. Er »braucht« Sicherheit, Geld, und Musik garantiert einem gar nichts! Ich habe mehrmals versucht, etwas zu finden, das wir gemeinsam machen »konnten«, zum Beispiel eine Café-Bar oder etwas mit Essen, da wir manchmal in nur 15 Minuten ein schmackhaftes Mittag- oder Abendessen zustande brachten! Die beiden sind jedoch keine Geschäftsleute, und oft »musste« ich mir sagen, dass ich Zukunftssorgen loslassen »sollte« …

Als er uns wieder besuchte, »hatte« ich neben dem Zimmer im zweiten Stock, das nun Avinashs war, einen Raum für mich. Er hatte sich verändert, wollte Sex, »hatte« Kondome dabei, genoss jeden Moment mit mir und sprach weder über die beiden Italienerinnen noch über Sedona! Er zog nicht dorthin. Sie würden sich wieder in Italien treffen, aber ich »hatte« keine Angst mehr, da wir jetzt endlich total offen zueinander waren!

Wir liebten uns wieder das ganze Wochenende. Es war wie immer stark und schön – auf jene *tantrische Art, wonach er das umgedrehte Asana machte, die Hoden massierte und sich etwas ausruhte, bevor er aufstand* …

Nach ein paar Monaten verließen Avinash und ich dann Niederbayern. Als der Verleger gehört hatte, dass wir wieder nach Pune gingen und dieses Mal für fünf Monate, wollte er uns nicht mehr dort »haben« … Er war weder von Meditation noch von Osho begeistert. Das Verlagsgeschäft war das Einzige, woran er Interesse »hatte« und was er mit dem Ideal einer Kommune verbinden wollte. Aber wenn einer immer der Chef bleibt, ist es keine Kommune! Ich mag ihn, doch er war zu egomanisch und zu cholerisch, um mit ihm zusammenzuleben.

Wir kehrten nun in die Wohnungen in Hamburg zurück. Adhara bereitete sich darauf vor, nach Brasilien zu gehen. Ich hatte für sie einen Job in einem Restaurant zweier Freundinnen aus der Technoszene besorgt, gleich um die Ecke, und oft saß ich dort bei einem Kaffee, um zu schreiben …

Eines Tages sah ich dabei eine Einladung zu einem internationalen Treffen von Schauspielern in der Toskana. Es war recht günstig, und ich fand, das wäre ein »gutes« Geschenk für mich …

Das Festival war jedoch nichts Besonderes, aber trotzdem habe ich viel gelernt, besonders dass das, was wir machen, ziemlich »Avantgarde« ist und mehr als »gut« genug! Und ich bekam ein paar neue Ideen. Doch am »besten« war es, als ich mich von den anderen im Haus, wo ich erwartungsgemäß hätte schlafen »sollen«, verabschiedete, in »unseren« Bus zog und in der Stille der Nacht Osho las … Tagsüber waren wir aktiv, und danach liebte ich es, allein zu schlafen! …

Die Teilnehmer waren größtenteils Deutsche, außer zwei Amerikanerinnen und einer Rumänin, die in Deutschland lebte – und eine sehr »gute« Darstellerin war. Sie verlor »ihre« Mutter am letzten Tag des Workshops und reiste ab, traurig …

Gewisse Vorurteile gegen das, was ich vorschlug, zeigten sich langsam immer deutlicher und fingen an, die Gruppe zu spalten. Ich ging darum eines Morgens nicht mehr dorthin …

Doch zwei Teilnehmer kamen sofort, um mich zurückzuholen, und sagten, sie würden nun »meine« Ideen unterstützen. Ein paar andere entschuldigten sich für die Voreingenommenheit … Es wurde fast zu einem therapeutischen Workshop! Emotionen brachen hervor, die Leute hielten sich gegenseitig »ihre« Masken vor, und ich genoss die Anarchie!

Schließlich »schafften« wir es, das Ganze zu »modernisieren«, indem wir Elemente der brasilianischen Kultur, die auf Schönheit, Musik, Tanz und Festen basiert, zu der Performance, mit der der Workshop endete, hinzufügten! Es war dann großartig, inspiriert vom Straßen- und Bühnentheater Brasiliens – und genau das Gegenteil von dem, was die Leiterin der Veranstaltung, eine alte deutsche Schauspielerin, die sich der Groteske verschrieben hatte, dort seit Jahren machte! Dennoch ist diese Art Theater unglücklicherweise das, was in Deutschland für lange Zeit gepflegt worden ist! …

Avinash wurde gebeten, bei fast jeder Szene zu trommeln, ich spielte sehr viel Gitarre, auch abends in dem größten Restaurant des Ortes, wo alle mitsangen, und wir wurden für das nächste Jahr eingeladen. Ich versuchte danach, eine Gage auszuhandeln, denn wir würden nicht mehr ohne Bezahlung anreisen! Es hat jedoch nicht funktioniert …

Es ist allerdings ein wichtiger Schritt im Hinblick auf »unsere« kreativen Projekte gewesen. Wir »hatten« jetzt mehr Selbstvertrauen … Und da Vs Mutter wieder in die Ferien fuhr, hatte er uns eingeladen, ihn zu besuchen. Doch als ich ihn anrief, war er in einer »großen« Krise! Der Job hing ihm zum Hals heraus, aber er wusste nichts anderes, womit er Geld verdienen »konnte«.

Und mich machte es traurig, dass er nicht glücklich zu sein schien, dass ich kam! Vielleicht ist deshalb »unsere« Rückreise so katastrophal verlaufen!

Ich »hatte« solche Migräne, als wir Roccatederighi verließen! Dazu waren Avinash und ich sehr ungeduldig miteinander, ich hasste »seine« Unsicherheit – und in Pisa, als wir den berühmten Turm ansehen wollten, »musste« ich mich auf der Straße übergeben! Vielleicht auch, weil ich immer alles spüre, feinfühlig, wie ich bin, und Italien ist nicht nach »meinem« Geschmack … Und die Welt »gehört« immer noch den Italienern, ohne dass es jemand mitbekommt – dass der Vatikan und die Mafia überall die Vorherrschaft »haben«!

Erst am nächsten Tag an einem Strand am Gardasee »konnten« wir endlich wieder etwas genießen! Und wir erfreuten uns an der Sonne, dem Wasser, irgendwo in einer abgelegenen Ecke …

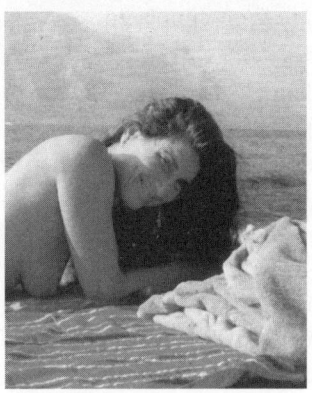

Pyari am Gardasee, Italien, 1999

Doch ich dachte viel an V! Oft fragte ich mich, ob es fair gegenüber Avinash war, selbst wenn er sagte, es mache ihm nichts aus. Er liebt mich wirklich! *Und es ist schön, diesen Liebeszustand zu erreichen. Dann bist du immer in Seligkeit!* Ebendies bedeutet »sein« Name ...

Ich munterte V auf, wir »hatten« eine fantastische Zeit, leider zu kurz, und die beiden kamen wieder sehr gut miteinander aus. Avinash schlief in einem Zimmer neben dem der Mutter, wir oben – und fühlten uns deutlich freier, als er beschloss, sich die Alpen anzusehen ... Aber wir liebten uns sowieso fast jeden Abend! In München, in diesem Haus, waren wir meistens sehr glücklich ... Abends las ich ihm aus »meinem« Buch vor, er liebte das, und schlief wie ein kleines Kind den Geschichten lauschend ein ... Er erzählte, »seine« Mutter »habe« es bereits gelesen und es genossen, aber auf dem Schrank versteckt, damit die Enkeltöchter es nicht fanden! ...

Als wir nach Hamburg zurückkamen, feierte Adhara gerade »ihre« Abschiedsparty ... Sie fuhr für ein Jahr nach Brasilien. Dort angekommen weinte sie jedoch viel, eine Woche lang, denn sie dachte, sie sei im falschen Augenblick losgefahren – ein paar Wochen zuvor hatte sie einen netten Typ kennengelernt ... Er war der Erste, den ich wirklich mochte ...

Wir vermieteten dann eine der Wohnungen und gingen nach Pune. V hatte gerade drei Wochen in einem Retreat zugebracht – in vollkommener Abgeschiedenheit. Selbst das Essen wurde ihm draußen vor die Tür

gestellt! Und er empfing uns herzlich am ersten Nachmittag in »seiner«
Wohnung ...

Avinash und ich bekamen ein winziges Doppelzimmer in einem Haus
außerhalb des Ashrams. Und Avinash war schockiert! Er wollte lieber
allein sein! Ich übrigens auch! Also wurde ihm in einem Schlafsaal innerhalb des Ashrams eine Ecke gegeben, wo er sich viel besser fühlte –
obwohl es außer dem Bett nur ein Regal und einen Spiegel gab. Ich blieb
in dem Haus.

Er wurde in das Hauptbüro geschickt, um die Party beim Festival mit-
zuorganisieren. Ich wurde in die Kunst- und Kreativitätsabteilung geholt,
in der er im Jahr zuvor gearbeitet hatte – und die jetzt von einer 82-jäh-
rigen Lady aus der englischen Theaterszene, der allein Shakespeare kostbar zu sein schien, geleitet wurde. Ich komme aus der deutschen Alterna-
tiv- und Technoszene ... es war klar, dass es Probleme geben würde! ...

Jeden Morgen begann sie, sehr höflich, mit einer kleinen Rede gegen
irgendwelche Leute gerichtet! Das war für mich eine Verschwendung
von Zeit und Energie! Also ging ich zur Koordinatorin von »Global
Connections« – dem internationalen Büro für Osho-Zentren und -Ins-
titute. Ich mochte sie und wollte mit ihr darüber sprechen.

Sie sagte, es sei doch erstaunlich, dass jene Lady in »ihrem« Alter immer noch arbeiten »könne«. Aber das schien mir nicht viel wert zu sein.
Ich fand, man hätte sie vielleicht woanders einsetzen »sollen«, um Platz
für das Neue zu machen – wie ich es Osho oft sagen höre ...

Und am »besten« war es, als die englische Ma mich aufforderte, mich
um den Garten an dem Gebäude zu kümmern, denn das erste Konzert,
das ich organisiert hatte, war sehr ermüdend gewesen. Der Musiker, ein
Freund von V, hatte sich, als wir es planten, so mürrisch und unfreund-
lich verhalten, dass ich mich danach wirklich unwohl fühlte!

Dann lud V mich zu sich ein, und der Sex war wieder wundervoll!
Doch am nächsten Morgen, als ich einige Besucher durch den Ashram
führte, setzte die Menstruation so stark ein, dass mir die Beine wegknick-
ten. Ich sprach darüber mit »meinem« indischen Koordinator, und er
sagte, ich »solle« ausruhen ... Als ich zur Toilette ging, sah ich große
Stücke geronnenen Blutes herauskommen und geriet wirklich in Panik!

Die Perioden hatten seit einigen Jahren eine ganze Woche gedauert
und überdies alle 25 Tage eingesetzt, was mich immer sehr schwächte.
Aber so etwas hatte ich noch nie erlebt!

Ein indischer Sannyasin-Arzt, mit dem ich in der Praxis des Ashrams gearbeitet hatte, forderte mich dann auf, ihn aufzusuchen, um mich untersuchen zu lassen. Er nahm in einer armen Gegend Abtreibungen vor … Die Leute auf der Straße schauten Avinash und mich, zwei Westler an einem solchen Ort, erstaunt an!

Und es entsetzte mich zu vernehmen, dass Paare zu ihm kamen, überwiegend wenn sie erfuhren, dass sie ein Mädchen erwarteten! Obwohl der Swami die Abtreibung verweigerte, wenn er bemerkte, dass dies der »wahre« Grund war …

In Indien wird es als Strafe angesehen, eine Frau zu sein! In dem Glauben, Sünden im vorigen Leben seien die Ursache dafür, in einem Frauenkörper wiedergeboren worden zu sein, sprechen sie uns ab, erleuchtet werden zu »können«! Zunächst »musst« du dich anstrengen, damit du als Mann wiedergeboren wirst! Obendrein, »hat« ein Paar eine Tochter, dann »muss« es an die Familie eines Jungen viel Geld bezahlen, und zwar solange das Mädchen noch ein Kind ist, um sie eines Tages verheiraten zu »können«! Deshalb bedeuten drei Töchter für eine Familie vielleicht den Ruin! …

Was ist das für eine Gesellschaft, was für eine Religion! Und Indien wird als spirituelles Land bezeichnet! …

Der Swami-Arzt riet mir nun, die Gebärmutter entfernen zu lassen, wenn ich wieder in Deutschland sein würde. Er getraute sich nicht, mir zu raten, es in Indien machen zu lassen. Er sah jedoch die Operation als notwendig an, da ich eine Menge Blut verlor. Das war ein ziemlicher Schock für mich! Ich dachte, es hätte mich geschwächt, dass ich mich um Avinash, der ein paar Tage mit hohem Fieber im Bett gelegen hatte, kümmerte! Jetzt aber schien es wirklich »ernst« zu sein!

Nachts, als ich Trinkwasser holte, war V plötzlich da, und ich erzählte ihm die Neuigkeiten. Er lud mich ein, bei ihm einige Tage auszuruhen. »Mein« Zimmer bestand aus einem kleinen durch ein paar Stellwände abgeschirmten Bereich in einem Wohnzimmer. Und das Haus wurde von vielen Therapeuten bewohnt, die immer, wenn sie kamen oder gingen, die Tür ein paar Meter neben mir laut knallten! Ich hatte einmal eine italienische Ma – die lauteste – höflich gebeten, sie möge mit der Tür etwas sanfter sein, und sie wurde so aggressiv, dass ich mich seitdem selbst beobachten »muss«, um keine urteilende Haltung gegenüber Italienern einzunehmen!

Auszuruhen schien in diesem Haus daher unmöglich! So fand ich es mehr als wundervoll, mit ihm ein paar Tage zu verbringen und überdies eine Ruhepause einlegen zu »können«!

In dieser Nacht war es wieder großartig, wie üblich, als wir uns liebten! Und wir planten für den nächsten Tag, die Sachen, die ich vielleicht »brauchen« würde, zu holen ...

Doch als er mich nachmittags abholte, war er sehr gekränkt und sprach kein Wort! Ich fühlte mich so schlecht deswegen! Ihn zu fragen, was los sei, half nichts, er blieb verschlossen. So »hatte« ich grauenhafte Migräne, als wir schließlich ankamen! Und auf dem Fußboden sitzend, weinte ich verzweifelt ... Er machte sich dann Sorgen und sprach mit einer Freundin, die über ihm wohnte. Sie »besaß« ein »Heilmetall« und sagte ihm, er »solle« mich zu ihr schicken ...

Ich wurde gebeten, mich hinzulegen und zu entspannen, mit dem Metall über dem Kopf ... Doch ich wusste, dass die Ursache des Schmerzes die Angst war, in dieselbe Situation wie im Jahr zuvor zu geraten – was auch tatsächlich geschah! Ich steckte mich mit dieser sich ausbreitenden »verrückten« Krankheit an – die es den Leuten nach kurzer Zeit nicht einmal mehr »erlaubte«, zur Toilette zu gehen –, war drei Wochen krank und dachte oft, ich würde sterben, da ich bereits nach wenigen Tagen kaum noch aufstehen »konnte«!

Abwechselnd mit Avinash brachte er mir Essen und war über »meinen« Zustand ziemlich erschrocken. Manchmal bot er an, mich zu massieren, aber er war nicht so gut darin, und obendrein war ich, jedes Mal wenn er mich auch nur berührte, besessen von dem Wunsch, dass wir uns liebten! Ich erinnere mich allerdings nicht daran, dass es wirklich passierte ... Vielleicht haben wir uns manchmal vor dem Einschlafen gestreichelt, doch ich fühlte mich nicht entspannt, da ich wusste, dass er nicht gut schlief, wenn ich krank neben ihm lag ... Er erklärte mir Monate später, dass er während der Erkrankung keinen Sex mit mir gewollt hatte ...

Diese Zeit war eine der schlimmsten in »meinem« Leben!

Eines Tages kam Avinash mit der Idee, die mir auch schon am Morgen gekommen war, ich »sollte« Antibiotika nehmen, da nichts anderes geholfen hatte und ich von Tag zu Tag schwächer wurde! Sie überlegten sogar, mir für die Silvesterparty einen Rollstuhl zu besorgen!

Doch mit der Medizin ging es mir besser, und V sagte, er wolle diesen Abend mit mir genießen …

Es existierte eine gewisse Panikstimmung, denn es wurde als unvermeidlich angesehen, dass die Datumsumstellung zum Jahrtausendwechsel und damit verbundene Computerprobleme eine Katastrophe auslösen würden … Doch die Party war von Avinash auf wundervolle Weise organisiert worden – mit Technomusik, Schwarzlicht, Shows und ihm feuerspuckend! …

Und einige schienen mich zu beneiden, mich mit zwei der schönsten Männer des Ashrams zu sehen … Zwei Brasilianerinnen waren schon hinter Avinash her, aber es lag meistens Konkurrenz in der Luft … Er fühlte sich sogar zu der einen hingezogen, doch er schlug es sich aus dem Sinn, sich mit ihr zu treffen, als er hörte, sie habe die Krätze »gehabt« …

V war während des ganzen Abends sehr nett und zärtlich. Dennoch war ich irgendwie nicht glücklich. Ich weiß nicht, woran es lag, vielleicht daran, dass wir seit Langem keinen Sex »hatten« … Aber die Mitternachtsmeditation genossen wir sehr. Es war die Gibberish, und wir lachten viel über die von Osho vorgetragenen Witze, von denen sie eingeleitet wurde …

Kurz davor machte ein europäischer Mann mit einer Frau neben uns Petting, und V fragte mich nach »meiner« Meinung darüber. Ich antwortete, dass ich das ekelig fand! Der Typ wirkte so »pornografisch«! … Ich erinnerte mich, Osho sagen gehört zu haben, dass *frei zu sein nicht bedeutet, sich »hässlich« zu verhalten, denn Sex ist eine heilige Handlung! Und für mich eine der heiligsten überhaupt!* …

Und nichts passierte, die Katastrophe blieb aus, der Weltuntergang fand nicht statt! …

Als wir nach Hause gingen, war es schon ein paar Stunden nach Mitternacht, V hatte nicht gut gegessen, trank etwas Kokosnussmilch, um den Hunger zu unterdrücken, und war wahrscheinlich nicht warm genug angezogen. Daher kam es wohl, dass er morgens Fieber »hatte« … und er zog ins Wohnzimmer. Ich riet ihm zu einer Reisdiät, die er auch einhielt – zehn Tage, wie ich vorgeschlagen hatte. Und er war unter Hunderten kranker Sannyasins der Einzige, der auf natürliche Weise geheilt wurde! Selbst ich hatte es nicht »geschafft«, lediglich Reis zu essen!

Gerüchte gingen um, die CIA oder eine andere vergleichbare Macht hätte gegen den Ashram ein gefährliches Virus eingesetzt, um uns alle zu töten und der Osho-Bewegung ein Ende zu bereiten. Wer weiß?! Es ist durchaus »möglich«, denn die Krankheit war so aggressiv, dass die Leute plötzlich zusammenklappten, ohne jemandem Bescheid sagen zu »können«! Sie verschwanden einfach in »ihren« Zimmern und tauchten ein paar Wochen später blass und entkräftet wieder auf. Selbst ein Typ, der mich mit kolloidalem Silber hatte heilen wollen, und ein Heilpraktiker aus Hamburg, der mir empfohlen hatte, Kräuter einzunehmen, erkrankten – und beide nahmen Antibiotika ... Was für eine Geschichte! ...

Ich wusste nun, dass es an der Zeit war, Vs Wohnung zu verlassen, jedoch als ich gerade zu »meinem« Platz zurückkehren wollte, hörte ich, dass es dort gebrannt hatte! Und niemand wusste, wie oder warum! »Mein« Kassettenrekorder war verschmort! Ich war froh, dass wenigstens alle Klamotten heil geblieben waren! Es war mir daher »unmöglich«, jetzt dorthin zurückzuziehen, weil das Zimmer renoviert werden würde, und ich dachte, die Existenz »habe« es lieber, dass ich noch länger bei ihm blieb ... Dennoch schrie er mich wenige Tage darauf an, und ich verließ die Wohnung, mich ziemlich traurig fühlend ... Als ich zurückkam, entschuldigte er sich, aber verschloss sich sofort wieder, als ich versuchte, weiter mit ihm zu reden ... Ich packte also »meine« Sachen und ging ...

Im Ashram lief ebenfalls alles seltsam. Ich fing wieder an zu arbeiten und dachte, anfangs ginge es auch halbtags. Das war aber nicht »erlaubt«. Amrito, einer der Topkoordinatoren, berichtete uns einmal, Osho habe gesagt, die Leute »sollten« dort sechs Stunden täglich »arbeiten« oder gar nicht ... Und Garimo, für die Avinash als einer der Sekretäre »arbeitete«, rief mich dann zu sich.

Sie sagte, es sei für mich besser, mir eine Wohnung zu nehmen und mal vom Ashram loszulassen. Sie selbst »brauche« das manchmal, wie jeder irgendwann, fügte sie hinzu, und dass sie, auch wenn es sie traurig mache, den Ashram zu verlassen, ebenfalls bald gehen werde, weil »ihr« Freund an Krebs erkrankt sei – und sie sich um ihn kümmern wolle ...

Ich »hatte« dazu nicht viel zu sagen ... Sie schloss, ich »könne« weiter in dem Haus bleiben, bis ich die Wohnung, die Avinash schon organisiert hatte, bekäme – was in etwa zwei Wochen der Fall sein würde. Eintritt zum Ashram »müsste« ich aber schon zahlen. Traurig zwar, nahm ich es als neue Herausforderung ...

Es gab viel Kritik am Ashram, doch ich habe damit nie Energie vergeudet und unermüdlich die Leute dazu angeregt, die Dinge, die ihnen nicht gefielen, anzusprechen. Das erscheint mir konstruktiver als bloßes Schlechtmachen. In Sneha hatte ich das nicht »geschafft«, aber jetzt war die Zeit dazu gekommen! Mir gefiel zum Beispiel das Poster, das vor dem Buchladen hing und auf dem zu lesen war:

»Es gibt kein Wir oder Sie. Wir sind alle Eins!«

Einmal ging ich in die Küche, um ein paar Anregungen zu geben, und wurde gleich eingeladen zu kochen. Es war offensichtlich, dass alles von uns allen »abhing«. Und oft redete ich mit der Koordinatorin von »Global Connections« über das, was ich nicht mochte. Sie war meistens sehr klar, und das Thema war dann sofort für mich erledigt. Sie erzählte mir auch, es sei ein Rätsel, dass der Ashram überhaupt noch existierte, mit so viel Opposition von außen und sogar von innen! Und sie fügte hinzu, dass alles, was sie für den Ashram einkauften, 20 % teurer sei, denn die Inder halten uns Sannyasins für reiche Leute!

Doch das »Beste«, was sie tat, war, dass sie mich darüber aufklärte, dass die Blutungen, unter denen ich litt, eine Folge der Menopause waren! Sie gab mir auch viel Material zu diesem Thema, das ich aufmerksam durchlas und das mir in der Tat eine immense »Hilfe« gewesen ist … Dann wollte ich mich ausschließlich um »meinen« Körper kümmern …

Unterdessen ging die Saison zu Ende, alle verließen das Haus, und Avinash brachte mich für die letzten Tage in eines dieser schönen leeren Zimmer zum Übernachten …

»Niemand wird etwas merken«, sagte er, und es stimmte …

Ich genoss diesen Luxus, nachdem ich lange in jenem Wohnzimmer gewohnt hatte! Wie litt ich aber in diesen wenigen Nächten unter Kopfschmerzen und Blutungen! …

Die Wohnung entspräche westlichen Standards, hieß es, und sie hatte mir auch gefallen, als ich sie zum ersten Mal sah. Die Aussicht auf den Fluss war fantastisch, und es würde einfach sein, morgens auf dem Dach Übungen zu machen, da ich im obersten Geschoss wohnte. Und wir wurden gebeten, für die drei Monate im Voraus zu bezahlen …

Dennoch merkte ich, als ich einzog, dass »westlicher Standard« übertrieben war, und beschwerte mich bei dem indischen Swami, von dem wir die Wohnung gemietet hatten. Er sagte, dass das Kleinigkeiten seien und dass wir von ihm kein Geld zurückerhalten würden! Und ich musste ohne heißes Wasser leben, während obendrein das kalte direkt auf den Fußboden plätscherte – denn das Waschbecken »hatte« kein Abflussrohr! Das kümmerte mich jedoch wenig, ich war froh, dass es keine Ratten gab, und mit der Zeit ergab sich wieder der Rhytmus, um sechs Uhr morgens aufzuwachen, Osho zu lesen, während ich Tee trank, Yoga auf der Terrasse zu machen ... Wenn es in der Sonne zu heiß wurde, kam ich zurück und aß Haferflocken mit Sojamilch ... Dann trank ich Kaffee in der German Bakery, kaufte Gemüse, kochte, ruhte mich etwas aus, spielte Gitarre und ging zur White Robe ...

Ich wurde wieder kräftiger ...

Einige Tage später würde ich 20 Jahre Sannyas feiern, und ich lud ein paar Leute ein. Es kamen etwa neun Frauen, der Arzt und Avinash. Wir machten ein bisschen Musik, bis es Mitternacht war, und dann gingen alle, da jeder an einer Morgenmeditation teilnehmen wollte. Ein später Gast wurde sogar mit einer netten Umarmung gleich wieder nach Hause geschickt ...

Am nächsten Morgen war die Dachterrasse abgeschlossen! Ich verbrachte viele Tage mit Hin- und Hergelaufe bei dem Versuch, den Schlüssel zu besorgen! Und nach viel Stress »schaffte« ich es, von der Eigentümerin, einer reichen Inderin, empfangen zu werden. Ich erzählte ihr, was los war.

»Du musst unsere Situation verstehen«, sagte sie mir. »Ihr Sannyasins kommt und geht, aber die Leute, die dort wohnen, leben hier! Ihr seid eigentlich eine große Störung, weil ihr Fremde seid und euch sehr von uns unterscheidet.«

Ich entschloss mich dann, nie wieder nach Indien zu kommen! Ich will glücklich sein und hielt dies bei solchen Leuten für »unmöglich«! Sie wollen nicht aufgeweckt werden! Und ich brauche nicht irgendwelchem Unglück hinterherzulaufen! Ich »muss« nicht dort leben, weil die ganze Welt mir »gehört«! Und *wo ich auch hingehe, Osho ist in mir, denn wenn ich mich daran erinnere, hinzusehen, ist der Buddha da!* Wenigstens so viel habe ich von Ihm gelernt! ...

Unterdessen lud uns der indische Arzt in »seine« Wohnung ein ... Er war aufgefordert worden, den Ashram zu verlassen, weil eine japanische Ma sich beklagt hatte, er habe sie sexuell belästigt. Uns schien das absurd, doch ich weiß, wie verklemmt die Inder sind, und erinnerte mich an ein seltsames Funkeln in »seinen« Augen, als er auf »meiner« Party einen Blick auf »meine« Beine geworfen hatte! Und japanische Frauen, die auch sehr unterdrückt sind, sehen vielleicht bereits in solchen Blicken eine sich ankündigende Vergewaltigung!

Er entschuldigte sich für die Unordnung, darauf verweisend, es sei eine Junggesellenwohnung. Trotzdem war ich verblüfft, dass er, obwohl er ein sehr luxuriöses Auto »besaß«, jenen indischen, durch Abwesenheit alles »Schönen« gekennzeichneten Stil pflegte! Und ich dachte an Vs Zen-Wohnungen, in denen alles wie im Paradies war – es ist egal, dass es die Freundin gewesen ist, die es ihm beigebracht hat!

Als ich dem Swami-Arzt die Geschichte von der geschlossenen Terrasse erzählte, riet er mir, das Problem zu lösen, statt mich fertigzumachen und unter der Situation zu leiden. Ich »sollte« das Schloss aufbrechen und auswechseln …

»Keiner wird das merken«, erklärte er schlicht.

Avinash gefiel die Idee nicht, vielleicht ist er ängstlich geworden … Ich entschloss mich, morgens in den Ashram zu gehen. Dennoch erstaunte es mich, dass die jungen Kerle in dem Haus tagsüber so laut Musik hörten, dass ich sie mehrmals darum bitten »musste«, leiser zu drehen!

Unterdessen bekamen wir die »Erlaubnis«, in der Buddha-Halle die »Kosmische Tanzmeditation« zu präsentieren – und wie genossen wir es! Doch eine englische Ma kam sich beschweren, sie »könne« nicht schlafen, da die Musik zu laut sei. Ich glaube nicht, dass es zu laut war. Es war nur eigenartig, weil wir brasilianische und Rockmusik aufgelegt hatten! Viele dort hatten unverkennbar so etwas zuvor noch nie gehört, hatten zum ersten Mal zu dieser Musik getanzt und würden es vielleicht nie wieder tun! … Aber für uns war es fantastisch, zu Sisters of Mercy und Caetano Veloso dort zu tanzen – wo wir mit »unserem« geliebten Meister meditiert hatten! Und zusätzlich noch andere dafür zu begeistern! Ich hasse es, immer amerikanische Musik hören zu »müssen«, selbst in Oshos Ashram – Er hat Amerika auch nicht gemocht!

Und noch Tage später wurde ich von Leuten angehalten …

»Man wird oft aufgefordert zu tanzen und weiß nicht, wie«, sagten sie dankbar. »Aber du hast uns endlich mal ein paar Tipps gegeben, wie man in Bewegung kommt und jeden Teil des Körpers lebendig macht«, fügten sie hinzu …

Wir waren stolz und glücklich!

Dann holte mich V einmal zum Abendessen ab und sagte, er werde nach Goa gehen. Ich spürte, dass er wollte, dass ich ebenfalls kam, und fragte ihn, ob dem so war. Er antwortete, das »müsse« ich selbst wissen. Er »hatte« natürlich »recht«, doch ich war wieder einmal frustriert, denn es gab keine netten Worte, wie wir Frauen sie lieben! Dennoch verbrachte er mit mir die Nacht, und es war »großartig«, wie immer ...

Am Morgen war ich wieder sehr offen, sagte etwas von Plänen und er machte eine sarkastische Bemerkung, die mich wie ein Messerstich ins Herz traf! Ich weinte viel, als er ging, und sagte mir selbst, dass ich jetzt von dieser Geschichte genug »habe«! Trotzdem, wenn ich in mich hineinlauschte, hörte ich Osho immer sagen, *wir »sollen« uns der Liebe,* nicht Personen hingeben ... Und ich liebte ihn so sehr! Oder war es lediglich Lust, sexuelle Fixierung oder Besessenheit, wie er oft anmerkte? ...

Als ich Avinash erzählte, dass V nach Goa ging, meinte er, wir »könnten« ja auch dorthin fahren. So nahmen wir uns vor, ebenfalls zehn Tage dort zu verbringen ...

In der Nacht bevor V fuhr, fand eine Goa-Party statt, und im letzten Moment entschloss er sich mysteriöserweise dazu, uns zu begleiten, »nur für eine Weile«, wie er sagte. Auch zwei Brasilianerinnen, Mutter und Tochter, schlossen sich uns an ... Ich tanzte ein wenig, aber dann interessierte mich die Party nicht mehr so sehr ... V machte über alles Witze, und ich verbrachte nun lachend die ganze Zeit mit ihm ...

Als er sich entschloss aufzubrechen, ging ich mit ihm zum Parkplatz. Es war ein langer Weg ... Er nahm »meine« Hand ... Alles war so still! Wir sprachen kein Wort ... Als wir am Parkplatz ankamen, sah ich keinen Sinn mehr darin, zur Party zurückzugehen! Ich wollte mit ihm mitfahren. Wir gingen zurück, um Avinash Bescheid zu sagen, und wieder war tiefe Stille ... Drei Mal gingen wir den »schönen« Weg entlang ... Am Himmel leuchtete ein großer Mond hell über uns ...

Auf dem Motorrad fragte er mich, kurz bevor wir angekommen waren, ob ich mit zu ihm kommen wolle ...

»Bist du sicher, dass du das willst?«, fragte ich.

Er sagte Ja. Und da war ich wieder, in jenem Zimmer, in dem ich vor ein paar Wochen fast gestorben wäre ...

Wir liebten uns noch einmal, wie immer stark und schön ...

Am nächsten Tag, wieder verliebt, tranken wir einen Kaffee in der Bar, von der aus er den Bus nach Goa nahm – und in wenigen Tagen würden wir uns am Strand wiedersehen! ...

Als er weg war, wurde ich sehr still, und obwohl ich nicht zum Ashram hatte gehen wollen, als ich Avinash nicht wie geplant zu Hause fand, ging ich ihn dort suchen – mit einem komischen Gefühl ... Und er saß fast weinend in einer Ecke ...

Eine Ma, mit der er gearbeitet hatte, schob mir in gewisser Weise die Schuld zu, denn sie dachte, er sei eifersüchtig ... Doch als ich mit ihm sprach, erklärte er, er sei deprimiert, weil er sich zu den Brasilianerinnen hingezogen fühlte, aber es nicht »geschafft« hatte, sich zwischen den beiden zu entscheiden, und, am Ende der Party, als sie ihn zu Hause absetzten, immer noch nicht »in der Lage« gewesen war, eine von ihnen einzuladen ... Und um sich weniger allein zu fühlen, hatte er sich entschlossen, in »seinem« Zimmer im Ashram zu schlafen ... Überdies mochte er die englische Ma nicht, mit der er nun arbeiten »sollte«. Sie war sehr streng und intolerant, wie er sagte – und außerdem diejenige, die sich beschwert hatte, als wir die Tanzmeditation in der Buddha-Halle präsentiert hatten!

Ich sagte ihm, er »solle« diese Frau vergessen, da dieses »seine« letzten Tage im Ashram seien, und einfach aufhören zu arbeiten, wenn er nicht in »ihrer« Nähe sein wollte – dann bei mir einziehen ... Und wegen der Brasilianerinnen, fügte ich hinzu, gäbe es keinen Grund, sich irgendwelche Gedanken zu machen oder sich für einen Idioten zu halten, denn manchmal nehmen die Dinge einfach solch eine dumme Wendung! ...

Mit der Mutter verbrachte ich viel Zeit ... »Ihr« Mann hatte an dem Workshop, den ich 1981 in Goiânia geleitet hatte, teilgenommen, und wir hatten sogar ein wenig geflirtet während jenes Wochenendes. Sie erzählte mir, dass er – ängstlich und eifersüchtig wie alle Machos – ihr anfangs verboten hatte, an den Workshops teilzunehmen ... Dann hatte er sich langsam geöffnet, die beiden und »ihre« drei Töchter nahmen Sannyas – und jetzt lebten sie seit der Zeit der Ranch in den Staaten ... Er war Ingenieur, und sie »hatte« eine erfolgreiche Praxis für Akupunktur, in der die Tochter, die in Pune war, ebenfalls arbeitete ...

Am nächsten Tag fragte sie mich, ob es mich eifersüchtig machen würde, wenn sie etwas Zeit mit Avinash verbrächte. Ich sagte ihr dasselbe wie Jahre zuvor zu Anna: nämlich, dass ich es nicht vorher wisse.

Und dass sie, wenn sie glaube, sie »hätte« etwas Schönes mit ihm zu teilen, loslegen und sich nicht darum kümmern »sollte«, ob ich eifersüchtig sei, weil das »mein« Problem wäre …

Er lächelte, als er uns zusammen sah, und sie lud ihn ein, sich mit ihr zu treffen … Ich fühlte mich etwas unwohl an dem Abend, schlief jedoch »gut«, ohne Albträume … Am nächsten Tag kam er energiegeladen zurück, und ich wollte natürlich alles genau wissen! Er erzählte, sie habe ihn massiert und am Morgen nicht eher gehen lassen, bevor sie nicht noch weitere liebevolle Liebkosungen ausgetauscht hatten …

Nachmittags verließ sie Pune und kam in Eile, aber sehr glücklich in die Wohnung, um mir eine marmorne Figur von Krishna mit einer Flöte, die ich ihm überreichen »sollte«, zu geben …

Die Statue steht bis heute bei uns in der Küche, und wir sind noch per E-Mail in Kontakt. Als wir sie jedoch in den Staaten besuchen wollten, schrieb sie, sie sei sehr beschäftigt und »habe« keine Zeit … Dennoch schickte sie mir Kräutermedizin, als ich versuchte, »meine« Gebärmutter zu retten – die immer noch stark blutete! …

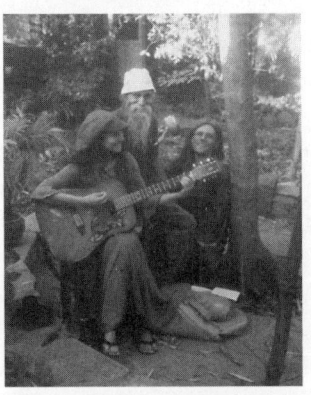

Pyari, Swami Ojas und Avinash im Ashram
in Pune, Indien, März 2000

Nun nahm ich an keinen Meditationen im Ashram mehr teil … Zuerst ließ ich zwei White Robes aus und ging zur dritten, dann übersprang ich drei – und war jetzt erstaunt darüber, dass ich allein zu Hause sogar noch ruhiger geworden war! Ich ging nur noch morgens in den Ashram – fürs Yoga in der Sonne …

Und die Reise nach Goa war ein Horror! Adhara hatte mir am Tag zuvor am Telefon gesagt, dass Atman oft betrunken war und Unsinn machte ... Ich war schockiert, »konnte« aber nichts tun ... und blieb ziemlich traurig ...

Als ich dann in den Bus einstieg, wurde der Busfahrer ärgerlich – vielleicht weil solche verklemmten Männer sich von westlichen Frauen provoziert fühlen – und knallte mir die Tür fast gegen das Gesicht! Die Hand, mit der ich mich geschützt hatte, war verletzt – und Avinash sagte nichts. Ich hätte etwas mehr Haltung von ihm erwartet ... In dieser Machogesellschaft »muss« der Mann in solchen Situationen ab und zu etwas sagen, selbst wenn es nur Theater ist! Doch er war – von »seiner« Familie darauf konditioniert, nachzugeben – immer noch nicht »fähig« dazu ... Zornig zog ich mich nun in mich zurück, »musste« aber das kleine Bett mit ihm teilen! Dazu lagen unter uns zwei stinkende Typen! Und ich dachte, dass, wenn es eine Hölle gibt, sie hier war – mit dem Bonus der schmutzigen indischen Toilette, dem Tee, der heftige Blutungen auslöste, und einem Essen, das ich nicht anzurühren wagte ...

Ich schlief die ganze Nacht nicht, kochend vor Wut!

Der Taxifahrer in Goa brachte uns zu einer Pension, deren »Besitzer« etwas Portugiesisch sprach und uns erlaubte, in der Küche Vollkornreis zu kochen – für mich ein »Muss«! Ich wollte keinesfalls wieder krank werden!

Als wir V zum Abendessen trafen, war er jedoch mit einer Ma verstrickt. Ich dachte, dass ich eine Idiotin gewesen war, seinetwegen hergekommen zu sein! Und beschloss, Avinash wegen »seiner« »Feigheit« zu verzeihen – und V zu vergessen ...

Nach dem Essen gingen wir drei zu einem Satsang von Sandarji, der leider schon zu Ende war. Viele von Oshos Sannyasins tanzten aber noch – und ich wurde etwas entspannter, als ich mit den zwei Geliebten durch diesen schönen Garten spazierte ...

Es war spät, als wir am Strand entlang zurück zur Pension gingen ... Der Himmel war voller Sterne ... Goa ist anders als der Rest Indiens, da es unter portugiesischer Kolonialherrschaft stand – die Engländer waren wesentlich repressiver! Und viele dort sind Christen, etwas weniger primitiv als Hindus ...

Bis zur letzten Minute wünschte ich, dass V mich ins Bett einlud. Er tat es nicht. Als ich ein paar Tage später darüber eine Bemerkung machte, sagte er, wir hätten an jenem Abend auf ihn ziemlich distanziert gewirkt und er habe daher vermutet, wir seien erschöpft von der Reise gewesen – er hatte sich deswegen nicht vorstellen »können«, dass ich scharf auf ihn sei … Ich war immer scharf! …

Avinash und ich genossen den Strand, die Sonne, das Meer und das leckere Essen, das ich zubereitete. Jeden Tag trafen wir V am Strand, und er zeigte uns ein bisschen die Gegend …

Einmal brachte er uns zu einer Party, wo wir ein Mädchen, das mit Adhara und Atman in »ihrer« Wohnung gelebt hatte, trafen. Sie war mit einer Reggae-Band, die dort spielte, unterwegs … Und ich war begeistert von der Idee, auch dort aufzutreten … V wunderte sich, dass die Musiker so stoned waren! Die ganze Nacht blieben sie bei den immergleichen zwei Harmonien und bewegten sich fast überhaupt nicht! Wir lachten so viel darüber! Und amüsierten uns königlich!

Der riesige Garten um den Pool war schön, der Mond schien, wir saßen auf dem Rasen, und ich wollte ihn umarmen, was mir auch für eine Weile gelang … Doch plötzlich stieß er mich zur Seite! … Ich fühlte mich ziemlich abgelehnt, sagte kein Wort mehr, und obwohl ich während der Rückfahrt nach Hause auf dem Motorroller hinter ihm saß, ging ich äußerst frustriert ins Bett …

Am nächsten Tag fuhr Avinash zum Markt in Anjuna – er liebt Märkte! Und ich hatte gerade masturbiert, als V kam, um mich abzuholen … Ich war selig, mich an ihm auf dem Motorroller wieder festzuhalten, er lud mich zum Mittagessen ein, wir liebten uns wieder stundenlang meditativ, es war wieder ausgezeichnet, er brachte mich zum Abendessen, sagte etwas, das mich wieder verletzte, und fuhr mich zur Pension …

Ich fragte mich, wie aus solcher Leidenschaft und Ekstase im Bett so viel Leid werden »konnte«! Und warum war ich so verrückt nach einem Mann, den ich manchmal für solch einen Idioten hielt?! …

Jeden Abend machte er vor Sonnenuntergang allein einen Spaziergang am Strand, auch wenn wir noch so schön miteinander verwoben waren … Das »konnte« ich auch nicht begreifen! Diese Bewegung zwischen dem Alleinsein und dem Zusammensein war mir immer noch nicht klar …

An »seinem« letzten Tag holte er mich ab, blieb aber weiter damit beschäftigt, »seine« Rückreise nach Pune vorzubereiten … Es machte mich traurig, dass er abreiste, und obendrein verbrannte ich mich an dem Motorrad – und litt unter solch großen Schmerzen! Er sah es sich an, es tat ihm leid, und er ging ins Reisebüro, um »seine« Reise zu buchen!

Wir gaben uns ohnehin später wieder dieser überwältigenden Liebe hin. Doch wie habe ich Avinashs Fürsorglichkeit vermisst! Er ist immer so liebevoll, wenn ich verletzt bin! Er versucht alles, damit ich mich »besser« fühle: cremt mich ein, massiert mich … V war jedoch das, was ich im Bett mag! Ich weiß nicht, ob er es war oder jene Entspanntheit, die ihm eigen war, was uns stundenlanges Liebesglück verschaffte und mir diese Empfindung des Sichauflösens schenkte. Die Schwierigkeit war, in die Welt zurückzukehren! … Was »sollte« ich damit »machen«?! …

Einer Freundin in Hamburg – die sich selbst für eine Lesbe hält – sagte ich, ich würde sterben, wenn ich zwischen den beiden zu wählen hätte! Und sie sah mich verwundert an – sie würde nicht einmal einen Mann »schaffen« und ich war entschlossen, mit zweien zu leben! Ich versuchte sogar »mein« Bestes, eine Arbeit zu finden, die sie gern zusammen machen würden, denn sie mögen sich wirklich so sehr, dass der eine den anderen immer verteidigte, wenn ich mich über einen von ihnen beklagte! …

Wir nahmen uns vor, uns an diesem letzten Abend an einer der Strandbars zu treffen, ich zog »mein« tollstes Kleid an – und spielte die ganze Nacht Gitarre, auf ihn wartend! Er kam nicht! Ich fühlte mich, als ob ich sterben würde!

Am nächsten Tag »brauchte« ich Stunden, um mich zu entscheiden, ob ich zu »seinem« Zimmer ging! Schließlich erinnerte ich mich daran, Osho sagen gehört zu haben,

wir »sollten« uns immer der Liebe hingeben …

Er packte »seine« Sachen und ein wenig aufgebracht aussehend sagte er, er habe die ganze Nacht auf mich gewartet! Verblüfft fragte ich mich, was passiert war! Es stellte sich endlich heraus, dass wir in verschiedenen Bars gewartet hatten! Und ich saß total frustriert auf dem Bett! Am nächsten Tag feierten die Sannyasins Oshos Erleuchtung, er wollte zurück für die Party, gleich würde er fort sein, und wenn ich in Pune ankäme, würde er am nächsten Tag nach Deutschland fliegen! …

Doch wir liebten uns noch eine Weile, und ich war »fähig«, ihm ein entspanntes, »erleuchtetes« Lebewohl zu sagen …

Avinash und ich genossen die verbliebenen Tage in Goa und sahen uns sogar ein paar Häuser an. Wir wollten eins mieten und zurückkommen. Zu bleiben kam nicht infrage, denn ich sehnte mich danach, V wieder in Pune zu sehen … und wir »mussten« »unsere« Sachen aus der Wohnung holen …

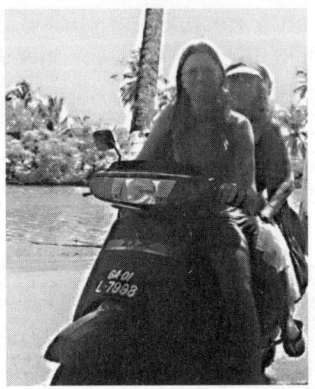

Avinash und Pyari in Goa, Indien, 2000

Die Situation in der Pension wurde dann seltsam, als ich eines Tages übel zu husten begann und bei einem Blick aus dem Fenster die zwei Hausangestellten direkt unter »meinem« Fenster Plastik verbrennen sah! Ich war gereizt und schrie von oben herunter, sie »sollten« damit aufhören! Weil ihnen das jedoch absurd erschien, da es in ganz Indien übliche Praxis ist – alle machen das –, reagierten die beiden darauf beleidigt und verschlossen sich mir gegenüber …

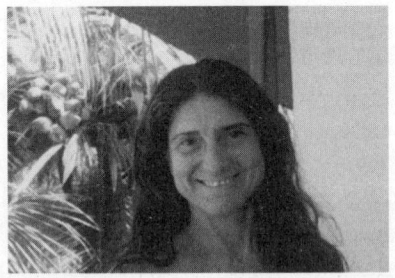

Pyari in der Pension in Goa, Indien, 2000

Und die Reise zurück nach Pune war wieder schrecklich! Inder empö-
ren sich über mich, ich fühle mich dadurch gestört, und Avinash ist ratlos, da Sanftmut dort nichts nützt …

In Pune war es nun das Wichtigste, V zu treffen. Auch er wartete auf
mich – es würde »seine« letzte Nacht sein! … Aber wir »hatten« keinen
Sex … Er lud mich zum Essen ein, und wir gingen zusammen nach
Hause … Doch als wir ankamen, fragte er mich sanft, ob es mich krän-
ken würde, wenn er allein nach oben ginge, da er müde sei und schlafen
wolle. Ich kümmerte mich nicht darum – ich war froh, dass wir uns
überhaupt getroffen hatten, und er war zartfühlend, liebevoll … Und er
würde dieses Jahr nicht nach Sedona fliegen! »Sein« Plan war, sich in
Deutschland eine andere Arbeit zu suchen … Ich hatte ihm oft gesagt, er
»sollte« herausfinden, was er gerne täte, indem er einmal wirklich in
München lebte, diesmal ohne den Druck, Geld verdienen zu »müssen«,
nur um nach Pune fahren zu »können«, dass dann die Energie auf natürliche Weise dorthin fließen würde, wohin sie fließen »sollte« …

Ich habe nie »mein« Leben geopfert, habe nie gearbeitet, nur um Geld
zu verdienen – weder um im Ashram sein zu »können« noch für irgendetwas anderes! Ich genieße das Leben – und habe Osho nie anders verstanden, als dass Er uns rät, *auf dem Marktplatz zu sein, was für uns
eine Feuerprobe ist, weil wir nur in der Welt »fähig« sind, zu erkennen,
ob wir irgendeine Stille erreicht haben* …

Den Entsagungstrip hatte ich schon mit Punitan durchlebt, und
»mein« Gefühl sagt mir, dass Osho mich aus Brasilien herausholte,
mich nach Deutschland brachte, mir ein Center gab, um mit Ihm zu arbeiten – und mir die Türen zum Musikmachen öffnete, als ich für Ihn
sang …

*Daher bin ich heute gern in der Welt – wissend,
dass alles eine Illusion ist …*

Und sowieso bin ich, immer wenn ich im Ashram oder in der Kommune
leben wollte, herausgeworfen worden … Was also sonst »soll« ich dem
entnehmen?! …

Als V weg war, wurde ich von einem Onlinemagazin für die Technoszene eingeladen, einen Artikel zu schreiben. Ich verbrachte dann Nach-
mittage und Abende in Internetcafés. Als ich wieder an der White Robe
teilnehmen wollte, ging ich abends zum Ashram, und der Wächter am

Tor strahlte, er habe mich lange nicht gesehen. Ich erzählte ihm, dass ich arbeitete – und er bekam fast einen Herzinfarkt! Dann fragte er mich, wo, und »meine« Antwort beruhigte ihn ... Da er mich sehr mochte, hatte er befürchtet, dass er mich daran hätte hindern »müssen«, den Ashram zu betreten – wenn ich wirklich außerhalb des Ashrams gearbeitet hätte! ...

Dieser Inder war ein sehr »spezieller« Sannyasin, der schon lange in der Kommune lebte ... Er tanzte und sang andauernd, selbst wenn er nur zu Fuß unterwegs war! Und er verließ den Ashram im Verlauf der letzten Wochen, die ich dort zubrachte – wo er hinging, weiß ich nicht. Er sagte mir, es sei Zeit, allein auf dem Weg weiterzugehen, und tanzte viel herum, während dieses ganzen letzten Tages dort ...

Dann sagte mir eine liebevolle brasilianische Ma, die ebenfalls schon lange im Ashram war, sie »bräuchten« Leute im Samadhi. Und ich war von der Idee begeistert! Der Koordinator, ein »Freund« von Avinash, war ein netter indischer Swami, die Brasilianerin arbeitete auch dort, und ich mochte eigentlich die ganze Gruppe ... Die erste Sitzung war um sieben Uhr morgens, und ich liebte es, so früh dort hinzugehen, zu meditieren ... und dann in der Sonne die Yogaübungen zu machen ...

Dennoch wurde ich, als ich versuchte, einen Türausweis zu bekommen, von einer unfreundlichen japanischen Ma, die jetzt Koordinatorin der Arbeitsabteilung war, abgewiesen. Ich ging zu »Global Connections«, jedoch sagte diese Ma, die stets freundlich zu mir gewesen war, dass das, was wir im Samadhi machten, nicht wirklich Arbeit sei, dass ich bestimmt davon profitierte und dass ich erst nach ein paar Wochen einen Pass bekäme! Sie wusste, dass ich bald wieder abreiste und dass ich bereits im Ashram gearbeitet hatte! Aber nichts zu machen! Und ich wollte keinen Eintritt zahlen, wenn ich schon zur »Arbeit« kam, abgesehen davon, dass ich nicht mehr viel Geld »hatte«! Also erzählte ich dem indischen Swami, was los war und dass ich nicht mehr kommen würde. Er sagte, er würde für mich einen Ausweis organisieren. Und er tat es! Überrascht begann ich, die indische Art und Weise, Probleme zu lösen, zu schätzen! Sie sind lange genug versklavt gewesen und wissen, wie man mit Machtspielchen umgeht!

Die »Arbeit« im Samadhi bestand darin, dreimal täglich den Raum herzurichten, die Leute vor und nach den Sitzungen zu begrüßen – und manchmal Oshos Bibliothek sauber zu machen, wonach ich immer vollkommen glückselig war! Aber ich »musste« sehr bewusst sein, damit ich keine der Glastüren dieser vielen Regale zerbrach! Es war auch sehr schön, die Menschen dort zu begrüßen! Ich habe die liebevollsten Meditierenden getroffen – mit jedem von ihnen diesen äußerlichen und innerlichen Raum der Stille teilend! Oft verschmolz ich mit jemandem – mit Neelam zum Beispiel, die jeden Morgen kam … Welch eine Umarmung, die sie mir einmal gab! Ich war für den Rest des Tages in Ekstase! …

Wir fuhren nicht mehr nach Goa, und die letzten zwei Wochen im Samadhi zu «arbeiten» waren ein wunderschöner Abschied von Pune! Doch die Reise nach Bombay war wieder fürchterlich! Wir blieben in einem Stau stecken, es war nach Mitternacht, und die Angst, den Flug nach Deutschland zu verpassen, wuchs ständig! Einmal mehr schwor ich nun, nie wieder nach Indien zurückzukommen! *Tantra ist der königliche Weg, Osho lebte ein »schönes« Leben, und ich möchte, dass auch »meins« das einer Königin ist!*

»Sollte« ich jemals Millionärin sein, werde ich wiederkommen, mit einem Hubschrauber im Ashram landen und für das beste Zimmer im Hotel bezahlen …

Und ich war extrem glücklich, wieder in Hamburg zu sein! Gute Luft, nette Leute, es war Mai, und wir gingen zu einer Goa-Party im Hafen … Dort hörte ich vom Krieg in Jugoslawien …

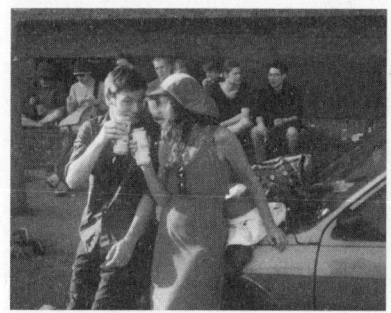 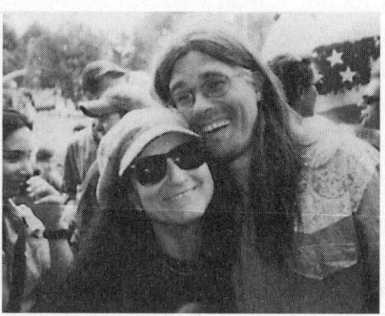

Pyari und Patrick auf der Goa-Party   Pyari und Avinash auf der Goa-Party
am Hamburger Hafen, Mai 2000   am Hamburger Hafen, Mai 2000

Da in den Zeitungen nie die Wahrheit steht, wollte ich wissen, was los war, und ging zu den Kommunisten, die gleich um die Ecke ein Zentrum

»hatten«. Ich wurde darüber informiert, dass Bomber von München aus starteten, und bekam zum Lesen ein paar Broschüren.

Einige Tage später ging ich zurück, etwas unsicher dabei, um ihnen »meine« Sicht zu erklären, und sagte, dass sie nicht die Kritik an dem kapitalistischen System mit der wichtigen Information, dass Deutschland in einen Krieg verwickelt war, vermischen »sollten«, denn alte Frauen zum Beispiel seien nicht daran interessiert, das System zu verändern – sie lebten nicht mehr lange auf diesem Planeten und kümmerten sich deshalb nicht mehr um solche Dinge! Dennoch würden sie wirklich schockiert sein, wenn sie erführen, dass nordamerikanische Flugzeuge von Deutschland aus in den Krieg starteten, weil sie keinen Krieg wollten – daher »müssten« sie darüber informiert werden! Ich erklärte, dass es »meiner« Meinung nach »ihre« Aufgabe als Aktivisten sei, die Deutschen davon in Kenntniss zu setzen, was passiert! Das wäre für mich intelligente Politik!

Ein junger Typ mit Dreadlocken sagte sarkastisch, er sei auch Deutscher. Ich verstand nicht ganz, was er meinte, es klang einfach unsinnig! Und ich antwortete, dass er dann kein Kommunist sei, da *ein Kommunist keinem Land zugehört – er ist ein internationaler Bürger!*

Ein paar Frauen näherten sich, eine lud mich ein, dort mitzuarbeiten, und ich sagte, ich hätte bereits für eine Revolution gearbeitet, dass diese Zeit für mich vorbei sei – und ging nach Hause, betrübt darüber, dass im Jahre 2000, in dem Land, in dem Marx geboren wurde, die Leute immer noch nicht wissen, wie man politische Arbeit macht, nicht einmal die »Kommunisten«! Unterdessen wurde das letzte kommunistische Land Europas zerstört und »ihr« Präsident im Gefängnis getötet, wie sie es mit Osho hatten tun wollen – und es letztlich auch taten! ...

Und die Kriege gehen weiter, einfach deshalb, weil die USA die Waffen, die sie produzieren, verkaufen »müssen« – immerhin fast 70 % »ihrer« gesamten Industrie ...

Adhara kam dann aus Brasilien zurück und sagte mir, Atman gehe es nicht gut, er wolle zurückkommen – eigentlich »müsste« er, sonst würde er sterben. Er würde aber hier kein Aufenthaltsvisum mehr bekommen!

Als ich nun Thomas anrief, der in Grenada war, um ihm zum Geburtstag zu gratulieren, erzählte er mir, dass »sein« Bruder Stefan gestorben war, und lud mich ein, ihn zu besuchen. Er würde das Flugticket bezahlen, ich »solle« einfach kommen, nur mit dem Reisepass – um den Rest würde er sich kümmern! Er gab mir »seine« Kreditkartennummer, und ich rief beglückt das Reisebüro an. Dann wurde gefragt, was für einen Pass ich habe, und es wurde gesagt, dass ich mit einem brasilianischen für die Karibik ein Visum »brauchte«!

Als ich herumtelefonierte, fand ich schließlich heraus, dass ich einen Berg von Papieren zum Konsulat in Frankfurt schicken »musste« und es einen Monat dauern würde, bis sie eins ausstellten! Ich erinnerte mich daran, dass man mich vor wenigen Jahren an der Grenze nach Dänemark beinahe nicht hatte einreisen lassen, weil ich Brasilianerin war! Über eine Stunde dauerte es, während der Bus hielt und alle warteten, bis sie nachgeprüft hatten, ob ich hier »legal« war! Und wir glauben, in einer freien Welt zu leben!

Es ist auch komisch, sich daran zu erinnern, dass alle, die aus der »Ersten Welt« nach Südamerika kommen, dort meist willkommen sind, obwohl sie weder kommen um zu arbeiten, noch um irgendwozu etwas beizutragen! Sie kommen, um zu vögeln, Land oder die »besten« Apartments zu kaufen oder um Fabriken zu bauen, wo sie 50 Cent Lohn pro Stunde zahlen!

Darum war ich erfreut, zu erfahren, dass Lula, der linke neue Präsident Brasiliens vor ein paar Jahren ein Flugzeug voll mit Nordamerikanern ohne weiteren Kommentar zurück in »ihr« Land schickte – worauf die USA prompt mit der Freilassung einiger Hundert brasilianischer Häftlinge, die im Gefängnis saßen, bloß weil sie ohne Visum im »gelobten Land« gelandet waren, reagierte! …

Mich brachte es so außer Fassung, dass ich wegen so etwas Absurdem Thomas' Einladung nicht hatte annehmen »können«, dass ich mich entschloss, die deutsche Staatsbürgerschaft zu beantragen. Die beste Lösung, um alle bürokratischen Erfordernisse zu erfüllen, war, wie sich herausstellte, dass Avinash, um drei Monate lang ein Einkommen nachzuweisen, einen »normalen« Job annahm …

Trotzdem war es »gut«, dass ich nicht nach Grenada gefahren war! Dort wäre ich mit Thomas gestorben, denn er ist zum Alkoholiker geworden!

Unterdessen hatte im Allgäu eine Klientin geheiratet, und wir fuhren runter, um sie zu besuchen. Wir hatten uns zum ersten Mal getroffen, nachdem sie mir geschrieben hatte, sie habe »mein« letztes Buch in einer

Nacht durchgelesen und finde es eigentlich erstaunlich, dass sie mir, jemandem, den sie noch nie vorher gesehen hatte, so etwas schreibe – und sich dabei so freimütig äußere, wie sie es zuvor noch nie getan habe! Schon bald war sie dann mit einer Freundin nach Hamburg gekommen, beide »hatten« eine Einzelsitzung mit mir und nahmen an einem Workshop teil. Während »ihrer« Session erzählte sie mir, dass sie mit einem Typ zusammenlebte, mit dem sie ein zweites Kind »habe«, aber dass sie ihn nicht liebte. Sie hatte sich für eine Saison um einen Job bei ihm in den Bergen beworben, er mochte sie, und da sie sich nie mit sich selbst wirklich wohlgefühlt hat, nahm sie diese Liebe an, dankbar, dass überhaupt jemand sie liebte! Arme Seele!

Sie war eine schöne schüchterne Frau, offener als die Freundin, liebte den Workshop, war gleich fasziniert von Osho, vom Meditieren und wäre beinahe nach Pune gefahren. Jedenfalls gewannen die beiden damals ein paar Ideen vom Freisein, die sie wirklich genossen haben! …

Nun auf dem Weg ins Allgäu stoppten wir kurz bei V, da »seine« Mutter verreist war. Es war wieder überwältigend! Er erzählte, dass, nachdem die Nachbarn mich bei ihm sahen, sie angefangen hatten, ihn zu respektieren, denn vorher hatten sie es immer seltsam gefunden, dass ein unverheirateter Mann in »seinem« Alter noch bei der Mutter lebte!

»Wahrscheinlich dachten sie, ich sei schwul«, sagte er …

»Unsere« Freundin »hatte« eine Pension, wir waren die einzigen Gäste, mieteten ein Zimmer mit schönem Ausblick auf Felder und Berge – und durften »unseren« Reis in der Küche zubereiten. Doch kaum waren wir angekommen, wurde eine »ihrer« Töchter krank, und sie erzählte, ihr Mann würde nicht beiden Kindern die gleiche Zuneigung schenken, weswegen das eine Mädchen immer kränkeln würde … Dann erzählte sie mir, dass sie dem besten Freund ihres Mannes in der Hochzeitsnacht schließlich ihre Leidenschaft offenbart hatte – wie ich ihr geraten hatte. Der Typ fand das jedoch zu verrückt und hatte seitdem nicht mehr mit ihr gesprochen! Es wurde für sie dann sehr schwierig, auf der Freiheit zu bestehen … Und sie sah ziemlich traurig aus …

Bald fühlte sie sich sehr unbehaglich mit uns. Sie war überaus unglücklich, wollte sich aber nicht von dem Mann trennen, und »unsere« Gegenwart machte die Situation noch offenkundiger … Und sie bekannte, dass sie das Leiden vielleicht immer noch brauche! Sie tat mir so leid, dass wir beschlossen, zu gehen … Arme Frauen! …

Auf dem Rückweg trafen wir V kurz in einem Café … und ich verzweifelte, weil es keine »Möglichkeit« gab, uns zu lieben! Die Mutter war wieder zurück, und wenn sie im Hause war, traute er sich nicht! Ich sagte, dass ich im Geheimen und sehr leise mitten in der Nacht kommen würde … Aber er wollte nicht … Wir »brauchten« lange, bis wir »fähig« waren, uns wieder zu trennen – und »mein« Herz zerbrach in Stücke! … Doch dann schlug er vor, dass wir uns wenige Wochen später in Osho-Stadt, südlich von Gera, treffen »könnten« …

Als ich anrief, um zu sagen, dass wir endlich beschlossen hatten, zu kommen, warnte er mich jedoch, dass er dort auch mit anderen Leuten sein wolle, nicht nur mit mir! Und die Art, wie er es sagte, verletzte mich sehr! Darüber hinaus würde ich es nie mögen, mit ihm zusammen zu sein, ohne dass er sich auch danach sehnte! Ich dachte, er wisse das schon! …

Wir kamen nach vielen Stunden Fahrt an, und die Leute hatten sich schon für die White Robe hingesetzt. In einiger Entfernung von ihm nahm ich irgendwo Platz … Ich befand mich gerade in einer viermonatigen Meditationsphase, in der ich täglich die *Vipassana, jene von Buddha überlieferte Technik, die darin besteht, den Vorgang des Ein- und Ausatmens zu beobachten,* praktizierte. Dies war sehr »gut« für mich und ließ mich sehr zufrieden mit mir selbst sein! Ich »brauchte« ihn also nicht …

In tiefe Meditation versunken, blieb ich lange in »ihrer« Buddha-Halle. Als ich herauskam, unterhielt er sich gerade mit Avinash … Er entschuldigte sich dann und sagte, er »hätte« keine Ahnung, welches Vieh ihn gebissen hatte, mir so etwas zu sagen! Ich verzieh ihm … Ich war dazu immer bereit. Dennoch ging er allein zum Schlafsaal – vor anderen wollte er keine Intimität … *Es ist verrückt, dass sich keiner schämt, zu kritisieren, zu streiten oder gehässig zu sein! Doch sich zu lieben, sich zu küssen, einander nah zu sein, dazu ist niemand bereit, wenn andere zuschauen »könnten«! …*

Der Leiter dort war derselbe wie im Schloss, wo V und ich uns vor fast zwanzig Jahren zum ersten Mal getroffen hatten, und am nächsten Tag fragte ich ihn, ob ich mit V in der Buddha-Halle schlafen »könne«. Er war einverstanden, doch V lehnte auch das ab und ging allein schlafen! Ich verstand nicht, was für einen Streich mir die Existenz spielte: mich so weit fahren zu lassen, um dann frustriert zu werden! Und ich beschloss, nur mich selbst zu genießen! Die Vipassana draußen nahe dem Teich praktizierend, erreichte ich jedes Mal schöne innere Räume … Manchmal würde er mich rufen, wenn er mit Leuten redend herumsaß. Ich ging dann kurz zu ihm und entfernte mich wieder … denn was gab es da zu bereden?! …

Am letzten Nachmittag kam er und lud mich ein, mich dem Spaziergang, an dem alle teilnahmen, anzuschließen. Ich wollte es nicht. Er bestand darauf und sagte, dass wir allein woandershin gehen »könnten« … Aber ich war verärgert und blieb verschlossen. Nach so viel Verweigerung »hatte« ich von allem genug … Er ging jedoch ebenfalls nirgendwohin. Mich wütend zu sehen machte ihn irgendwie an, und er liebte mich schließlich im Bus … Ich genoss es sehr, wie immer, und ließ »mein« Stöhnen durch den Garten schallen …

Ich war jetzt wieder wahnsinnig verliebt! … Der Abschied war schön, aber traurig, da ich wusste, dass er im kommenden Winter nach Pune fahren würde … Die Affäre mit der Italienerin in Amerika schien jedoch irgendwie vorbei …

Er war lange auf der Suche nach einem Gelderwerb, der ihm Spaß machen würde. Dennoch wusste er nicht wirklich, was ihm gefiel – außer dass er gern meditiert! Ich schlug ihm oft vor, mit uns Musik zu machen, aber das schien »unmöglich«, weil er wahrscheinlich nie aus München wegziehen wird, obwohl er es selbst oft seltsam fand, immer noch bei der Mutter zu leben … Ich pflegte ihm zu sagen, dass ich das nicht so »schlecht« finde … In Deutschland ist es nicht so verbreitet … aber was wird eine alte Frau allein in einem großen Haus, in dem sie drei Kinder aufzog, anfangen? … Ich war die Einzige, die ihm das sagte …

Ich »hatte« allerdings keine Lust, dieses Jahr nach Pune zu fahren … Stattdessen wollte ich mich ums »Materielle« kümmern. Adhara wohnte jetzt bei uns, ich hatte für Avinash, um endlich die deutsche Staatsbürgerschaft zu erwerben, einen Job organisiert, und er arbeitete jetzt bei Bavaria Film … Dieter Wedel nahm ihn sogar in einer Szene als Statist, als er sah, wie schön Avinash ist! Er spielte dann einen Studenten, der auf einer Party mit einer der Hauptdarstellerinnen tanzt …

Davor hatten wir hauptsächlich von »meiner« Arbeit gelebt. Wenn ich Sessions gab, war Avinash für die Mahlzeiten verantwortlich gewesen, aber da ich jetzt die meiste Hausarbeit erledigte, sagte ich ihm, dass wir nun die Rollen tauschen würden und er fürs Geldverdienen zuständig sei … Dann erlebte ich, wie es für die meisten Frauen auf der Welt ist: zu Hause zu sein, während der Mann draußen arbeitet … Und ich »kann« sagen, ich habe es gehasst – und nicht weil ich Hausarbeit hasse, sondern weil es tagein, tagaus eine sich wiederholende todbringende Routine ist! Es ist kein Fortschritt zu sehen, nichts ist jemals neu!

In der Nacht, bevor V nach Pune fuhr, »hatten« wir eine heftige Auseinandersetzung am Telefon, und ich weinte, als wir »Auf Wiedersehen« sagten … Er rief zwei Minuten später wieder an, aber es gab nichts mehr, was wir hätten sagen »können« … Ich war traurig, dass er ging, und wie immer sagte er keine jener dummen Sachen, die Liebende gern hören …

Einmal mehr »musste« ich loslassen …

Und jetzt lebte seit etwas mehr als einem Jahr im Parterre eine seltsame Ma. Sie war aus Indien mit einem jungen französischen Freund zurückgekommen, hatte uns oft darum gebeten, ihnen ein Zimmer zu vermieten, und hinzugefügt, sie würden uns dann im Zentrum helfen. Ich lehnte immer ab. Ich kannte sie aus Pune, sie war selten im Ashram gewesen und hatte, wenigstens für »meinen« Geschmack, meist ziemlich verrückt dort herumgehangen. Doch schließlich hatte sie es »geschafft«, Js Platz im Erdgeschoss zu bekommen …

Es hatte ihn inspiriert, dass wir, immer wenn wir verreisten, eine Wohnung vermieteten, und er fing an, dasselbe zu tun. Aber »seine« Wohnungen waren so desolat, dass nur »schmutzige« Leute, die keine Verantwortung für das Haus übernehmen würden, »fähig« waren, dort zu leben! Trotzdem freute es uns, dass er deshalb wenigstens selten da war! Und meist gab es eine gewisse Kommunikation mit diesen Leuten, denn sie erkannten alle an, was wir taten, und begegneten mir immer mit einigem Respekt, wenn ich mich über irgendetwas beschwerte.

Dies Mädchen war um vieles »schlimmer«. Ich hatte gedacht, dass wir – als Frauen und Sannyasins – uns gemeinsam um das Haus kümmern würden! Sie war jedoch in einem anderen Film … War sie einmal drinnen, war von Hilfe keine Rede mehr, sie führte sich auf, als sei sie nun die »Eigentümerin« und sagte oft, dass sie J Miete zahlte, aber er sie dort nie wieder rauskriegen würde! …

»Ihre« Mutter und »ihr« Bruder waren auch Sannyasins. Der Bruder, der sie oft besuchte und ebenfalls ziemlich tief im Drogensumpf steckte, bot dann an, im Zentrum zu helfen. Doch sauber zu machen war er nicht bereit, und als ich vorschlug, einen Treppenhausplan aufzustellen, sagten sie, sie würden lediglich das untere Geschoss nutzen – und begannen, nur den kleinen Eingang vor »ihrer« Tür sauber zu halten!

Dann baten sie mich, »unsere« Dusche benutzen zu »dürfen«, da sich in »ihrer« Wohnung keine befand. Ich lehnte ab. Das Haus »hatte« eine einzige Dusche – in der Wohnung, in der Adhara lebte, was schon genug Durcheinander brachte … Darum machte ich klar, sogar als sie mir Geld anboten, dass ich nicht viel Kontakt wollte. Ich »arbeitete« gerne und viel, während sie meistens betrunken waren – und offenkundig wollten, dass ich für sie die Mama spielte, wie J …

Am Anfang hatte sogar etwas Kommunikation stattgefunden. Im Jahr zuvor, als wir nach Pune flogen, hatte Avinash beispielsweise »unsere« Pflanzen zu ihr gebracht. Doch als wir zurückkamen, wollte sie sie nicht mehr zurückgeben und wurde kommentarlos ziemlich grob, wenn ich die Pflanzen erwähnte! … Ich »brauchte« Wochen, um sie zurückzubekommen! Was für ein Stress! Andererseits bot sie mir an, als ich mich einmal ausgeschlossen hatte, bei ihr auf Avinash zu warten, und legte zur Entspannung eine Kassette von Osho ein …

Eines Abends tauchte sie auf, um sich zu entschuldigen, nach einigem anderen Unsinn, den sie veranstaltet hatte, überbrachte mir eine kleine Nachricht und roch nach Alkohol, den ich hasse … Dennoch öffnete ich mich ihr wieder und umarmte sie.

Bald jedoch war mir die Lust auf jeden Kontakt vergangen …

Einmal schrieb der französische Swami »fick dich« an die Haustür. Wirklich Punk! … Als ich fragte, wer das getan habe, war er beschämt und entschuldigte sich, der arme Kerl! Manchmal warf sie ihn hinaus, und er saß stundenlang auf den Stufen oder klopfte an »unsere« Tür in der Hoffnung, hereingelassen zu werden!

Er landete in der Psychiatrie, kurz darauf begann ein neuer Geliebter, ein »reicher« Sannyasin aus einer anderen Stadt, sie oft mit einem Mercedes abzuholen, es schien ihr dann »besser« zu gehen, und sie fing an, sich »schick« anzuziehen, hohe Absätze eingeschlossen – aber die schlechte Laune, die für Alkoholiker typisch ist, blieb …

Es hatte immer viel Stress gegeben wegen lauter Musik im Haus, und jetzt war sie es, die sich von den Workshops gestört fühlte oder sich darüber beschwerte, dass ich eine Stunde auf der akustischen Gitarre übte!

J hatte nicht einmal verärgert reagiert, selbst wenn ich die Dynamische praktizierte und über »seinem« Kopf schreiend mit den Füßen auf den Boden rumste! Er hatte diese Meditation bei einem Workshop von mir in Glückstadt erlebt, und als er, bevor sie eingezogen war, einmal kurz da gewesen ist, praktizierte ich gerade für vier Monate diese Technik. Deswegen hatte ich ihn gefragt, ob ihn das stören würde, und er erwiderte, ich »solle« ruhig weitermachen, er fühlte sich nicht gestört ... Ich verstand daher nicht, warum sie sich so über die Gitarre und die Gruppen, die im Dachgeschoss stattfanden, aufregte!

Bald war ich also sehr unausgeglichen! Auch weil sie begannen, eine Dusche einzubauen, dabei ziemlich laut waren, uns nicht Bescheid gesagt hatten und weder zeitliche noch irgendeine andere Rücksichtnahme, in welchem Sinne auch immer, erkennen ließen! ...

Dazu arbeitete Avinash nun viel, war oft ziemlich gestresst und kam immer sehr spät heim – verdiente aber »gutes« Geld! Eines Nachts, als er eintraf, fing ich sofort an, zu schreien, dass wir wegen einer solchen Frau etwas tun »müssten«! Er war von stundenlanger Arbeit am Set erschöpft, wurde ebenfalls nervös und gab mir eine Ohrfeige! Ich wurde die Wut selbst! Er schämte sich, so etwas getan zu haben, fühlte sich krank, und obendrein »musste« ich mich um ihn kümmern! Es ging ihm damit noch schlechter, und er blieb dabei, »seinen« Akt als einen Versuch, mich von dem hysterischen Anfall aufzuwecken, zu erklären ... Ich vermute, dass der Konflikt ihn ängstigte und er dadurch unbewusst reagierte ... Es war für ihn immer noch sehr schwer, einen Fehler einzugestehen oder sich zu entschuldigen: Er geriet einfach in *Panik, eine in Deutschland ziemlich verbreitete Verhaltensweise, die oft bewirkt, dass der »Stärkere« der »Gewinner« ist, und die uns zwingt, dieses Spiel, grob miteinander umzugehen, mitzuspielen!* ...

Nach diesem Vorfall wurde ich noch unausgeglichener! In »meinem« Film gibt es keinen Platz für Männer, die mich schlagen oder ohrfeigen, und er hatte es schon einmal getan, auch wenn es nun fast 20 Jahre zurücklag! Ich dachte also, es sei an der Zeit, uns zu trennen.

Dennoch fühlte ich nicht, dass das »richtig« gewesen wäre! Das Herz wollte es nicht, ich »konnte« spüren, dass in ihm Liebe war, wusste auch, dass er daraus lernte, bedachte, dass er zu viel und letztlich für »meinen« deutschen Pass arbeitete – und verzieh ihm wieder ...

Aber mit dieser Frau hatte ich schon alles versucht und »hatte« jetzt von allem genug! Das Schlimmste war, dass ich bemerkte, dass Avinash und ich anfingen, wie sie zu werden – während sie dem »reichen« Swami zu ähneln begann und er wiederum ihr! Er war ein netter Mann, hatte für sie die Dusche eingebaut und war einmal gekommen, um zu sehen, was los war, nachdem sie mich angeschrien hatte. Als ich ihn hereinließ, hatte er mich umarmt und gesagt, er sei auch Sannyasin ... Doch mit der Zeit fing er an, sich mit ihr zu betrinken – und wer weiß, was sonst noch? Sichtlich infiziert! *Wir beeinflussen einander wirklich!* Und mir war nun klar, dass ich diese Art von Krankheit nicht wollte! Daher bedeutete es jetzt für mich Krieg: Ich wollte mit ihr nichts mehr zu tun »haben«! Ich wollte nicht wegen solch einer »Idiotin« konstant unausgeglichen sein – denn

eine Christin, die dem anderen die andere Wange hinhält,
bin ich nicht mehr!

Ich hatte immer daran geglaubt, dass wir alle eins sind, aber ich »konnte« nicht erkennen, wo Einheit mit solch einer Person bestehen würde, sogar wenn ich versuchte, herauszufinden, inwiefern sie für mich als Spiegel fungierte – in Konfliktsituationen erinnere ich mich immer an »meine« Sannyas-Botschaft: *sich der Liebe hinzugeben!* Wenn Leute jedoch anfangen, dich zu zerstören, »kannst« du dich nicht wie Juden, Hindus oder andere Pazifisten verhalten ...

In Bona Espero zum Beispiel, mit den »kriminellen« Kindern, hatte ich zuallererst bereit sein »müssen«, zu kämpfen! Dann erst »konnten« sie »meine« Liebe schätzen ... Sie »mussten« die verfügbaren Alternativen aufgezeigt bekommen!

Und mit ihr, die mich nicht einmal liebte, schien Distanz die einzige »Lösung« zu sein, auch aus Liebe, denn sie würde fern von mir glücklicher sein – und uns würde es ohne sie im Haus auf jeden Fall viel »besser« gehen! ...

Außerdem ist es ebenfalls ein Akt der Liebe, sich um Pyari zu kümmern, denn Pyari ist nicht »ich« – sie ist jemand, der Fürsorge »braucht«, viel Fürsorge nämlich, als die, die mir am nächsten ist ...

Doch »musste« dieser Krieg auf intelligente Art und Weise geführt werden – nicht primitiv, gewalttätig oder unbewusst, wie sie es tat ... Ich schrieb ihr daher einen langen Brief, in dem ich mich erklärte, und begann sie zu ignorieren, als ob sie nicht existierte ... Ich wollte sie nicht mehr in »meinem« Energiefeld »haben«! Und stellte mir vor, dass sie auszog, irgendwohin, wo es schön war, wo sie sich großartig fühlen, jedoch weit weg von mir sein würde ... Zusätzlich machte ich, immer wenn sie nach Hause kam, sehr laute Musik an, selbst wenn Avinash in Panik geriet. Und ich tanzte fröhlich, wie in der Disco – den Krieg feiernd und genießend ...

Sie fing an, mit dem neuen Liebhaber zu reisen, oder was es auch immer war, und ich liebte es, denn jetzt war sie selten da! Eine Schlacht war gewonnen ...

Dann bekam ich intelligente legale Ratschläge von einer spanischen Rechtsanwältin, der ich ebenfalls half, die Idee, sie sei lesbisch, fallen zu lassen – ein einziges offenes Gespräch am Telefon und sie akzeptierte, ohne weitere Hirnwichserei, »ihre« Leidenschaft für einen Mann, obwohl sie dann wirklich viel Druck von »ihrer« vorherigen Liebhaberin, die sie eigentlich mit mir bekannt gemacht hatte, bekam. Doch mit ein bisschen Unterstützung von mir stand die Anwältin das durch und ging glücklich den natürlichen Weg mit einem »ihrer« Kollegen ...

Und ich »musste« nun schnell etwas Deutsch lernen ... Damals waren sie nicht so hart – heute »brauchst« du tatsächlich ein Zertifikat über »deine« Sprachkenntnisse! Sonderbarer war, dass sie »meine« Akte verloren hatten! Trotzdem war ich froh, in diesen sechs Wochen die ganze Bürokratie »geschafft« zu haben: mit vielen Telefonaten, Bitten – und immer sehr freundlich! ... Und wir »mussten« uns beeilen, denn der Job beim Film dauerte nur sechs Monate! Es war dann ein großer Sieg für uns! Und wir feierten »unseren« Erfolg, während Freunde sich erstaunt fragten, warum ich so glücklich war, eine Deutsche geworden zu sein! ...

Unterdessen schickten V und ich uns Faxe ... Einmal sendete ich ihm nach viel Stress eine Kassette mit »meinem« letzten Song und etwas von Sade. Dennoch dachte ich, dass er sie sich vielleicht mit einer neuen Liebhaberin anhören würde ...

Er bedankte sich und ließ die nächste Nachricht wie auch die folgenden unbeantwortet. Ich machte mir Sorgen, rief »seine« Schwester an, erfuhr, dass er in Ordnung war, und als Avinash »meinen« Kummer bemerkte, schenkte er mir eine Reise nach München. Ich wartete gespannt auf Vs Rückkehr ...

Zwei Tage verstrichen nach dem Datum, an dem er hätte zurückkommen »sollen« … Ich beschloss, ihn anzurufen. Er beschwerte sich nun, dass ich »seine« Schwester angerufen hatte, und sagte, ich solle nicht kommen. Er wolle allein sein und fügte hinzu, dass er zu sehr im Stress gewesen sei, da eine russische Ma, die er im Ashram kennengelernt hatte, geglaubt habe, von ihm schwanger geworden zu sein – damit sei »seine« ganze Reise verdorben gewesen, und er stände immer noch unter Schock!

Das war allerdings zu viel für mich! Es machte mich nicht nur traurig, dass ich ihn nicht treffen würde, sondern ich wunderte mich auch darüber, dass er Sex ohne Kondome »gehabt« hatte und also das Risiko einging, jemanden zu schwängern! Darüber hinaus fragte ich mich, warum es ihn erboste, dass ich »seine« Schwester angerufen hatte?! Was »konnte« daran »falsch« sein?! …

Doch ich blieb optimistisch und konzentrierte mich darauf, Atman zurückzuholen – er hatte wirklich Schaden genommen in den zwei Jahren, die er in Brasilien hatte auf der Straße leben »müssen«! Punitan hatte ihn rausgeworfen und ihn einmal sogar mit einem Stock auf den Kopf geschlagen! Zum Glück war Adhara dort gewesen und hatte sich um ihn gekümmert!

Als er ankam, schockierte es mich, zu sehen, dass er immer noch trank! Ich hatte ihn darum gebeten, damit aufzuhören, dass ich nur so all die Scherereien, die mit dem Organisieren »seiner« Rückkehr verbunden waren, durchstehen würde. Er »hatte« kein »Anrecht« mehr auf ein Visum, denn er war jetzt erwachsen und länger als sechs Monate weg gewesen! … Aber es stellte sich heraus, dass er diesen Brief nie gelesen hatte: er war ihm gestohlen worden, gleich nachdem er ihn vom Postamt abgeholt hatte! Doch »meine« Intuition, dass ich für »meinen« Sohn geblutet hatte, war »richtig« gewesen: Die Blutung stoppte, als er ankam – und die Gebärmutter ist mir erhalten geblieben! …

Wir richteten das andere Zimmer in Adharas Wohnung für ihn ein, er versuchte, sich an die »Regeln« zu halten, wie die, in der Wohnung nicht zu rauchen, und saß dafür oft draußen auf der Straße, wenn auch sauer auf uns …

Diese Situation machte mich sehr traurig. Doch nicht genug, eines Abends kamen die Nachbarn unten um Mitternacht betrunken nach Hause, begannen zu trommeln und fingen dann an zu streiten – in der Wohnung und auf der Straße Türen knallend … Ich drehte wieder die

Musik laut, und der Swami begann jetzt, mit einem Hammer auf die Treppenstufen einzudreschen, verrückt! Ich rief die Polizei, aber sobald die Polizisten weg waren, setzte der Irrsinn wieder ein.

Entsetzt wollte Avinash runtergehen. Ich ließ das jedoch nicht zu, um mehr Gewalt zu verhindern, und rief noch mal die Polizei an – »musste« sie aber beinahe nötigen, etwas zu unternehmen! Schließlich forderten sie ihn auf, das Haus zu verlassen – und sie ging mit ihm.

Nichts eignet sich »besser« als ein gemeinsamer Feind, damit die Leute »ihren« privaten Streit vergessen!

Es war eine sehr harte Nacht! …

Als er einige Tage später versuchte, auf mich zuzukommen, akzeptierte ich keine Entschuldigung – und machte weiter mit der lauten Musik, immer wenn sie nach Hause kamen.

Manchmal fragte ich mich nun, warum das Leben so hart sei! Die einzige Antwort war: Selbst Osho ist vergiftet worden! …

Die Lösung scheint zu sein, zentriert zu bleiben – im Auge des Orkans, im Inneren, dem einzigen friedlichen Ort im Leben. Und dort zu rasten, der einzige Weg! …

Im Sommer fuhren wir zu den Filmfestspielen in Locarno, und es enttäuschte mich, dass alles so kommerziell war! Mir gefiel nur ein Zeichentrickfilm über die bolschewistische Revolution! Sonst gab es lediglich Politik oder kranken Sex. Und viele waren Dokumentarfilme aus dem Nahen Osten, zwar »wichtig«, aber nichts Besonderes für die moderne Menschheit. Wir haben es trotzdem genossen, dort zu sein, trafen Brasilianer, Künstler, drehten einen kleinen Dokumentarfilm, ich machte viel Musik und bekam ein paar mehr Anregungen für einen nächsten Film …

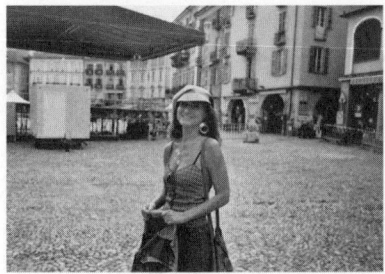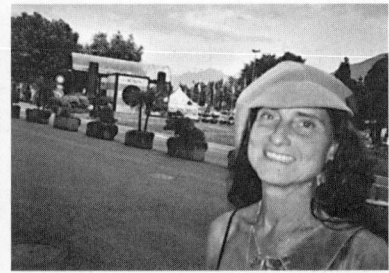

Pyari in Locarno, Tessin, Schweiz, Juni 2003

Als wir wieder in Hamburg waren, rief V an und lud mich ein, ein paar Wochen im September zu ihm zu kommen ... »Seine« Mutter würde wieder im Urlaub sein ... Ich war außer mir vor Glück!

Er plante mit Avinash, mich auf der Hälfte der Strecke abzuholen ... Beide waren um mich besorgt und wollten nicht, dass ich trampte, denn ich hatte, nachdem ich erkannte, in welchem Zustand Atman war, wieder eine starke Blutung »gehabt«. Es war aber glücklicherweise die letzte!

Es ärgerte mich aber immer noch, dass Avinash seinetwegen das Geld für das Flugticket vor ein paar Monaten unnütz ausgegeben hatte, selbst nachdem V erklärte, er sei sehr unausgeglichen gewesen, wegen der plötzlichen »Möglichkeit«, Vater zu werden, was ihm wie ein Verhängnis erschienen sei ... Und ich »konnte« es verstehen: Er widerstand der Geschichte mit mir hauptsächlich, um sich nicht eingesperrt zu fühlen – und mit einem Kind wäre er für den Rest des Lebens an diese Frau gebunden gewesen!

Avinash brachte mich bis hinter Kassel, V wartete auf uns an einer Tankstelle, ich trug »mein« »bestes« Kleid – eins im Military-Look, das ich von Adhara bekommen hatte – und er sagte mir sofort, ich würde sehr gut aussehen ... Wir drei lachten über die Situation – ich wurde von einem Liebhaber beim anderen abgeliefert –, tranken zusammen einen Kaffee, und dann fuhren wir nach München – in Stille. Jedes Thema war gefährlich. Ich fühlte mich wie in einem Film, voller Spannung und Begierde ...

In München eingetroffen, richtete ich das Zimmer neben dem »seiner« Mutter für mich ein. Er lachte, fragte mich, warum, ich erwiderte, ich hätte es zu schätzen gelernt, allein zu schlafen – und habe dort auch wirklich ein paar Nächte geschlafen. Ich pflegte ihm aus »meinem« Buch vorzulesen und, wenn er eingeschlafen war, hinunter ins andere Zimmer zu gehen, manchmal mitten in der Nacht. Ich zog es wirklich vor, allein zu schlafen ... Manchmal, wenn wir uns liebten, war es wieder wundervoll! Manchmal aber war ich nicht mehr präsent, und erotische Geschichten tauchten im Verstand auf – wie in der Pubertät, wenn ich masturbierte. Sie waren bereits erschienen, auch als ich mit Avinash Sex »hatte« ...

Als ich V davon erzählte, sagte er, ich »sollte« sie aufschreiben. Ich fing tatsächlich mit einer Romanze mit dem Titel »Laura« an – und begriff, dass Sex für mich keine Meditation mehr war, wenigstens nicht mehr mit den beiden ...

Doch in Vs Gegenwart zu sein bewirkte immer noch oft, dass mir Tränen der Freude in den Augen standen ... Dann fragte er mich immer, ob ich wirklich weinte – und war sehr gerührt ...

Einmal bat ich ihn, zu ejakulieren, denn ich dachte, der tantrische Weg beginne mich vielleicht zu langweilen und sei nun der Grund, weshalb ich mich in den Verstand bewegte. Später beobachtete ich jedoch, dass es sich irgendwie um einen Wettbewerb mit der Russin gehandelt hatte ... Und ich beförderte das Sperma aus dem Präser auf eine Pflanze, was ihn ebenfalls überraschte, da er nie gehört hatte, dass Pflanzen Sperma mögen ...

Dennoch waren wir auf diese Weise keinen Deut befriedigter und kehrten wieder zurück zum tantrischen Weg ...

Manchmal fuhren wir zu den Seen in der Gegend um München, und es entzückte mich, neben ihm nackt in der Sonne zu liegen, »seine« zarte Haut sanft berührend – und »seinen« Geruch einatmend ... Und Tränen der Wonne stiegen mir wieder in die Augen ...

Eines Abends sagte er mir, dass er der Russin etwas Geld geschickt habe, und ich spürte wieder den Ärger darüber, dass er Avinash nie für das Flugticket entschädigt hatte, aber eine andere Liebhaberin finanziell unterstützte!

Eigentlich war er in einen Schlamassel hineingeraten, denn sie »hatte« vor, nach Deutschland zu kommen, während er fürchtete, ihr zu sagen, dass er das nicht wollte – um sie nicht zu verletzen! Oft gab ich ihm Energie, klar zu sein, und bemerkte, dass diese Geschichte mir langsam auf die Nerven ging – weil Männer mir immer die Wahrheit sagten, während sie anderen Frauen Schmerzen ersparten! Vielleicht, da ich in »ihren« Augen »fähig« bin, alles zu ertragen! Ich bin »reif« genug, während andere angeblich nicht vorbereitet sind! Dies ist jedoch ein unheimliches Karma! Und vielleicht war es der Grund dafür, dass ich – mehr und mehr – abkühlte ...

Am Abend des 11. September war er im Park joggen und anstelle mitzukommen, um wie sonst etwas spazieren zu gehen, blieb ich zu Hause, Übungen praktizierend. Als er zurückkam, war er in Panik, und mit Augen, die fast explodierten, sagte er mir, dass ein Flugzeug in das World Trade Center in New York gestürzt sei. Zuerst »konnte« ich mir sogar

gar nicht vorstellen, dass das stimmte! Doch »meiner« Meinung nach »brauchten« wir den Fernseher nicht einzuschalten, wie er es wollte, um weitere Informationen zu erhalten. Ich bemerkte, dass wir später sowieso mehr als genug bekommen würden …

Und beim Hinausgehen rief ich aus: »Jetzt bekommen die USA endlich die Rechnung!«

Er war dann noch mehr geschockt. Er pflegte zu wiederholen, was er von »seinem« aus einem kommunistischen Land stammenden und deshalb selbstverständlich gegen den Kommunismus eingestellten Vater gehört hatte oder – wie »meine« Mutter – was er im Fernsehen sah … Oft versuchte ich, ihm einige Dinge zu erklären, aber wenn wir über Politik sprachen, endete es immer in einer Auseinandersetzung! Ich wurde dann ungeduldig, ärgerlich und brach das Gespräch ab; er lachte und meinte, er »müsse« weiterdiskutieren, um dazuzulernen, um politisch »indoktriniert« zu werden … Und an diesem Punkt waren wir angelangt, als das Telefon klingelte …

Aus dem Gespräch auf Englisch entnahm ich, dass er mit der russischen Ma sprach, und ich wurde unruhig, in erster Linie, weil er nicht erwähnte, dass ich da war – und nichts davon sagte, dass sie nicht kommen »sollte«. Er versuchte bloß, nett zu sein.

Als er auflegte, fragte ich ihn, warum er das getan hatte, und er fing an zu schreien! Ich fühlte mich gekränkt, lief weinend nach oben – wie immer, wenn wir solche Konflikte »hatten« – und er folgte mir, sehr wütend. Ich bat ihn, ein bisschen sanfter zu sein, da ich »sein« Gast sei! Er sagte dasselbe, dass ich mich benehmen »sollte«, weil ich in »seinem« Haus sei – und er ging in »sein« Zimmer …

Schließlich »schaffte« ich es, mich zu beruhigen, und sah nach ihm. Er saß in einer Ecke und weinte wie ein kleiner Junge! Ich sehe Männer gerne weinen, denn sie tun es nie, sie beherrschen sich immer – und *Tränen sind eine »Hilfe« für das Herz, damit es nicht explodiert.* Dennoch tat er mir leid … Und er kreischte verzweifelt: »Was soll ich tun?! Selbstmord begehen?!«

Ich versuchte, ihn zu beruhigen, und langsam kehrte wieder Frieden ein … Ich habe nie lange Konflikte gemocht. Wenn jemand mich nicht versteht, gebe ich es lieber auf, da auch ich vielleicht im »Unrecht« bin! Man weiß nie! Diese ganze Geschichte erschien mir jedoch wie ein *Koan – jene unlösbaren Rätsel, die Zen-Meister den Schülern aufgeben –,* denn er lebte mit der Mutter, war in einem fürchterlichen Konflikt, was das Geldverdienen anging, und nährte den Traum einer 30-jährigen Russin von einer Liebesgeschichte, die er nicht einmal wollte! Und bald würde er verloren sein und in Ketten, wie C! Ich erklärte es ihm viele Male und sagte, dass sie, wenn er nicht konsequent sei, plötzlich bei ihm vor der Tür stehen würde! Und ich beobachtete weiter sorgfältig, ob ich nicht lediglich eifersüchtig war!

Schließlich fielen wir uns wieder in die Arme …

Er schrieb ihr dann endlich über »seine« wahren Gefühle, was uns etwas mehr Harmonie schenkte. Sie antwortete sehr schnell, sagte ihm Goodbye, worauf er wieder schrieb, so habe er es nicht gemeint, aber sie »sollte« nicht in irgendwelche Träume hineingeraten, da er nicht »in der Lage« sei, irgendjemand zu unterstützen … Sie erwiderte, sie »könne« kommen und arbeiten, um ihm zu helfen. Ich lachte, sagte jedoch nichts mehr – er war nun »fähig«, es allein zu lösen … Sie kam wirklich ein Jahr später nach Italien, rief ihn von dort aus an, und er ist dann abgeklärt genug gewesen, ihr die Wahrheit zu sagen …

Am nächsten Tag hörten wir, dass Flugzeuge an einigen anderen Orten in den Staaten abgestürzt waren und dass einige Menschen islamischen Glaubens, die hier im Fernsehen Fragen beantwortet hatten, umgehend in »ihre« Länder zurückgeschickt worden waren, nachdem sie geäußert hatten, dass die USA es verdienten – wie ich es gesagt hatte! *Es ist klar, dass Deutschland kein unabhängiges Land ist!* Dies ist aber sowieso nicht »mein« Krieg. Beide, Amerikaner wie Moslems, sind Fanatiker, also, lass sie sich gegenseitig umbringen, sodass wir die Erben dieser Erde sein »können« …

Zwei Tage später wurde eine brasilianische Freundin, die seit der Kommune in Deutschland gelebt und nie »ihre« soziale Situation abgeklärt hatte – das heißt, sie »hatte« kein Visum –, aufgegriffen und als »Illegale« ins Gefängnis gesteckt! Avinash rief mich an, um mir zu sagen, dass er diese Nachricht von ihr auf dem Anrufbeantworter gefunden und dass sie eine Telefonnummer vom Gefängnis hinterlassen habe … Ich rief den Anwalt, der mir bei der Nachbarschaftsgeschichte geholfen hatte, an, und er sagte, dass es nichts mehr gebe, was wir tun »konnten«. Und die spanische Anwältin war mit »ihrem« Freund zurück auf die Kanarischen Inseln gezogen … Ob irgendein anderer Anwalt irgendetwas hätte tun »können«, weiß ich auch nicht! …

Als ich sie im Gefängnis anrief, ging es ihr natürlich schlecht, aber sie bat mich, »ihrer« Familie nichts zu sagen – ich »sollte« sie nur telefonisch informieren, dass sie zurückkomme. Auf jeden Fall kein Wort über Abschiebung! … Als sie in Brasilien ankam, sprach ich wieder mit ihr – und sie entschuldigte sich für all den Ärger …

»Ihre« Art, Dinge zu verheimlichen, sowie »ihr« unablässiges besessenes Beschäftigtsein mit Esoterischem habe ich nie gemocht. Trotzdem liebe ich sie! Wir haben viele schöne und schwierige Zeiten seit der Kommune, wo wir uns getroffen haben, zusammen erlebt. Sie war eine der wenigen Brasilianer, die hiergeblieben sind, und manchmal war sie für eine Zeit im Osho Mani im Tausch gegen Mitarbeit – immer in Angst vor Spiegeln, die sie zur Wand drehte, womit sie uns etwas auf die Nerven ging … Manchmal war sie auch unten bei der Ma – und redete »schlecht« über uns …

Ich versuche weiterhin, sie dort, wo sie jetzt lebt, zu kontaktieren, »muss« immer, wenn ich sie erwähne, »ihren« bürgerlichen Namen nennen, sie wissen nicht einmal, dass sie Sannyasin ist, und »ihre« Schwester fragt mich nach tausend Sachen … Dennoch »muss« ich ihr dann immer sagen, mir sei nicht »erlaubt«, darüber zu sprechen … Ich denke, die Ma ist ein wenig durchgedreht! … Und ich »schaffte« es nie mehr, noch einmal mit ihr zu sprechen …

Jene Wochen in München waren sehr intensiv, und in Hamburg würde es nicht leichter sein … Am 23., dem 15. Jubiläum vom Osho Mani, empfing Atman die Exfreundin Julia, die manchmal »in Ordnung« war, manchmal nicht … Ich liebe sie und wusste, dass sie schwere Zeiten durchmachte – sie war Mutter geworden, hatte eine traumatische Geburt »gehabt«, das Kind »hatte« das Down-Syndrom, war lange im Krankenhaus geblieben, und einige Wochen später, nachdem sie es schließlich abgeholt hatte, war es gestorben! Sie war so traurig, dass sie, bevor sie jemanden informierte, 24 Stunden bei dem toten Baby blieb. Die Polizei glaubte deswegen, sie habe das Kind getötet, und begann gegen sie zu ermitteln! Was für ein Karma!

An diesem Abend beschlossen Avinash und ich also, uns keine Sorgen zu machen. Wir sicherten einige von Adharas Weinflaschen und gingen ins Kino, um einen chinesischen Film anzusehen, der, nebenbei bemerkt, »ausgezeichnet« war! …

Als wir zurückkamen, war die Eingangstür aufgebrochen. Im oberen Stockwerk war jedoch alles in Ordnung. Wir schienen daher nicht bestohlen worden zu sein – wie wir zuerst annahmen! Doch wir »hatten« keine Ahnung, was passiert war! Als wir dann begannen, die Tür zu reparieren, tauchte Atman in einem Schockzustand auf, war sehr aggressiv, nannte uns Faschisten und wollte kein Gespräch! Ich war total entsetzt!

Monate später erzählte mir Julia, dass sie gefeiert hatten und jemand die Polizei rief. Da die Klingel nicht ging, brach diese die Tür auf, und als sie ein Foto von Osho sahen, dachten sie, es sei eins von Osama bin Laden! Und obwohl die beiden sagten, dass es ein Bild von Osho war, wurden sie als mutmaßliche Terroristen mit zur Wache genommen! Und Julia war nackt, nur in Adharas Mantel gehüllt! Was für eine Zeit! …

Atman nahm sogar noch mehr Schaden und respektierte überhaupt keine Regeln mehr – nun rauchte und trank er in der Wohnung! Obendrein war »seine« Ehe mit Geeta beendet. Sie hatte sich in jemand anderen verliebt, und »sein« Herz war gebrochen! Es war eine kurze Romanze gewesen, die uns eine gewisse Erleichterung verschafft hatte, denn sie hatten geheiratet, und er hatte hier nur auf diesem Wege einen »legalen Status« erreichen »können« …

Adhara zog dann aus. Sie studierte, arbeitete und wollte mit ihm die Wohnung nicht mehr teilen. Außerdem hatte es sie aufgebracht, dass ich sie gebeten hatte, »ihrem« Freund zu bitten, dort nicht mehr zu übernachten, da er keinen Aidstest – der in einem Osho-Center »erforderlich« ist – gemacht hatte. Und es gab bei uns nur diese eine Dusche!

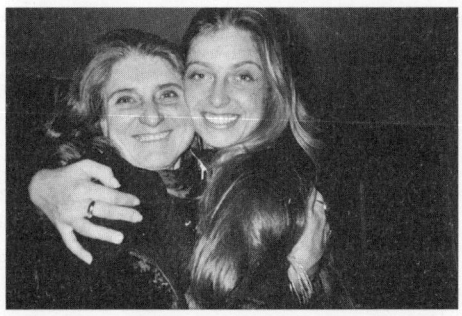

Pyari und Adhara bei der Geburstagsparty einer
Freundin Adharas, Hamburg, 2005

Sie fühlten sich gemaßregelt, oft beschwerte sie sich, dass ich »ihre« Orgasmen boykottieren würde, ich versuchte, mit ihm zu reden, er sperrte sich ebenfalls dagegen, tauchte nie wieder auf, und nach all diesen Jahren begegnet er mir immer noch sehr reserviert … Sie sind aber wenigstens »ihren« eigenen Weg gegangen … Und ich »hatte« endlich wieder etwas Privatsphäre …

Das neue Millennium, erinnerte ich mich, Osho sagen gehört zu haben, würde sehr »schwierig« werden! Und da ich definitiv eine Ruhepause »benötigte«, beschlossen wir, einen mit einer Behinderung lebenden Sannyasin in Ostdeutschland zu besuchen. Er hatte vor einigen Monaten »mein« Buch gelesen, es hatte ihm gefallen, und er hatte uns angerufen, um uns einzuladen. Wir waren schon einmal mit Atman und Geeta, bevor sie geheiratet hatten, bei ihm gewesen …

Während dieser Fahrt war ich so nervös, dass alles, was Avinash sagte, mich zur Raserei brachte. Und als wir ankamen, machten einige Teenager auf der Straße Witze über »seine« langen Haare, was uns noch mehr aus der Balance brachte … Zusätzlich fanden wir den Schlüssel nicht an der Stelle, wo Aryaman ihn hatte hinlegen wollen! Es fühlte sich wie ein riesiges Desaster an! Aber dann sahen wir ein schwaches Licht im Haus und tasteten uns in der Dunkelheit vor, um an das vordere Fenster zu klopfen. Avinash sagte, ich »solle« vorsichtig sein … Ich dachte, ich sei erfahren in primitiver Umgebung, und da ich es nicht mag, wenn er mich immer so beschützt, ging ich einfach weiter … Doch kurz vor dem Haus war plötzlich nichts mehr unter »meinem« Fuß … Ich versuchte, mich an einem Zweig festzuhalten, der aber abriss und mit mir in das Loch herunterfiel! Das andere Bein blieb oben … Avinash half mir herauszukommen, ich dachte, alles sei in Ordnung, und ein Afrikaner öffnete die Tür … Als ich zu Bett ging, begann jedoch der Schmerz …

Ich rief V an, um etwas Unterstützung zu bekommen, und »seine« Mutter sagte, er würde diese Nacht nicht nach Hause kommen. Ich bekam einen Schock: Es gab eine neue Frau!

Schlaflos wegen der Schmerzen, war ich wenigstens froh, dass Aryaman viele Videos von Osho »besaß«, und ich verbrachte die Nacht damit, sie mir anzusehen. Das »half« mir, die Qualen zu ertragen. Dennoch war es sehr schwierig, mich nicht mit dem Körper zu identifizieren! …

Am Morgen schlief ich endlich ein. Kurz darauf wurde ich von einem Staubsauger geweckt. Ich fragte Avinash, was los sei, und er meinte, der Afrikaner, der auch zu Gast war, habe begonnen, sauber zu machen. Ich bat ihn, den Burschen zu bitten, damit aufzuhören, weil ich Schlaf »brauchte«, aber Avinash sperrte sich dagegen und behauptete, er würde nicht verstehen, warum mich dieses Geräusch störte! Verärgert erhob ich mich, um selbst darum zu bitten – und das Knie sackte weg! Welch eine Panik!

Dann kam eine Nachbarin hinein, um nach mir zu sehen … Ich bat sie, einen Krankenwagen zu rufen, und sie sagte, ich »solle« nichts davon erwähnen, dass ich in ein Loch vor dem Haus gefallen war, weil die Eigentümerin Schwierigkeiten bekommen »könne« … Ich traute »meinen« Ohren kaum! Was »sollte« ich sagen?! Ich hatte einen Unfall erlitten, »musste« im Rollstuhl sitzen, und die Frau sorgte sich darum, dass »ihre« Vermieterin keine Probleme bekommen würde?! Was für eine merkwürdige Welt! …

Die Sanitäter im Krankenwagen waren auch total unsensibel! Die Musik war zu laut, sie fuhren wie die Irren, das Knie und der Arm schmerzten … Ich war so verzweifelt! Es war wie ein Albtraum! …

In der Klinik war es kein bisschen »besser«. Der Doktor und die Krankenschwester berührten mich, als wäre ich ein Stück Fleisch! Ich erinnerte mich daran, warum ich Krankenhäuser nicht mag! Und es war mehr als 30 Jahre her, dass ich zuletzt als Stewardess in einem gewesen war!

Der Doktor kniff in das Knie, wieder und wieder! Es war solch ein Schmerz! Ich schrie, forderte ihn auf, vorsichtiger zu sein, und er sagte, er wolle sehen, was geschehen sei. Ich beschwerte mich, dass dies nicht »richtig« sei, sie hätten es schon genug untersucht – und mit ihnen in schlechtem Deutsch sprechend, mit dieser »verrückten« Kleidung, »muss« ich wirklich wie ein ET ausgesehen haben! …

Ich fühlte mich miserabel, in einem Rollstuhl zu sitzen, aber ich war dankbar, dass Aryaman überhaupt einen »besaß«! … Und als ich endlich wieder in »unserem« Bus bei Avinash war, freute ich mich einfach total! Er war der Ambulanz gefolgt – ebenfalls in Angst und Schrecken, weil sie so rasten!

Und wir waren beide selig, dass wenigstens nichts gebrochen war! Es gab lediglich viel Schmerz zu beobachten …

Als ich V erneut anrief, war er schon zu Hause, hatte tatsächlich die Nacht mit einer anderen Frau verbracht, wollte nicht viel reden und endete damit, dass er keinen solch intensiven Kontakt mit mir wolle – was bedeutete, darüber informiert zu werden, dass ich einen Unfall »hatte«, unter Schmerzen litt und als emotionale Unterstützung mit ihm zu sprechen wünschte! Wieder die alte Geschichte … Und der Schmerz war jetzt stärker, weil das Herz ebenfalls blutete …

Wir fuhren nach Hamburg zurück, der Arm und das Knie taten immer noch sehr weh, ich »konnte« kaum schlafen … Dennoch war ich froh, dass ich mir einige Monate zuvor ein kleines Zimmer neben dem Meditationsraum eingerichtet hatte, wo ich allein sein und in der »schönen« Atmosphäre, die ich schnell geschaffen hatte, verweilen »konnte« … Ich verbrachte jedoch viele Nächte nur damit, Schmerzen zu beobachten! Und die Idee, vielleicht nach Ostdeutschland zu ziehen, was ich mir oft gewünscht hatte, haben wir dann fallen gelassen …

Zusätzlich endete es meist damit, dass ich viel weinte, wenn V und ich nun telefonierten! Wir waren beide unausgeglichen! In der Sprache der Astrologie stand Pluto zu der Zeit in »meinem« Karma-Bereich, und bei ihm befindet sich »seine« Sonne im Skorpion, dem Zeichen des Pluto …

Alles schien ein einziges Missgeschick zu sein …

Er würde aber diesen Winter nicht nach Pune fliegen …

An Silvester spielten die »Colorful Condoms« wieder im »Fools Garden«. Es war schon fast zur Routine geworden, dass wir dort in dieser »speziellen« Nacht die Leute zum Tanzen brachten. Hanne, die Managerin des Theaters, forderte mich jedoch auf, um Mitternacht eine Pause zu machen, damit alle das Feuerwerk sehen »konnten« – und es war danach nicht mehr »möglich«, weiterzuspielen: Atman und der Bassist waren zu betrunken! Wieder ein riesiges Chaos!

Total niedergeschlagen beschloss ich, zu Hamburg etwas Distanz zu gewinnen. Und plötzlich hörte ich, dass ein Sannyasin aus München, mit dem ich E-Mails ausgetauscht hatte, nach Brasilien ging. Er hatte »mein« Buch gelesen und mich vor ein paar Monaten angerufen, beeindruckt und inspiriert von der Lektüre …

Ich fragte ihn jetzt, ob ich zwei Wochen in »seiner« Wohnung verbringen »konnte«. Er stimmte fröhlich zu, und ich rief V an, um ihm die Neuigkeiten mitzuteilen …

»Hör zu, Pyari«, sagte er, »ich weiß nicht, ob ich überhaupt Zeit für dich haben werde … Und ich will sie vom Flughafen abholen …«

Er meinte die neue Geliebte, und ich begriff, dass sie bald aus Pune zurückkam. Ich sagte ihm, ich käme nicht seinetwegen – und »hatte« keine Ahnung, dass dies sich als wahr entpuppen würde … Ich wollte nur, wie immer, dass er sich entspannte und nicht ausflippte – weil er dachte, er »müsse« mir verpflichtet sein … Erinnerst du dich an die Geschichte, dass wir, *wenn wir lieben, denjenigen, die »unsere« Liebe annehmen, verpflichtet sind?!* Ich fühlte mich ihm immer verpflichtet, da er sie akzeptierte … Und natürlich vergoss ich Tränen nach dem Anruf! Doch den Wunsch, ihn zu treffen, gab ich nicht auf! Das war wie Wasser und Nahrung für das Herz – das Einzige, wonach ich mich damals sehnte …

Und Avinash entschloss sich, mitzukommen, denn es bereitete ihm wieder Sorgen, dass ich trampen wollte – ich humpelte immer noch etwas wegen des Unfalls.

Er würde eine Woche mit mir in München verbringen …

Körper-Verstand

DER ORGASMUS DER FRAU

Frauen, für die es schwierig ist, einen Orgasmus zu erreichen, »können« nicht sagen, dass sie Tantra praktizieren. Dies wäre leider ein großer Fehler!

Tantra heißt, gelöst und natürlich zu sein.

Sexualität und Orgasmus sind Naturphänomene, was bedeutet, dass *eine Frau, wenn sie keinen Orgasmus erreicht, eigentlich nicht »ganz natürlich« ist: Es gibt einige Blockierungen, die zu überwinden sind.* In diesem Fall ist es klar, dass, wenn sie selbst eine so natürliche Sache wie einen Orgasmus noch nicht erlebt hat, *Weißes Tantra* definitiv nicht infrage kommt! Dies *ist ein Schritt, der nur gegangen werden »kann«, nachdem die Frau mittels des Natürlichen vollkommen befriedigt gewesen ist!*

Daher »glaube« nicht, dass du, wenn du nicht leicht Orgasmen erreichst, Weißes Tantra praktizierst! Experimentiere dann lieber mit Grauem Tantra und konzentriere dich zuerst darauf, Orgasmen zu genießen.

Weißes Tantra *zu praktizieren bedeutet, dass die Frau bis an die Grenze des »Abgrunds« gelangt und dort verharrt – nur noch eine winzige Bewegung, und sie wird explodieren! Doch sie entscheidet sich, es nicht zu tun. Sie ist dort, vor Energie pulsierend und bewusst – aber sie »kommt« nicht, sie behält die Energie für sich, sie schleudert sie nicht hinaus.*

Deswegen, wenn die Frau nicht an diesen Punkt kommt, praktiziert sie kein Weißes Tantra, weil die Explosion ja sowieso nicht passieren würde! Sie wird auf gar nichts »verzichten«, da sowieso nichts geschehen wäre! Zuerst »muss« es *etwas* geben, bevor jemand beschließen »kann«, darauf »zu verzichten«!

Ich will nicht sagen, dass jeder tantrischen Sex praktizieren »sollte«! Ich sage nur, dass, wenn eine Frau sich für tantrischen Sex interessiert und es noch nicht »schafft«, Orgasmen zu erreichen, der erste Schritt ist, sie zu bekommen! Sie »muss in der Lage« sein, zu explodieren – jederzeit, wenn sie es will!

Wenn der Orgasmus kein »Problem« mehr ist, »kann« die Frau beschließen, ihn zu vermeiden – nicht vorher! Es würde einfach keinen Sinn machen! ...

Jedes Mal, wenn eine Frau mit mir über ein Problem spricht, was auch immer das Problem ist, frage ich sie zuerst, ob sie Sex genießt und ob sie Orgasmen erreicht. Wenn nicht, ermutige ich sie immer, draufloszugehen – weil wir zuallererst die grundlegenden »Bedürfnisse« erfüllen »müssen«! Und das heißt nicht, »sich selbst zu stressen«, denn wir nennen es ja auch nicht Stress, wenn der Körper hungrig ist und um Nahrung bittet: Wir kochen oder kaufen einfach etwas zu essen! Und dann essen wir! Mit dem Orgasmus ist es dasselbe! Wir »sollten« einfach loslegen, statt zu denken, es sei »in Ordnung«, keinen Orgasmus zu »haben« – oder dass er schon eines Tages kommen wird! Wir setzen Energie dafür ein, weil wir wissen, dass die Einheit Körper-Verstand ihn will – damit wir gesättigt und entspannt sind!

Das Leben ist traurig für jemanden, der blockiert ist. Ist dies der Fall, dann mach dir nichts vor, sondern gehe im Namen der Weiblichkeit drauflos: Befreie dich einfach! Auch die Natur wird sich mit dir freuen!

Wir gingen dieser Tage zu der Hochzeit einer Schülerin von mir, der ich kurz zuvor »geholfen« hatte, »falsche« Vorstellungen von Sex und Liebe zu überwinden. Dann kam sie dem Mann, den sie wollte, endlich näher, aber sie heiratete ihn, ohne jemals erfahren zu haben, was ein Orgasmus ist! Und sie sagte mir, dass es schon passieren wird – doch wie »soll« es kommen, wenn sie es nicht für »notwendig« hält?! …

Als ich nachfragte, warum sie sich für Ehe entschieden hatten, sagte sie, sie fänden es romantisch … Aber diese soziale Illusion wird unvermeidlich früher oder später »ihr« krankes Gesicht zeigen … Und dann wird sie wieder festsitzen, nur in einer neuen Situation – fast so wie beim ersten Mal, als ich sie traf! … Arme Frauen! …

Die Existenz hat uns das Potenzial und den Segen geschenkt, Orgasmen genießen zu »können«, sogar viele auf einmal – und mit weniger »sollten« wir uns nicht zufriedengeben! Es ist nicht »in Ordnung«, einen netten Partner gefunden zu haben – vielleicht sogar jemanden fürs Leben –, jedoch keine Orgasmen zu erfahren! Wir sind nicht in einem weiblichen Körper geboren worden, um uns nur damit zufriedenzugeben, dass wir abgesichert sind! Eine Frau, die Orgasmen bekommt, bewegt sich wie ein königliches Tier, wie ein Panther, ein befriedigtes Wesen, das niemand verwunden »kann«, selbst wenn man sie beneidet oder hasst, weil sie frei ist.
Eine Frau, die keinen Orgasmus erreicht, ist verkrüppelt. Sie »hat« nicht die Kraft, Nein zu sagen oder sich für das, was sie will, einzusetzen. Sie ist konstant in »schlechter« Gemütsverfassung und wird leicht versklavt – und sie tut mir sehr leid …

Hier also ein paar Vorschläge, um Orgasmen zu erreichen:

- Gehe nicht mit irgendwem! Denke »nie«, du würdest keinen Besseren bekommen oder Besseren finden! Natur und Biologie werden immer wieder solche Momente wirklicher Anziehung liefern, denn sie hängen von uns ab, um weiterexistieren zu »können«! Also warte und hole dir »Momentum« in den Körper! *Sei geduldig – bis dich die Begierde durchzuckt.* Es wird passieren! Dann, wenn dir das Adrenalin ins Blut schießt, folge dem Impuls, ohne dich umzusehen, ohne an irgendetwas anderes zu denken, *egal an was du glaubst! Ganz gleich, wer oder was für ein Typ er ist, kämpfe um ihn, ohne zu urteilen, ohne Moral oder Vorurteile* – und ohne einen »Korb« zu akzeptieren! Verführe ihn, wenn »notwendig«! Trau dich, geh ran! Und der Orgasmus wird dich überfluten! Feiglinge erreichen selten Orgasmen, die Explosionen im Körper sind und einer Menge Energie »bedürfen«, in der Tat »deiner« ganzen Energie – und wenn du irgendetwas zurückhältst, wird es nicht passieren! Handele also mit Totalität, wenn es um den Mann geht, den »dein« Körper will! Allein die Tatsache, den bekommen zu haben, den er will, egal wie lange es gedauert hat oder was du alles dafür getan hast, wird dir das geben, was du für Orgasmen »brauchst«, denn es ist viel aufregender, für den Mann, den »dein« Körper will, gekämpft zu haben, als mit einem zu gehen, nur weil es bequem ist …

Erinnere dich daran, immer den Körper wählen zu lassen!

- *Warte nie auf Liebe oder auf eine »Beziehung«, um Sex zu genießen!* Das sind verschiedene Dinge. Liebe kann aus Sex entstehen – wenn du aber, bevor du mit Sex anfängst, Liebe oder irgendeine Art von Verpflichtung forderst, wirst du »möglicherweise« das ganze Spiel verderben! Und der Orgasmus weiß nichts über »deine« mentalen Barrieren! Er wird dann vielleicht nicht geschehen! Die Ehe zum Beispiel ist eine soziale Einrichtung, die immer »guten« Sex verhindert – es sei denn, du nimmst sie nicht ernst, es sei denn, du betrachtest sie lediglich als jene Formalität, die sie eigentlich ist! …

- *Mach den Prozess der Befreiung zur Priorität »deines« Lebens!* Lass dich nicht von irgendjemandem in Ketten legen. Tu es auch nicht selbst! Tu nur das, was du gerne tust, was dir Spaß macht – und nie das, was dir kein Vergnügen bereitet! Selbst wenn du dich um ein Kind oder um eine kranke Mutter kümmern »musst«, mach es nur, wenn es aus Liebe geschieht! Wenn nicht, dann finde einen ehrenvollen Weg, den Job jemandem anderen, dem es Spaß bringt, anzuvertrauen! *Praktiziere, Spaß zu »haben«!* Opfere nicht das Leben für Verpflichtungen – *opfere überhaupt nicht!*

- Wenn du dann mit jemandem im Bett bist, fiebere nicht gleich am Anfang darauf zu, einen Orgasmus zu erreichen! ... Fiebere nach gar nichts! ... Sei einfach da, genieße entspannt »deinen« Körper und dessen Wonne.
  Sei nicht in Eile. Und unterbrich sofort den Akt, wenn der Mann zu schnell »kommen« würde!

- *Höre nicht auf die Stimmen in dir, die dir sagen, wie du »dich benehmen solltest«,* was auch immer deren Quellen sein mögen. Beseitige sie alle. *Liebe zu machen ist eine heilige Handlung.* Wenn du mit jemandem ins Bett gehst, durchtränke dich mit dieser Erkenntnis und ehre diese Momente als gesegnete Geschenke der Existenz – die genossen werden »sollen«! Es sind Präsente des Lebens, und

  das Leben will immer, dass wir es feiern!!!

- *Tu nichts, was du nicht tun willst, erst recht nicht im Bett!* Sex ist nicht dafür »gedacht«, um dem anderen zu gefallen! Dies ist gegen »unsere« Würde als Frauen, und wenn du es doch tust, wirst du dich danach fürchterlich fühlen ... Tu es für dich, um Spaß zu »haben« – es ist »dein« ureigenstes Recht, dich daran zu erfreuen!

- *Bitte den Partner darum, das zu tun, was du magst.* Wenn du immer noch nicht weißt, was dir Vergnügen bereitet, finde es heraus! Nimm dir die Zeit, es zu entdecken. Das ist viel wichtiger als eine Karriere, als Geld zu verdienen, sich um die Kinder zu kümmern oder das Haus ordentlich zu halten!
  Ich sage nicht, dass du mit allem aufhören »solltest«, um dich ins Bett zu legen und zu masturbieren! Aber nimm dir Zeit und finde Freiräume, um mit dir selbst zu experimentieren – statt zu trinken

oder zu rauchen, Valium zu nehmen oder dich in eine Klinik einweisen zu lassen! …

- *Denke nie, der Mann wird nicht tun, was du dir wünschst.* Männer freuen sich, wenn die Frau um etwas bittet! Sie sind meist in Verlegenheit, wenn es darum geht, uns Vergnügen zu bereiten, und sind daher dankbar dafür, einen Hinweis zu bekommen! Wenn er ein gesunder intelligenter Mann ist, wird er glücklich sein, dich zufriedenzustellen. *Sie sind der aktive Teil des Spiels. Deswegen ist dies der natürliche Verlauf der Biologie: Sie lieben es, uns Lust empfinden zu sehen! Wenn er nicht so ist, unterbrich den Akt!*

- Wenn du ihn nicht intelligent – oder schön – findest, fang gar nicht erst damit an! *Die erste »Erfordernis« für »guten Sex« ist Intimität zwischen den Partnern – SELBST DANN, wenn es nur für eine Nacht oder für ein paar Momente im Bett ist. Dafür aber »musst« du dich wenigstens von ihm erregt fühlen!* Und wenn du ihn für einen Dummkopf hältst, wie willst du erregt werden? An einen Orgasmus ist dann überhaupt nicht zu denken! Und deshalb wird der Sex auch langweilig in »Beziehungen«: Du weißt zu viel über den anderen und beginnst, ihn als den Träger jener »Fehler«, die du auf ihn projizierst, zu sehen – und das ist ein Abtörn!

- *Du »musst« dich nicht penetrieren lassen, wenn du es nicht willst – und »erlaube« es nie, bevor du nicht mindestens einen Orgasmus erreicht hast!* Genieße die Klitoris! »Dein« Körper »braucht« das, um vorbereitet zu sein, um nass zu werden, um den Penis und die Penetration zu genießen …

- *Erlaube es dir, wild zu werden, so absolut wild,* wie du es nur irgend »schaffst« – und natürlich, wenn »dein« Körper diesen Punkt erreicht hat! … Viele Frauen bekommen keinen Orgasmus, denn sie sind zu gehemmt, um einfach mal »verrückt« zu sein! Und damit der Orgasmus dich überwältigt, »musst« du dich wie ein Tier benehmen. *Der Orgasmus ist ein Körperphänomen! Er kommt nicht von der Seele oder vom Geist.* Er kann dich dorthin bringen, aber die Basis dieser Erfahrung ist explodierende Energie! *Daher »muss« das Tier von dir*

»Besitz« ergreifen – du »kannst« keine »Dame« oder eine »spirituell Suchende« bleiben!

- Ein »guter« Tipp, um den Instinkten die Türen zu öffnen:

Benimm dich verrückt, ganz gleich was es bedeutet, mindestens 10 Minuten lang jeden Tag – dresche auf Kissen ein, kreische, zerfetze Zeitungen, schneide Fratzen und mach komische Geräusche, so als ob du verrückt geworden wärst.

Dann, wenn du mit jemandem ins Bett gehst, wird das Tier übernehmen. Natürlich »brauchen« wir am Anfang die Weichheit und die Zärtlichkeit des Mannes – doch der Punkt kommt, an dem der Körper übernehmen und außer Kontrolle geraten will. Oder es »sollte« so sein! Vielleicht schlagen oder beißen wir den Mann sogar – wie ein Tier – und es ist »gut« so! Männer genießen es!

Dann, wenn du »deinen« Instinkt kennengelernt und viele Orgasmen erlebt hast, »kannst« du darüber hinausgehen, »kannst« du zu Weißem Tantra übergehen …

- Die *Dynamische Meditation von Osho* ist auch ein potentes Mittel, sich zu allen Seiten hin zu öffnen. Probier es aus!

CDs, Kassetten und DVDs mit dieser Technik »können« über uns bezogen werden.

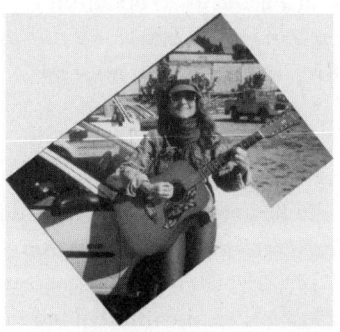

Pyari auf Ibiza, Spanien, 2001

Für das Herz

DER SPIEGELTANZ (©PYARI)

Wir »müssen« uns erst selbst lieben, bevor wir jemand anderen lieben »können«. Wenn wir auf andere zugehen, uns einen Liebhaber nehmen, aber immer noch denken, dass wir hässlich sind, es nicht verdienen, geliebt zu werden, dass wir Unterstützung, Sex oder einen Gefährten brauchen, wird es keine Befriedigung geben!

Wir »müssen« in uns selbst verliebt sein, damit uns sogar
Sex das geben »kann«, was er uns geben »sollte«.

Dann werden wir jemanden lieben, weil wir zu viel »haben«,
so viel, dass, wenn wir nicht geben, nicht teilen,
wir durch diesen Überschuss zerbersten würden!

Liebe »kann« nie ein Anspruch sein!
Bedingungen töten die Liebe und verderben den Sex!

Es gibt keine Regeln für und in der Liebe, sie ist das
größte Mysterium! Wenn wir jedoch eine Kategorie für sie
finden wollen, »können« wir eigentlich nur sagen, dass die
Liebe ein Anarchist ist …

Eine andere »gute« Sache, die es zu erinnern gilt, ist:
Sexuell befriedigt zu sein ist viel besser, als nur um der
Sicherheit willen mit jemandem, den man hasst,
zusammenzuleben …

Und wenn wir einen Gefährten »brauchen«, weil wir uns vor dem Alleinsein fürchten, ist die Konsequenz unvermeidlich eine Fahrkarte ins Unglück, da *der andere »unsere Bedürfnisse« nie erfüllen wird.*

Niemand »kann« es. Deshalb, sei nie mit jemand nur aus Angst vor dem Alleinsein!

Wir »können« erst mit anderen in Verbindung kommen, wenn
wir »in der Lage« sind, das Alleinsein zu genießen.

Avinash und ich leben seit Jahren zusammen, dennoch haben wir es nie
geplant. Es ist einfach passiert. An erster Stelle stand immer, glücklich
zu sein! Und da wir in den meisten Fällen die gleichen Dinge mögen,
fahren wir fort, uns gemeinsam diesen Dingen zu widmen.

Wir glaubten auch nie, dass wir eine Beziehung »haben«. Auf diese
Weise, frei, ist die Liebe erblüht! Aber allein zu sein lieben wir ebenfalls!

Um glücklich zu sein, »brauchen« wir den anderen nicht ...

Doch als wir uns trafen, waren wir noch sehr unsicher – wir sind tatsächlich gemeinsam sehr gewachsen – und da ich ihn immer sehr schön
gefunden habe, befürchtete ich oft, dass er sich in jemanden verlieben
und weggehen »könnte« ...

Indem ich diese Furcht beobachtete, fand ich heraus, dass sie daher
rührte, dass ich mich nicht schön fand ...

Und ich entwarf diese Technik.

Wir sind wirklich viel schöner geworden und vielleicht nicht nur aufgrund dieser Technik, sondern weil

Liebe oder auch nur »guter« Sex schön macht – denn beide
befreien uns von der Herrschaft des Verstandes und
integrieren uns so ...

Die Methode:

- Du nimmst Musik, die du liebst, die »deinen« Körper unwillkürlich in
  Bewegung bringt. Doch »sollte« es keine Musik sein, die du zwar schön
  findest, aber zu der du nicht tanzen »kannst«!

- Bereite eine Kassette oder eine CD mit 45 Minuten oder einer Stunde
  Musik vor.

- Besorge dir einen großen Spiegel, in dem du dich ganz sehen »kannst«,
  und tanze vor »deinem« Spiegelbild 45 Minuten oder eine Stunde lang.

- Probiere es aus, bevor du die CD aufnimmst: Sieh, wie lang der Körper gern zu dieser Art von Musik tanzt, denn du »kannst« es nicht an einem Tag 45 Minuten und am anderen eine Stunde lang tun. Es »muss« eine gewisse Kontinuität geben, damit du dich daran gewöhnst und dazu »in der Lage« bist, mit dir selbst zu »arbeiten«.

- **Praktiziere es drei Wochen lang jeden Tag.** Wenn du einen Tag auslässt, tanze am nächsten Tag zweimal. Vielleicht morgens und abends. Finde eine bestimmte Uhrzeit, zu der du es regelmäßig tun »kannst«. Wenn es aber nicht jeden Tag um die gleiche Uhrzeit geht, tu es, wenn du Zeit findest –
  allerdings jeden Tag!

- Wenn du dich »gut« dabei fühlst, dann dehne die drei Wochen auf vier Monate aus. Danach lege eine Pause ein, auch wenn es dir sehr zusagt. Es mag nur für eine Woche sein ...

- Zieh etwas Schönes zum Tanzen an – du »hast« eine Verabredung mit dir selbst! Nimm Kleidung, in der du dich wirklich sexy und schön fühlst. »Besitzt« du nichts, was dir gefällt, dann kauf es dir. Und wenn du nicht viel Geld »hast«, tausche mit Freunden oder wünsche dir etwas von jemandem. Falls du keine Freunde »hast«, dann gehe zu einer »Kleiderkammer«, wo es – in ganz Deutschland – »gute« Sachen zum Anziehen gibt. Oder verschönere »deine« Kleidung – mach dir Kostüme! Es ist »dein« Aussehen, das auf dem Spiel steht! ... Sei großzügig zu dir selbst ...

- Fange also an, mit Kleidern zu tanzen, und dann, wie in einem Striptease, zieh dich langsam, Stück für Stück, aus. Schämst du dich, beobachte diese Gefühle. Sie tauchen wahrscheinlich auch auf, wenn du dich vor einem Liebhaber oder einer Geliebten auziehst – und das verhindert befriedigenden Sex, denn du bist nicht »in der Lage«, im Bett zu spielen oder dich wirklich zu entspannen, wenn du dich für »deinen« Körper schämst oder ihn in irgendeiner Weise hässlich findest. Es gibt keinen Platz für Spaß, wenn du immerzu damit beschäftigt bist, das zu verstecken, was an dir nicht magst! ...
  Und ich bin mir »sicher«, dass du dich, wenn dies »deine« Situation ist, nach dem Sex schrecklich fühlen wirst!

Du weißt auch, dass es, wenn du dich hässlich findest, keinen Unterschied macht, ob die ganze Welt dich für einen Superstar hält! Tantra kommt auch dann nicht infrage, denn wenn du nicht mit dir selbst zufrieden bist, gibt es keinen Weg, wie du in dir ruhen »kannst« – du wirst andauernd mit »deinen« Gefühlen oder mit dem Partner beschäftigt sein. Und für tantrischen Sex bist du wichtig, nicht der andere …

Andererseits, wenn du »deinen« Körper für schön hältst, sogar wenn der andere ihn hässlich findet, ist es dir egal – und du wirst genießen … Wenn wir selbst zufrieden sind, kümmern wir uns eigentlich nie darum, was die anderen denken …

- Du »solltest« an den Punkt kommen, an dem du »deinen« Körper schön findest, an dem du dich selbst schön findest – und dich selbst liebst. Du »solltest« dich in der Tat verehren! Am Anfang wirst du natürlich das eine oder andere nicht mögen: »deine« Körperhaltung, »deine« Nase, »dein« Haar. Also verändere sie! Du »kannst« es tun! Du »musst« nicht zum plastischen Chirurgen gehen, um die Nase zu verändern, aber du »kannst« dir zum Beispiel eine neue Frisur machen lassen – sodass die Nase nicht mehr so hervorsteht! Oder du nimmst einen Hut! Dann sehen die Leute vielleicht nicht mehr so auf die Nase, da sie mit dem Hut beschäftigt sind. Oder du wirst die Nase vergessen, weil du den Hut aufbehalten »musst« …

Der Punkt ist, das Herz zum Tanzen zu bringen, wenn du in den Spiegel schaust …

Und es ist »möglich«, ich habe es getan. Und es bringt Spaß! Das »kann« ich dir sagen!

Allerdings, nachdem du vier Monate lang vor dem Spiegel getanzt hast, ist es nicht mehr wichtig, ob du dich schön findest oder nicht, denn mit »Sicherheit« wirst du es »schaffen«, wenigstens einen Tanz zu entdecken, den du gern tanzt. Dann, selbst wenn ein Teil »deines« Körpers dich vielleicht nicht so antörnt, »kannst« du nun tanzen! Das ist schon in sich selbst Seligkeit genug!

Und du wirst die »Fähigkeit« erlangen, mit einem Partner zu tanzen, was sogar noch erfüllender ist …

Aber ich schwöre dir, dass du dich am Ende selbst lieben wirst! ...
Genieße! ...

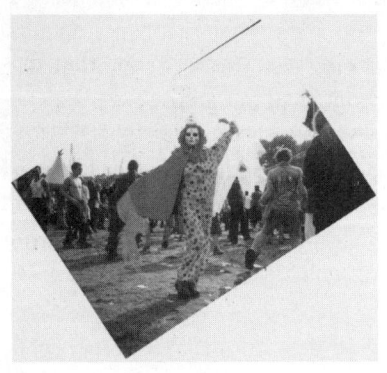 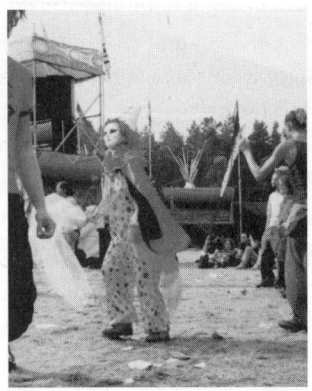

Pyari performt als Clown,
Voov Experience, Putlitz, 2002

Für den Buddha

DIE KOSMISCHE TANZMEDITATION
(©PYARI)

Auch dies ist eine von mir entwickelte Technik, die seit 1980 die Basis
»meiner« Arbeit bildet. »Ihre« Struktur beruht auf der Astrologie, die
sagt, dass jedes Tierkreiszeichen in Beziehung zu einem Körperteil steht.

Ich nehme also an, dass die Eigenschaften jedes einzelnen Zeichens sich
in diesem bestimmten Teil des Körpers spiegeln. Das Sternzeichen
Krebs steht zum Beispiel in Verbindung mit dem Magen, dem Brustkasten und den Brüsten – wie auch mit den Emotionen und der Mutter.
Daher reflektiert die Situation dieser Körperteile – des Brustkorbs, der
Brüste und des Magens – »unsere« Emotionen und »unsere« Mutter.
  Ich habe deshalb gefühlsbetonte Musik gewählt, um auf die Brust und
den Brustkasten konzentriert zu tanzen – und um »unsere« Gefühle zu
erfahren sowie uns von »dunklen« Emotionen zu entledigen.

Die Technik

- Wir tanzen mit geschlossenen Augen.

- Nach jedem Lied fordere ich die Leute auf, zu stoppen und wie eingefroren stehen zu bleiben, ohne irgendetwas, was sie sehen, zu beurteilen – denn sonst wandert die Energie in die Bewertung. Man beobachtet nur ... Zuerst den Körper, dann die Energie, ob sie fließt oder nicht, und wenn man sieht, dass sie irgendwo feststeckt, schaut man, wo. Dann den Verstand: Man beobachtet, was man denkt, was auf der Leinwand des Verstandes vorüberzieht. Und schließlich beobachten wir die Gefühle. Zuerst, ob wir überhaupt etwas empfinden, und dann, wenn ja, welche Gefühle da sind ...

  Das Wichtige ist, zu beobachten, nicht etwas zu verändern. Es ist keine Therapie, bei der die Leute sich ändern »müssen«. Es ist eine Meditation, ein Prozess des Vertrautwerdens mit dem Beobachter, mit jenem in uns, von dem die erleuchteten Meister sagen, er sei unsterblich ...

  Ich habe diesen Prozess des Beobachtens schon erklärt, da ich ihn immer zwischen allen Techniken einfüge ...

- Zuerst »sollten« wir den Körper 15 Minuten lang schütteln – als würden wir alle Dämonen aus uns herauswerfen. Die Beine bewegen sich nicht vom Boden, so als sei man wie ein Baum in der Erde verwurzelt ... Auf diese Weise werden sich viele Spannungen und unerwünschte Emotionen lösen.

  Die erste Phase von Oshos Kundalini-Meditation mag hier Verwendung finden. Ich benutze auch oft Punkmusik für diesen Teil.

- Danach kommen 12 unterschiedliche Musikstücke. Jedes ist dazu gedacht, mit jeweils einem Teil des Körpers zu tanzen und um die jeweiligen Dimensionen, die nach astrologischer Auffassung mit ihm verbunden sind, zu erfahren. Der ganze Körper »kann« sich bewegen, aber die Quelle der Bewegung »muss« jenes bestimmte Körperteil sein. Und ich erkläre, was wir durch jeden Tanz erfahren werden.

1. **Für den Kopf:** aktive, energetische Musik, schneller Rock oder Disco – um Ängste davor loszulassen, eine Führungsposition einzunehmen.

2. **Für den Hintern:** sexy, langsame Musik, Blues oder Bolero – um Blockierungen des Unterleibs aufzulösen.

3. **Für die Wirbelsäule und das Herz:** langsame Musik, ein Instrumental- stück oder irgendetwas, was das Herz berührt. Es geht nicht darum, Emotionen heraufzubeschwören. Das Herz ist etwas anderes, es ist zum Beispiel viel sanfter und weiser – es ist das Heim der Intuition ...

4. **Für die Beine:** sehr schnelle, elektronische Musik, um den Rebellen in uns zu wecken – denjenigen, der bereit ist, mit Regeln zu brechen und sich vorwärts zu bewegen ...

5. **Für die Hüften:** mittleres oder schnelles Tempo – Reggae, Salsa oder Merengue –, um zu erleben, mehr Raum für Spaß zu gewinnen.

6. **Für die Arme:** schneller Disco-Beat, Rock, Marschmusik oder elektroni- sche Musik – um Kommunikation und Ausdruck zu entwickeln ...

7. **Für die Knie:** sehr sanfte Instrumental- oder Meditationsmusik – um Bewegungen in Zeitlupe und Meditation zu erfahren.

8. **Für den Brustkorb und die Brüste:** langsame, emotionale Musik – um Achtsamkeit für Gefühle und »ihren« Ausdruck zu entwickeln.

9. **Für den Hals:** sinnlich langsame Musik – Blues oder Bolero –, um Sensibilität zu erweitern.

10. **Für die Genitalien:** schneller Rock, Disco oder emotionale Musik – zum Tanzen, als ob dies der letzte Tanz im Leben wäre, um die Unvermeid- lichkeit des Todes zu erleben.

11. **Für die Hände:** schneller Rock, Disco oder elektronische Musik – um Sensibilität und Kreativität zu erfahren.

12. **Für die Füße:** schnelle, lateinamerikanische Musik wie Xaxado, Merengue, Salsa oder Latin-Marsch – um mit dem Tanz zu verschmelzen, das Sichauflösen im Universum und im Einssein zu erleben.

13. **Ein weiteres Musikstück** – um locker und frei mit dem ganzen Körper zu tanzen. Man »kann« sich etwas aussuchen, wozu man jetzt am liebsten tanzt.

● Nicht vergessen, nach jedem Tanz »einzufrieren« und zu beobachten – wie in diesem Buch mehrmals beschrieben.

● Nach dem letzten Tanz »sollte« man sich mindestens 15 und bis zu 40 Minuten lang ausruhen. Die Arme und Beine »sollte« man weit von sich strecken. Je mehr man sich öffnet, umso besser ...

Genieße es! ...

Wir haben eine CD mit dieser Meditation produziert. Sie heißt »Der Beobachter«, und du »kannst« sie in Deutsch, Englisch oder Portugiesisch bei uns bestellen.

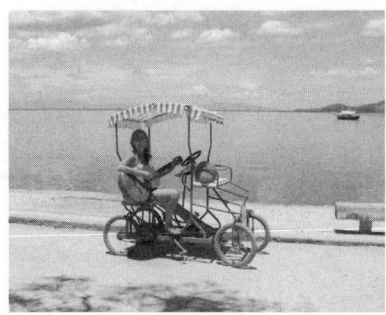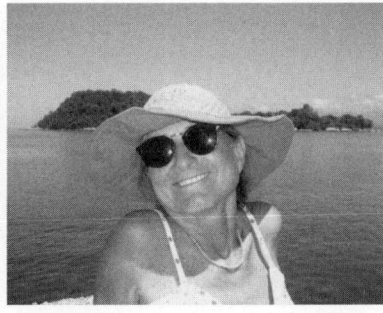

Pyari in Paquetá, Rio de Janeiro, Brasilien, 2006

8

*M*ünchen – Winter 2002

Wir bekamen den Schlüssel zu der Wohnung von einem Freund des Sannyasins – einem Regisseur, der in Brasilien gelebt hatte und der sehr nett zu uns war ... Es war ein guter Anfang ...

Die Wohnung bestand nur aus einem Wohnzimmer und einem Schlafzimmer, »hatte« aber Südlage, sodass ich oft nackt in der Sonne liegend Übungen machen »konnte«. Avinash schlief im Schlafzimmer und ich auf einem orientalischen Sofa im Wohnzimmer. Alles war praktisch eingerichtet, und selbst eine Kaffeemühle war da. Also kaufte ich fast jeden Tag Bohnen und trank sehr köstlichen frisch gemahlenen Kaffee! ...

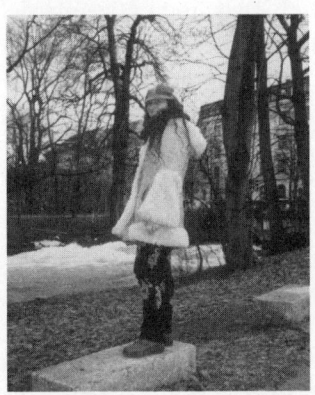

Pyari an der Isar, München, 2002

Als V zum ersten Mal kam, saßen wir drei nach dem Abendessen am Tisch, und ich versuchte, »seine« Hände zu liebkosen, doch er zog sie zurück, als »hätte« ich eine ansteckende Krankheit! Selbstverständlich war ich schockiert, aber es machte mir nicht so viel aus, da ich froh war, fern von Hamburg, weg von dem Chaos, mit dem ich mich dort abplagte, zu sein!

Wir telefonierten dann oft, und er kam ein weiteres Mal, als Avinash noch da war. Er war etwas offener, und nachdem Avinash sich schlafen gelegt hatte, lag er mit mir auf dem Sofa. Ich begann ihn zu berühren, doch er sagte, er würde sich unbehaglich fühlen, wenn Avinash im Nebenzimmer war ...

Nach der Woche fuhr Avinash zurück, und ich fühlte mich allein »sehr gut«. In Pune hatte ich schon allein gelebt, aber in Deutschland, wo alles einfach ist, war es für mich ziemlich neu. Und ich zog nicht ins Schlafzimmer, denn da schien es mir zu chaotisch zu sein – in den wenigen Nächten, die ich dort schlief, fühlte ich mich nicht »gut« ...

An dem Abend, an dem er mich zum ersten Mal nach Avinashs Abreise wieder besuchte, rauchten wir ein wenig. Er brachte auch etwas zu trinken mit. Damals suchte ich nach einem alkoholischen Getränk, das mir schmeckte, und experimentierte mit Gin Tonic – den ich mit »meinem« Vater zu trinken pflegte, nachdem wir Tennis gespielt hatten, als ich fünfzehn war ...

V entschuldigte sich, als ich ihm sagte, dass mich »seine« letzten Zurückweisungen verletzt hatten, und ich weinte viel, als wir uns dann wieder liebten – und mehr noch danach! Vielleicht hatte sich in diesen Tränen etwas gelöst ... Und er sagte mir, dass er, wenn wir uns so nahe waren wie jetzt wieder, nicht mehr »in der Lage« sei, irgendjemanden vom Flughafen abzuholen – jedoch ließ ich ihn in dieser Nacht allein schlafen ... Auf dem Sofa fühlte ich mich viel besser ... Und diese Emotionen brachten mich fast um ...

Er rief jeden Tag an, kam an jedem zweiten und entschuldigte sich immer dafür, am Tag zuvor nicht aufgetaucht zu sein – als ob er dazu verpflichtet wäre!

Doch es überraschte und wunderte mich, dass ich es viel mehr genoss, wenn ich allein war! Natürlich freute ich mich, wenn er da war, aber ich empfand noch tiefere Seligkeit, wenn er nicht kam! Es war so »gut«, allein zu sein! Ich amüsierte mich wie nie zuvor! Oft genoss ich es einfach, in Stille zu sein. Dennoch hörte ich auch viel Musik. Der Swami »hatte« eine Menge CDs, die ich noch nicht kannte.

Tagsüber stickte ich kreative Sachen und kochte. Selbst in den Supermarkt zu gehen oder auf dem Friedhof nebenan einen Spaziergang zu machen war ein Erlebnis voller Wonnen ...

Nachts spielte ich Gitarre – und schlief in Frieden.

Es schien jetzt, dass wir, um uns zu lieben, noch irgendetwas Zusätzliches »brauchten«, was mir nicht so sehr gefiel … Er hatte nie geraucht, außer Alkohol nie etwas genommen, und einmal hatte ich ihm sogar vorgeschlagen, LSD zu nehmen, um aus dieser festgefahrenen Situation, in der er scheinbar steckte, herauszukommen – und hatte sogar welches organisiert, als er mich darum bat. Dann war er einfach nur in Meditation gegangen, wie er mir hinterher sagte, allein in »seinem« Zimmer, und habe bei dem Trip nichts Besonderes gespürt, außer dass er sich sehr tief in die Meditation versenkt habe … Ich erklärte ihm, es verhalte sich eben so, es sei nichts Besonderes, wenn wir sowieso schon meditieren.

Er hatte uns dann manchmal nach etwas zu rauchen gefragt und später einmal bemerkt, es sei nicht so gut für die Gesundheit, dass ein Freund, derjenige, der sich in der Buddha-Halle angerempelt gefühlt hatte, gesagt habe, dies seien gefährliche Dinge … Ich war so überrascht, dass er es dem Typ erzählt hatte! Und bat ihn natürlich, es nicht wieder zu tun, außerdem nicht zu erzählen, ich hätte es ihm besorgt! Sie schienen alle so konservativ zu sein! Und in welcher Zeit leben diese Leute?!

Ich fügte hinzu, dass ich deshalb nicht mehr rauche: weil niemand weiß, wie das Gras heutzutage angepflanzt wird … Obwohl es, wenn es natürlich angebaut wird, viel »besser« ist als Schlaftabletten oder andere Medikamente, die von der Pharmaindustrie hergestellt werden! …

Jedenfalls in dieser Wohnung genoss er immer gern etwas Gras und Alkohol – und oft tanzten wir, lachten, genossen … Er fand arabische Musik, die wir beide liebten, wir sangen dazu, versuchten, die Bedeutung der schönen Worte zu ergründen, und imitierten die Art, wie sie tanzen …

Eines Tages begann er Sheelas Buch, das »unser« Freund »besaß«, zu lesen … Und ich weigerte mich, Ansichten dazu zu hören! Ich »konnte« es sowieso nicht verstehen, warum er sich so sehr damit aufhielt!

Trotzdem liebten wir uns wieder am letzten Tag auf jene starke Art! Er kam über mich, von hinten, wie wir es selten taten, und wir drehten so vollkommen durch vor Vergnügen, dass es für ihn, wie er sagte, fast »unmöglich« war, nicht zu ejakulieren … Er tat es jedoch nicht – und wieder war die große Leidenschaft da …

Nach diesem irren Sexerlebnis nahm er mich mit, einen Freund aus der Zeit im Schloss zu besuchen, der damals noch ein Kind gewesen war und über die Jahre viele Probleme bekam. 1997 hatte ich ihn in Pune getroffen. Er war inzwischen ein schöner Junge von siebzehn Jahren, oft sah ich ihn bei den Meditationen in der Buddha-Halle, und er lud mich sogar ein, mit ihm an einer Tantra-Gruppe teilzunehmen – worauf ich zur Antwort gab, dass er sich nach einem jungen Mädchen umsehen »sollte« …

Dann hatte er, als er zu schnell gefahren war, einen Unfall erlitten, wodurch er ein wenig gehandicapt war, und V traf sich jetzt oft mit ihm … Diese jungen und sensiblen Männer »haben« kein leichtes Leben in dieser Gesellschaft … Und ich dachte an Atman …

Wir gingen zu dritt zu einem wunderschönen Fluss, V sah herrlich aus, und ich war eifersüchtig, als er mir von der Reise erzählte, die er mit der Russin in Indien unternommen hatte! … Später kochte ich für die beiden, und der Urlaub war vorbei … Ich hatte vier statt zwei Wochen dort verbracht – in Seligkeit … Und es freute mich, hinterher von dem Swami – und »seiner« brasilianischen Freundin – zu hören, dass die Wohnung sauberer gewesen sei als vorher …

Wenige Monate später wollten V und ich uns wieder treffen. Wie im Jahr zuvor fuhr mich Avinash, und er kam, um mich abzuholen. Wir lachten nochmals über die Frauenzustellung, deren Empfänger sie irgendwo mitten in Deutschland entgegennahm! … Er schlug dann vor, das Schloss, das nun in der Nähe war, zu besuchen – in dem sich jetzt ein luxuriöses Hotel befindet … Und wir drei genossen es, umherzustreifen, ein Bier zu trinken, uns an die schöne Zeit, die wir dort verbracht hatten, zu erinnern …

Es war wieder wunderbar in München! Ich las ihm abends aus dem Buch vor, er war sehr beeindruckt und »hatte« eines Nachts sogar einen Albtraum, der mit der Folter in den brasilianischen Gefängnissen während der Diktatur zusammenhing … Ich las auch ein schönes Buch über erleuchtete Frauen in Indien, wir meditierten und musizierten zusammen, aber wenn wir uns liebten, war ich oft nicht mehr präsent – Geschichten kamen in »meinen« Kopf … Und oft habe ich auch in dem Zimmer unten geschlafen …

In Hamburg war Krieg. Wie mir die Anwältin, bevor sie nach Spanien gegangen war, empfohlen hatte, sagte ich J endlich, dass ich ihn bei der Staatsanwaltschaft denunzieren würde, falls er nicht endgültig auszog.

Ich hätte nie gedacht, dass ich »fähig« dazu wäre, auf diese Weise für »meine« Rechte zu kämpfen, doch hatte ich dieses Chaos gründlich satt und war jetzt entschlossen, das Haus leer zu bekommen! Und zu der Frau unten sagte ich etwas Ähnliches. Zuerst forderte sie mich auf, mich zu verpissen, und beendete das Telefonat. Nach ein paar Minuten rief sie mich aber zurück und fragte, was ich genau wollte. Ich sagte nur, sie solle ausziehen – und fuhr fort, kein Wort mehr mit ihr zu sprechen.

Wenige Wochen später gelang es ihr irgendwie, »meine« Aufmerksamkeit auf sich zu ziehen, und sie sagte mir, dass sie im November gehen würde. Ich glaubte es nicht, dass ich die Schlacht gewann! Und das allein!

Definitiv wollte ich nicht mehr das Opfer spielen! …

Auch die Partys waren für uns irgendwie vorbei, und dieses Jahr machten wir keinen Stand mehr. Ich legte nur als DJ auf – meditative Musik – und tanzte verkleidet als Clown.

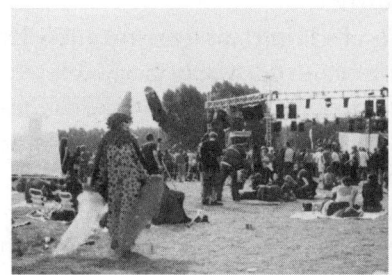 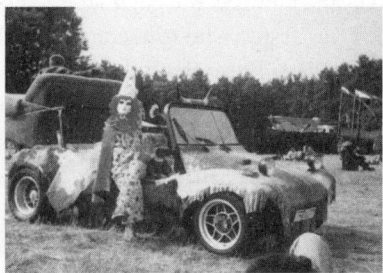

Pyari performt als Clown, Voov Experience, August 2002

Avinash und ich dachten nun daran, irgendwann nach Locarno umzuziehen. Wir wollten in einem südlichen Land vom Ackerbau leben und fuhren also noch mal dorthin. Als wir durch München kamen, parkten wir am Nymphenburger Park.

V besuchte uns an diesem Abend und am nächsten Morgen zum Frühstück. Ich war begierig, ihn zu sehen, wurde aber trotzdem schlichtweg frustriert: Kein Sex, und stattdessen redeten wir übers Geldverdienen, schmiedeten Pläne – alles zu sehr »im Kopf« für mich …

Nachdem er mich viel über diese Stadt hatte reden hören, beschloss er, sich uns anzuschließen, beim nächsten Mal, im November, wenn wir wieder nach Locarno fahren würden.

Am Abend bevor wir Hamburg verließen, rief ich ihn an, um zu planen, wann wir ihn abholten, und erfuhr, dass er bei der deutschen Ma war ... Ich war wieder durch den Wind – wollte ich ihn für mich allein? Ich weiß es nicht. »Meinem« Gefühl nach war er mit mir nie ganz präsent – und ich hatte es satt, ihm hinterherzulaufen, ihn immer zu überreden, zu verführen oder einladen zu »müssen« ... Oder hatte ich einfach genug »gehabt«? »Hatte« ich vielleicht den ganzen Saft herausgepresst?! Alleine zu sein stellte sich im Moment sowieso als die größte Seligkeit heraus – auch wenn ich das immer noch nicht glaubte ...

Als wir ihn in München abholten, lag ich im Bus und blieb liegen. Ich war ihm gegenüber verschlossen ... Sie wechselten sich beim Fahren ab, und als Avinash schlief, saßen wir zusammen vorne. Dann fragte ich ihn, ob er nie einmal, ohne dass eine andere Frau zwischen uns war, ganz für mich da sein »könne« ... Und wir verbrachten die Fahrt mit Diskussionen – die schönen großartigen Berge und der Grund, weshalb wir losgefahren waren, blieben vergessen ...

Zum ersten Mal mieteten wir in Locarno ein Haus – zuvor hatten wir immer bei Freunden oder im Bus gewohnt – und weil es von außen sehr einfach aussah, hatte V es anfangs für ärmlich gehalten, wie er es aus Italien kannte. Dennoch war er begeistert, als wir eintraten. Alles war ganz im Schweizer Stil, praktisch, komfortabel und mit einem Kamin ...

Wir aßen in einem Restaurant in der Nähe, sie redeten wie üblich nur über Geschäfte, und nachts schlüpfte ich zu ihm unter die Decke auf dem Sofa ... Avinash war schon in dem Zimmer auf der anderen Seite der Küche, wo es zwei Betten für uns gab ... Und wir liebten uns ...

Das Vergnügen genoss ich sehr, aber irgendwie war da keine »wirkliche« Verbindung zwischen uns – vielleicht war er von der anderen Frau ausgefüllt ...

Am nächsten Tag sagte ich ihm, dass der Sex seltsam gewesen war, und er bemerkte, er habe nicht erwartet, dass ich zu ihm ins Bett kommen würde, da wir uns auf der Reise nicht wohl miteinander gefühlt hatten ... Doch wie »konnte« ich mir eine Gelegenheit, ihn zu lieben, entgehen lassen? Und er würde bloß ein paar Tage da sein, höchstens fünf!

Es war immer so kurz! Es schien, dass ich nie genug bekommen würde! Und er sagte, wie immer, dass ich lernen »müsse«, loszulassen ...

Das Haus lag in Entranga, bereits in den Bergen oberhalb von Locarno, und wir unternahmen schöne Wanderungen. Dennoch war ich oft sauer,

wenn er Dinge, die ich nicht mochte, aussprach, und verschloss mich …
Meistens ließ ich Eifersucht zu … Ein- oder zweimal fragte ich ihn, was
er »seinen« Freunden über mich erzählte …

»Dass Sex sehr gut zwischen uns ist«, sagte er zu mir …

Oft hatte ich geäußert, dass dies die einzige Verbindung zwischen uns
sei … Er pflegte zu antworten, dass dem nicht so sei, woraufhin ich
fragte: »Und was teilen wir sonst?!«

»Meditation und Osho«, sagte er immer.

Dennoch »haben« »unsere« Geister nicht viele gemeinsame Interessen … Eigentlich kümmerte ich mich wenig darum, denn Sex war das
Wichtigste für mich. Von einem Vater aufgezogen, für den Sex das Zentrum von allem war, war es daher mehr als genug, im Bett befriedigt zu
werden. Trotzdem schien es, dass wir beide etwas anderes wollten. Vielleicht war es nur

die unersättliche Gier des menschlichen Verstandes, der sich
nie mit dem, was er vorfindet, zufriedengibt …

In Wahrheit war ich doch diejenige, die immer mehr wollte …

Ich vermute, dass er nie glaubte, wir würden zusammenleben »können«, denn »unsere« Leben bewegen sich in verschiedene Richtungen.
Trotzdem fragte er mich oft, welche gemeinsamen Unternehmungen ich
mir denn für uns vorstellte, und ich gab ihm viele Ideen: auf Märkten
verkaufen, Musik machen, »meine« Texte übersetzen, Theaterstücke für
Kinder und Drehbücher schreiben … Alles vergeblich …

An dem Tag, als er fuhr, rauchte ich ein bisschen, um mich zu entspannen und ihm ein nettes »Lebewohl« zu sagen. Er flog wieder nach Pune,
und ich »hatte« das Gefühl, einmal mehr, dass es nie genug Zeit für uns
gab …

Als wir ihn zum Bahnhof fuhren, befragte er die »Osho Zen Tarot«-
Karten, wie es mit uns weitergehen »könne«, und zog die Karte »Vereh-
rung«, die bedeutet:

Außer zu vertrauen, »müssen« wir »unsere« Arbeit machen,
weil Gott, um zu handeln, nur »unsere« Hände »hat«! …

Er verstand die Botschaft nicht ganz, und ich bekam das Gefühl, dass er
tatsächlich etwas für die Liebe, für uns tun »musste« … Bevor er in den
Zug stieg, sagte er zu mir: »Ich weiß nicht, wie es weitergehen soll …«

Dennoch machte ich mir darüber keine Gedanken. Der Moment war kostbar, er ging fort, ich würde ihn nicht mehr sehen, bevor er nach Pune flog, und wer wusste schon, was als Nächstes kommen würde? Auch wenn er oft gesagt hatte: »Wir treffen uns immer wieder, Pyari ...«

Aber als er weg war, war auch in mir etwas verschwunden ...

Am nächsten Tag regnete es viel, ich machte einige Übungen barfuß bei geöffnetem Fenster, und nachts hatte sich »meine« Blase entzündet! Ich bekam Fieber und »musste« krank im Bett bleiben – in jenem Bett, in dem wir ein paar Tage lang zusammen geschlafen hatten ... Dort war es wärmer als in dem Zimmer, in dem Avinash schlief und in dem ich die vorige Nacht verbracht hatte ...

Als ich wusste, dass V wieder zu Hause war, rief ich ihn an, und er sagte, er würde mit jener Ma zu Abend essen ... Und ich war wieder sehr eifersüchtig! Ich weiß nicht, warum ich mich mehr und mehr diesem »dunklen« Gefühl geöffnet hatte! Vielleicht wenn Sex so erfüllend ist, fürchten wir uns davor, ihn zu verlieren; vielleicht wollte ich mehr; vielleicht wollte ich ihn einfach nur besitzen ... Vielleicht war es alles zusammen ...

Wir stritten, er schrie, dass er andere Geliebte »habe«, ich weinte viel und »hatte« starke Schmerzen in der Blase, die mit dem Loslassen in Verbindung steht ... Es war wirklich Zeit, loszulassen! ... Und am nächsten Tag reiste er nach Pune ...

Zurück in Hamburg bemerkte ich, dass mit der Ma unten etwas Seltsames passierte, und sprach mit Avinash darüber. Er glaubte mir nicht und sagte, ich solle nicht paranoid werden, solle einfach warten – und der Existenz vertrauen ...

Sie hatte die Wohnung wirklich »verkauft«, an zwei junge Typen, die noch lauter als sie waren, fühlte sich siegreich und zeigte uns den Finger, bevor sie mit einem neuen Auto davonfuhr! Ich war total außer mir! Ich »hätte« doch »meinen« Gefühlen vertrauen »sollen«! ...

Als einzig »mögliche« Rache bat ich einen Freund, »ihre« Mutter anzurufen und zu sagen, er sei von der Kriminalpolizei, die sie suche. Und wir hörten später, dass sie nach Indien gefahren war. Die Stadt war für eine Weile von dieser finsteren Seele befreit!

Auch ängstlich, ging J wenige Wochen später. Aber jene zwei Typen lebten jetzt unten – »mein« Plan war gescheitert! ...

Ich wollte in dem Haus etwas auf die Beine stellen, vielleicht einen Osho-Verein, der Kunstprojekte unterstützte … Trotzdem meinten einige Freunde, dass es so besser sei, denn dieses Haus wäre nichts mehr für uns …

Ein anderer seltsamer Typ kaufte dann von einem alten Fleischerehepaar – das in Rente gegangen und an die Ostsee gezogen war – das Haus auf der anderen Straßenseite, und sie fingen sehr laut mit den Bauarbeiten an – Bier trinkend!

Er baute Wohnungen, um sie zu vermieten, und in einer wollte er »seine« Familie unterbringen: zwei Kinder und eine Frau, die sich von ihm bereits getrennt hatte und ihm vorwarf, wenn sie sich laut stritten, er sei ein Workaholic … Sie erzählte mir einmal, als wir uns unterhielten, sie arbeite in einem Projekt, das Junky-Frauen in der Nähe des Hauptbahnhofs unterstützte. Und ich fand sie sehr nett …

Das ganze Schanzenviertel protestierte gegen dieses verrückte Bauvorhaben, durch das die Gegend in ein Schickimicki-Viertel verwandelt wurde. Aber nichts zu machen: Hamburg wuchs schnell, es war keine ruhige Stadt mehr wie vor zehn Jahren! Der Kapitalismus hatte gewonnen …

Einmal bat ich diesen Kerl darum, auch an uns zu denken und weniger laut zu sein. Das kümmerte ihn jedoch überhaupt nicht. Ich bekam das Gefühl, dass ich für ihn einfach nur so eine verrückte Frau war … Schließlich hielt ich es nicht mehr aus und rief das Bauamt an, damit sie die Baustelle überprüften – ich weiß, dass alle irgendwelche »illegale Sachen« machen … Er wurde natürlich sehr wütend und »erreichte«, dass die jüdischen Leute im Nachbarhaus gegenüber von »unserem« – wo eine »dicke« Frau ein ebenfalls »dickes« jugendliches Mädchen ständig terrorisierte – auch nicht mehr mit mir sprachen! Jetzt war ich in Kämpfe mit einer Menge Menschen verstrickt! Aber ich würde mich nicht mehr, wie vor zehn Jahren, geschlagen geben! Ich wollte jetzt wirklich kämpfen! … Die »Stadt-Guerilla« …

Alle Teilnehmer des letzten Workshops, der dann in dem Haus stattfand – und der wundervoll gewesen ist –, kamen aus Ostdeutschland, und am Sonntagabend, als es vorbei war – alle waren selig –, rief eine Nachbarin an, um mir zu sagen, dass sie die Polizei gerufen habe, weil Atman aus einem Fenster schreien würde! Doch als sie kamen, fanden sie ihn nicht, da er sich auf dem Dachboden versteckt hatte! …

Vor dem Seminar hatten die Typen unten versucht, nett zu sein, aber wir wollten keinen Kontakt ... Und das war ein Fehler ... Jetzt kamen sie oft morgens um fünf nach Hause und drehten die Musik auf! Einmal hatte auch ich die Polizei holen »müssen« ...

Atman war auch eine Nervensäge, stiftete viel Verwirrung, war oft betrunken, hörte immer laute Musik und geriet in alle Arten von Schwierigkeiten, aus denen wir ihn nun herausholen »mussten«. Ich war vollkommen fertig und beschloss, nach Brasilien zu fliegen. Ich wollte auch »meinen« Vater, der alt und krank war, wiedersehen ...

Im Januar entschloss sich endlich Karin, Sannyas zu nehmen ... Ich wartete die Feier ab, um ihr die Mala und den neuen Namen, Khabeero, zu geben ... Und am 2. Februar, dem Tag, an dem in Brasilien die Königin der Meere gefeiert wird, kam ich nach neun Jahren Abwesenheit in Rio an ...

Die Nächte in dem Zimmer, in dem ich »meine« Kindheit verbracht hatte, bescherten mir viele Panikattacken! Dennoch war ich »in der Lage«, sie zu beobachten. Ich wusste auch, es sind Symptome, die mit den Wechseljahren einhergehen!

»Mein« Vater lag im Bett und lebte jetzt mit Sílvia, die 40 Jahre lang »seine« Geliebte gewesen war. Sie lud mich aber nicht einmal ein, sie zu besuchen, und Mosa sagte, sie wolle eventuell verhindern, dass »ihre« Töchter erfuhren, dass sie schon Liebende gewesen waren, als »meine« Mutter – und »ihr« Mann – noch lebten. Und da sie fürchtete, dass ich etwas sagen »könnte«, würde sie es nach Möglichkeit vermeiden, dass ich die Töchter traf ... Vielleicht war das doch die Wahrheit ... Ich habe Sílvia immer geliebt und sie für intelligent gehalten, obwohl nicht für aufrichtig. Und ich bin immer eine Art Vertraute für sie gewesen. Sie hatte mir auch in verschiedenen Situationen im Leben geholfen ...

Als Adhara zum Beispiel kam, um mit mir ein paar Tage zu verbringen, und es immer darauf hinauslief, dass ich weinte, sagte Sílvia mir, dass die Liebe der Kinder eine andere als die der Mutter sei – was bewirkte, dass mir vieles klar wurde! Dennoch verletzte mich »ihr« Verhalten jetzt. Obendrein rief sie andauernd an, um sich über »meinen« Vater zu beschweren! Das machte mich traurig, und langsam begann ich, mich unwohl zu fühlen, von ihr angerufen zu werden ...

Adhara bestand dann darauf, ihn zu besuchen, auch wenn sie uns nicht eingeladen hatten, und er war sehr »nett«, als sie dort war. Kaum war sie aber gegangen, wurde er so aggressiv, dass mir schwindelig wurde und ich mich auf den Boden setzen »musste«! Er rief das Hausmädchen, damit sie mir etwas Wasser brachte, und langsam »schaffte« ich es, zu gehen …

Später sagte er mir am Telefon, ich sei so lange fort gewesen, dass er dumm geworden sei und sich in einen Ehemann verwandelt habe! …

Ich fühlte mich auch immer noch verletzt, denn weder sie noch Bill und Mosa hatten Atman »geholfen«, als er in Brasilien gewesen war … Dass er zwei Jahre auf der Straße hatte leben »müssen« klang einfach zu hart! Dennoch beschloss ich, ihnen zu verzeihen – *es macht sowieso keinen Sinn, Kummer zu nähren* –, besonders weil ich sah, dass sie krank zu sein schienen … Bill schrie die Töchter, Mosa und, wenn ich irgendetwas sagte, auch mich an. »Seine« Kinder mochten mich, doch sie wurden von ihm sehr stark kontrolliert. Er forderte mich sogar einmal auf, ihn nicht aus »seiner« Routine zu bringen … Nur die sechsjährige Jullhya, die Kleinste, kam einmal, um bei mir die Nacht zu verbringen … Und ich tat fast kein Auge zu, denn sie hielt mich die ganze Zeit über fest, als ob ich eine Puppe wäre!

Sie pflegte mit »meinen« Brüsten zu spielen, während ich Yoga machte, und wir genossen es sehr, zusammen zu sein! Doch ein Jahr später erzählte mir Mosa, dass Jullhya sie gefragt habe, warum ich gern nackt sei. Mich überraschte die Frage, aber sie erinnerte mich an das Tabu, mit dem die Nacktheit immer noch für fast die gesamte Menschheit belegt ist!

Doch langsam wurde mir klar, dass es Energieverschwendung war, sie zu besuchen oder zum Essen zu kommen, und ich fühlte mich »stärker«, als ich entschied, dass Alleinsein das »Beste« war. Und ich kam in den Rhythmus, früh aufzuwachen, für die Übungen an den Strand zu gehen, »mein« Essen zu kochen – und den Papierkram, um den ich mich kümmern »musste«, zu erledigen … Zu ihnen ging ich jetzt nur – da ich keinen Computer »hatte« –, um E-Mails abzurufen oder zu schreiben, oft an V, und meistens, wenn sie nicht zu Hause waren … Und eines Tages schrieb V mir, dass er sich in einer neuen Liebesaffäre befand! »Mein« Herz blutete wieder!

Die nächste Nachricht besagte, dass er anstelle der Anti-Fischer-Hoffman-Therapie mit der Ma nach Goa fahren würde …

Und mit dem Gedanken, nach Brasilien überzusiedeln, sah ich mir einige Orte an, die ich immer gemocht hatte. Aber ich war enttäuscht. Ich hatte sogar daran gedacht, mich von Avinash zu trennen, doch mit dem Abstand sah ich, dass wir einander wirklich liebten. Ich vermisste ihn – und Deutschland –, auch wenn ich mich manchmal durch »seine« Anrufe gestört fühlte, denn ich genoss es wirklich, allein zu sein! … Er kümmerte sich um Atmans Probleme und fragte mich dann, ob es mir etwas ausmachen würde, wenn er nicht käme, wie wir geplant hatten. Ich fühlte mich wohl damit – drei Monate allein waren genau das, was ich »brauchte«!

Ich beschloss nun, nach Deutschland zurückzukehren und einen wirklich netten Ort außerhalb Hamburgs zu suchen. Und genau in diesem Moment rief er an, um zu sagen, dass ihm jemand ein Haus in den Wäldern angeboten hatte! Ich gab ihm natürlich Energie, es zu mieten! …

Abodha und Leeladhar schienen mir in einer festgefahrenen Situation zu stecken, aber ich genoss es wirklich, Vimukta zu sehen. Leider war er meistens sehr beschäftigt. Er lebte mit einer Ma, die ihn auf Trab hielt, und wir trafen uns nicht wieder. Er lud mich jedoch zu einem offenen Abend bei Tyohar ein, wo ich Gitarre spielte, sang, einige alte Schüler und Freunde von früher traf – und einen Typ kennenlernte, zu dem ich mich hingezogen fühlte. Und obwohl ich mir nicht sicher war, ob ich ihn wiedertreffen wollte, rief ich ihn am nächsten Tag an. Er sagte, es sei für uns vielleicht eine Gelegenheit, ich stimmte zu, er kam am vorletzten Tag zu Besuch und stand auch auf tantrischen Sex.

Trotzdem war zwischen uns im Bett nicht so viel Energie …

Und es ist das letzte Mal gewesen, dass ich mich auf einen neuen Mann einließ … Ich mochte es mehr und mehr, allein zu sein … »Sex« hatte die Bedeutung verloren! …

Um mich am Flughafen abzuholen, kam Avinash verspätet angehetzt, was mich runterzog, aber er »hatte« eine Gitarre für mich – eine weiße Hohner! Und ich liebte sie!

Das Haus war auch einfach umwerfend, mitten im Wald gelegen! Ich glaubte »meinen« Augen kaum, ging voller Staunen den Pfad im Garten hoch, und selig »kampierten« wir die ersten Tage dort – Bäume und Vögel betrachtend! …

Vs neue Freundin kam dann in Deutschland an …

Wir fuhren noch einmal ins Tessin, um einen Workshop zu geben, und trafen ihn kurz auf dem Weg dorthin. Und während der wenigen

Momente, die wir zusammen waren, rief er sie an, um zu erfahren, ob sie in Ordnung sei … Ich wurde immer noch scharf, wenn ich auf »seine« Arme sah, aber es würde keinen Sex geben, und ich würde mich nicht mehr darum bemühen … Ein halbes Jahr später heirateten sie, damit sie in Deutschland bleiben »konnte« …

Zur VOOV fuhren wir dieses Jahr nur als Gäste – und nach zwei Stunden wollte ich wieder weg! Zu viele Drogen und schreckliche Musik! Da Avinash aber müde war, »konnten« wir nicht gleich wieder aufbrechen. Und ich lag die ganze Nacht im Bus, während er tanzte. Das war »unsere« letzte Party …

Vieles veränderte sich. Das Beste war das Alleinsein und auf der schönen Gitarre zu spielen. Wir richteten ein gemütliches Zimmer unter dem Dach für mich ein, und sechs Monate später flog ich wieder nach Brasilien …

Vater, Bill und Jhullya empfingen mich am Flughafen. Es ging Papa in diesem Jahr besser, doch er »erlaubte« es mir nicht, sie zu besuchen. Und wenn er jeden Dienstag in »seine« Wohnung kam, regte er sich über jede Kleinigkeit auf, was bewirkte, dass ich immer in Tränen ausbrach – und mich danach schrecklich fühlte! …

Adhara kam wieder für einige Tage. Dieses Mal genossen wir ein paar Dinge mehr zusammen, gingen zu einem großen Konzert am Strand und besuchten ein internationales Theaterfestival, zu dem uns Leeladhar einlud.

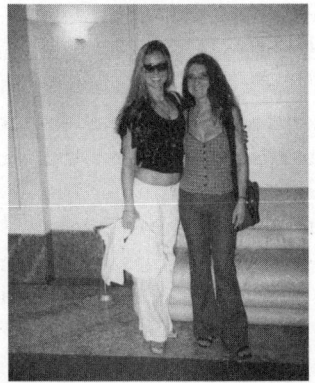 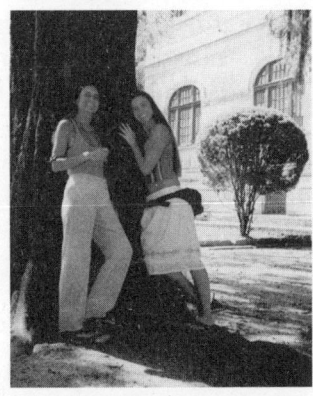

Adhara und Pyari vor der Theater-
festivalpremiere, Rio, November 2003

Pyari und Adhara im botanischen
Garten, Rio de Janeiro, November 2003

Er wunderte sich, wie schön sie geworden war, und der Hauptdarsteller lenkte »meine« Aufmerksamkeit auf sich … Er fühlte sich natürlich mehr zu Adhara hingezogen, aber es gab viel Energie zwischen uns …

Nach dem Wochenende reiste Adhara ab. Leela merkte an, dass der Schauspieler und ich offensichtlich heiß aufeinander seien, dass ich dumm wäre, es nicht zu sehen – und bestand darauf, dass ich mir das nicht entgehen lassen »sollte«. Schließlich lud ich den Typ für einige Tage in die Wohnung ein – »sein« Hotel war nur für das Wochenende bezahlt worden, und er wollte länger in Rio bleiben.

Er führte mich herum, wir besuchten das ganze Festival, aber es gab keinen Drang, ihn zu lieben. Manchmal dachte ich, dass Leela »recht« »hatte«; dass ich mich selbst unterdrückte, und ich fühlte in der einen oder anderen Nacht den Impuls, mich zu ihm ins Bett zu legen … Wir sprachen sogar darüber, doch ich spürte deutlich, dass mich nichts mehr mit dem Sexus verband! Und Leela schien mir dabei stecken geblieben zu sein, in allem Sex zu sehen!

Eigentlich fühlte ich mich gelangweilt in der Gesellschaft dieser jungen Leute! Gerade beginnend, einen Weg zu gehen, aus reichen Familien kommend, waren sie in der Tat weit entfernt von »meiner« Realität! … Kein Zweifel, das Festival war absolut großartig, und ich war dankbar, die Gelegenheit zu »haben«, all das sehen zu »können«, besonders die Gruppe aus Argentinien, die Kontakttanz mit Theater paarte – und das ohne Worte! Aber wenn ich mit jemandem sein wollte, dann mit Avinash, »meinem« König der Liebe und der Fürsorglichkeit …

Und gewiss war ich froh, als der Schauspieler ging! …

Das »Beste« daran, dass ich ihn beherbergt hatte, war, dass er im Zimmer »meines« Vaters geschlafen hatte, und ich bemerkte danach, dass es dumm gewesen war, im anderen Zimmer zu schlafen, wo das Bett fürchterlich war – und mich an eine schwierige Kindheit erinnerte! … Ich fühlte mich wie eine Prinzessin, als ich in Papas Zimmer zog! Dann schlief ich ohne die Angstzustände, die mir im Jahr zuvor zugesetzt hatten, und begriff, dass es einfach Unsinn gewesen war, dieses Zimmer aus Respekt leer zu lassen … Ich hatte den Schauspieler dort einquartiert, jetzt, dachte ich, »sollte« ich mit noch mehr Respekt Pyaris Gastgeberin sein. Vater verließ die Welt, und ich »sollte« mir selbst gegenüber nicht den gleichen Mangel an Respekt und Liebe an den Tag legen, wie sie es taten! Wenn sie Pyari schon nicht liebten, »sollte« ich es wenigstens tun! …

Und weil der Schauspieler mir noch ein paar Gutscheine dagelassen hatte, lud ich die beiden zum Abschlussessen des Festivals ein. Doch Papas einzige Bemerkung war: »Sílvia ist nie mit Gutscheinen essen gegangen!«

Dennoch glich das Restaurant – in dem ein prachtvolles Buffet aufgebaut war – jenen, die sie besuchten! Auch war es komisch, dass »ihre« Wohnung nicht so luxuriös war, wie er uns immer erzählt hatte! Seltsame Werte haben die Menschen! …

Als Avinash in Rio ankam, wollten wir »seinen« Geburtstag mit ihnen zusammen feiern und planten, in das Restaurant zu gehen, in dem ich mit »meinem« Vater oft als Heranwachsende gewesen war. Aber ich fühlte mich nicht wohl mit den beiden!

Zur Weihnachtszeit gingen wir noch einmal zusammen essen, Sílvia brachte mir ein Geschenk mit, und Papa gab mir deutlich zu verstehen, dass er dort nur eine Pflicht erfüllte!

Und als Sílvia ins Taxi stieg, lud sie Avinash ein, sie zu besuchen! Ich verstand nichts von alldem!

Wir fuhren dann über Weihnachten zu einem deutschen Freund in Búzios, und ich rief sie abends an. Doch Sílvia reichte einfach den Hörer an »meinem« Vater weiter, ohne mit mir ein Wort zu wechseln! Ich rief noch mal an, bat sie sogleich, nicht aufzulegen und sich nicht von ihm gegen mich aufbringen zu lassen. Sie sagte, sie sei verletzt, weil ich zwei Bilder weggenommen hätte, und redete nie wieder mit mir!

Und wir liebten die Strände, das Meer in Búzios … Doch am »besten« war es immer, wenn ich für mich allein war …

Avinash verbrachte fünf Wochen in Brasilien, flog kurz vor Silvester zurück, und ich kam im März, um zu Atmans Geburtstag bei ihm zu sein. Er wurde 30. Wir wollten es mit einem Konzert feiern, V kam, und das Erste, was er sagte, war, dass er nicht mit mir ins Bett gehen würde! Ich lachte und fragte ihn, warum er dächte, dass ich das wolle?

Und Atman tauchte nicht auf! Jenny, die ich kennenlernte, nachdem sie »mein« Buch gelesen hatte, war aus Dortmund gekommen und ging los, um ihn zu wecken. Sie kamen eine Stunde nach Beginn des Konzerts an, und er war immer noch von letzter Nacht betrunken! Mich ließ das verzweifeln, doch ich spielte zum ersten Mal allein auf der Bühne Gitarre!

Avinash hatte V »sein« Bett überlassen und schlief bei mir … V redete, bis ich fast vor Erschöpfung in Ohnmacht fiel, und wir gingen jede Nacht um vier Uhr morgens schlafen!

Nachdem es drei Nächte so gegangen war, sagte ich ihm, dass ich schon die »schützende Aura« benutzte, weil ich das Gefühl »hätte«, dass er mich wolle – es aber nicht zugab! Er stimmte dem in gewisser Weise zu, dachte darüber nach, und dann, als ich ihn am nächsten Morgen zu mir rief, liebten wir uns. Es war wieder »schön« … Ich war so heiß, dass ich fast sofort kam – und mich sogar dafür entschuldigte …

Wir verbrachten den nächsten Tag mit Spaziergängen im Wald, Händchen haltend wie am Anfang … Am Abend backte ich einen Gras-Chapatti für uns, er aß viel, kam zu mir ins Bett und »hatte« Angstzustände, da der Trip »zu stark« war! Ich sagte ihm, er »brauche« sich nicht zu sorgen, denn es gehe vorüber – er befürchtete, er würde für immer »verrückt sein«! Und ich fügte hinzu, dass es viel besser ohne diese Dinge sei, dass ich den Chapatti nur gebacken hätte, weil er es sich gewünscht habe – und dass es schien, er würde uns jetzt als »seine bekifften Freunde« ansehen! …

Und wir liebten uns … Und ich kam wieder schnell …

Er fing dann an, mich so grob anzufassen, dass ich »seine« Hände von mir wegnahm. Natürlich erklärte ich ihm, warum … Und er entschuldigte sich beschämt … Vielleicht war er zu stoned – oder »seine« Frau »braucht« es auf die Art …

Wir hörten also auf, ich wollte nicht mehr, »seine« Angstzustände kamen wieder, und ich beruhigte ihn weiter …

Es fühlte sich alles seltsam, ermüdend an …

Am nächsten Morgen wünschte ich fast, er würde gehen – doch wir liebten uns, schnell … Ich stoppte es, bevor ich kam, und er sagte dann, dass er gehen »müsse« – er hatte viel eher gehen wollen … Und als ich »seinem« roten Auto Auf Wiedersehen sagte, war ich froh, endlich allein zu sein …

Eigentlich hatte ich ihn eher als Störung empfunden …

Ich werde nicht mehr traurig, wenn wir jetzt telefonieren – was wir allerdings nicht mehr so oft tun …

Nun verkauft er mit »seiner« Frau Schmuck auf Märkten, sie nehmen diese Ehe nicht allzu ernst, schlafen aber im selben Bett, und obwohl er nicht damit zufrieden ist, weiß er nicht, wie sich das ändern lässt … Ich bin glücklich darüber, mit ihm so viel gelernt zu haben – besonders, *über den Sex hinauszugehen. Ich erlebe es als solch eine Befreiung! …*

Avinash und ich waren noch zweimal in Brasilien.

2005 kam er für sechs Wochen – ich bin immer drei Monate dort geblieben … Und »mein« Vater hinterließ die Nachricht, sie seien nicht in der Stadt – obwohl sie es waren! …

Wir gingen abends oft essen, genossen den Strand, trafen Neuza und Capitão … Und während des Karnevals brachte Leela uns auf eine Insel zu irgendwelchen reichen Leuten, die »ihr« Geld im Tourismus verdienten. Er pflegte »ihr« Resort zu verschönern, und ich wollte seit Langem dorthin.

Avinash war begeistert, aber mir gefiel die Art nicht, wie Leela und »seine« »homosexuellen« Freunde sich mir gegenüber verhielten. Er schien immer in einem Zustand überschießender Yang-Energie zu sein und erzählte unaufhörlich verrückte Geschichten über die Zeit, die wir zusammen verbracht hatten … Er sagte sogar, dass ich, wenn ich mich »benehmen« würde, mit dieser Frau etwas auf die Beine stellen »könne« – in jener schönen, großen Villa dort. Ich gehe aber ungern Kompromisse ein und würde es jetzt nicht tun! »Meine Arbeit« würde sowieso nicht »funktionieren«, wenn ich es täte … Doch die Mutter jener komplizierten Typen, Eigentümerin der Farm und Gründerin einer Universität, war eine intelligente Frau – und interessierte sich für mich. Wir kamen uns näher, sie schilderte mir viele »ihrer« Probleme, ich gab ihr Unterstützung und Ratschläge … Abends spielte ich eines »meiner« Lieder für »ihre« Enkel zum Einschlafen, und sie brachte mich auf die Idee, meine Stücke auch auf Portugiesisch zu komponieren – was ich seitdem tue …

Leela habe ich nicht mehr getroffen … Vor ein paar Monaten rief ich ihn dann doch endlich wieder an … Er erklärte, dass er selbst unter »seinem« verletzenden Verhalten litt – und es fühlte sich »gut« an, ihm zu verzeihen …

Vergeben ist solch eine heilende Kraft!

Als Avinash abgereist war, veranlasste Daddy ein Treffen, um über den Wohnungsverkauf zu sprechen. Ich rief ihn an, um das zu planen, und er forderte mich verärgert auf, ihn nicht mehr anzurufen – damit ich

Sílvia nicht störte! … Das war eine »harte« Lektion des Loslassens! … Avinash riet mir sogar, ihn besser nicht mehr zu treffen, denn warum unnötigerweise leiden?

Er kam jedoch am Tag vor »meiner« Abreise, um mich zu sehen – und roch nach Tod … Ich war im Reisestress, freute mich aber über das nun endlich friedliche Zusammensein – und bot ihm Reis mit Bohnen an … Doch er beschloss, in den Klub, der ein Leben lang »seine« große Leidenschaft gewesen war, zum Essen zu gehen … Ich begleitete ihn, »musste« aber, traurig, kurz darauf wieder zurückkehren, um »meine« Sachen zu packen und die Wohnung aufzuräumen. Es war so viel zu tun!

Er rief noch am selben Abend wieder an, um mich zu fragen, ob ich Geld für ihn »hätte«. Bestimmt wollte er es Sílvia geben, einer Frau, die drei »reiche« Töchter »hat« – welche ich nie hatte treffen »dürfen« – und die mir in einem Restaurant, in das sie mich eingeladen hatte, um zu vermeiden, dass ich in »ihre« Wohnung kam, gesagt hatte, sie wollte nichts von dem Geld, das die Wohnung, in der »meine« Mutter gelebt hatte, einbringen würde. Vielleicht war sie auch nicht ehrlich … Ich »hatte« sowieso nichts übrig! Und wenn, dann nicht für jemanden wie sie, die mir selbst erzählt hatte, dass sie 130 Euro beim Kartenspiel oder beim Roulette täglich ausgab – und die Avinash einmal stolz erklärte, dass sie noch nie in »ihrem« Leben einen Teller abgewaschen hatte! Die Arme!

Dennoch harmonierten schließlich »mein« Vater und ich in Rio immer miteinander, weil wir uns wirklich liebten. War ich wieder in Deutschland, pflegten jedoch Sílvia oder Bill – oder »sein« »eigenes« Denken – ihn wieder gegen mich aufzubringen … Er hat oft erwähnt, »mein« Sexleben sei ein Hindernis dafür, dass Sílvia mich akzeptieren »könne«! Und ich erwiderte darauf immer, dass ich das glücklicherweise von ihm gelernt hätte! Der Apfel fällt nicht weit vom Stamm – wie viele Geliebte »hatte« er doch selbst »gehabt«?!

Aber wir sind uns gar nicht bewusst, was wir tun, denken oder fühlen! Wir leben eigentlich wie Roboter, abgerichtet von einer primitiven und gierigen Gesellschaft …

Ich habe allerdings viel darüber gelernt, wie ich mit »meinen« Kindern nicht umgehen »sollte«! …

Und Vater starb am 13. Juni 2005, nachdem er ein paar Wochen im Koma gelegen hatte. Ich fuhr nicht nach Rio zurück. Bill sagte, dass es Zeitverschwendung sei, weil er fast tot war und schlief ...

Aber er verließ den Körper erst, als eine von Sílvias Töchtern eine spirituelle Botschaft erhielt, Papa würde nicht gehen, da er sich Sorgen über das Überleben »seiner« langjährigen Geliebten mache.

Sie sagte es der Mutter und versicherte ihr, dass die drei sich um sie kümmern würden. Sílvia flüsterte es ihm ins Ohr, und er starb ...

Ich war sehr traurig, verwirrt, weinte viel und verstand nicht, warum solch eine lebenslange Freundschaft, wie sie uns verbunden hatte, so endete! Manchmal »hatte« ich dann das Gefühl, dass er hier war, verärgert, weil ich nicht gewillt war, die Wohnung in Rio zu verkaufen, um Sílvia Geld zu geben ... Ich sprach dann mit ihm, versicherte ihm, dass ich ihn immer geliebt habe – und bat ihn, zu gehen, in Frieden ...

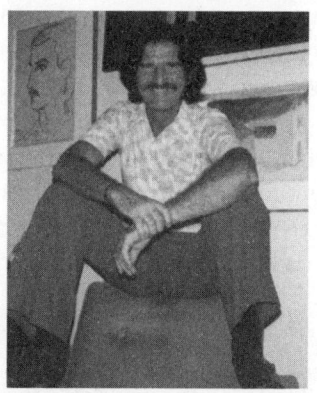

Pyaris Vater, Rio de Janeiro, Brasilien,
Anfang der Neunziger

Avinash und ich »hatten« eine Phase konstanter Konflikte ... Er blieb oft mit Atman in den Wohnungen und kam hier sehr gestresst aus der Stadt an ... Und jahrelang habe ich versucht, ihm zu erklären, wie man bestimmte Dinge anpackt! Überdies war ich verärgert, dass er es nicht »schaffte«, selbst wenn er es wollte, das, was ich nicht mochte, zu ändern – wie zum Beispiel für irgendein zukünftiges Projekt Zeug anzusammeln ... Ich verstehe ihn, aber »unser« Haus sieht mehr wie ein

Lager aus! Mit der Zeit haben wir uns allerdings harmonisiert … Ich habe es aufgegeben, etwas zu erwarten … Manchmal sage ich noch ein paar Sachen, aber dann bin ich mir bewusst, dass ich es tue – und dass es eine Einmischung darstellt … Und ich kümmere mich nicht mehr so sehr darum, wenn er nicht versteht, was ich sage, oder wenn er lügt. Ich weiß, dass Letzteres eine Gewohnheit ist, die aus der Kindheit übrig geblieben ist … Ich habe sogar gesehen, dass ich ebenfalls manchmal lüge! Auch sage ich ihm nicht mehr, dass er Übungen machen »soll« … Wenn er es »braucht«, macht er es. Manchmal … Dennoch bin ich stolz, dass wir es »geschafft« haben, seinen Gang zu korrigieren! Er geht jetzt »richtig«, ohne die Füße nach innen zu drehen, und »hat« deshalb keine Schmerzen mehr im Rücken – und ist attraktiver denn je! Er ist sowieso sehr schön! …

Und sonderbar, als ich alles entspannter anging, veränderte er sich sehr! … Auf diese Art und Weise geht es mit uns weiter, *gemeinsam und doch individuell … Wir haben den Sexus in Liebe transformiert! …* Unglaublich! … Und sie wächst jeden Tag, besonders seitdem es das Haus in Hamburg nicht mehr gibt – und er hier lebt …

Im Winter 2006 flog ich noch einmal für drei Monate nach Rio. Avinash kam auch für eine längere Zeit. Wir »mussten« uns um »unser« Land in Bahia kümmern und fuhren also dorthin. Und wir liebten es! Trotzdem wollen wir es verkaufen, denn niemand ist je interessiert gewesen, mit uns ein Projekt in diesem schönen Paradies zu starten …

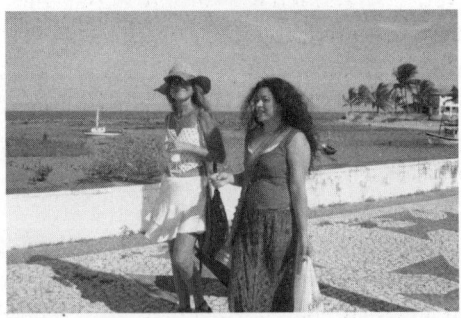

Pyari und eine Schauspielerin in Cabrália
Bahia, Februar 2006

Wir besuchten auch ein paarmal Paquetá, gingen uns das Haus, in dem ich gelebt hatte, anschauen und liebten diese idyllische Insel, auf der immer noch keine Autos erlaubt sind … Vavate lebte noch im Haus »ihrer« Eltern, das aber auseinanderfiel. Sie war so schön wie immer, schien überhaupt nicht gealtert zu sein, trinkt jedoch zweimal in der Woche, wie sie sagte, wirkte verloren und »schafft« fast gar nichts … Obendrein vernachlässigt sie »ihre« Talente – welche auch nicht wenige sind!

Wir genossen es, bei ihr zu sein, obwohl sie sich viel über Punitan und Atman beklagte – Atman hatte dort eine Zeit verbracht, bevor er nach Deutschland zurückkam …

Ich habe »meine« geliebte Elsy vermisst, sah einmal mehr, wie vergänglich alles im Leben ist, und brachte ein Buch von Balzac mit. Es waren immer noch Tausende von Büchern da, ein kostbarer Schatz, dessen Wert nur wenige Leute zu würdigen wissen. Und sie bleiben dort, denn es widerstrebt ihr, sie wegzuwerfen … Wie es mir mit denen »meines« Vaters geht …

Avinash und ich schliefen seit Langem nicht mehr zusammen, trotzdem taten wir es manchmal in Brasilien …

Im Hotel in Paquetá, wo wir vor Silvester übernachteten, genossen wir es, die Fähre, die ein paarmal am Tag Leute brachte und wieder wegfuhr, vorbeifahren zu sehen.

Ich »könnte« mir vorstellen, »meine« letzten Tage wieder auf dieser Insel zu verbringen …

Zurück in Hamburg verkauften wir »unseren« Bus und kauften das rote Auto von V. Adhara fuhr als Geburtstagsgeschenk zu »meinem« 60. nach München, um es abzuholen. Und ich lachte, als sie damit angefahren kam, denn ich erinnerte mich daran, wie sehr ich mir gewünscht hatte, immer in jenem Auto zu sein! … Ich bin dann drei Jahre lang in diesem Sportwagen mit Avinash gefahren! …

Und wieder »sollte« sich vieles ändern …

Als Adhara schwanger wurde, dachte ich, dass »mein« Vater in »ihren« Uterus gekommen sei … Wenn das stimmt, dann wird er erfahren, wie es ist, unter jenen rassistischen Vorurteilen, die er selbst »hatte«, zu leiden – weil Nayara Afrobrasilianerin ist …

Adhara wollte mich bei der Geburt an »ihrer« Seite »haben«, und es war sehr schwer, sie Schmerzen leiden zu sehen!

Aber wie erfreuen wir uns jetzt an diesem Kind! …

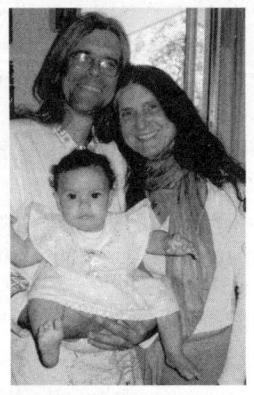
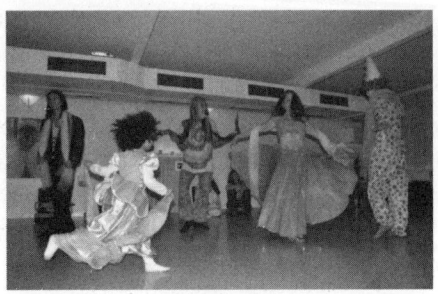

Avinash, Pyari und
Nayara, Hamburg, 2008

Atman, Nayara, Utpal, Pyari und Thilo, Event
»Samasati« im »Osho Tabaan«, 2. Juli 2011

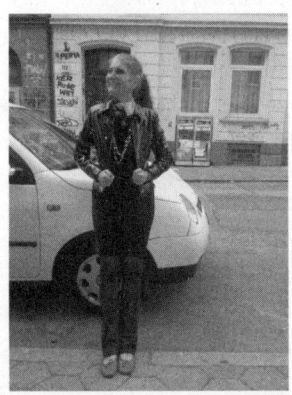

Pyari vor dem »Foolsgarden« nach dem
Event »Crystal Man«, 1. Juli 2012

Atman bekam zweimal Ausweisungstermine mitgeteilt, und wir »mussten« alles unternehmen, um zu verhindern, dass er abgeschoben wird! Es war klar, dass ich mich darauf konzentrieren »sollte«, ihn zu heilen ...

Es ist wirklich »schwer« gewesen! Ich »musste« »mein« Ego ganz außen vor lassen – nun ging es darum, nur zu geben! Und ohne zu erwarten, etwas zurückzubekommen! ...

Schließlich ging es mit ihm langsam wieder aufwärts, er hörte auf zu trinken, war zwei Jahre abstinent, besucht ein Abendgymnasium, spielt in verschiedenen Bands – und kämpft immer noch um ein Visum für Deutschland …

Der Mutterjob jedoch, sagt mir »mein« Gefühl, hat sich noch nicht erledigt … Das ist tatsächlich eine Lebensaufgabe!

Wir suchen jetzt nach einem neuen Haus … Im Winter 2005 zogen noch einige »Hardrocker« in die Nachbarschaft, sie nahmen uns als dumme freakige Sannyasins, nannten uns Grasfresser, und wieder einmal »mussten« wir um »unsere« Rechte kämpfen … Aber ein paar Briefe an die Vermieterin, und wir »schafften« es, dass einige 2007 auszogen. Dennoch will ich nicht in der Nähe von solchen Leuten leben … Und auch nicht mehr im Wald, wo es so wenig Sonne gibt! Ich lebe sowieso nicht gern lange am selben Ort! Das ist etwas Erschreckendes für mich! Das Leben ist zu kurz, um Wurzeln zu schlagen – und ich bin kein Baum! Ich mag es, Flügel zum Fliegen zu »haben«, Beine, um zu gehen, und es gibt vieles, das, bevor ich sterbe, gesehen – und gelebt – werden will …

Dann starb Ralf, einer »unserer besten« Freunde, am zwölften September 2007, beim Schlagzeugspielen … Er hatte uns von diesem Haus erzählt, lebte im Nachbarwald, arbeitete viel in Gärten, und der, den er um »sein« kleines Haus geschaffen hat, ist wirklich erstaunlich! Oft nannte ich ihn »den Gnom« … Er hat gespannt auf dieses Buch gewartet – und ist vielleicht bewusst gestorben! …

Es ist lustig und seltsam, keinen Sex mehr zu wollen … Manchmal will die Muschi es – ich allerdings nicht! Es ist, als würde ich keine Zeit mit Experimenten vergeuden mögen … Avinash will es auch nicht … Wir liegen oft beieinander, schließen die Augen, liebkosen uns und meditieren …

Er liebt es, mir wundervolle Massagen zu geben, wir machen Musik und organisieren kreative Projekte. Seit ein paar Jahren arbeitet er als Gärtner, liebt es, und ich bin oft allein … Wenn er kommt, genießen wir es, zusammen zu sein …

Ich bin stolz darauf, in die Jahre gekommen zu sein und »mein« Leben genossen zu haben … Nun kommen neue Zeiten … Was ist am Horizont? Denn es gibt für mich keine Helden mehr … Es gibt niemanden mehr, der mir sagen könnte, wo es langgeht … Alle Türen scheinen verschlossen zu sein, alle Pfade werden schmäler und schmäler … Manchmal bringt das Angst: Allein?! Vollkommen allein?! »Müssen« all die Antworten von mir kommen?! Alle »Unterstützung« von innen?! Aber so ist es! Es gibt keinen anderen Weg, wenn wir ein Buddha sein »wollen«!

Und »mein« Alleinsein genieße ich so über alle Maßen! Besonders wenn ich Übungen in der Sonne mache oder nach oben gehe – in den schönen Raum, den wir geschaffen haben –, das blaue Licht anschalte und auf der weißen Hohner spiele …

Ich komponiere Lieder, schreibe viel, mache Shows, singe … Es gibt Seligkeitsattacken – aber Angstattacken ebenso. Ich beobachte alles. Mir ist klar, dass alles vergeht, sogar ich selbst … Und ich beobachte die Angst vor dem Tod. Ich bereite mich darauf vor. Ich möchte bewusst sterben, ich möchte die Reise auf der Erde auf vollkommen bewusste Art und Weise vollenden …

Manchmal lege ich Tarotkarten. Manchmal bin ich wieder überrascht, dass ich keinen Sex mehr will! Es ist jedoch solch eine Entlastung – von all den Freuden und Leiden der Männer wegen befreit zu sein! Es gibt plötzlich so viel Zeit, so viel Raum! … Doch ich beobachte, dass der Verstand unablässig versucht, etwas zu finden, um sich zu sorgen!

Wenn ich mich jedoch daran erinnere, dass Meditation –
oder Kreativsein – in allen Fällen die beste Medizin ist,
bin ich vor dem Verstand gerettet!

Und wenn du noch einen Tipp möchtest – der für den Körper-Verstand, für das Herz und für den Buddha gilt –, ist dies der beste, den ich mit dir teilen »kann«: *Lache über dich selbst!* Wir sind lächerlich mit »unserer« Eifersucht, Gier, »unserem« Ärger, »unseren« Ängsten und Vorurteilen …

Und das liebe ich so an Avinash, dass er mich jeden Tag zum Lachen bringt – über ihn, über mich, über alle! Er erinnert mich daran, dass *das Leben absurd ist, dass es tatsächlich ein Witz ist!*

Und *damit Liebe geschehen »kann«, vergiss nicht, dich selbst zur Seite zu stellen!* Wer sind wir? Nichts! *Und mit dem Ego gibt es keine Liebe!* Alles ist »in Ordnung«, wenn es kein Ego gibt – denk also nicht daran, dich selbst zu schützen, denn *es ist besser, zu lieben, als Mauern des Selbstschutzes aufzubauen!* Und denk nie, du »könntest« nicht über »deine« Grenzen hinausgehen! *Wenn wir lieben, gibt es keine Grenzen!*

Grenzen zeichnen die Linien des Ego, an ihnen siehst du,
wie es beschaffen ist! Dehne dich also aus und löse alle
Beschränkungen auf, welche immer es auch sind!
Gib dich der Liebe hin! Bedingungslos! Liebe heilt alles …

Darüber hinaus sei hier und jetzt! Es gibt keine
Vergangenheit und keine Zukunft – denn das Morgen
kommt vielleicht nicht, und die Vergangenheit können
wir nicht mehr ändern! Sie ist für immer vorbei! …
Mach also aus diesem Augenblick den besten aller!
Versenke dich immer tiefer und tiefer in diesen Moment,
von Augenblick zu Augenblick …

LIEBE

Als ich Avinash fragte, ob er wisse, welches das letzte Wort für dieses Buch sei, sagte er: »Samasati!«

Es bedeutet: *Erinnere dich daran, dass du ein Buddha bist!*

Es war das letzte Wort des Buddha. Osho hat »Seinen« letzten Diskurs – eventuell ohne zu wissen, dass es der letzte sein würde – ebenfalls mit diesem Wort beendet …

Lass uns also auch hiermit enden:

S A M A S A T I

*P*yari bietet Gruppen- und Einzelsitzungen in:

- *Tantra, Yoga, Fünf Tibeter*
- *Corpoterapia, Shiatsu-Massage*
- *Tanz und Körperbewusstsein*
- *Einführung in verschiedene Meditationstechniken*
- *Ernährungsberatung*
- *Beziehungsberatung für Paare und Familien*

&

*S*ie freut sich auch, zu euch eingeladen zu werden,

- um einen *Workshop oder Einzelsitzungen zu geben*, egal wie weit entfernt!
  Das gilt auch für:
- *Tanz, Theater oder Musikshows, ebenfalls für Kinder!*

&

*A*ußerdem können alle in diesem Buch erwähnten Meditations-CDs oder DVDs bei uns bestellt werden, einschließlich der CD »*Jump Out*« von »*Pyari and the Colorful Condoms*« und *Die Kosmische Tanzmeditation© – »Der Beobachter*«: 14 Stücke von der Band, um mit den verschiedenen Körperteilen zu tanzen und den Beobachter kennenzulernen, *mit Anweisungen von Pyari und erhältlich in den Sprachen Deutsch, Englisch und Portugiesisch.*
Jeden Wunsch bitte richten an: **madevapyari@yahoo.com**
Website: **www.pyari.de**

&

*U*nd abschließend: Atman, »unser« Lieblingsgitarrist, steht für Gitarrenunterricht zur Verfügung – in allen Arten von Musik!
Kontakt: **atmanshalders@rocketmail.com**

OSHO –
die kreative Antwort zum Jetzt

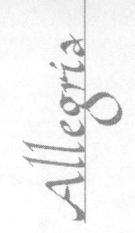

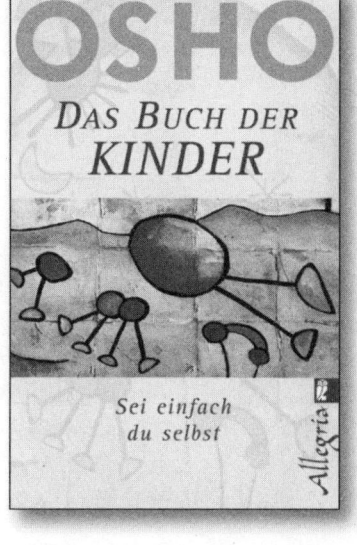

Das Buch der Kinder
€ 9,95 · 528 Seiten
ISBN: 978-3-548-74109-3

Das Buch vom Ego
€ 10,95 · 624 Seiten
ISBN: 978-3-548-74110-9

Das Buch der Frauen
€ 10,95 · 696 Seiten
ISBN: 978-3-548-74111-6

Das Buch der Heilung
€ 10,95 · 480 Seiten
ISBN: 978-3-548-74213-7

Das Buch der Männer
€ 11,95 · 656 Seiten
ISBN: 978-3-548-74212-0

Mut
€ 7,95 · 224 Seiten
ISBN: 978-3-548-74113-0

Intelligenz
€ 8,95 · 272 Seiten
ISBN: 978-3-548-74161-1

Kreativität
€ 8,95 · 240 Seiten
ISBN: 978-3-548-74215-1

Intuition
€ 7,95 · 224 Seiten
ISBN: 978-3-548-74112-0

Intimität
€ 7,95 · 224 Seiten
ISBN: 978-3-548-74214-4

BewusstSein
€ 8,95 · 256 Seiten
ISBN: 978-3-548-74211-3

Reife
€ 8,95 · 224 Seiten
ISBN: 978-3-548-74216-8

Lebenshilfe kompakt

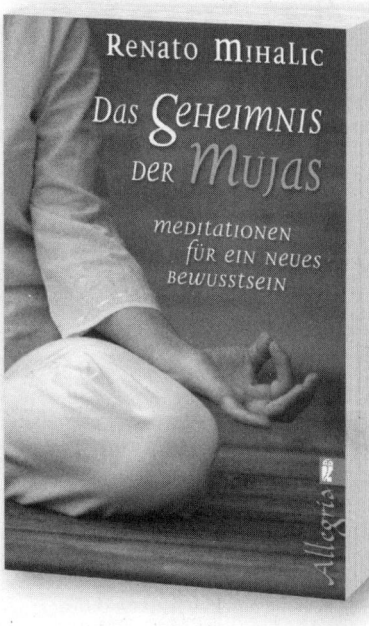

RENATO MIHALIC
Das Geheimnis der Mujas
Meditationen für ein
neues Bewusstsein
160 Seiten
€ [D] 8,99 / € [A] 9,30
sFr 12,50
ISBN 978-3-548-74549-7

Die altägyptischen Mujas sind spezielle
Kombinationen von Finger- und Handstellungen
sowie Akupressurpunkten, die verschiedene energetische Systeme miteinander verbinden. Sehr leicht und
überall sofort anwendbar, verhelfen diese Werkzeuge
dem Menschen zu mehr Klarheit und Wohlsein.
Darüber hinaus unterstützen sie ihn, sich feiner auf
sich selbst auszurichten, sich dem »Jetzt-Augenblick«
hinzugeben und neue Lösungen zu finden.